인체의 내적 지혜

건강의 필수요소인 **두개천골 접근법**

Published by:

North Atlantic Books	Pacific Distributing
P.O. Box 12327	39582 Via Temprano
Berkeley, California 94712	Murrieta, California 92563

Printed in the United States of America

Wisdom in the Body: The Craniosacral Approach to Essential Health is sponsored by the Society for the Study of Native Arts and Sciences, a nonprofit educational corporation whose goals are to develop an educational and cross-cultural perspective linking various scientific, social, and artistic fields; to nurture a holistic view of arts, sciences, humanities, and healing; and to publish and distribute literature on the relationship of mind, body, and nature.

North Atlantic Books; publications are available through most bookstores. For further information, visit our website at www.northatlanticbooks.com or call 800-733-3000.

ISBN-13: 978-1-55643-559-1

인체의 내적 지혜

건강의 필수요소인 두개천골 접근법

2012년 8월 25일 초판 1쇄 발행

옮긴이 | 김희수, 홍순규
펴낸이 | 권영두
펴낸곳 | 대성의학사
주소 | 경기도 고양시 일산동구 정발산동 1210 일산빌딩 501호
전화 | 031) 918-3444
팩스 | 031) 918-0108
출판등록 | 2009년 06월 22일(제396-2009-000082호)
홈페이지 | www.medibook.co.kr

값 35,000원
ISBN 978-89-97436-03-3 93510

인체의 내적 지혜

건강의 필수요소인 **두개천골 접근법**

지은이 마이클 컨
옮긴이 김희수, 홍순규

대성의학사

옮긴이 서문

『인체의 내적 지혜』는 인체는 스스로 치유할 수 있는 능력을 가지고 있다는 것에 기반합니다.

두개천골 요법을 이용한 인체 내부의 치유환경을 제공함으로써 자가치유시스템을 작동시킬 수 있는 내적 지혜를 일깨워 다시 건강한 삶으로부터 질적인 안정과 평화를 누릴 수 있게 하여 신체와 정신의 균형을 맞춰줌으로써 과로와 스트레스, 나쁜 자세 등으로 고통받고 있는 현대인을 위한 통합적인 접근법으로 개념과 철학, 이론, 원리 등을 설명한 안내서입니다.

두개천골 요법은 강제적인 외부 조작이 아니라 내부의 막과 조직을 이완하는 5그램 정도의 아주 가볍고 미세한 손의 촉지로 두개천골 리듬을 감지하여 내부 지혜를 따라가는 비침습적이고 부드러우며, 임상에서 즉각적이고, 파워풀한 몸과 마음의 변화와 반응을 이끌어내는 안전하고 효과적인 고급 도수치료 기술입니다.

두개천골 요법은 신체, 마음, 정신을 포함한 통합적인 대체의학을 표방한 접근방법입니다.

저자는 두개정골의학과 두개천골 요법의 개념과 차이점, 조화를 이룰 수 있는 방법 등을 모두 총망라하였고, 인체의 체액순환의 원리를 도입한 생체역동적 접근방법을 위주로 설명하였습니다. 또한 시술자의 마음자세와 관점들을 구체적으로 설명하였습니다.

『인체의 내적 지혜』에서 두개천골 요법이라는 실용적인 임상학문을 포괄적인 관점에서 이해하고 임상에 적용하는 능력을 극대화시키기 위하여 시술자의 깊이있는 통찰과 성찰을 가질 수 있게 정보를 제공하여 두개천골 요법에 대한 자신감과 치료확신을 갖게 합니다.

또한 이 치료를 받는 피시술자에게는 두개천골 요법에 대한 올바른 이해와 치료 컨셉에 대한 긍적적인 마인드 고취와 더불어 좀더 폭 넓은 지식과 정보를 제공해 줄 것입니다.

『인체의 내적 지혜』를 통해 환자와 건강관련 종사자들 모두 인체 내부에 서려있는 생명의 무한한 미지의 세계에 대한 겸손과 생명의 호흡을 느끼는데 많은 도움이 될 것을 믿어 의심치 않습니다.

끝으로 훌륭한 책을 낼 수 있게 도움을 주신 대성의학사 사장님과 편집장님, 그리고 초벌 번역에 도움을 주신 정찬호 선생님께 진심으로 감사드립니다. 그리고 미래에 이 책을 읽고 두개천골 요법으로 환자에게 기적 같은 훌륭한 일을 하실 임상 선생님들께 미리 감사의 말씀을 드립니다.

2012년

김희수, 홍순규

옮긴이 약력

• 김희수

도수치료 전문 물리치료사 13년 이상 경력, 어플레저연구소 CST, SER 과정 이수, 바렐연구소 VM 과정 이수
발명가(특허 7건, 디자인 10여건 등록)
대한물리치료사협회 공식인증 가누다(KANUDA) 제품 개발자
현: (주)티앤아이 기업부설연구소 소장
현: KBI (Kim hee soo Balance Institute) 소장

• 홍순규

1985년부터 도수치료를 공부하였으며 대학원 재학당시에 가톨릭대학교 서울성모병원 산업의학센터에서 근로자의 근골격계 유해요인 연구를 진행 하였다.
현: 업플레져 연구소(Upledger Institute)의 한국지사(Upledger-korea) 대표 | www.Upledger.com
바렐 연구소(The Barral Institute)의 한국지사(The Barral-korea) 대표 | www.Barralinstitute.com
라이프이즈발란스 연구소 소장 | www.lifeisbalance.co.kr

감사의 글

이 책에서 수 많은 발상들의 대부분을 종합할 수 있도록 도움을 주었던 Franklyn Sills에게 진정한 감사와 고마움을 전하며 오랜 시간에 걸친 우정과 두개천골 치료에 대한 그의 심대한 기여, 그의 사고(思考)의 깊이와 나눔에도 심심한 고마움을 전합니다.

무한한 공감과 흠 없는 지도, 인품이라는 무한한 재능을 보유한 H.H. Gyalwang Drukpa에게 심심한 사의를 표합니다.

많은 기여와 편집에 도움을 준 런던의 두개천골 요법 교육위원회의 모든 동료들에게 또, 각별히 Katherine Ukleja, Steve Haines, Sally Nealon 그리고 Colin Perrow에게도 고마움을 전합니다.

이 책의 출간에 도움을 준 North Atlantic Books의 Christopher Muller, Richard Grossinger, Julie Brand 등 모든 임직원에게 고마움을 전합니다.

나의 할머니인 Ethel Blake의 깊은 지혜, 자상한 격려 그리고 그 매력을 깊이 추모합니다.

어머니인 Doreen의 깊은 사랑과 신뢰에 고마움을 전합니다.

나의 배우자인 Candice의 사랑과 인내, 그리고 항상 내 마음을 어루만져주는 통찰력 깊은 이해에 고마움을 전합니다.

사랑하는 딸, Alena에게 그 순수한 웃음과 맑은 눈망울은 항상 내게 삶에서 진정으로 중요한 것을 상기시켜줍니다.

서문

건강은 보편적인 것이다. 그것은 보편적인 창조성의 한 표현이다. 우리는 끊임없이 창조되는 세상에 살고 있다. 매 순간 순간은 바로 창조의 순간인 것이다. 우리 인간 시스템은 이러한 지속적인, 매 순간 순간의 창조성의 한 표현이다. 창조물은 작동하고 있는 우주의 창조적 지성의 작용과 의도를 드러내도록 Dr. William Garner Sutherland에 의하여 사용된 용어인, 생명의 호흡(Breath of Life)[1)]을 통해서 자신의 의도를 드러낸다. 아마도 우리가 조물주 또는 신이라고 부르게 될 이러한 신비로운 지성은 수정의 그 순간부터 우리가 죽는 그날까지 자체의 창조적인 원리를 보여 준다. 이것은 배아(난자와 정자의 수정 후 사람의 형태를 갖추기 전까지, 사람의 형태를 갖춘 후에는 태아라는 표현을 씀—역자 주) 내부에서 세포의 움직임과 발달로 표현된다.

Dr. Shutherland는 생명의 호흡이 인체의 체액 내부에서 **생체역동적**(Biodynamics)**인 잠재력**을 만들어낸다는 것을 주장한다. 이것은 인간의 몸–마음의 형태와 기능을 조율하는 하나의 배열순서를 부여하는 힘인 것이다. 능동적인 생리적 작용을 보유한 존재로서, 건강의 본유의 청사진으로서 인간 존재의 본질적인 의도를 견지하는 것은 바로 이러한 생체역동적인 잠재력이다. 생명의 호흡이 가진 잠재력은 모든 세포와 조직의 건강을 유지하며, 그것들이 고유한 방식에 따라 기능하도록 허용한다. 그 구성이 유지되며 삶의 경험이 집중되고 보상받을 수 있는 것은 바로 이러한 과정 안에 놓인다. 인간 시스템의 발현은 그러므로 그 안에서 생명의 호흡이 자체의 창조적인 의도를 지속적으로 드러내고 있는 생생한 생체역동적인 과정인 것이다.

---

1) 인체의 호흡과 함께 뇌척수액이 상하로 출렁이며 이러한 출렁임이 두개골의 미세한 움직임을 만든다. 바로 이러한 호흡과 두개골 및 전신에 전해지는 그 미세한 움직임을 설명하도록 생명의 호흡이란 표현을 쓴 것이다.

이 책에서 정골의(D.O.)인 Micheal Kern은 임상적인 의미에서 생체역동적인 관점을 개략적으로 보여주는 두개천골의 치료법을 소개한다. 늘 이러한 설명의 교재가 정말로 필요했었지만, 결코 쉬운 일이 아니었다. 이러한 관점은 하나의 기계론적인 율동적 파동을 표현하는 **일차성 호흡 기전**이란 개념으로부터, 생명의 호흡이 피할 수 없는 배열 순서를 표현하는 물결의 발현이라는 역동적인 체계로 기준이 전환됨을 보여 준다. 생체역동적인 관점이란 거기에서 생명의 호흡의 우선 순위가 감지되며 이해되는 관점이다. 생명의 호흡 작용과 그것이 만들어내는 힘이 치료를 위하여 집중되는 것은 한 가지일 뿐이다.

본래의 두개골 개념에서, 일차성 호흡 기전은 일차성 그리고 미세한 호흡의 움직임을 표현하는 해부학적인 그리고 생리학적인 기능과 부위들을 모아놓은 것으로 요약된다. 이것은 다음으로 이루어진다.

1. 뇌척수액 본유의 출렁임
2. 뇌와 척수의 본유의 자동운동성 움직임(motility: 자동적으로 미세하게 움직일 수 있는 능력)
3. 상호 긴장막의 가동성(mobility: 수동적으로 움직여질 수 있는 능력)
4. 두개골의 관절운동성
5. 골반의 양쪽 장골 사이에서 천골의 불수의적인 가동성

우리의 동기 부여적인 그리고 우리를 구성하는 요소로서의 생명의 호흡의 우선 순위에 대한 인식의 전환은 인간 시스템의 생체역동적인 이해의 근간을 이룬다. 이러한 관점에서, 인간 시스템은 생명의 호흡의 거역할 수 없는 명령에서 하나의 통합된 영역으로 구성되는 것으로 보인다. 그러므로 조직들과 체액의 요소로 구성된, 일차성 호흡 기전의 개념은 강하게 말해서 생명의 호흡의 일차성 호흡기능을 표현하는 보다 광범위한 시스템으로 전환된다. 그러므로 **일차성 호흡 기전**(Primary Respiratory Mechanism: PRM)은 **일차성 호흡 계통**(Primary Respiratory System: PRS)이 된다. 이것은 다음을 포함한다.

- 모든 움직임의 중심(핵심)에서 역동적 정지(Dynamic Stillness)

- 긴 물결(Long Tide)이라고 불리는 생명의 호흡 자체의 잠재력. 이것은 인체의 최초의 정중선 주위에서 배열된 생체전기적 기질이다.
- 인체의 체액 안에서 생명의 호흡 잠재력이 정렬하고 통합하는 기능
- 생명의 호흡이 절대적인 명령과 그 청사진에 따른 체액과 조직 체계의 구성
- 기능의 한 단위로써 조직, 체액 그리고 잠재력을 포함하는 들숨과 날숨의 주기에서, 일차성 호흡의 표현

지금까지 오랜 동안 마이클을 알았고 그는 거의 완벽한 임상의이며 경험이 풍부한 강사임을 알고 있다. 그는 광범위한 독자층에게 설명하는 것이 결코 쉽지 않았을 개념을 잘 이해할 수 있도록 적절하게 설명했다. 이어지는 장에서 마이클은 자기 자신의 이해와 임상적 경험에서 우러난 명료한 방식을 통해 이러한 개념을 밝혀 준다. 다시 말하지만 우리가 목격한 관찰이 우리의 개인적인 인식 과정, 언어와 용어의 현행적 사용을 통해서 항상 걸러지게 되므로, 이것은 절대로 쉽지 않은 작업이다. 나는 이 책에서 마이클이 정말로 훌륭한 일을 했다고 느낀다. 마지막으로 앞으로의 여정은 내부적으로 그리고 다른 이와의 관계에서 모두 우리 스스로에게서 이러한 현상을 경험하고 탐구하는 것이다. 이 책은 그러한 분야에 대한 중대한 기여일 것이며, 나는 많은 사람들이 이 일에 함께 하길 희망한다.

2001년 1월
Franklyn Sills 덴버, 영국

소개의 글

두개천골 요법에 대한 나의 경험은 20년이 더 된 과거에 불만 가득한 대학 자퇴생으로 내가 처음 치료를 받았을 때 시작되었다. 나는 그때 너무도 심각한 삶의 기로에 서 있었으며 두려움에 가득 차 있었다. 내 삶에서 내가 무엇을 해야 할 것인가? 권태감이 수개월에 걸쳐 내 어깨를 짓눌렀다. 나는 머릿속에서 지속적인 긴장감을 느꼈고 매일 아침에 일어나기 위하여 애써야 했다. 나의 주치의는 내가 아마도 어떤 병에 걸린 것 같다고 말했지만, 나는 그가 사실은 아무것도 모른다고 생각하며 그의 진료실을 나왔다. 그 당시에 친구 한 명이 집 근처의 두개천골 치료사에 대한 칭찬을 입에 달고 다녔기에, 별다른 기대 없이 나는 진료를 예약했다. 나는 아무런 기대 없이 치료실에 들어섰다.

첫 진료에서 가장 기억에 남는 것은 내가 들었다고 느꼈던 방식이었다. 그것은 비록 내가 도움이 되었을 것이라고 믿고 있을지라도 어떤 언어적인 확신이나 동정적인 이야기가 아닌, 내가 이전에 그와 같은 방식의 접촉을 경험하지 못했기 때문이었다. 그 치료사는 자신의 손을 내 머리 위에 거의 대지도 않는 듯 올려놓았으며 그대로 조용히 기다렸다. 나는 정말로 그렇게도 가벼운, 그러면서도 놀라운 접촉을 경험해 보지도 못했고, 또 타인과 그렇게도 밀접하지만 넓은 간격의 접촉을 경험하지도 못했다. 그 접촉에서 그것은 마치 내 전부, 마음과 인체 그리고 심장도 잡혀 있는 듯한 느낌이었다.

더욱이 이러한 접촉은 내가 내 안에서 강력한 재구성이 일어나는 것을 느낄 수 있었던 것처럼 단지 수동적이거나 정적인 과정이 아니었다. 분명하게 역동적인 의사소통이 치료사의 손과 나의 몸 사이에서 진행되고 있었다. 그의 손과의 접촉은 마치 나의 어떤 근원을 인식하고 있는 듯한 정확함과 적합함이 있었다. 천천히, 나는 거기에서 내 자신의 혼란과 긴장감과는 별개로 내 몸이 가져오기 시작한 무엇인가 다른 것을 인식하기 시작했다. 나는 존재와 치유의 깊은 곳을 인식하기 시작했으며 그대로 내버려 두었다.

두개천골 요법의 도움으로 내 머릿속의 중압감은 사라졌고, 내 삶의 에너지도 회복되고 조금씩 나는 내 존재를 찾아갔다. 나는 정말로 무슨 일이 일어났던 것이며 어떻게 그 치료가 작용한 것인지 알고 싶었다. 그래서 여러 대체요법 과정과 세미나를 듣기 시작했으며, 마침내 마음을 빼앗겨 버렸다! 도움을 주었던 몇 사람의 훌륭한 강사의 강의를 듣고 난 후, 나는 실행에 옮겼다. 그렇지만 곧 내가 다음 단계를 어떻게 해야 할지 모를 시점인 또 다른 난관에 봉착했다. 내가 그 오랜 정골의학 교육과정에 입학하고 완전한 치료과정을 거쳐야 할 것인가? 생각할 시간이 필요했던 나는 미국 서부 해안을 따라서 여행을 떠났다. 어느 날 저녁에 경비가 거의 바닥나고 결정에 대한 중압감이 커져갈 때, 샌프란시스코 바로 남쪽에 있는 중국 음식점에 들어갔다. 식사를 거의 끝낼 즈음에 웨이터가 차와 행운의 쿠키를 가져왔다. 내가 그 과자를 열었을 때, 씌어 있던 글귀가 그대로 눈에 들어왔다. **'당신은 인류애에 대한 봉사에 헌신한 직업에서 가장 큰 성공을 거둘 것 입니다.'** 예언이든 아니든, 그것은 충분히 정골의학을 전공하고픈 나의 바람을 확신하기에 충분했으며, 그래서 나는 영국으로 돌아와 입학과정을 시작했다.

다행스럽고 놀랍게도, 시험을 통과하기 위해 필요한 암기과목과 학습과목의 그 많은 양에도 불구하고 나는 정말로 대학으로 돌아가는 일이 즐거웠다. 나는 자연의 치유력과 인체의 굽힘이 없는 지혜에 더욱 더 흥미를 느끼게 되었다. 치료사로서 두개천골의 치료에 대한 나의 탐구가 시작되었던 것은 정골의학 학교에서였으며, 나는 더욱 깊이 파고들었다. 몇 년이 지나고 내가 정골의학 학생들에게 그리고 다른 건강관리 전문가들에게 두개천골의 기법을 교육하면서, 나는 이러한 치료법을 다른 사람들에게 알려 주려는 시도가 내 자신의 더 깊은 이해를 위한 좋은 구실이 되었다는 것을 알게 되었다.

이 책은 그 당시 치료, 학습, 시술 그리고 교육 시기에 틀이 마련되었다. 여기서 나의 의도는 '어떻게 몸 내부에 치료가 작동 하는가' 에 대하여 좀 더 깊이 알고 싶은 일반인들에 대하여 접근 가능한 두개천골 요법의 개요를 제공하려는 것이다. 나는 이 책이 두개천골 요법을 배우는 학생과 다른 치료사들에게 가치 있는 자료가 될 수 있길 바란다.

나는 독자들이 그 개발자인 Dr. William Garner Sutherland의 초기 통찰력에서부터 오늘날에 이르는 그 발달과정을 살펴봄으로써 두개천골 요법의 기본적인 원리에 익숙해지길 부탁한다. 그 과정에서 우리가 환자들의 근원이란 수준에서 이상을 다룰 수 있는 방식을 이해하도록, 나는 우리의 건강에 반드시 영향을 미치는 생리학적인 작용의 여러 측면을 살펴볼 것이다. 이 책은 방법을 소개하는 책이 아닌 치유의 자연법칙에 대한 그리고 그 법칙이 두개천골 치료에서 어떻게 적용되는가에 대한 안내서로써 의도된 것이다. 나는 독자들이 우리를 자신의 건강의 근본에 다시 연결시키기 위한 이런 방식의 접근이 가진 무한한 잠재력을 이해하길 소망한다.

최근에는 두개천골 요법(CST)이 가장 빠르게 성장하는 자연요법의 하나가 되었다. 점점 더 사람들은 근본적인 수준에서 자신들의 경험으로 인하여 치료를 받고자 찾아오고 있다. 모든 연령과 폭넓게 다양한 상태의 환자들이 건강의 호전을 보였다. 그렇지만 어째서 이러한 일들이 발생하는가는 상당 부분 논란의 여지가 있다. 이것은 아마도 최소한 겉으로 보여지는표면적인 수준에서는, 그 치료과정 중에 별로 신통한 것이 없는 듯 보이기 때문일 것이다. 불행하게도 제안되었던 많은 전제들이 단지 우리가 기능하는 방식의 단편적인 모습만을 취하게 된다. 우리 몸을 구성하고 있는 부분들의 국소적인 생리과정으로만 국한된 관점들이 전체를 보는 모습에 대한 통합능력을 상실하게 만들어 혼란으로 야기되는 경향을 보인다.

이 책은 두개천골 치료에 대한 **생체역동적**인 접근을 제공한다. 즉 우리 인체 내부는 본유의 생명력과 우리의 원초적인 일체성을 이해하는 것. 우리의 물질론적인, 기계적인 시기에서, 우리가 조직, 뼈 그리고 체액의 단순한 집합체 이상이라는 사실에 대한 통찰을 잃어버리기 때문에, 우리는 단지 물리학적인 용어로만 설명하고자 시도할 것이다. 그렇지만 생명력에 대한 인식이 두개천골 개념의 핵심이며 이는 Dr. Sutherland에 의하여 깊이 인식되었다. 그는 이것을 **생명의 호흡**이라고 불렀으며 그것을 인체 내부에서 균형과 질서를 유지하는 기초적인 원리인 것으로 간주했다.

생체역동적 접근은 Rollin Becker, James Jealous, 그리고 Franklin Sills와 같은 치료사들에 의하여 더욱 개발되었다. 이 책은 또한 전통적인 동종요법, 물리학, 정신적인 수련법, 심리치료 그리고 기타의 치료형태와 같은 관련 분야의 치료사들로부터의 통찰력도 포함할 것이다. 이러한 것들은 우리가 어떻게 기능하는가에 관한 우리의 이해와 관점에 모두 더해질 수 있을 것이다.

나는 상당한 전문용어가 두개천골 요법의 설명에 이용된 것과 그 용어들이 상당 부분 경험적이며 주관적이기에 그 개념들의 일부분이 말로 설명되기 어려울 수 있다는 것을 알고 있다. 결과적으로 나는 어떠한 모호함이 남을 수밖에 없는 것에 대해 양해를 구하는 바이다. 하지만 내가 무엇을 설명하는지 여러분 자신의 경험을 통해서 조사해볼 것을 격려하고픈 마음이다. 옛말에 "단 한 번의 경험이 수많은 이론보다 값지다"라고 하지 않았는가.

몇 가지 전문용어의 사용을 피할 수 없는 반면 일관성을 지키려는 의도에서, 이러한 치료법은 개발자에 의하여 사용된 언어들을 견지하려고 노력했다. '다양한 문화 속에서 우리가 무엇인가에 대하여 그 진정한 명칭을 부여한다면 그때 우리는 그 본성을 이해할 수 있을 것이다' 라고 했다. 더욱이 두개천골 요법은 우리 경험의 여러 수준에 접촉하며 동시에 인체 해부학에 확고한 기반을 둔 치료법이다. 이것은 그 치료의 역량과 효율성의 대부분이 나오는 곳이다. 결과적으로 많은 해부학적 용어가 사용되지만, 이것은 이 책을 가능한 한 문외한인 독자들이 이해할 수 있도록 만들기 위하여 최소한으로만 사용될 것이다.

이 두 번째 판에서 특정한 단원이 추가되고 다른 부분은 재구성되므로, 내용은 개정되고 새로워졌다. 나는 이러한 개정이 두개천골 요법의 생체역동적 접근법을 명료화하는 데 도움을 줄 것이며 이 책이 치료의 이러한 방식과 다른 치료법들 사이의 가교 역할을 할 것임을 믿고 있다.

내가 치료사를 언급할 때 남성 대명사를 사용한 것 때문에 흥미를 잃지는 않길 바란다. 이것은 어떠한 성차별도 아니며, 뛰어난 능력의 여성 두개천골 시술자가 흔하지 않기 때문도 아니다. 사실 두개천골 치료에서 요구되는 촉진 그리고 인식의 능력을 개발할 때 여성이 훨씬 더 적합하다. 영어가 아무런 중성적 대명사도 갖지 않기 때문에, 내 자신의 경험에서 사물을 묘사함을 견지하는 것이 보다 자연스러웠다. 환자의 경험이 묘사될 때, 비록 이름은 바꿨을지라도 그들의 성별은 그대로 유지했다.

내게 치료의 모든 영역은 발견의 여정이었다. 내가 그의 또는 그녀의 몸 안에서 지성적으로 드러나는 그 개별적인 이야기를 리스닝할 때, 진료실로 찾아왔던 모든 환자들은 내게 스승이었다. 만약 이러한 내부의 지성이 인식된다면, 이론이나 방법 이상의 생명의 능력이 그것을 지켜 주도록 이용될 수 있을 것이다. 생체역동적인 두개천골의 치료는 기본적으로 그 적용에 있어서는 단순하다. 그것은 우리가 우리의 핵심에서 존재하는 지혜를 어떻게 들을 수 있는가에 관한, 그리고 우리의 삶에서 균형을 이룬 움직임과 건강을 유지하도록 그것을 도와주는 것에 관한 것이다.

건강의 핵심 수준에 접촉하므로, 두개천골의 접근법은 고통 완화를 위한 부드럽고 강력한 도구가 된다. 이것은 치유의, 우리 존재의 가장 깊이 위치한 근원으로 우리를 이끌어갈 잠재력을 보유한 정수(精髓)로 향하는 하나의 탐구인 것이다.

2005년 1월에

Michael Kern

차례

제 1 장

두개천골 요법의 역사와 발전

벌레는 생명의 수액이 흐르고 있는 살아 있는 나무를 갉아먹지 않는다.

경첩 부분은 매일 사용될 때 문을 열기 어렵게 녹슬지 않을 것이다.

움직임은 건강과 생명을 제공한다.

정체는 질병과 죽음을 가져온다.

– 중국 전통 의학의 격언 –

기원

나의 신념은 지식보다는 현명함으로 피와 살에 녹아 있다. 인체-무의식은 우리 내부에서 생명이 용솟음치는 바로 그곳이다. 그것은 우리의 영혼 깊숙이 살아 있으며 우주와 생생한 연결을 만들고 있다는 것을 우리가 이해하는 방식이다.

– D. H. LAWRENCE

20세기에 들어서서 William Garner Sutherland라는 정골의학 졸업반 학생은 학교 실습실에서 한 세트의 분해된 인간 두개골을 살펴보고 있었다. 그 당시의 다른 학생들처럼, Sutherland는 성인의 두개골이 그 봉합이 융합되었으므로 움직일 수 없다고 배웠다. 그렇지만 그는 자신의 손에 서로 쉽게 분리된 어른의 두개골이 들려 있다는 사실을 깨달았다.

마치 물고기의 아가미 같은

두정골과 측두골(그림 1.1 참조)에서 봉합을 포함한, 두개골의 빗각모양의 봉합 일부분을 살펴보는 동안, Sutherland는 자신의 삶의 방향을 바꿔 준 통찰을 얻게 되었다. 그는 마치 눈을 멀게 할 강렬한 불빛처럼 놀라운 생각이 어떻게 떠올랐는지 묘사했다. 그는 자신이 들고 있는 골들의 봉합이 마치 물고기의 아가미와 같으며 어떤 종류의 호흡 움직임을 위하여 고안되었다는 생각이 머리에 스쳤다. 그는 어디서 그런 생각이 들었는지도, 진정한 의미도 이해할 수 없었지만, 그 생각은 마음속에 깊은 반향을 일으켰다.

William Sutherland는 배운 대로, 두개골이 움직이지 않는다는 것을 스스로에게 증명할 계획을 세웠다. 진정하고 실험적인 과학자로서, 그는 만약 두개골이 움직인다면 그리고 만약 이러한 움직임이 제한될 수 있다면, 그 효과를 실험할 수 있어야 한다고 추론했다. 그래서 그는 여러 곳에서 고정할 수 있는, 그래서 어떠한 잠재적인 두개골 움직임도 생기지 않도록 막을 수 있는 린넨 붕대와 가죽끈으로 만들어진 일종의 헬멧을 고안했다.

두개골의 움직임

그는 머리에 써 보고, 먼저 한 방향에서 그리고 이어서 또 다른 방향에서 가죽끈을 조였다. 그는 잠깐 만에 두통과 메스꺼움을 경험했다. 이러한 반응은 예상했던 것이 아니었기에, 그는 좀 더 알아보기 위하여 연구를 계속하기로 결정했다. 그 헬멧으로 자신의 몸에 실험을 한 얼마 후 두개골의 조임, 두통, 울렁증 그리고 지남력장애 등의 상당히 심각한 증상이 유발되었다. 헬멧 가죽끈을 특정한 방향으로 조였을 때, 그것이 상당히 완화되는 느낌과 두개골 순환에서 호전되는 점이 각별히 흥미를 끌었다.

이러한 다양한 결과를 보인 상이한 방향으로 자신의 두개골을 당기고 제약한 지 수개월이 지나고, Dr. Sutherland는 성인의 두개골이 정말로 움직인다는 사실을 스스로 확

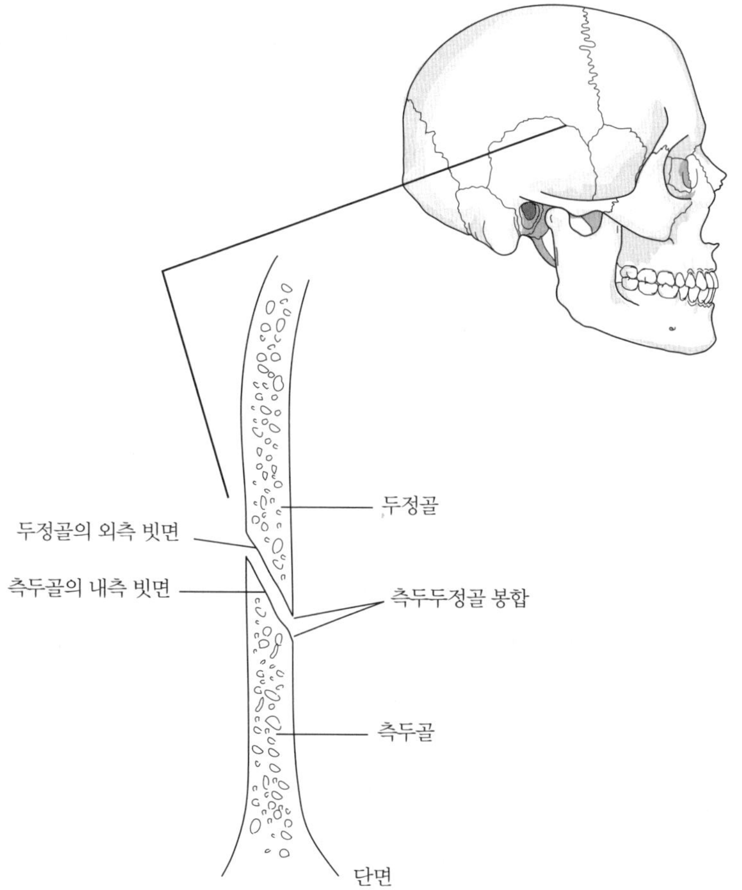

그림 1.1 측두골과 두정골 사이에서 빗각모양의 봉합

인하면서, 이러한 연구를 종료하였다. 더욱이 그가 자신의 인체에서 느꼈던 그 놀라운 반응들은 두개골이 반드시 어떤 중요한 생리학적인 기능을 보유해야 함을 보여 주었던 것이다. Sutherland는 이러한 움직임의 중요성을 탐구하는 데 자신의 남은 50년을 투자했다.

역사상의 인정

비록 대부분의 서구 국가들이 두개골의 움직임을 인정하지 않았지만, 이러한 가능성은 다른 문화권에서는 새로운 것이 아니었다. 생명력 또는 생명 에너지의 흐름에 의해 유발된 인체 전반에서 발생하는 미묘한 움직임을 오래전부터 인식해 왔던 침술이나 아유르베다와 같은 동양의 다양한 의술이 존재한다. 이것은 또한 러시아 생리학계에서 전통적으로 알려져 있었던 것이다. 흥미롭게도, 1900년도 초에 이탈리아의 해부학자들은 성인의 두개골 봉합이 완전하게 융합된 것이 아닌, 평생 동안 미세한 움직임을 허용하도록 이어졌다고 교육하고 있었다.

두개골 도수치료는 수세기 동안 인도에서 시행되어 왔으며, 또한 고대의 이집트와 페루 내부 Paracus 문화의 구성원들에(BC 2000~AD 200) 의해서도 발달되었다. 더욱이 18세기에, 철학자이며 과학자인 Emmanuel Swedenbrog는 두개골이 확장과 수축의 규칙적인 순환주기로 움직인다고 주장하며, 뇌의 율동적인 움직임을 설명했다.

조직의 호흡(tissue breathing)

Dr. Sutherland는 연구의 초기 단계에서부터 자신의 건강 유지를 위하여 중요한 조직 내부에서 '호흡'의 어떤 불수의적인 체계를 탐구하고 있었음을 깨달았다. 기본적인 수준에서 죽은 조직과 생체 조직을 구분짓는 특성은 움직임을 표현하는 조직의 호흡이다. Dr. Sutherland는 인체의 모든 세포들이 스스로 자기의 최적 능력으로 기능하기 위하여 어떤 율동적인 '호흡'을 표현할 필요가 있음을 인식했다. 그의 연구는 대부분 섬세하게 조율된 촉각 그리고 감지적 감각과 함께 해부학에 대한 심오한 이해를 조합함으로 이루어져왔다. 그는 이러한 미묘한 호흡 움직임이 예민한 손으로 촉지 될 수 있음을 발견했다. 그는 또한 이러한 움직임이 풍부한 임상적 정보를 제공한다는 것을 이해하기 시작했다.

상호의존적인 체계

Dr. Sutherland는 두개골의 움직임이 다른 조직들과 밀접하게 연관되어 이어졌음을 깨달았다. 그 내부의 표면을 따라서 두개골과 함께 연속적으로 이어지는 막 체계는 이러한 현상의 통합된 부분이다. 너무나 중요하게도 Dr. Sutherland는 중추신경계, 그리고 그것을 담고 있는 뇌척수액이 어떤 율동적인 움직임을 보유한다는 것도 알아냈다. 두개골로 이어지는 경막의 연결을 통해서 천골도 이러한 상호연결된 체계의 한 부분을 형성한다. 그러므로 상호의존된 미세한 율동적 움직임을 표현하는 인체의 중심부에서 체액과 조직의 어떤 중요한 토대가 존재하는 것이다. Dr. Sutherland는 이러한 율동의 근원을 더욱 깊이 파고들면서, 거기에서 원동력이 되는 아무런 외부적인 근육성 요소가 존재하지 않는다는 것을 알게 되었다. 그는 이러한 움직임이 인체 본유의 생명력에 의하여 만들어진다고 결론지었으며, 그는 이것을 성경의 창세기로부터 이름을 따서 **생명의 호흡**이라고 불렀다.

생명의 호흡(the breath of life)

당신 자신을 건전지라고 생각해 봅시다. 전기는 산소를 폭발시키거나 분산시키는 힘을 보유한 것으로 보이며, 거기에서 우리는 그 활력을 주는 이로움을 받습니다. 그것이 당신 시스템 전반을 통해서 자유롭게 활동할 때, 당신은 건강함을 느낍니다. 한쪽을 막는다면 충혈이 발생할 것입니다.

– Dr. A.T. Still

인체의 본유의 생명력인 생명의 호흡은 Dr. Sutherland 자신이 발견했던 그 율동 이면의 활력소나 생기인 것으로 간주되었다. 이러한 현상의 근원을 암시하며, 다른 치료사들은 그것을 인체 내부에서 영혼의 호흡이라 언급해 왔다. 생명의 호흡은 그것이 몸 안으로 전해지므로 미세한 율동을 만들어 내는 미세하지만 강력한 잠재력 또는 힘을 전달하는 것으로 생각된다. Dr. Sutherland는 생명의 호흡의 잠재력을 표현하고 분산시키는 데에서 뇌척수액에 의해 실행되는 각별히 중요한 역할을 깨달았다. 뇌척수액이 그 잠재력을 흡수함으로써, 이것은 뇌척수액의 종방향 파동으로 묘사된 물결과 유사한 움직임을 만들게 된다. 이러한 움직임은 전신에 걸쳐 생명의 호흡을 실어 전해 주는 절대적인 중요성을 보유하며, 이것이 잘 표현되는 한 건강은 이어질 것이다.

건강의 표현

Dr. Sutherland는 생명의 호흡이 지닌 잠재력이 어떤 기본적인 지성(그는 이것을 대문자 "I"로 적었다)을 전해 준다고 믿었으며, 그는 이러한 본능적인 힘이 건강을 호전시키도록 치료사에 의해 효율적으로 이용될 수 있다는 사실을 깨달았다. 건강을 위한 어떤 필수적인 청사진이 이러한 잠재력 안에서 전해졌으며, 이것은 세포의 수준에서 기본적이고 강력한 배열순서 원리[2]로서 작용한다. 이것은 모든 인체 시스템의 생리학적인 작용을 통합한다. 많은 전통적인 의학에서 유사한 개념이 보이며, 이러한 의학에서 치유를 위한 주된 힘 역시 인체의 생명력이 균형적으로 분포하도록 도와줌을 강조한다.

생명의 호흡에 의하여 만들어진 완전하고 균형 잡힌 리듬의 존재는 건강한 시스템을 의미한다. 이러한 리듬이 자연적으로 표현되는 한, 인체의 필수적인 배열의 원리는 조화롭게 분포된다. 그러므로 이러한 율동적 움직임은 건강의 주된 표현이 된다. 그것들의 존재는 생명의 호흡이 배열순서 원리로 분포됨을 보장하며 그것들을 제한하면 광범위한 결과를 맞게 된다.

이것은 우리를 두개천골 요법의 두 가지 기본적인 주장으로 이끌어간다.

1. 생명은 그 자체를 움직임으로 표현한다.
2. 움직임과 건강 사이에는 분명한 연관성이 존재한다.

Dr. Sutherland의 동료이며 제자인 Dr. Harold Magoun은 다음과 같은 방법으로 생명 호흡의 지성적인 작용을 묘사했다.

2) 뇌척수액 본유의 출렁임 → 뇌와 척수 본유의 자동 운동성 움직임 → 상호 긴장막의 가동성 → 두개골 사이의 관절 가동성 → 장골 사이에서 천골의 불수의적인 가동성

모든 생명은 에너지와 움직임으로 드러난다. 어느 정도로 움직임이 없다면, 그것은 다만 죽음에 지나지 않을 것이다. 더욱이 움직임은 기능에 절대적이다. 그렇지만 그 움직임은 살아 있는 유기체가 그것의 환경과 성공적으로 결합하기 위하여 반드시 지성적이고 목적적이어야 한다. 그러므로 그 움직임은 반드시 어떤 최상의 존재에 의하여 안내되고 방향을 설정해야 한다. 반드시 개별적인 세포 또는 유기체까지 내려가는 우주적 지성의 전달이 존재해야 한다. 그렇지 않다면 모든 것이 혼란에 빠질 것이다. 최상의 지성은 무엇인가? 어떻게 그 전달이 발생하는가? 누구도 확신할 수 없을 것이다. 그와 같은 존재가 세상의 위대한 과학자들이 강조한 긍정적이고 논박할 수 없는 사실이란 것만 존재할 뿐이다.

일차성 호흡 움직임(primary respiratory motion)

Dr. Sutherland는 인체의 중심에서 조직과 체액의 상호의존적인 체계를 일차성 호흡 기전이라고 명명했다(그림 1.2 참조). 이러한 조직들의 미세한 율동적 움직임이 수의적인 근육성 통제하에 놓이지 않기 때문에, 그것들은 가끔씩 불수의적인 기전(또는 I.V.M.)이라고도 불린다. Sutherland는 이러한 움직임이 모든 다른 움직임의 기초가 되기 때문에 '일차성' 이란 용어를 사용했다. 그것은 생명 흐름 자체의 표현이다. 각각의 세포는 그것의 생존 전반에서 일차성 호흡을 표현한다. 내재적으로, 인체와 마음을 포함하는 많은 상이한 증상과 병변들이 일차성 호흡 방해에 원인이 있을 수 있다.

물론 심박동과 폐호흡 등과 같은 인체내부에서 기타 생명의 율동이 존재한다. 비록 생명을 지속하는 데 필요할지라도, 이러한 것들이 생명의 신체적 표현의 근본적 원인이 아니기 때문에 이차적인 움직임으로 간주된다. 생명의 호흡이 없다면 이러한 다른 리듬들은 존재할 수 없을 것이다. 폐호흡—공기의 호흡—은 그러므로 종종 이차성 호흡으로 불린다.

이러한 사실은 Dr. Sutherland에 의해서 이러한 치료법의 자기 연구 초기에 증명되었다. 그는 1920년대에 미국 내 금주령 시기 중 Eric 호숫가 오두막에 머물렀다. 하루는 문밖이 소란스러웠다. 불법 주류를 지나치게 마신 술 취한 사람이 물 밖으로 끌려 나오고 있었다. Dr. Sutherland가 호수에 도달했을 때 그 사람은 바닥에 누워 있었다. 그의 정상적인 생명 징후인 폐 기능과 심혈관 맥동은 정지했으며, 그를 소생시키기 위한 모든

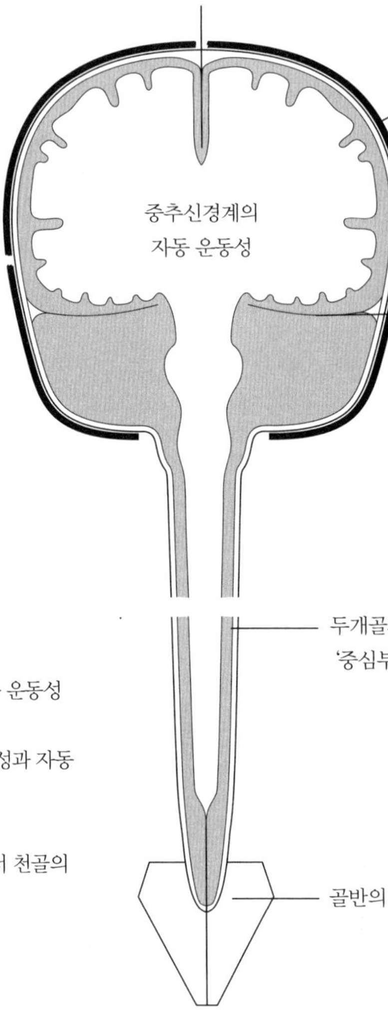

그림 1.2 일차성 호흡 기전

시도는 실패했다.

Dr. Sutherland는 갑자기 몇 가지 생각이 떠올랐고 일차성 호흡을 자극하려는 시도로 그 사람의 머리 한쪽을 잡고 측두골의 흔들리는 움직임을 만들어 주었다. 이것은 효과가 있었다. 몇 초 후 그는 호흡과 심박동이 다시 뛰었으며, 의식을 되찾았고 완전하게 회복했다. 이러한 경험은 Dr. Sutherland에게 생명의 호흡과 함께 직접적인 치료의 무한한 능력을 확인하도록 도와주었다.

생명의 호흡에 의한 유지

건강을 유지하기 위해 내재한 생명력의 중요성은 뛰어난 요기(요가수련자－역자 주)들이 행한 마법 같은 요기의 믿을 만한 설명들에서 볼 수 있다. 이러한 요기들 중 몇 가지는 공기, 물, 음식, 또는 빛이 차단된 채 7일이나 산 채로 땅에 파묻히는 것도 포함한다. 놀랍게도, 이러한 요기들은 깊은 명상과 폐호흡만이 자신들을 살아 있게 해주는 주된 요인이 아니라는 사실을 인식함으로써 자신들의 생명을 유지할 수 있다는 사실을 보여준다. 그들은 인체의 이차적인 생리학적 기능 중 많은 것을 정지할 수 있는 듯 하지만, 여전히 생명 호흡에서의 주된 표현은 지속하는 것으로 보인다. 그들의 생존은 이러한 기초적인 생명 제공의 원리에 머무를 수 있는 그들의 능력에 달려 있다.

세포의 수준에서 생명 호흡의 표현은 기본적인 좋은 건강상태에 대한 전제조건이다. 만약 생명 호흡의 율동적인 표현이 정체되거나 제한된다면, 그때 인체의 기본적인 배열순서 원리는 방해받으며 건강은 손상된다. 두개천골 요법의 주된 의도는 건강의 이러한 율동적인 표현을 도와주는 것이다. 이것은 비활성이 만들어진 장소에서 일차성 호흡의 회복을 부드럽게 활성화시킴으로 이루어진다.

치료법의 확산

Dr. Sutherland는 생명의 호흡을 근원적인 힘을 이용하고 일차성 호흡에 대한 어떠한 제약도 해결하도록 도와주는 다양한 치료방법을 개발했다. 그는 1930년대에 다른 정골의들에게 이러한 치료법을 교육하기 시작했으며, 1954년에 사망할 때까지 쉬지 않고 이어갔다. 이 방법이 그 당시 치료사들 사이에 강하게 유지된 믿음(두개골이 움직이지 않는다는－역자 주)의 일부를 거슬렀기 때문에, 그의 치료법은 처음에 주류 정골의학 분야에서 강하게 배척당했다. 그렇지만 광범위한 치료 사례에서 그의 치료법의 효과는 인상적이었으며, 그는 자신에게 배우길 원했던 정골의학 동료들의 작은 집단을 끌어들이기 시작했다.

1940년대에 미국 내 첫 정골의학 학교에서 Dr. Sutherland의 지도하에 '두개골 분야의 정골의학(osteopathy in the cranial field)' 이라고 불린 대학원 과정이 시작되었다. 곧 이어서 다른 학교들도 따라왔다. 임상의 이러한 새로운 분야는 두개골 정골의학(cranial osteopathy)으로 알려지게 되었다. 두개골 정골의학의 명성이 퍼지기 시작하면서, Sutherland는 요구에 맞추기 위해 더 많은 강사진을 교육했다. 이러한 초기 강사들 중 가장 유명한 사람들은 Drs. Viola Frymann, Edna Lay, Howard Lippincott, Anne Wales, Chester Handy 그리고 Rollin Becker 등이었다.

아무튼 오늘날까지도 많은 정골의학 학교가 학사 과정에서 이러한 치료법을 교육하지 않으므로 이러한 강좌는 대학원 수준에서 선택과목으로 학습되곤 했다. 결과적으로 많은 임상의 정골의사는 이러한 접근법을 사용하지 않는다. 그럼에도 불구하고, 최근 몇 년 동안 임상의 정골의사를 위한 대학원 실습 과정에서 폭넓게 이용할 수 있게 되었다.

Dr. John Upledger

1970년대 중반 Dr. John Upledger은 정골의학을 배우지 않았던 사람들에게 이러한 치료적 기법 일부를 교육한 첫 임상 정골의사였다. Dr. Upledger는 자신이 척추의 외과 수술을 보조하는 동안 발생한 작은 사건 후 일차성 호흡을 탐구하는 것에 이끌렸다. 그는 외과의가 칼슘 종양을 제거하려고 시도하는 동안 척추를 덮고 있는 경막 체계의 일부분을 한쪽으로 잡고 있도록 요청받았다. Upledger는 난감하게도 그 경막이 자신의 손가락 아래에서 율동적으로 움직였으므로 그 막을 단단하게 유지할 수 없었다.

Dr. Upledger는 두개골 정골의학의 대학원 과정을 신청했으며 곧 자신의 임상적 연구 과정을 설정했다. 그는 수년에 걸쳐서 체성 감성 이완법(Somato Emotional Release; SER)이라고 불린 외상의 경험을 치료하기 위한 통합된 인체-마음의 접근법과 함께, 일차성 호흡 기전에서 외상의 충격에 관한 몇 가지 분명하고 임상적인 관점을 개발했다. 더욱이 그는 전 세계에 두개천골 요법을 대중화하는 엄청난 일을 이루어 냈다.

Dr. Upledger가 비정골의사에게 교육하기 시작했을 때, 그는 두개천골 요법을 시술하기 위하여 필요한 충분한 정골의학적 교육의 기초가 필요하다고 믿고 있던 많은 전문가들로부터 심한 반대에 봉착했다. 많은 정골의는 여전히 이러한 의견을 개진했으며, 이것은 논란과 논쟁을 유발해 왔다. 그렇지만 많은 사람들은 또한 이러한 치료가 정골의학 분야란 유일한 영역 내에 남아 있을 필요가 없으며, 그 자체의 권리와 필요성에서 건강관리를 위한 하나의 통합된 접근법으로 제공될 수 있어야 한다고 믿었다. 그럼에도 불구하고, 한 가지는 확실하다. 두개천골 요법을 안전하고 완전하게 적용하기 위하여 해부학, 생리학 그리고 의학적 진단에서 확고한 기초가 절대적이라는 것이다. 그 방법은 또한 필요한 기술을 발전시키기 위한 시간과 올바른 교육이 요구된다. 최근에 많은 사람들이 단지 초보적인 실습만을 배우고 임상에서 사용한다는 것은 불행한 사실이다.

두개골 정골의학 그리고 두개천골 요법(cranial osteopathy and craniosacral therapy)

폭넓은 학생 그룹을 교육하기 시작했을 때 Dr. Upledger는 '두개천골 요법(craniosacral therapy)' 이란 용어를 고안했다. Dr. Upledger는 자신이 개발한 그 치료방법을 구분짓길 원했다. 더욱이 '두개골 정골의학(cranial osteopathy)' 이란 명칭은 정골의학에서 교육받지 않았던 그러한 치료사들에 의하여 사용될 수 없었다.

내가 종종 되묻곤 하는 한 가지 의문은 "두개골 정골의학과 두개천골 치료 사이의 차이는 무엇인가?" 이다. 비록 Dr. Upledger가 이러한 두 가지 방법은 다르다고 주장했을지라도 그 차이는 항상 불분명하다. 그것들은 모두 같은 뿌리에서 나왔으며 같은 바탕을 갖지만, 다른 가지로 자라 왔다. 이러한 방법의 정골의와 비정골의학의 치료사들 모두에서 다양한 치료적 기법이 사용되며, 그러므로 두개골 정골의학도 단지 한 가지 접근법으로만 정확하게 정의될 수 없다. 그렇지만 임상에서 두개천골 치료사는 종종 질병의 감정적이며 정신적인 측면을 보다 직접적으로 치료한다. 내가 직업상 정책의 도전을 받고 있음을 알고 있으므로, 이 책에서는 이 분야에서 보다 최근의 발달에 비해 초기 개척가적인 두개골 정골의사들로 부터 거리를 두고 치료에 전신을 포함하도록 '두개천골의' 라는 용어를 사용하겠다.

생체역동성과 생체역학(biodynamics and biomechanics)

'생체역동적' 두개천골 요법으로서 언급된 분야에서, 우리가 기능하는 방식을 지배하는 내재한 힘으로 치료함을 강조한다. 이 책에서 주로 언급된 생체역동적(biodynamics) 접근법의 초점은 진단과 치료 모두에 대해 이러한 조직하는 힘을 협력적이고 개별적으로 채용하는 것이다. 나중에 살펴보겠지만 이것은 진단과 치료가 시행되는 방식에 대한 실습상의 차이를 보유한다.

반대로, '생체역학적' 접근법은 내재하는 힘 자체에 직접적으로 연관 짓기보다는 이러한 구성하는 힘의 결과나 효과에(즉 인체 내부에서 조직 긴장의 표현) 초점을 맞춘다. 그것들은 치료의 직접적인 능동적 방법 적용에 의존한다. 우리는 생체역학적 치료가 보다 외부에서 내부로 작용하는 반면, 생체역동적(biodynamics) 치료는 보다 내부에서 외부로 작용하는 것이라고 말할 수 있을 것이다.

두개천골의 생체역동성(craniosacral biodynamics)

생체역동적 두개천골 치료에서, 인체의 건강한 기능은 전신에 걸쳐 자유롭게 활동하는 생명의 호흡이 지닌 잠재력에 의하여 결정되는 것으로 간주된다. 이러한 이해는 Sutherland의 개척가적인 통찰력과 직접 이어진다. Dr. Sutherland가 삶의 후반부 동안, 자신의 관심을 점점 더 치료적 중개요소로서 생명의 호흡이 지닌 잠재력과 함께 직접적으로 치료해 온 것을 살펴보면 매우 흥미롭다. 그는 만약 이러한 생명력의 표현이 도움을 받을 수 있다면, 그때 결과적으로 건강은 회복될 것이라고 간주했다. Dr. Rollin Becker, Dr. James Jealous 그리고 Franklyn Sills 등은 우리의 건강을 지배하는 이러한 자연의 법칙에 가치 있는 통찰을 더해 주었다.

최근에는 두개천골 치료에 엄청난 관심이 이어지고 있다. 그 방법은 이제 전 세계의 많은 나라들에서 교육되고 시술된다. 이러한 치료는 윤리상의 적절한 항목과 시술의 확정된 기준이 이러한 나라들 대부분에서 정해진 법률, 협회 등에 의하여 상당 부분 통제되지 않는다. 이 책의 마지막에서 Resource Guide는 생체역동적(biodynamics) 두개골 치료에서 그와 같은 자격을 갖춘 치료사의 등록과 함께 협회 기구와의 접촉을 포함하고 있다.

제 2 장

두개천골의 개념

밤낮없이

내 몸의 핏속을 흐르는 생명의 동일한 흐름이

온 세상을 통해서 흐르고 율동적인 방법으로 춤춘다.

이것은 풀과 가지의 셀 수 없는 잎사귀에서

낙엽과 꽃잎의 격정적인 떨림으로

지상의 온갖 추함을 통해서 기쁨으로 솟아나는

동일한 생명이다.

이것은 밀물과 썰물처럼, 삶과 죽음의

그 생명의 바다라는 요람에서 흔들리는 그 생명이다.

– RABINDRANATH TAGORE –

세 개의 물결

생명은 마치 파동의 발달처럼 스스로를 드러낸다. 기복이 있고, 배고프며, 잠들고, 깨어나며, 일하고 싶은 느낌, 쉬고 싶은 느낌 등등.
우리가 이러한 파동의 이면에 변하지 않는 존재를 느끼기 시작할 때, 우리는 혼란에서 벗어날 수 있다.

– ITSUO THUDA

두개천골이란 개념은 우리가 마음, 몸 그리고 정신에서, 생리학적인 미묘한 수준으로 기능하는 방식에 초점을 맞춘다. 바로 이러한 개념의 바탕에, 생명의 호흡의 작용과 건강에 대해 우리의 필수적인 힘을 골고루 전해 주는 그 율동적인 움직임이 수행하는 중대한 역할에 관한 이해가 존재한다.

이 장에서 우리는 일차성 호흡 체계라고 하는 생명의 호흡이라는 통합된 생리학적인 체계의 상이한 측면 몇 가지를 살펴볼 것이다. 우리는 또한 현대 물리학과 생물학 분야에서부터 몇 가지 비유를 이끌어 낼 것이다.

움직임으로서의 생명

생명은 움직임으로 표현된다. 모든 살아 있는 세포는 이러한 기본적인 진실을 보여준다. 세포들은 스스로에게 생명력을 부여하고 생존을 위하여 필수적인 무수한 생리학적 기능을 유지하게 해주는 생명의 호흡으로 호흡한다.

생명의 호흡이 인체 내부에서 표현되므로, 연쇄적인 물결과 비슷한 리듬이 만들어지며, 체액과 조직의 미세한 불수의적인 움직임을 유발한다. 이러한 움직임은 처음에 인체 중심에서 시작하며 의미심장하게 중추신경계, 뇌척수액 그리고 주변의 막과 골을 포함해 간다. 인체 내부에서 일어나는 이러한 리듬의 표현은 생명의 호흡이 효율적으로 분산됨을 보여 주며 건강한 기능의 지표이다.

생명의 호흡의 주기적 리듬은 움직임의 두 가지 모습을 보유하고 있다. 이러한 것들은 '들숨' 그리고 '날숨' 처럼 생각될 수 있다. 이러한 모습은 **일차성 흡기**(들숨) 그리고 **일차성 호기**(날숨)라고 불린다. 일반적으로 말해서, 흡기의 시기 중 체액과 조직 내부에

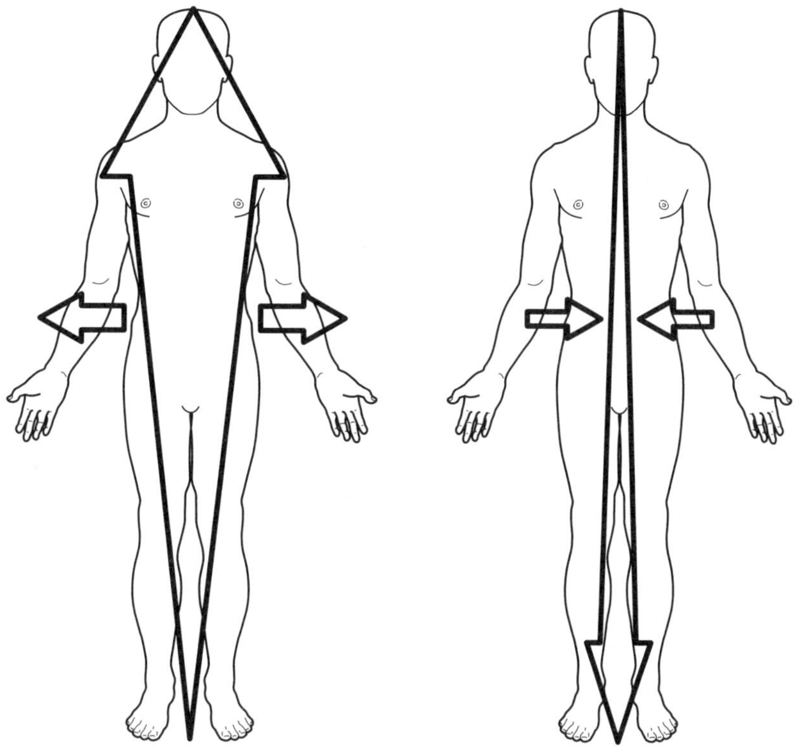

그림 2.1 일차성 흡기와 호기

서 미세한 움직임이 발생하며, 그 움직임은 위로 올라가며 인체의 정중선 주위로 정렬될 때, 동시에 양 측면으로 벌어지게 된다(그동안 앞에서 뒤쪽으로 짧아지는, 그림 2.1 참조). 호기의 시기 중에는 그 반대 현상이 발생한다. 일반적으로 인체의 하부를 향해서 아래로 내려가며 양 측면에서 좁아지게 된다.

이러한 움직임은 인체의 모든 부분에서 나타나며, 과학적으로도 측정되었고 민감한 손으로 촉지 될 수 있는 리듬을 만들게 된다. 흡기와 호기의 시기를 합쳐서 하나의 율동적인 주기를 만들게 된다.

우리 존재의 중심부로부터 연속적인 리듬이 나오며, 일차성 호흡 움직임의 전체 체계를 만든다. 세 가지 주요한 리듬이 확인되었다. 이것들 모두는 상이한 주기에서 흡기와 호기의 시기를 표현하며 종종 '세 개의 물결' 로 언급된다(그림 2.2 참조).

그 세 가지 물결은 각각 생명의 호흡이 작용하는 상이한 수준의 발현이다. 그 각각은 서로간에 중첩되며, 다음처럼 알려진 리듬 안의 리듬을 만든다.

- 두개골의 율동적 파동(cranial rhythmic impulse)
- 중간 물결(mid-tide)
- 긴 물결(long tide)

역동적 정지

↓

생명의 호흡이 다음처럼 표현된다.

긴 물결(long-tide)

100초 주기

↓

다음으로 드러남

중간 물결(mid-tide)

(체액 내부의 '체액')

분당 2.5회의 주기

↓

다음의 움직임의 표현으로 드러남

두개골의 율동적 파동

분당 8~12회 주기

↙ ↘

체액

(종방향의 출렁임)

조직

(두개천골의 움직임-굴곡/신전 그리고 외회전/내회전으로 표현됨.)

그림 2.2 일차성 호흡 체계

두개골의 율동적 파동(cranial rhythmic impulse; CRI)

생명의 호흡이 인체 안으로 전해지면서, 이것은 모든 체액, 골, 막 그리고 장기들의 매우 가벼운 흔들림을 만들게 된다. 개별적인 조직 구조들은 바다 위에서 부드럽게 흔들리는 나룻배처럼 움직인다. 이러한 움직임은 매 분마다 8~12회 주기 사이의 평균적인 비율로 발생하며 두개골의 율동적 파동(CRI)라고 불린다. RSI는 인체의 개별적인 부분들이 다른 부분들과의 관계에서 움직이는 그 방법의 일차성 표현이다.

CRI의 매 시기 중, 개별적인 조직 구조들은 종종 **두개천골의 움직임**(CSR)이라고 불렸던, 움직임의 특정한 패턴을 표현한다. 인체의 중심부 구조들은 **굴곡**(flexion)과 **신전**(extension)이라고 불리는 움직임에서 후방으로 그리고 전방으로 흔들리며, 쌍을 이룬 구조들은 **외회전**(external rotation)과 **내회전**(internal rotation)이라고 불리는 움직임에서 안쪽으로 그리고 바깥쪽으로 흔들리게 된다. 굴곡과 외회전의 움직임 모두는 CRI의 흡기 주기에 발생한다. 신전과 내회전 모두는 호기 주기에 발생한다. 인체의 체액(예, 뇌척수액)은 이러한 움직임을 종방향의 출렁임으로 표현하며, 흡기에서 인체를 따라 올라가며 호기에서 내려간다. 이러한 움직임은 보다 깊은 물결에 올라탄 개별적인 파장으로도 생각할 수 있을 것이다. 움직임의 모든 이러한 패턴은 3장에서 보다 세밀하게 설명된다.

두개골의 율동적 파동은 생명 호흡의 가장 외부(가장 표면)의 표현인 것으로 간주된다. 그것은 우리 건강의 보다 깊숙한 힘이 인체 내부에서 유지된 어떤 조절이나 경험과 조화를 이룬 방식의 결과로서 만들어진다.

실험 연구

두개골의 율동적 파동은 다양한 실험 연구에서 측정되어졌다. 1963년에 미국 정골의인 Dr. Viola Frymann은 두개골에서 이러한 미세한 수축적이고 확장적인 움직임을 확실하게 기록했다. 이러한 실험은 폐호흡이나 심장박동 등과 직접적으로 연계되지 않는 어떤 율동적인 움직임이 과학적으로 확인된 바로 첫 사례였다. 그 이래로, 다수의 연구자들이 이러한 현상을 과학적으로 측정할 수 있게 되었다. 나중의 실험에서(1978), 머리의 상이한 부위에서 미세한 율동적 움직임의 측정과 함께, 맥박 그리고 폐호흡을 기록했다. 이러한 기록은 다시 두개골의 율동적 파동이 심박동이나 폐호흡에 직접적으로 연계되지 않는 구분된 움직임을 명백하게 보여 주었다.

두개골의 율동적 파동에 의해 만들어진 그 움직임들이 아주 미세하다는 것을 반드시 강조해야겠다. 그 움직임은 마이크론(μm: 1m의 100만분의 1)의 단위로 측정된다. 두개골 봉합에서 측정된 가장 큰 움직임은 40μm, 즉 종이 한 장의 절반 두께에 지나지 않았다.

Dr. John Upledger와 Zvi Karni는 두개골과 천골 모두에서 미세한 움직임을 기록하는 실험을 시행했다. 그들은 민감한 긴장 계측기를 사용했으며 피부의 전위에서 변화를 측정했다. 그들의 장비는 움직임에서 변화를 선별했으며, 이것은 또한 손을 이용한 촉진(손을 통한 촉지)으로 동시에 감지되었다. 이런 실험은 이처럼 미세한 움직임에 민감한 인간의 손이 지닌 능력을 확인하도록 도와주었다.

또 다른 실험에서, Dr. Upledger와 동료들은 혼수상태 또는 만성의 신경학적 장애를 보유한 환자들의 두개골에서 율동적 파동을 측정했다. 다시 한 번, 그 측정치는 긴장 계측기로 측정되었고 촉지에 의하여 확인되었다. 그들은 이러한 환자들 모두가 정상적 수치의 절반 정도로 두개골의 율동적 파동의 느려짐을 보여 준다는 것을 알게 되었다. Upledger와 Karni는 또한 이러한 율동적 움직임이 전신에서 모두 감지할 수 있다는 것을 확인할 수 있었다.

자가-촉지(self-palpation)

당신은 이러한 움직임을 머리에서 느낄 수 있을 것이다. 이렇게 하기 위하여, 앉을 만한 조용하고 편안한 장소를 찾아본다. 약간 집중하면서, 당신의 양손을 자신의 머리에 올려놓는다. 거의 닿는 느낌이 없을 정도로 당신의 손바닥을 오므려서 머리의 측면에 댄다(그림 2.3). 당신이 양 팔꿈치를 무릎 위에 놓고 약간 앞으로 기울인다면 이렇게 자세를 잡기가 더 편안할 것이다.

먼저 당신의 심박동을 확인한다. 이어서 당신의 폐호흡을 살펴보라. 그 다음에 당신이 어떤 다른 것을 감지할 수 있는가 살펴보라. 당신의 주의력을 손 아래 놓인 조직에 집중한다. 당신이 자신의 심박동과 폐호흡의 두 가지 모두보다 훨씬 느린 어떤 미세한 움직임을 감지할 수 있는가 살펴보라. 만약 당신이 이러한 다른 두 가지 움직임 이면에서 무엇인가 발생하는 것을 감지하고 이것을 느낄 수 있는가 살펴보라. 당신의 양손을 마치 물결 위에 떠 있는 코르크 마개처럼 부드럽게 놓인 듯, 당신의 두개골 위에서 그렇

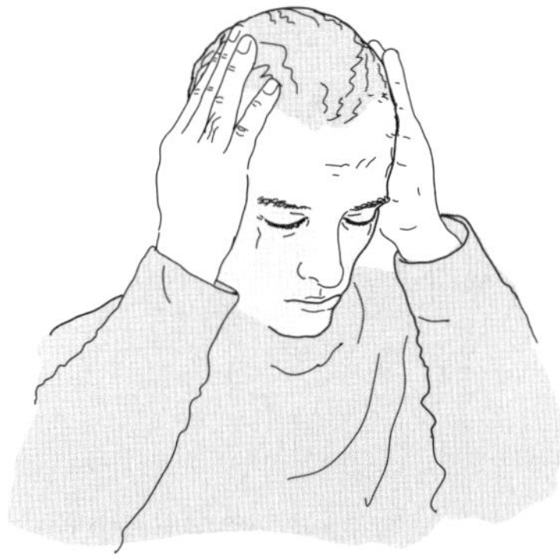

그림 2.3 자가 촉진법

게 떠 있도록 만들어라. 만약 당신이 강하게 압박한다면 당신은 그 '마개' 가 스스로의 움직임을 드러내지 못하도록 막게 될 것이다. 당신의 감지 안으로 어떠한 느낌이든 들어오도록 스스로의 내부에 약간의 공간을 만들어라.

마치 조수간만의 차이 움직임과 비슷하게, 당신의 손 안에서 액체의 어떤 미세한 차오름과 밀려감을 감지할 수 있겠는가? 이것은 아마도 뇌척수액의 종방향 출렁임(longitudinal fluctuation)일 것이다. 당신은 그 '마개' 의 양쪽 옆으로 벌어짐과 좁아짐을 감지할 수 있겠는가? 이것은 머리의 측면에서 쌍으로 된 뼈들의 내회전과 외회전일 것이다. 당신은 또한 그 조직들 내부 호흡 또는 자동 운동성(불수의적인 미세한 움직임－역자 주)의 느낌도 얻을 수 있을 것이다.

가변적인 주기(variable rates)

우리의 상황에 따라서 보다 쉽게 흔들리는 심박동이나 폐호흡에 비교할 때 두개골의 율동적 파동(CRI)의 주기 비율은 비교적 안정적이다. 예를 들어, 심장과 폐는 우리가 안정 상태인지 활동 중인지에 따라서 박동 수에서 급격한 변화를 보여 준다. 그것들은 또한 우리의 환경에서 변화에 대한 반응이나 강렬한 감정적 상태의 결과로서 달라질 수 있다. 그럼에도 불구하고, 비록 심장과 폐가 보다 객관적으로 조절될지라도, CRI의 박동 수는 삶의 상황이 변화(건강상태와 병적인 상태 등－역자 주)하면 달라진다. 이러한 변화는 보다 깊은 수준에서 발생하는 생리학적 기능에서 변화를 나타낸다.

예를 들어, CRI는 종종 급성의 질병과 열병의 경우 빨라진다. 이러한 방식으로 이런 리듬에 실린 생명의 호흡의 그 배열순서 원칙(ordering principle)은 보다 가변적이게 된다. CRI는 아마도 항진상태나 불안상태에서도 빨라질 것이다. CRI는 피로나 우울증 그리고 지속적인 두통이나 감기와 같은 충혈의 보다 만성적인 상태에서는 느려지는 경향이 있다. 인체의 조직 내부에 존재하는 저항도 역시 CRI의 표현에 상당한 영향을 줄 것이다. 만약 생명의 호흡의 보다 깊은 물결과 비교한다면, CRI의 박동은 비교적 불안정한 것이다.

중요한 것은 CRI가 어떤 조건의 영향과 함께 우리의 필수적인 건강이 조화를 이루는 방식을 기록한다는 것이다. 이것은 CRI를 정신적, 감정적 그리고 생리학적인 패턴의 유용한 지침으로 만들어 준다. 결과적으로 이것의 촉진은 아마도 마음과 정신을 포함하는 건강과 불편함의 지표로서 사용될 수 있을 것이다.

움직임의 근원

정확히 무엇이 이러한 율동적 파동을 유발하는가에 관하여 정골의학에서 상당한 논란이 있어 왔다. 어떤 치료사들은 그것이 뇌척수액의 주기적인 생산과 흡수에 대한 반응으로 만들어진다는 것(3장에서 상세히 설명함)을 믿고 있다. 다른 이들은 중추신경계의 움직임을 강조한다. 또한 두개골의 율동적 파동(CRI)이 두개골과 중추신경계로 어떤 율동적 움직임의 전달을 유발하는 불수의적인 근육 수축에 의하여 유발된다는 것을 주장하기도 한다. 여전히 다른 사람들은 CRI가 폐호흡과 동맥의 맥동을 포함하는 많은 다른 요인들의 조합에 의하여 유발된다고 믿고 있다. 초기 이론에서 환자와 치료사 모두에 의하여 만들어진 다양한 움직임과 맥동의 어떤 집단이 존재한다는 것이 제안되었다. 이러한 맥동들이 함께 조화를 이루므로 어떤 공유된 리듬이 만들어질 것이다.

분명히 이것은 여전히 더 깊은 연구가 필요한 주제이다. 그럼에도 불구하고, 이러한 율동적 움직임이 실재하며 촉진 가능한 현상임은 의심의 여지가 없다. CRI를 만들거나 퍼뜨리는 그 특정한 기전이 어떠하든, 무엇이 이러한 기전을 움직이게 만드는가에 관한 의문은 여전히 남아 있다.

만약 우리가 이러한 움직임의 실체적 근원을 조사하길 원한다면, 하나의 내재하는 생명력, 즉 생명의 호흡이 지닌 잠재력의 엄정한 존재를 추측해 볼 좋은 이유가 될 것이다. 그 움직임이 보다 기계적인 접근을 하는 사람들에 의하여 빈번하게 배제되기 때문에 나는 이러한 관점을 강조한다.

요약하자면, 생명의 호흡의 가장 외부의 율동적 표현은 두개골의 율동적 파동(CRI) 또는 두개천골의 움직임이라고 불린다. 대부분의 사람들이 일차성 호흡의 첫 번째 경험을 얻게 되는 것은 바로 여기 CRI와 함께이다. 또한 많은 치료사들이 그들의 치료를 집중하는 곳도 바로 여기이다. 그렇지만 그 CRI 이면에 놓인, 보다 깊고 더 느린 율동적 움직임도 존재한다.

중간 물결(mid-tide)

임상적 실습 과정에서, 많은 치료사들은 두개골의 율동적 파동 이면에서 작동하는 물결의 리듬을 인식해 왔다. 이러한 보다 느린 물결은 또한 흡기와 호기의 시기에서 율동적인 움직임으로 표현되기도 하며, 그것들은 CRI를 만드는 추진력으로 간주된다. 비록 이러한 리듬이 보다 더 미세할지라도, 그것들은 역시 촉지로써 감지될 수 있다. 두개천골 요법의 생체역동적(biodynamics) 접근법에서, 이러한 보다 깊은 물결을 연계시킴과 거기에서부터 이것들이 나오는 그 바탕은 치료의 주된 관심이 되었다. CRI 바로 아래 놓인 이 특별한 리듬은 분당 2회 반의 주기로 표현된다. 이것은 중간 물결(mid-tide)이라고 한다.

그 중간 물결(mid-tide)은 생체에 생명력을 제공하도록 이용 가능한 생체에너지 또는 생체역동적(biodynamics) 잠재력을 실어 나르는 것으로 생각된다. 그와 같으므로, 이것은 우리 건강의 기초적인 표현이다. 흡기 주기에서 중간 물결(mid-tide)은 인체를 올라가며 양 측면으로 넓어지는, 모두가 '하나'로서 함께 호흡하는 그 잠재력, 체액 그리고 조직을 동시에 포함하는 하나의 움직임인 것이다. 호기 주기 중에 중간 물결(mid-tide)은 인체 아래로 내려가며 양 측면에서 좁아진다. 개별적인 조직 구조는 일반적으로 두개골의 율동적 파동에서 찾아진 움직임의 패턴을 따르지만, 개별적인 움직임 대신에 움직임의 이러한 전체 통합된 영역의 부분들로서 따라간다. 이러한 움직임은 인체의 정중선 주위로 자연적으로 배열된다.

중간 물결(mid-tide)의 박동은 CRI보다 우리의 직접적인 환경에 의한 영향을 훨씬 적게 받는다. 그것의 박동은 결과적으로 거의 변화가 없다.

생체역동적 잠재력(biodynamic potency)

요약하자면, 중간 물결(mid-tide)은 생명의 호흡의 구체화된 힘의 표현이다. 중간 물결(mid-tide) 내부에서 표현된 생체역동적(biodynamics) 잠재력은 이것이 인체 내부로 생명의 호흡의 필수적인 배열의 능력을 전해 주기 때문에 엄청난 중요성을 갖게 된다. 그러므로 중심부 수준에서 생리학적 통합성과 균형을 유지하기 위한 어떤 심오한 능력을 보유한다. 중간 물결(mid-tide)의 잠재력은 그것이 표현될 수 있는 모든 조직들 내부에서 건강과 치유를 도와준다.

중간 물결(mid-tide)의 촉진은 내재한 건강이 인체 내부에서 표현되고 있는 방식에 대한 분명한 연관성을 치료사에게 제공한다. 그 중간 물결(mid-tide)이 잘 맞춰질 때, 그것은 종종 인체로 스며드는 건강과 통합성의 느낌으로 경험되며, 완전함이라는 느낌을 준다. 그것은 아마도 위대한 정지(stillness)의 상태로 안정됨과 우리 자신의 더 넓은 관점을 취함으로써 느껴질 것이다(보다 상세하게, 6장을 참조하라). 한 환자는 자신의 인체 내부에서 중간 물결(mid-tide)의 경험을 "배가 물 위에 매끄럽게 놓인 뒤 물 속으로 미끄러져 들어가는 듯한"이라고 표현했다. 사실 중간 물결(mid-tide)을 평가함은 바다의 수면 위에서 그 파도 아래로 내려가는 것과 비슷하다. 그것은 아마도 배보다는 잠수함이 미끄러져 들어감에 비교할 수 있을 것이다.

내부의 호흡(inner breathing)

중간 물결(mid-tide)의 잠재력은 조직과 체액 내부에서 표현되므로, 이것은 조직과 체액이 이러한 보다 느린 빈도로 동시에 '호흡하는' 원인이 된다. 이러한 내부 호흡은 자동 운동성(motility)이라고 불린다. 마치 뼈처럼 외견상으로 단단하며 경직된 듯 보이는 것을 포함한 모든 살아 있는 구조는 자동 운동성 움직임을 표현한다. 단단하고 생명이 없는 물질로서의 뼈에 대한 우리의 통상적인 인식은 단지 죽은 그리고 건조된 표본만이 일반적으로 검사되었다는 사실에서 나온다. 그렇지만 이러한 치료를 가르칠 때, Dr. Sutherland는 종종 학생들에게 살아 있는 조직들 내부에서 무엇이 발생하는지 초점을 맞춰 보라고 요청했다. 살아 있는 골은 생명과 움직임이 충만하다. 그것은 체액과 혈관 그리고 신경공급을 높은 비율로 담고 있으며 그것은 놀라운 정도의 유연성을 보유하고 있다.

중간 물결(mid-tide)의 결과로서, 조직은 바다 밑의 해초처럼 부드럽게 흔들리게 된다. Dr. Becker가 관찰했듯이, "생체 에너지의 패턴이 그것들의 기능에서 드러나므로, 자체의 결합조직이 포장하고 있는 내부에서 조직의 요소들, 근육, 인대, 골성 구조 그리고 장기 체계 등은 그리고 그것들의 체액 내용물들은 편승해서 자동적으로 함께 나온다."

체액의 역할

액체는 생명의 전달자로서 자연에서 어디서든 볼 수 있다. 물이 없다면, 생명도 존재하지 않는다. 모든 살아 있는 유기체는 상당한 비율의 물을 담고 있다. 사실 인체의 개별적인 세포들은 액체의 작은 자루와 비슷하며, 거기에서 세포의 미세한 내부 구조물들이 '떠 있는' 것이다. 그렇지만 생명이 떠나고 유기체가 죽을 때, 그것들은 말라 버린다. 언제든 과학자들이 다른 행성에서 생명의 징후를 찾을 때마다, 맨 먼저 수분의 징후를 찾는다는 점이 흥미롭다.

결과적으로 생명 호흡의 절대적인 잠재력을 나눠 주는 것은 인체의 체액 시스템이다. 이러한 생체역동적(biodynamics) 잠재력은 분당 2와 1/2의 주기의 평균 박동으로 체액 내부에서 표현된다(중간 물결의 주기를 통해서－역자 주). 잠재력은 전신을 적셔 주는 그리고 이러한 생명력을 모든 부위로 전달하는 체액 내부로 융합된다. 그러므로 인체 내부에서 체액의 막힘없는 움직임은 생체역동적(biodynamics) 잠재력의 확산과 건강 유지를 위하여 절대적이다.

생명의 호흡의 생체역동적(biodynamics) 잠재력은 '체액 내부에서 작동하는 에너지가 필요 없는' 것으로 묘사되어 왔다. 이러한 잠재력은 아마도 '체액 내부의 체액' 의 일종으로 경험될 것이다. 일종의 유사한 개념이 동양 의학에서도 보이며, 거기에서 인체의 체액은 생명력을 그리고 기본적인 배열의 원칙을 실어 나르는 것으로도 간주된다. 살아 있는 조직이 이러한 기능을 작동시키는 체액으로 이루어짐을 기억하는 것이 중요하다.

모터 내부의 불꽃

이러한 치료가 시작된 이래로, 두개천골 치료사들은 생명 호흡의 잠재력을 전달함에서 뇌척수액(CSF)의 중요한 역할을 각별하게 인식해 왔다. 뇌척수액(CSF)은 중추신경계를 담아 두는 '주스(정수)' 이다. 그것은 또한 그 안으로 생체역동적(biodynamics) 잠재력이 인체 내부에서 처음으로 표현되는 수송수단이다. 뇌척수액(CSF)은 그러므로 생명 호흡의 잠재력과 인체 내부에서 그것의 표현 사이의 주된 연결로서 볼 수 있다.

뇌척수액 내부에서 표현된 그 잠재력은 종방향의 출렁임을 움직임시키는 '모터 내부의 불꽃' 처럼 작동한다. Dr. Sutherland는 뇌척수액(CSF) 내부에서 전해진 이러한 생명력의 깊은 이해를 통해 그것을 일차성 호흡 작용에 대한 핵심으로 생각했다. 그는 생명의 호흡의 잠재력을 뇌척수액(CSF) 내부에서 보이는 어떤 '보이지 않는 요소' 로, 그리고 그것이 움직이도록 만드는 그 힘으로 묘사했다. 뇌척수액(CSF)의 놀라운 잠재력은 3장에서 보다 상세하게 설명될 것이다.

긴 물결(long-tide)

우리 존재의 바탕에서부터 나오므로, 생명의 호흡은 그 첫 움직임이 매우 깊고 느린 율동적 파동을 구성한다. 이것도 그것이 올라가며 확장하고, 내려가며 좁아지므로 인체를 통해서 촉진될 수 있다. 이러한 보다 느린 리듬은 종종 긴 물결(long-tide)로 언급되며 생명의 호흡의 절대 불가결한 특질의 어떤 미세한 휘광(輝光)인 것이다. 그 긴 물결(long-tide)은 사실 우리 생명력의 가장 미세한 발현이다. 그것은 인체 내부의 모든 다른 움직임들을 받쳐 주는 바탕에 놓인다.

그 긴 물결(long-tide)은 인체 주변과 함께, 내부에서 모두 감지될 수 있는 보다 넓은 영역의 현상이다. 그것은 개별화된 일종의 우주적인 힘이다. 그것은 인간 계통을 조직하는 '묶음' 으로 국소적으로 드러나는 움직임 중 하나의 광범위한 영역으로 작동한다. 이것은 인체의 정중선 주위로 정렬되는 움직임의 넓은 영역 내부에서 율동적인 나선형 움직임으로 감지될 수 있다. 그 긴 물결(long-tide)은 반드시 우리의 형태와 기능을 창조하고 유지해야 한다.

유사한 종류의 움직임이 오스트리아의 과학자이며 산림학(forestry) 전문가인 Victor Schauberger에 의하여 자연 안에서 확인되었다. Schacuberger는 살아 있는 행성 주위 삶의 원리를 전해줌에서 물에 의해 작동하는 중대한 역할에 대하여 자신의 연구 대부분을 집중했다. 그는 숲으로 들어가서, 앉고 그저 들을 수 있는 조용한 장소를 찾았다. 이렇게 할 때, 자신이 자연 전체에 스며드는 미세한 창조적 자극으로 감지한 그 환경 내부에서 율동적인 힘을 느끼기 시작했다. 그는 이것을 율동적인 움직임, '본질적 움직임' 이라고 불렀다. Schauberge의 발견과 인체 주변과 내부에서 일어나는 긴 물결(long-tide)의 감지 사이에서 상당한 일치가 존재한다.

긴 물결(long-tide)을 감지하는 것은 바다의 바닥까지 빠져드는 것과 비슷하다. 그 긴 물결(long-tide)은 중간 물결(mid-tide) 바로 아래에 놓이며, 그 이면의 힘으로서 작용한다. 생명의 호흡이 체액을 통해서 스며들기 시작하며 그것을 외부적 표현으로 드러내므로 다른, 보다 빠른 리듬이 그 긴 물결(long-tide)로부터 발생한다. 그 긴 물결(long-tide) 각각의 율동적 주기는 100초마다 한차례 정도의 비율로 표현된다. 그것이 우리의 절대 불가결한 생명의 호흡으로서 우리 몸에 스며들기에, 그것은 가볍고 공기와 같은 특성을 보유한다. 이것은 종종 어떤 반짝임, 어떤 미세한 광채 또는 전기적 휘감김(wind)으로 경험된다.

원형질의 흐름(protoplasmic streaming); 세포 내부의 흐름

유사한 율동적 움직임은 원형질이라고 불리는 원시적 생명 형태에서도 확인되어 왔다. **원형질의 흐름**[3]이라고 불리는 현상은 생물학자들에게 잘 알려졌다. 이러한 움직임은 원형질 내부에서 생명 원리의 어떤 기본적인 표현이며 또한 매 100초마다 한 번 주기의 규칙적인 율동적 비율을 보유한다. 그 조건에 관계없이, 원형질 흐름 이면의 율동적인 힘은 그 유기체가 살아 있는 한 이어진다. 사실 우리의 인체는 단지 원형질의 보다 복잡한 형태에 지나지 않는다. 모든 살아 있는 유기체는 이 우주에서 가장 형태적이며 발생적인 힘이라는 긴 물결(long-tide)의 율동적 움직임에 의하여 반드시 유지되어야 하는 것과 유사해 보인다.

깊은 자원(deepest resource)

보다 빠른 물결과 비교해서, 긴 물결(long-tide)은 일상의 경험이나 상황에 영향을 받

---

3) 식물이나 동물 세포 내부에서 액체 물질(원형질)의 움직임으로, 이러한 움직임은 세포 내부에서 영양소, 단백질, 소기관 등을 전달한다. 1830년대에 처음 발견되었으며, 생물학자들에게 세포가 생명의 기본 단위임을 설득하는 데 도움을 주었다.

지 않는다. 그것은 결코 잃지 말아야 하는 그리고 무슨 일이 있든 이어져야 하는 우리의 기본적인 건강의 표현이다. 그것이 우리 존재의 핵심으로부터 인체로 부드럽게 반향을 일으키고 율동적으로 스며들기에, 그것은 그 특성과 박동에서 매우 미세하다. 어떤 깊은 단계에서, 긴 물결(long-tide)은 치유를 만드는 지혜를 담고 있다. 그것은 인체의 모든 규칙적인 기능의 근간에 놓이며 임상적으로, 그것의 출현은 건강의 가장 깊은 근원으로의 재연결을 의미한다.

생명의 호흡에서의 큰 파도(groundswell of the breath of life)

그리고 신은 흙으로 인간을 빚었으며, 그의 콧구멍으로 생명의 호흡을 불어넣었고, 그래서 인간은 살아 있는 영혼이 되었다.

– 창세기 2:7

역동적인 정지(dynamic stillness)

우리의 가장 깊은 근원에서부터 생명의 호흡은 세 개의 물결로서 앞서 설명한 연속적인 발현으로 전해진다. 그렇지만 우리의 바로 그 근원에는 순수하고, 가공되지 않은 존재의 상태와 정지(stillness)가 존재한다. 이것이 우리의 가장 깊숙한 본성의 장소이다. 이러한 절대적인 근본 상태는 모든 우리의 개별적인 특색, 우리의 개성 그리고 모든 우리 행위의 근저(根底)에 놓여진다. 그것은 우리의 존재 자체이며 심해의 바닥과 비슷하다.

우리가 자신의 의식을 모든 움직임이 나오는 그 근원 안으로 가져가며, 우리 자신으로 깊이 침잠(沈潛)한다면 이러한 수준에서 아무런 이원성(二元性)도, 아무런 주체(主體)도 그리고 어떠한 객체(客體)도 존재하지 않는다. 많은 정신적인 수련방법은 우리의 근원적이며 원시적인 상태로서 이러한 영역을 언급한다. 생명의 잠재력이 모두 그 안에 담겨 있기에, 그것은 진공상태가 아닌 것이다. 불교 경전에서는 비움과 광명(光明)의 특성을 보유한 것으로 묘사된다. 정지(stillness)의 어떤 상태가 모든 존재 형태의 근저에 담겨 있으며, 모든 존재 형태의 완전한 잠재력이 정지(stillness) 내부에서 찾아져야 하는 것이다. 그것은 아마도 부처가 "色卽是空, 空卽是色, 色不異空, 空不異色(색즉시공, 공즉시색, 색불이공, 공불이색)(불경의 반야심경의 교리이며 다른 종교에 없는 공사상을 표현함. 여기서 공사상은 무형, 비움, 정지를 의미함－역자 주)"이라고 설법할 때 언급했던 실체일 것이다.

생명이 나온다(life emerges)

생명의 모든 표현은 정지(stillness)의 밖으로 나온다. 우리 존재가 생겨나기 시작하므로, 생명의 호흡은 그 자체가 연속적인 움직임으로서 표현되기 시작한다. 이것은 일차성 호흡계의 상이한 물결의 리듬(들숨에서 체액의 올라감, 날숨에서는 내려감－역자 주)을 형성한다. 무형에서부터, 생명은 형태를 갖기 시작한다. 이러한 과정은 바퀴가 돌아가는 방법에 비교할 수 있다. 그 바퀴의 축에 정지(stillness)가 존재한다. 그렇지만 당신이 주변으로 이동하므로, 움직임은 보다 빠른 속도로 발생한다(그림 2.4 참조).

절대적으로 여기서 묘사된 것은 우리의 개별화, 형태로 향한 우리의 출현에 관하여 나온 것이다. 창조의 이러한 과정은 우리 삶의 매순간마다 발생하며, 생명의 호흡이 지닌 창조적인 의지로 배열된다. 이것은 Dr. Sutherland가 하나의 '큰 파도(groundswell)'

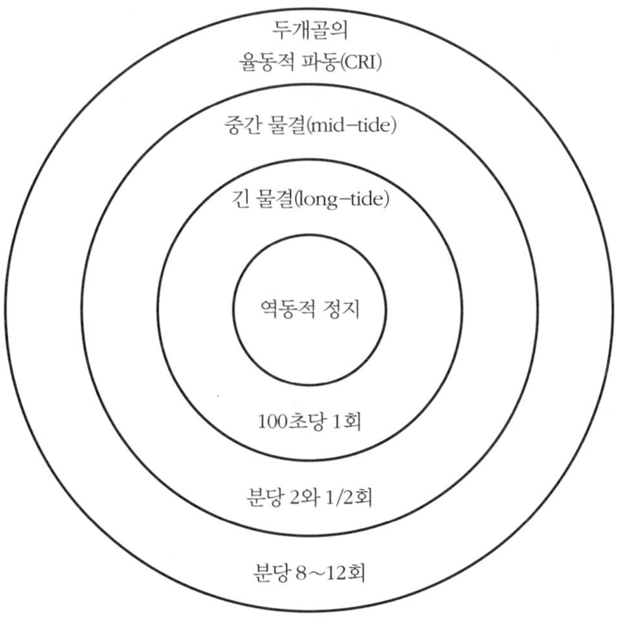

그림 2.4 정지(stillness. 태풍의 눈—역자 주) 밖으로 나오는 세 개의 물결

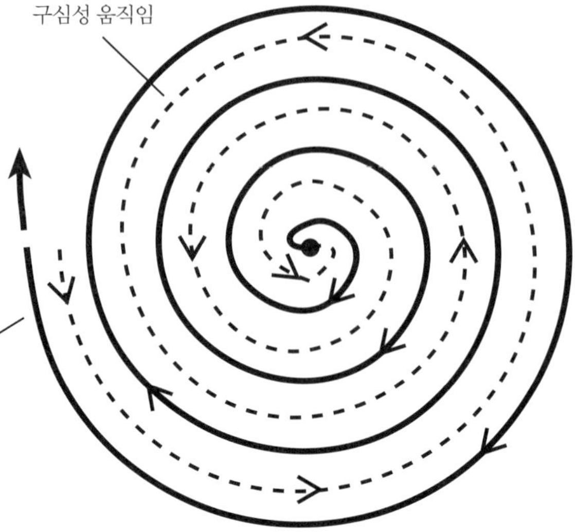

그림 2.5 생명의 호흡에서의 큰 물결

으로 묘사했다. 생명의 호흡의 위대한 파장은 우리 존재의 근본에서부터 드러나므로 생명의 회전이라고 언급된다.

이러한 위대한 파도의 움직임은 원심력(밖으로 향하는 움직임)이 일어나며, 그 근본으로 향한 구심성 복귀(안으로 향하는 움직임)로 이어진다. 이러한 원심성, 그리고 구심성의 움직임은 생명의 가장 기본적인 표현으로서 율동적으로 근원으로부터 생겨나며 되돌아간다(그림 2.5 참조). 이것은 아마도 지속적인 움직임으로 어떤 스프링을 감았다 풀었다 하는 것과 같은 에너지의 나선형 움직임으로 감지될 수 있을 것이다.

기원(genesis)

인체는 치유, 조절 그리고 재생의 지속적인 상태에 놓여 있다. 매순간, 생명의 호흡이 지닌 생명력은 전체 과정을 하나로 이어 주며, 순서와 통합성을 가져온다. Dr. James Jealous는 다음처럼 묘사한다,

> 생명의 호흡은 몸 안으로 들어온다. 우리는 그것으로부터 만들어지는 다양한 리듬을 느낄 수 있으며, 발생하고 있는 그 과정을 감지할 수 있으며…… 우리는 실재로 인체로 들어오는, 그 중심으로 들어가고 그 중심으로부터 생체전기장, 체

액 그리고 조직 내에서 다양한 형태의 리듬을 만들어 내는 생명의 호흡을 느낄 수 있다. 확실하게 생겨나는 그것은 발생이다. 이것은 결코 멈추지 않는다. 순간순간마다 우리는 새로운 형태와 기능을 만들고 있는 것이다.

Dr. Jealous는 하나의 비범한 사건을 묘사하고 있다. 인체로 들어가며, 중심부 주위로 배열되는 바로 생명의 호흡이 지닌 방향성을 인식. 창조의 이러한 연속적인 과정에서, 우리의 형태 그리고 모든 생리적인 활동은 생명의 창조적인 힘이 표현되어 만들어지고 유지되는 것이다.

전환(轉換, Transmutation)

일차성 호흡계는 기본적인 생명의 호흡이 지닌 강력한 에너지를 물리적인 인체 안으로 힘을 줄여 들어가게 하는 일종의 변압기로 간주할 수 있다. 정지(stillness)의 근원에서부터, 개별 리듬의 출현은 형태 안으로의 상당한 응결을 의미한다. 이것은 4만 4천 볼트의 전기가 고압선을 통해 도시로 들어오며, 이어서 그 전기를 가정에서 쓸 수 있도록 110볼트로 감압하는 것에 비유할 수 있다. Dr. Sutherland는 이러한 과정을 **전환**(transmutation)이라고 불렀다.

상태의 변환

전환은 상태의 변환을 의미한다. 마치 얼음이 물로 그리고 이어서 수증기로 돌아갈 수 있듯이, 전환은 무엇인가 새로운, 일종의 '모양 이동하기' 가 이루어지는 것이다.

개개 생명의 호흡의 출현은 우리의 창조적인 의도가 형태로 드러나므로 상태의 변환인 것이다. 이러한 과정에서 각각의 새로운 상태는 그 이면(안)에 놓인 것의 외면(겉)에서 형성된다. 역동적인 정지(stillness)라는 근본으로부터 움직임이 생겨난다. 이것은 긴 물결(long-tide)로 표현되는 하나의 전환이다. 긴 물결(long-tide)의 절대적인 잠재력이 인체의 체액 안으로 전환되므로, 이어서 중간 물결(mid-tide)이 발생된다. 이러한 움직임은 체액의 보다 빠른 종방향의 출렁임과 조직의 두개천골의 움직임으로 드러난다.

홀로그램의 원리

상대성 그리고 더욱 중요한 양자 역학은 우주가 개별적이고 독립적으로 존재하는 부분들로 분석될 수 없다는 것을 강력하게 주장해 왔다(비록 아직 증명되지는 않았지만). 무엇보다 개별적인 부분은 대체로 모든 다른 것들에 포함되며 그것들을 담고 있거나 그것들을 포함한다.

– Dr. DAVID BOHM

인간이란 유기체는 그 전부가 모든 개별 부분들 안에 담겨 있는 기능을 하나의 통합된 체계로 볼 수 있다. 이와 유사한 생각은 동양 의학 그리고 아유르베다, 극성(polarity) 치료, 반사학 그리고 홍채학 등과 같은 다양한 건강관리 시스템에서도 보인다. 이러한 치료에서 손목의 맥동, 혀의 질감, 발의 반사구 또는 눈의 개별 부위 등과 같은 인체의 개별적인 부분은 전체 체계에 관한 정보를 밝혀내도록 이용된다.

이러한 원리는 또한 모든 세포 내부에 담겨진 DNA라고 불리는 유전자 건물을 이루는 벽돌에 의하여도 설명된다. 개별 세포는 전신의 유전적인 정보를 담고 있는 DNA의 꼬인 끈을 담고 있다. 각각의 세포는 전체 정보를 포함하며, 동일한 유전적 각인을 갖는 적합한 새로운 세포의 창조를 가능케 만든다.

홀로그래픽 모델

생명의 호흡이 만든 서로 다른 물결의 리듬은 상호연관된 움직임의 전체 체계인, 일차성 호흡계를 구성한다. 일차성 호흡계의 개별적인 측면은 서로간의 내부에 담겨지며, 작용의 통합장을 만든다. 그럼으로써 개별적인 부분은 서로 연결되며 전체로 이어지는 것이다.

우주의 홀로그래픽 관점에서, 각각의 그리고 전체의 물리적 형태는 이런 방식으로 상호연결된 것으로 간주된다. 이러한 개념은 스탠퍼드 외과의사인 Dr. Karl Pribram과 노벨상을 수상한 양자물리학자인 Dr. David Bohm과 같은 연구자들에 의하여 개발되었다.

◐ 홀로그램(hologram)이란 무엇인가?

빛의 양상은 홀로그래픽 원리가 작동하는 방법을 설명한다. 홀로그램이란 순수한 레이저 빛의 광선에 의하여 만들어진, 삼차원으로 투사된 영상의 한 특이한 형태이다. 하나의 레이저 광선이 그것을 두 개의 갈라진 빛으로 쪼개 주는 프리즘을 통해 지나간다(그림 2.6i). 그 레이저 광선 중 하나의 갈라진 빛은 촬영하려는 물체를 향하게 되며, 결과적으로 그 대상은 현상판이나 필름에 다시 반사된다. 쪼개진 레이저 광선의 다른 빛은 바로 현상판으로 향한다.

촬영 중인 물체가 꽃이라고 가정하자. 꽃으로 투사되어진 빛의 빔은 작용 광선(working beam)이라고 불린다. 그 작용 광선이 꽃과 만날 때, 마치 흐르는 물이 바위를

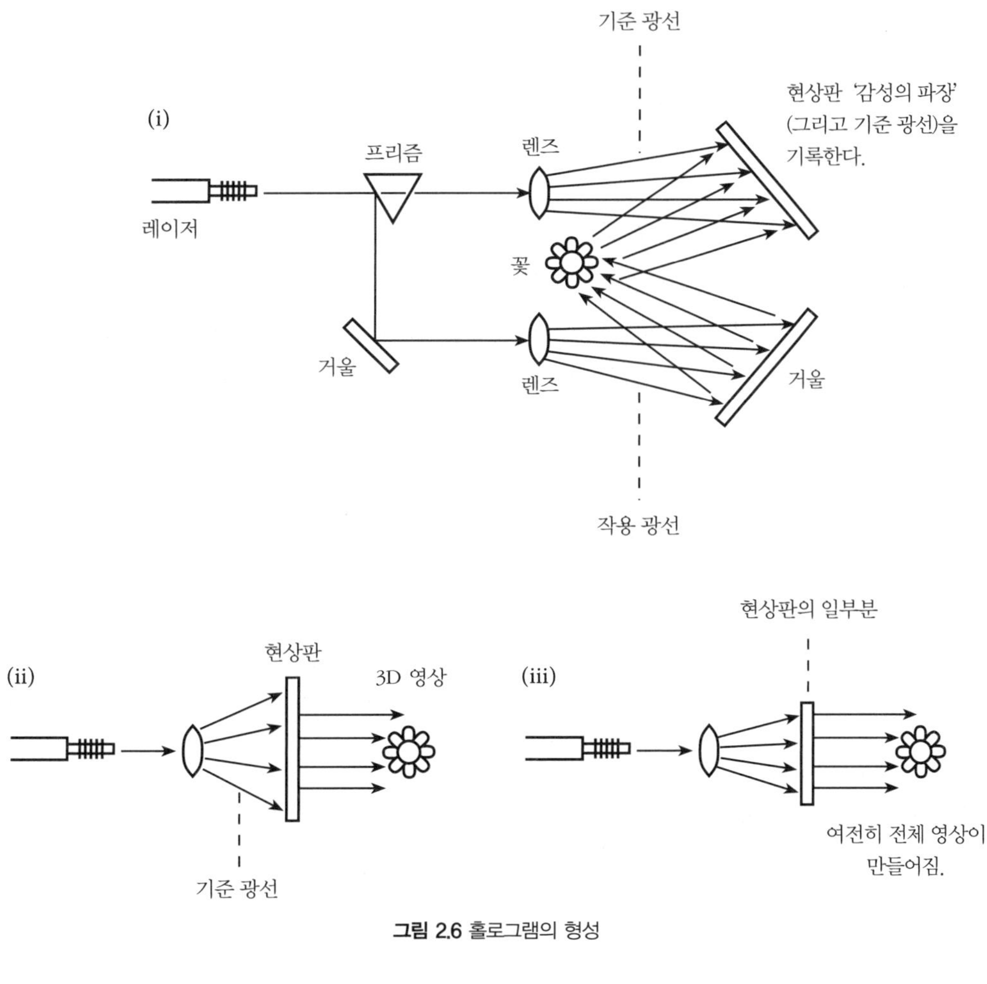

그림 2.6 홀로그램의 형성

만날 때 부서지는 물방울처럼 그 빔은 다양한 파장 형태로 갈라진다. 이러한 방식에서 그 작용 광선은 꽃과 부딪침으로 분산되거나 조건화된다. 그 꽃에서 반사된 빛 파장의 일부가 현상판 위로 반사된다.

그렇지만 프리즘에서 그 레이저 빛의 또 다른 갈라진 빛은 레이저 자체의 응집성을 유지한다. 그 빛은 어떤 대상도 만나지 않도록 조건지어진 순수한 혼합되지 않은 레이저 빛으로 유지된다. 이러한 광선은 기준 광선(reference beam)이라고 불린다. 그것도 역시 그 현상판에 반사된다.

작용 광선과 기준 광선 모두로부터 그 빛 파장이 만나는 장소에서, 간섭패턴(interferece pattern)이 만들어진다. 이러한 간섭패턴이 현상판에 도달하는 곳에서, 그것들은 홀로그램의 삼차원적 영상을 보유한 채 필름 위에 기록된다. 이때 당신이 그 현상판을 통해서 순수한 레이저 빛을 비춘다면, 꽃의 완전한 삼차원 영상이 그 뒤쪽에 있는 공간에서 만들어진다(그림 2.6ii).

부분 안의 전체

꽃의 영상을 기록한 후, 그 현상판이 우연히 떨어져서 여러 조각이 났다고 생각해 보자. 우리는 아마도 최소한 그 영상의 일부가 소실되었을 것이라고 생각하게 된다. 그렇지만 각각의 조각은 여전히 그 전체 꽃의 영상을 만들 수 있다(그림 2.6iii). 이것은 그 현상판의 각 부분이 부호화된 형태에서 전체 영상을 담아 두고 있기 때문이다. 홀로그램의 핵심 양상 중 한 가지는 전체의 정보가 개별적인 부분들 안에 담겨진다는 것이다. 다르게 말해서, 각 부분은 전체로 이어진다.

기준광선(reference beam)

그 기준광선이 촬영되는 동안 막혀 있고, 단지 작용광선만이 꽃에 부딪칠 때 만들어진 '파장' 만이 현상판에 도달했다고 생각하자. 그때 당신이 홀로그램 영상을 만들려고 시도한다면, 분명하고 응집된 사진은 절대로 만들어지지 않고, 단지 산란된 패턴만이 나온다. 그렇지만 작용광선으로부터 파장의 일부가 막힌다면, 어떤 영상이 여전히 만들어질 수 있다. 그러므로 홀로그램 제작에서 기준광선은 부호화된 영상의 순서와 일체성을 유지하기 위하여 기본적으로 필수적이다. 기준광선이 없다면, 단지 혼란스러운 영상만이 만들어진다.

하나의 유기체는 그 안에서 모든 것이 내부적으로 연결된 홀로그래픽 체계의 일종으로 살펴볼 수 있다. 더욱이 홀로그램의 기준광선은 인체의 일체성과 응집성을 유지하는 생명의 호흡의 절대적인 배열순서 원리에 비견된다. 만약 생명의 호흡이 막히거나 제약받는다면, 그때 무질서와 혼란이 결과하며 응집성이 소실된다. 두개천골 요법의 주된 목적 중 하나가 우리 자신의 혼란된 부분들을 생명의 호흡의 기준광선에 재연결시키는 것이다.

홀로 그래픽 기억

신경생리 과학자들을 난처하게 만들었던 엄청난 미스터리 중 하나가 바로 뇌가 기억을 저장하는 방법이다. 뇌의 다양한 부분들이 손상되거나 수술로 제거되었을지라도, 기억은 여전히 손상 없이 남는다. 이것은 뇌 안에 기억의 기능을 수행하는 어떤 특정한 물리적 장소가 존재하지 않는다는 것을 보여 준다. 즉 기억은 전체 뇌를 통해서 기록되는 듯하다.

Dr. Karl Pribram은 뇌가 마치 홀로그램처럼 여러 방식으로 작동한다는 것을 제안한다. 그는 기억이 홀로그래픽 영상이 현상판에 저장되는 방식과 비슷한 방식으로 저장된다고 주장한다. 이것은 어째서 특정한 기억이 어떤 한 장소를 보유하지 않고 뇌 전반에 분포되는가를 설명할 것이다. 홀로그래픽 모델에서, 뇌의 각 부분은 전체와 연계된 정보를 담고 있으므로 다른 모든 부분으로 접근할 수 있게 된다.

빛을 기반으로

홀로그램은 응집된 빛의 근원을 필요로 한다. 최근의 연구는 뇌도 역시 빛의 경로를 통해서 정보를 처리하고 의사소통할 능력을 갖게된다고 지적한다. 이것은 신경 경로를 통하여 발생하는 직선적인 의사소통에 더해진다. 우리가 일반적으로 신경자극 전도를 엄청나게 빠른 것으로 생각하는 반면, Dr. Mea Wan Ho는 그것이 이러한 빛의 속도의 의사소통 체계와 비교할 때 실재로 지극히 부담스러우며, 아마도 전도의 속도를 낮추도록 고안되었다고 주장한다! 뇌세포들이 정렬된 파장에서 응집성 빛을 방출할 것이라는 증거가 확인되었다. 이러한 빛의 파장은 거기에서 기억이 홀로그램처럼 분산될 수 있는 이상적인 중계물을 제공한다. 어떤 연구자들은 뇌척수액이 이러한 빛을 전해 주는 수송수단이라고 주장한다. 사실 빛을 방출할 능력을 보유한 에너지의 미세 소립자인 생물양자가 모든 살아 있는 유기체의 생명 액체 내에서 보여져 왔다(3장 '잠재력의 전달자' 참조).

외재적 질서(장기, 조직, 세포, 분자)와 내재적 질서(원자이하의 전자, 양성자, 중성자, 에너지, 파동, 초양자장)

Dr. David Bohm은 일종의 통합성 원리가 창조물 전체를 홀로그램처럼 연결시킨다고 제안한다. 그는 비록 창조물의 모든 형태가 외견상으로 개별적인 듯 보일지라도, 그것들은 사실 내재하는 내재적인 질서에 의하여 연결된다고 추측했다. Dr. Bohm은 두 개의 측면을 보유한 '홀로그래픽 우주'를 언급했다. 내부의 내부적 영역 그리고 외부의

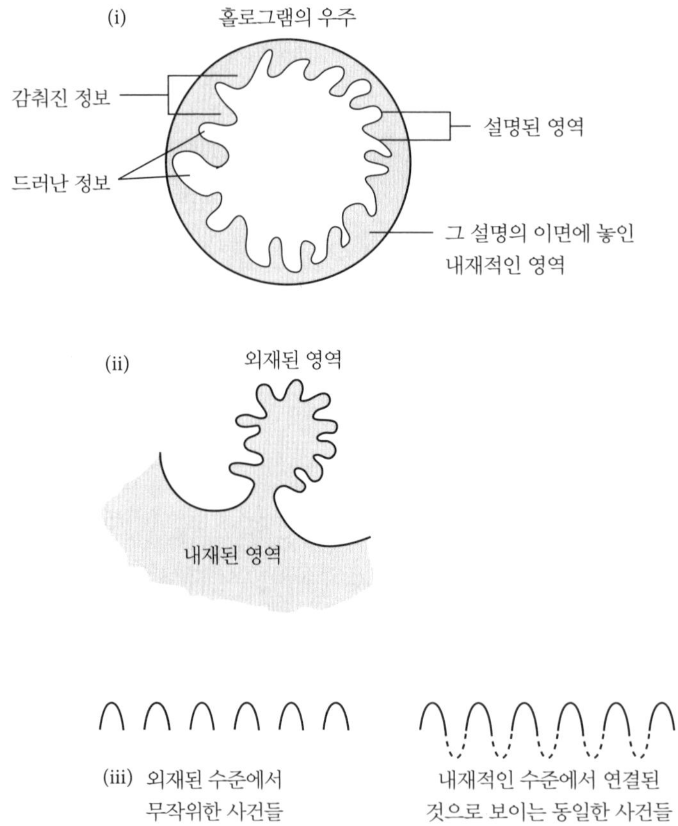

그림 2.7 내재와 외재의 영역

외형적 영역(그림 2.7 참조).

내재적 영역은 개별화된 전체 영역이며, 이것은 모든 형태의 기본에 존재한다. 외재적 영역은 사물이 최소한 그 표면에서 개별화된 것으로 보이는 영역이다. 이것은 우리가 눈으로 볼 수 있는 것이다. 그렇지만 그 전체의 내재적 영역은 항상 개별적인 전개의 부분에 담겨진다. Franklyn Sill은 "처음에 연관 없는 무작위한 발생으로 보이는 어떤 것도 아마 실재로는 어떤 내재적 수준에서 완전하게 상호연관될 것이다"고 관찰했다.

모든 이러한 제안은 일차성 호흡계의 Dr. Sutherland의 관점과 일치한다. 두개천골의 개념에서 생명 호흡의 물결성 리듬의 역동성은 내재적 영역으로부터 나온다. 각각의 발현하는 상태 안에서 모든 다른 것들은 한 세트의 러시아 인형(마트로시카. 같은 인형이 크기가 다르게 인형 안에 담겨 있는 인형－역자 주)처럼 담겨진다. 일차성 호흡계 내에서 통합장에서부터 나오는 리듬들 내부에서 서로 스며드는 리듬들이 존재한다. 각각의 율동적 발현은 하나로 담긴 우주적 원리의 한 특정한 표현이다.

통합의 영역(realm of unity)

홀로그래픽 관점에 따르면, 생명의 모든 것들은 다른 모든 것들과 연결되며, 모든 것은 또 다른 모든 것을 담고 있다. 전체 우주가 모든 단일한 원자 내부에 홀로그램처럼 담긴다는 것도 생각할 수 있다. 개별의 원자는 하나의 작은 개별적인 우주로 볼 수 있다. 외부의 우주에서 마치 태양과 위성들이 서로의 주위를 돌고 있듯이, 전자도 그러하다.

통합의 내재적 영역의 존재는 현대 양자물리학에서와 마찬가지로, 많은 정신적 수련의 전통 안에서 인식되어 왔다. 예를 들어, 기독교와 유대교 모두는 개별화할 수 있는 우주의 원리로서 신(God) 또는 '신성(divine)'을 언급한다. 전체 동양의 정신철학은 물질과 경험의 절대적인 통합이 존재한다는 원리를 기초로 한다. 불교는 이런 내재한 상태를 슈나타(shunyata; 空)—우리의 진정으로 내재된, 드러나지 않은 본성—로 언급한다. 신비주의로 설명되는 하나됨과 통일성의 가장 순수한 핵심의 종교적 경험은 이러한 내재성과 우주적 근본에 대한 분명한 경험일 것이다.

이러한 관점은 우리 존재의 근본에서 필수적인 일체성이 어떤 단일한 부분 내부에서 찾아질 수 있음을 제안한다. 그것은 우리의 가장 위대한 잠재성이 접근할 수 있는, 그리고 가장 근본적인 치유가 발생하는 것은 내부 영역에 재연결됨에 의해서다. 일체성의 이러한 근원으로 되돌아가므로, 매순간마다 칠판을 깨끗이 닦아 내고 다시 쓰기가 가능할 것이다.

근본적 기질(original matrix)

건강은 고유성의 발현으로 정의될 수 있다. 그 고유성은 인간 존재의 창조에서 의도되었듯이 구조와 기능 모두의 완벽한 균형을 표현한다.

– DR. JAMES JEALOUS

발생학적 숙명(embryological imperative)

수정되는 순간부터 인체는 정확하고 원초적인 설계에 따라서 형성된다. 인체의 첫 번째 세포가 나눠지기 시작하면서 그것들은 대체로 다른 무엇이 아닌 인간 존재를 어떻게 창조할지를 알고 있다! 질서와 지혜의 그 비범함이 이러한 과정에서 드러난다. 그렇지만 이러한 초기 단계에서 어떤 유전적 기전도 그러한 조직화된 발달을 도와줄 수 없다는 것이 알려졌다. 뛰어난 발생학자인 Dr. Erich Blechschmidt에 따르면, 우리의 초기 발달의 배열과 조직화는 우리의 DNA를 통해서 작동하는 유전학의 결과로서 발생하는 것이 아니라고 한다. 그는 다음처럼 주장한다……. "유전적 요소는 중요합니다. 그렇지만 단지 분화 과정을 위한 조건에서는 아닙니다…… 유전자 자체는 그 분화 과정에 관여하지 않습니다."

외견상으로 유전적 영향은 수정 후 약 6주까지 충분하게 작동하지 않는다. 그때조차도 유전적 영향은 그것에 대한 일차적 책임을 지기보다는 다만 세포적 발달 과정을 수정하는 것으로 간주된다. 다르게 말해서, 유전적 기전은 당신이 파란 또는 갈색 눈을 보유할지 결정하겠지만, 당신이 눈을 가질지 그렇지 않을지를 결정하지는 않는다는 것이다. 그러면 한 가지 중대한 의문이 떠오른다. 무엇이 우리의 초기 성장의 응집성을 제공하는 것인가? Dr. Blechschmidt는 어떤 배열순서 원리가 이러한 조직화를 가져오며, 인체의 체액을 통해서 작동한다고 제안한다. 중요하게도 이것은 Dr. Sutherland가 체액이 생명 호흡의 내부적인 배열순서 원리를 전달하는 데 작용하는 역할을 고찰할 때 도달했던 결론과 같은 것이다.

중요한 청사진(essential blueprint)

생명의 호흡은 건강을 위한 중요한 청사진을 전해 주며, Dr. James Jealous는 이것을 '근본적 기질' 라고 불렀다. 이러한 청사진은 일차성 호흡의 물결 같은 리듬에서 인체 주위에 내재적으로 분포되는 깊고 동요되지 않는 배열순서 원리이다. 근본적 기질은 이것이 배아의 세포들이 형태를 갖추고 분화하기 시작하면서 바로 생명의 시작점이 존재하기 때문에, 본질적인 의도로서도 묘사된다. 그렇지만 이러한 동일한 발생학적 명령은 창조의 매순간마다, 삶의 전반에 걸쳐 이어진다. 그러므로 생명 호흡의 리듬은 체액 내부로, 인체의 개별 세포로, 내부적인 순서를 지속적으로 전달한다. 인체의 다양한 조직과 체액 체계는 이러한 절대적인 청사진에 따라서 형성되며 죽음에 도달하는 시점까지 이것에 의하여 유지된다. 생명이 존재하는 한, 이러한 배열순서 원리는 절대로 사라지지 않는다. Franklyn Sills은 다음을 주장한다.

> 치료할 때 이것은 반드시 이해해야 하는 중요한 점이다. 그 상황이 얼마나 필사적이든 그것과 관계없이 전체의 정보, 그것 본유의 배열순서 원리 또는 그 청사진은 모든 부분에서 여전히 이용할 수 있다. 건강의 청사진은 그러므로 모든 부분에서 존재하며 그것에 접근할 수 있다면 여전히 이용할 수 있을 것이다.

배열순서와 건강 촉진하기(facilitating order and health)

근본적 기질이 일차성 호흡의 율동적인 주기에 분포되므로, 생명의 호흡을 표현하는 세포들의 능력은 건강에 절대적인 결과를 갖게 된다. 근본적인 수준에서, 일차성 호흡은 개별적인 세포들의 배열과 일체성을 유지한다. 두개천골 요법의 목적은 지금 혼란된 질병에 의해 영향을 받게 된 조직들에게서 근본적 기질(건강의 청사진－역자 주)의 표현을 도와주는 것이다. 세포 수준에서 생명의 호흡이 발현되도록 격려함으로써 두개천골 치료사는 건강을 위한 이러한 절대적인 청사진의 조력자로서 작용한다. Dr. Jealous에 따르면,

근본적 기질을 재확립하는 것은 혼란된 조직 안으로 생명의 호흡을 불어넣는 것이다. 근본적 기질은 그 주위에서 분자적, 그리고 세포적 세계가 위대한 장인에 의해 설계되었던 본래 패턴으로 스스로를 구성하게 되는 생명의 호흡이 지닌 잠재력을 통해 전해지는 한 형태이다.

사라의 사례

사라(Sarah)의 사례는 근본적 기질의 재발현이 어떻게 표현되는가 잘 설명해 준다. 사라는 심하고 지속적인 요통으로 인해서 두개천골 치료를 받았다. 담당의사는 그녀의 척추 디스크 중 하나를 제거하는 수술을 하도록 권고했지만, 사라는 이러한 방식으로 치료받기를 망설였으며 대체의학을 수소문하고 있었다. 발에서부터 일차성 호흡계에 대한 조정이 이루어졌을 때, 그녀의 몸 안에 내재된 지성이 역할을 넘겨받았다. 그녀가 스스로 묘사한 내용을 따라가 보자.

사라는 자신의 인체를 이동하는 느린 파장을 느끼기 시작했다. 이러한 파장은 양발에서 시작했고, 하지를 통해서 허리까지 올라왔으며, 이어서 문제를 유발하고 있던 디스크까지 들어갔다. 이러한 파장이 허리의 통증 부위로 스며들면서, 그녀는 말 그대로 디스크 주위의 조직들이 재구성됨을 느꼈다. 그 파장은 척추를 따라서 위로 향했지만, 두개골의 기저부에서, 후두골에 걸리게 되었다. 그녀는 그곳에서 심한 통증을 느꼈다. 그때 강렬한 기억이 마음에 떠올랐다. "오, 이런! 오토바이에서 튕겨져 버스 뒤에 나뒹굴 때가 기억나요"라고 놀라며 소리쳤다. 몇 년 전, 사라는 사고를 당했다. 그녀는 뒷문이 열린 버스 안을 나뒹굴며 얼굴을 부딪쳤고, 몇 개의 이빨이 깨졌다. 이러한 사고 순간은 치료 중에 그녀의 기억 속에 다시 떠올랐다. 그녀는 이어서 그 파장이 머리 뒤쪽으로부터 얼굴로, 이어서 몸을 통해서 뒤로 내려감을 느꼈다. 이 시점에서 그 통증이 자신의 사고와 연관되었던 이미지는 모두 사라졌다. 사라는 "내 몸이 이제는 어떻게 해야 할지 알고 있는 것 같아요!"라고 놀라워했다.

거역할 수 없는 지혜(inviolable wisdom)

생명의 호흡에 의하여 만들어진 그 미세한 리듬은 인체 내부의 일차적 자가 조절 그리고 자기 치유의 힘이다. Dr. Sutherland는 생명의 호흡이 지닌 잠재력이 우리 인간의 사상이나 개념의 비교적 빈약한 지성을 넘어서는, 거역할 수 없는 순수한 지혜를 전달하는 것으로 설명한다. 이러한 잠재력은 우리 건강의 근본적 기질을 전해 준다. 그러므로 일차성 호흡의 균형을 갖춘 발현은 인체의 모든 세포들로 본유의 건강의 지속적인 분포를 보장하는 것이다. Dr. Rollin Becker의 표현을 빌리면,

> 그것은 기능장애의 어떠한 부위가 건강하지 못하다는 증거와 함께, 전신의 생리학 내부에서 건강의 생리학적인 증거를 제공한다. 그것은 치료를 위한 방법과 마찬가지로 진단적인 수단으로도 사용될 수 있으며, 치료사가 환자의 건강을 회복시키기 위한 치료에서 사용할 수 있는 환자 내부 생명력의 일종의 발현이다.

제 3 장

일차성 호흡 기전
(Primary Respiratory Mechanism)

당신 몸의 해부학과 생리학을 알아야 하지만,

당신이 환자의 몸에 손을 댈 때,

그 안에 살아 있는 영혼이 존재한다는 것을

절대로 잊어서는 안 된다.

– DR. A.T. STILL –

일차성 호흡 움직임

조직과 체액 그리고 다양한 물결의 율동적이고, 불수의적인 가동성은 모두가 서로 간에 그리고 우리의 몸과 하나의 단위로서 완전하게 통합된다.

– Dr. ROLLIN BECKER

인체의 생리학적인 작용을 살펴볼 때 분명해지는 것 중 한 가지는 그 복잡성의 이면에 놓인 놀라운 순서이다. 인체의 계통은 우리의 기본적 본성의 실재적 발현인 어떤 지성에 의하여 유도된다. 통합과 일체성의 이러한 본유의 지성력은 생명의 호흡이 지닌 리듬을 통해서 그 자체를 이용할 수 있도록 만든다.

이 장에서 우리는 일차성 호흡을 표현하는 인체 중심에 위치한 핵심적인 조직과 체액 체계를 살펴볼 것이다. 우리는 또한 그것들이 율동적으로 움직이는 특별한 방법과 우리 건강의 일체성에 대하여 이러한 조직들과 체액의 중요성도 살펴볼 것이다.

인체의 중심에서 그 구조가 어떻게 작용하는지를 이해하기 위하여, 그것들의 해부학을 이해하는 것이 필수적이다. 그러므로 주요 해부학적 모습의 고찰도 여기에 포함될 것이다.

장력의 움직임(tensile motion)

인체의 모든 골들, 막들, 체액들 그리고 장기들은 특정한 패턴으로 움직이며 일차성 호흡을 표현한다. 두개골의 율동적 파동(CRI) 수준에서, 개별적인 조직들은 보다 깊은 물결의 힘에 올라탄 파장 형태와 비슷하게 움직인다. 비교하면 보다 느린 중간 물결(mid-tide)은 체액 내부에서, 그리고 결과적으로 움직임의 역동적이고 통합된 영역으로 인체의 모든 살아 있는 조직들 내부에서 표현된다.

일차성 호흡의 주기적 리듬은 인체 내부에서 만들어진 인장력의 밀기와 당기기의 일종으로, **상호 긴장**의 특징을 보유한다. 이것은 먼저 한 방향에서 움직임으로, 그리고 이어서 되돌아가는 움직임으로 표현된다. CRI의 수준에서, 이러한 조직과 체액의 리듬은 분당 8~12회 주기 사이의 평균 빈도로서 작용한다. 이것은 개별적인 구조들의 가벼운 흔들림으로 촉지될 것이다. 그것은 또한 때때로 **두개천골 리듬**(CSR) 또는 요약해서 **두**

개골 리듬이라고도 불린다. 중간 물결(mid-tide)의 수준에서, 어떤 내재한 상호 긴장의 움직임은 조직들과 체액의 통합된 영역 내부에서 밀기와 당기기로서 표현되며, 분당 2~2와1/2 주기의 비율로 잠재력을 드러낸다.

가동성(mobility)과 자동 운동성(motility)

인체의 모든 부분들은 가동성과 자동 운동성 모두로서 일차성 호흡을 표현한다. 가동성(mobility)은 다른 구조와의 관계에서, 예를 들어 하나의 관절이나 봉합 또는 상이한 장기들 사이에서 한 구조의 움직임을 말한다. 인체 내부에서 각각의 구조는 두개천골 움직임의 어떤 특정한 자연적인 패턴을 표현한다. 이러한 종류의 움직임은 CRI만의 작용으로도 발생한다.

자동 운동성(motility)은 조직들의 내부적 호흡, 어떤 특정한 구조 내부에서부터 발생하는 움직임을 말한다. 자동 운동성은 생명의 호흡이 지닌 잠재력의 직접적인 표현으로 발생하며, 이것은 내부에서부터 조직들을 작동시키며 살아 있게 만든다. 자동 운동성은 조직 내부에서 위로 차오름과 동시에 측면으로 확장, 그리고 내려감과 동시에 좁아짐으로 이어지는 움직임으로서 일반적으로 표현된다. 이것은 중간 물결(mid-tide)의 필수적인 요소가 된다.

봉합들 사이에서 발생하는 자연적인 두개천골의 움직임은 일차적으로 그것들의 내재적인 자동 운동성에 의하여 발생된다.

일차성 호흡 기전(primary respiratory mechanism)

Dr. Sutherland가 두개골을 포함하는 움직임의 존재를 발견한 후, 더 깊은 이해를 위하여 더 깊이 연구하도록 자신을 이끌었던 연구의 여정에 착수했다. 그는 인체 중심에서 서로 연관된 조직들과 체액의 한 체계가 존재함을 깨달았으며, 그것들 전부가 일차성 호흡을 표현함에서 중요한 역할을 수행하는 것을 알게 되었다. 이러한 것들은 경막계(dural membrane system) 내부와 주변의 조직들과 체액, 그리고 뇌와 척수를 둘러싸는 연결되어 있는 조직의 내부 구조물이었다.

이러한 서로 이어지는 체계는 **일차성 호흡 기전**(PRM)으로 언급되었다(그림 1.2 참조). 그것은 뇌척수액, 중추신경계, 중추신경계를 둘러싸는 막, 두개골 그리고 천골로 구성된다. 이러한 다섯 개의 중심 요소는 또한 종종 **두개천골 체계**(craniosacral system)라고 불렸다. 이러한 조직들과 체액의 생리학적 움직임은 전신에 대하여 중대한 영향력을 보유하며, 많은 질병들은 이러한 기능에서 일종의 부전(disturbance)으로 역추적될 수 있다.

건강할 때, 일차성 호흡 기전의 모든 측면은 조화로운 관계에서 작동한다. 각각의 구성요소는 특정한 방식에서 일차성 호흡을 표현하지만, 하나의 통합된 체계의 일부분으로서 함께 기능한다.

일차성 호흡 기전의 상이한 측면은 그 전체적인 연주에서 상이한 방식으로 연주하지만 모두가 같은 음악을 연주하는 하나의 오케스트라에서 상이한 악기들에 비교될 수 있을 것이다. 이러한 비유에서, 생명의 호흡은 교향악의 지휘자로서 그리고 우리의 발생학적 청사진의 작곡자로서도 볼 수 있을 것이다.

2개의 주기

일차성 호흡은 두 개의 주기로서 율동적으로 표현된다. 그렇지만 이러한 두 개의 주기는 인체의 어느 부분을 언급하고 있는가에 따라서, 상이한 방식으로 묘사된다. **흡기**(들숨)와 **호기**(날숨)는 주로 뇌척수액(CSF)과 중추신경계의 움직임을 묘사하도록 사용된다. 이것은 흡기 중 올라가며 양 측면으로 넓어지고 호기 중 내려가며 양 측면으로 좁아진다.

인체의 다른 부분들은 전통적으로 다음처럼 묘사되는 시기에서 일차성 호흡을 표현한다.

- **굴곡**(flexion)**과 신전**(extension)
- **외회전**(external rotation)**과 내회전**(internal rotation)

굴곡과 신전은 단일한 중앙 구조들의 움직임을 언급한다. 그러한 단일한 중심부 구조의 예는 머리 뒤쪽 가운데에 위치한 후두골이 된다(그림 3.13 참조).

외회전과 내회전은 인체의 모든 쌍을 이룬 구조들의 움직임을 언급한다. 하나는 좌측에 그리고 하나는 우측에 위치한 두개골의 꼭대기를 덮어 주는 두 개의 두정골은 쌍을

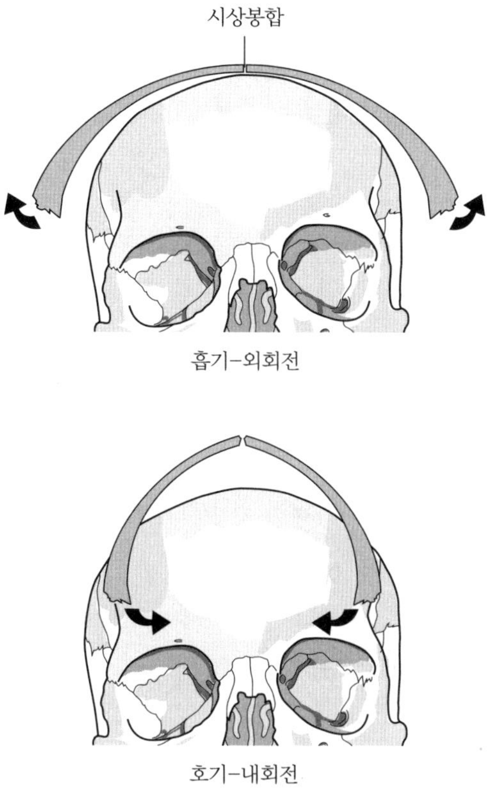

그림 3.1 두정골의 외회전과 내회전

이룬 구조의 예가 된다(그림 3.1 참조).

중심부 구조의 굴곡과 쌍을 이룬 구조의 외회전은 일차성 호흡의 흡기 중 동시에 발생한다. 예를 들어, 중추신경계와 뇌척수액(CSF)이 흡기를 표현할 때, 후두골은 굴곡으로 움직이며 두정골은 외회전으로 움직인다. 신전과 내회전은 호기 중 동시에 발생한다.

요약하면, 인체의 상이한 부분의 일차성 호흡은 다음처럼 묘사된다.

- 흡기–중추신경계와 체액
- 굴곡–중심부 구조
- 외회전–쌍을 이룬 구조

} 모두가 동시에 발생한다.

- 호기–중추신경계와 체액
- 신전–중심부 구조
- 내회전–쌍을 이룬 구조

} 모두가 동시에 발생한다.

중간 물결(mid–tide)과 긴 물결(long–tide)(즉 깊게 구성되는 힘)의 수준에서, 움직임의 동일한 패턴이 감지되지만, 개별적인 구조들의 움직임보다는 미세한 영역의 현상으로서 감지된다. 그럼으로써 이러한 보다 깊은 물결들을 강조하며 그것들을 통해 치료하는 생체역동적(biodynamics)인 두개천골 분야에서, 모든 위의 용어들은 단지 **흡기**와 **호기**로서 흔하게 단순화된다. 이러한 용어는 그것들이 일차성 호흡의 두 시기 중 신중하게 숨을 들이마시고 내쉬므로, 체액과 조직들의 절대적인 움직임을 묘사한다.

다섯 개의 중심(core) 관점

교육 목적에서 일차성 호흡 기전은 다섯 가지 구성요소로 구분되었지만, 그것은 기능의 한 단위로 유지되는 것이다.

– Dr. ROLLIN BECKER

이 단락에서 우리는 일차성 호흡 기전의 핵심 요소들을 구성하는 조직과 체액 계통을 알아볼 것이다. 이 페이지는 생명의 호흡이 인체 내부에서 표현되는 몇 가지 특수한 방식에 관한 상당한 정보를 담고 있다. 우리의 해부학적 구성이 우리 자신—마음, 몸 그리고 정신—의 전체 기능을 반영한다는 것을 기억하라. 이러한 정보를 생생하게 느끼도록, 당신이 자신의 몸 안에서 그 움직임과 감각에 대하여 이러한 설명을 연관 지을 수 있는가 살펴보라. 이어지는 단락은 내가 무엇에 관하여 설명하고 있는지 분명하게 이해할 수 있도록 도와줄 것이다. 만약 당신이 내가 사용한 해부학 용어들 중 몇 가지에 익숙하지 않다면, 이 책의 뒤쪽에 실린 용어정리가 도움이 될 것이다.

일차성 호흡 기전을 구성하는 다섯 가지 핵심 측면은 생명의 호흡을 표현함과 건강의 균형을 조절함에서 절대적인 역할을 수행한다. 비록 이러한 조직들이 너무도 중요할지라도, 일차성 호흡은 실재로 전신적인 양상이다. 그러므로 우리는 모든 체액, 결합조직, 골, 장기 그리고 근육들에 의하여 율동적인 움직임이 표현되는 방식과 함께, 전체로서 인체가 어떻게 기능의 한 통합된 단위로서 작용하는가도 고찰할 것이다.

일차성 호흡 기전의 중심에서 다섯 가지 요소는 다음과 같다.

1. 뇌척수액(CSF) 본유의 출렁임
2. 중추신경계 본유의 자동 운동성
3. 상호 긴장막의 자동 운동성
4. 두개골의 움직임
5. 골반의 양쪽 장골 사이에서 천골의 불수의적인 움직임

1) 뇌척수액 본유의 출렁임

뇌척수액(CSF)의 본유의 출렁임은 몸과 함께 움직이는 중추신경계를 둘러싸는 막 안에 담겨진 뇌척수액의 물결 비슷한 움직임을 말한다.

뇌척수액(CSF)은 투명하고, 약간 노르스름하며, 여과와 분비의 과정에 의하여 생산된다. 이것은 맥락총(choroid plexi, 그림 3.2 참조)이라고 불리는 특수화된 조직 내부에서 만들어진다. 이것은 뇌실이라는, 뇌의 체액—채워진 강(공간) 내부에 위치한 혈관들의 양배추 꽃—모양의 발달 모습인 것이다. 맥락총은 뇌로 들어가는 혈액을 여과하며, 마그네슘과 염소 같은 특정 물질을 더해 주는 반면, 칼륨과 칼슘 등은 제거한다. 맥락총은 또한 혈액 내에서 전해지게 될 어떤 유해한 물질도 걸러 낸다. 그럼으로써 뇌척수액(CSF)은 그 안에 담겨진 중추신경계의 미묘한 균형을 유지하기에 적합한, 분명하게 혈액과는 상이한 화학적인 조성을 보유한다. 항상 뇌척수액(CSF)의 거의 150㎖가 뇌의 강과 척수 강 내부에 담겨 있으며, 그것의 전체 용적은 세 시간에서 네 시간마다 교체된다(즉 생산되고 재흡수된다).

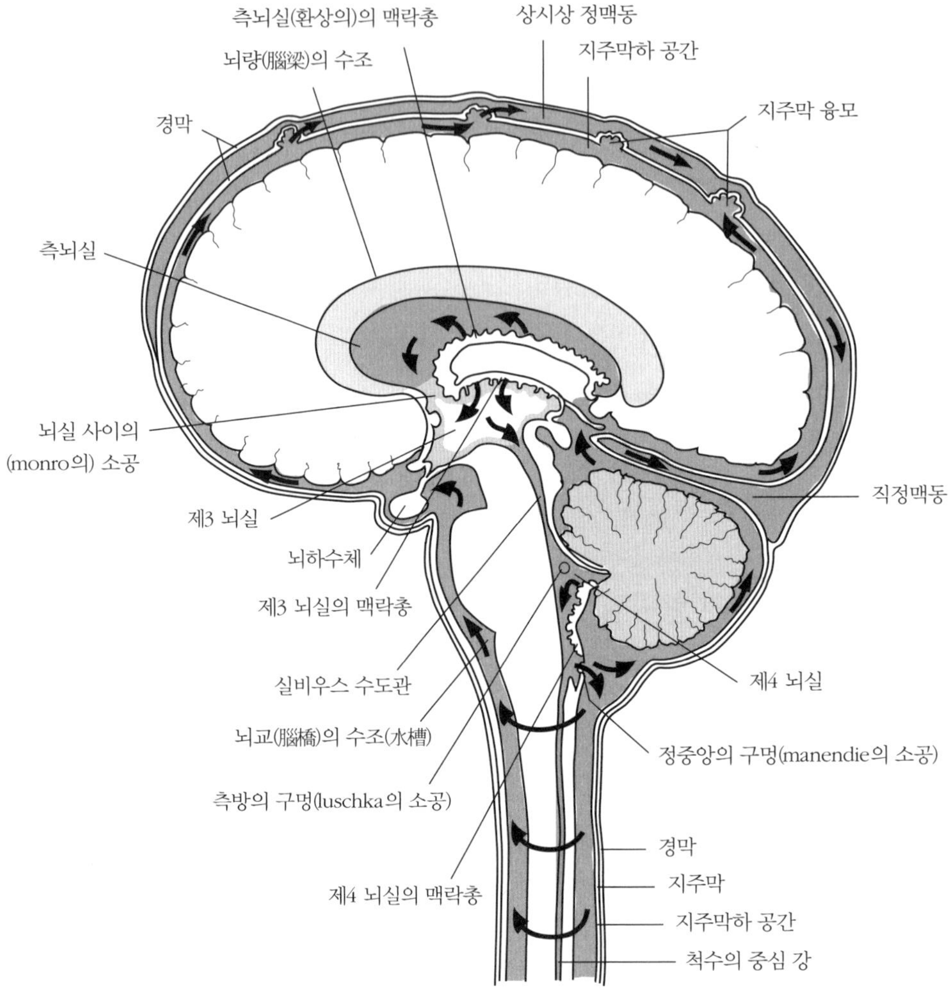

그림 3.2 뇌척수액의 순환

뇌척수액(CSF)의 순환

뇌척수액(CSF)은 혈류 안으로 다시 재흡수되기에 앞서, 중추신경계 주위를 순환한다. 이러한 재흡수는 정맥동이라고 불리는 머리의 배출 관 안에 위치하고 있는 작은 돌출부—지주막 융모—를 통해서 발생한다(그림 3.2와 3.10 참조). 머리 안에서 정맥성 공동의 체계는 정맥과 이어지며, 정맥은 산소가 없어진 혈액과 함께 심장으로 재흡수된 뇌척수액(CSF)을 전해 준다. 아무튼 방사성 동위원소 표시법은 척추 신경을 둘러싸는 결합조직의 층을 통해서 척주로부터 소량의 뇌척수액(CSF)이 빠져나감을 보여 주었다(그림

3.19 참조). 이러한 결합조직 내부의 속이 빈 콜라겐 섬유는 이것을 통해서 뇌척수액(CSF)이 인체의 나머지 부분들로 전해질 수 있는 중계 장소를 제공한다.

뇌척수액(CSF)의 생리학

뇌척수액(CSF)은 중추신경계에 필요한 영양을 공급하며, 인체의 다른 조건들이 달라졌을 때조차도 일정한 화학적 균형을 유지하도록 중추신경계를 도와준다. 중추신경계에 의하여 중계되는 모든 중요한 기능들은 이러한 체액 공급에 의존한다. 만약 뇌척수액(CSF)의 생리학이 방해받는다면 중추신경계의 기능은 전신의 건강에 대한 광범위한 영향을 보이며 이환된다.

100년 전에, 정골의학의 몽상가적인 창시자인 Dr. A.T. Still은 뇌척수액(CSF)의 특성에 대하여 각별한 관심을 기울였다. 그는 다음처럼 기록했다.

> 뇌척수액은 인간 인체 내부에 담겨 있으며 뇌가 이러한 체액을 풍부하게 공급받지 못한다면 인체 장애를 유발하게 될 것이라는 건 가장 잘 알려진 요소이다. 지각 있는 사람은 이러한 위대한 생명의 물줄기가 반드시 연결되어야 하며, 말라있는 부위에는 즉시 공급되어야 하며 그렇지 않다면 건강이란 결실은 영원히 사라짐을 보게 될 것이다.

만약 맥락총(뇌척수액(CSF)을 생산하는 장소)이 제거된다면 신경계가 변성됨은 주지의 사실이다. 더욱이 그 맥락총이 노인들에게는 나빠져 있을 것이라는 증거도 존재한다. 이것은 알츠하이머 질환과 같은 뇌 장애의 특정한 유형들도 아마 부적절한 뇌척수액 생산에 의하여 유발된 것임을 추측한다. 뇌척수액(CSF)의 생산에서 어떠한 결함도 뇌의 영양 부족으로 이끌릴 것이다.

뇌척수액(CSF)은 수행해야 하는 몇 가지 다른 중요한 역할을 보유하고 있다. 대사산물은 뇌척수액(CSF)의 지속적인 흐름과 재흡수에 의하여 중추신경계로부터 씻겨내져야 한다. 뇌척수액(CSF)은 뇌의 보호를 위한 '수분 완충기' 를 제공하며, 충격흡수기로 작용하며 뇌의 모양을 유지하도록 도와준다. 뇌척수액(CSF)는 또한 동맥의 맥동이 중추신경계의 예민한 구조들에서 줄 수 있는 물리적인 영향을 줄여준다.

만약 뇌척수액(CSF)의 그 모든 중요한 생리학적 기능이 고려된다면, 뇌척수액(CSF)의 고유한 순환의 중요성이 충분히 인식될 것이다. Dr. Harold Magoun이 뇌척수액(CSF)을 "전신에서 어떠한 모든 다른 요소들을 능가하는 하나의 복합 조절기"라고 불렀을 때 그러한 주장에서 훨씬 더 많은 진실을 볼 수 있을 것이다.

본유의 출렁임(inherent fluctuation)

중추신경계 주변의 순환에 더해서, 뇌척수액(CSF)은 어떤 **본유의 출렁임**으로도 묘사될 수 있는 물결의 움직임도 갖게 한다. 그 출렁임은 어떤 외부적인 요인에 의존하지 않고 자체 내부의 어떤 힘에 의해 움직이기 때문에, '본유'라고 불린다. 뇌척수액(CSF)의 물결성 출렁임은 율동적인 주기에서 인체를 따라서 썰물처럼 밀려갔다 밀려오는 움직임이다. 이것은 바다의 조수처럼 어떤 흐름이나 순환 또는 파도라기보다는, 동시에 체액 전체 용적의 움직임인 것이다.

다양한 면에서, 인체는 우리가 살고 있는 지구와 유사한 특성을 보여 준다. Dr. Sutherland는 뇌척수액(CSF)의 율동적 출렁임을 바다의 조수에 비교하였을 뿐만 아니라, 이것은 바다의 조수, 지구의 회전 그리고 모든 위성들의 움직임을 지배하는 동일하고 위대한 지성에 의하여 지배된다고 결론지었다. 동양의학에 따르면, 뇌척수액(CSF)은 '신장 에너지(kidney energy)'에 의하여 조절되며 신장은 달에 의하여 지배된다고 한다. 그러므로 바다의 조수를 지배하는 달이 역시 인체 내부에서 뇌척수액(CSF)의 출렁임도 지배하는 것이다.

뇌척수액(CSF)의 조수간만의 차이 같은 움직임은 그것이 인체의 종방향을 따라서 위로 그리고 아래로 움직이기 때문에 **종방향의 출렁임**으로도 묘사된다. 이러한 움직임에 두 개의 시기가 존재함을 우리가 알고 있듯이, 흡기와 호기로 묘사된다. 뇌척수액(CSF)은 흡기에서 우리 몸이 위로 올라가며 호기에서 우리 몸이 아래로 내려간다. 흡기에서 역시 양 측면으로 체액의 차오름이 존재하며 전후방에서 좁아짐도 존재한다. 호기에서는 체액의 양 측면으로 좁아짐이 존재한다.

바다의 조수가 하루에 두 차례 해변으로 차오르는 반면, 우리 몸에서 뇌척수액(CSF)의 출렁임은 두개골의 율동적 파동과 함께 매 분마다 평균적으로 10회에서, 그리고 중간 물결(mid-tide)의 수준에서는 분당 2와 1/2 주기 정도로 훨씬 빠른 비율로 발생한다. 만약 이러한 동시적인 물결의 주기를 연상하기가 어렵다면, 생명의 호흡에 의하여 만들어진 리듬이 서로의 내부에서 움직임이 중복되어 존재한다는 사실을 기억하라.

자동압력조절(pressurestat) 기전

오랜 시간에 걸쳐 몇 가지 이론들이 뇌척수액(CSF)의 종방향의 출렁임이 어떻게 시작되었는가 설명하려고 시도했다. 이 단락에서는 비록 어느 것도 증명되지는 않았지만, 이러한 이론들에 대한 몇 가지 설명을 담아 본다.

일부 치료사들은 이러한 움직임이 중추신경계 내부의 움직임에 의하여 작동된다고 주장했다. Dr. John Upledger는 뇌척수액(CSF)이 생산되고 재흡수 되는 방식 때문에 그것이 발생한다고 제안한다. 그는 **자동압력조절**(pressurestat) **기전**이란 것에 의하여 조절된 뇌척수액(CSF)의 율동적 강화를 설명한다. 이러한 모델에서, 그 안에서 뇌척수액(CSF)이 순환하는 막성 주머니는 반 폐쇄 수압체계이다. 이것이 단지 부분적인 입구만을 보유하며 그것을 통해 뇌척수액(CSF)이 만들어지고 재흡수되기 때문에 이러한 체계에서 압력이 유지된다는 것이다.

Dr. Upledger는 맥락총에서 뇌척수액(CSF) 생산이 박동성임을 제안한다. 그는 정상적인 생산이 약 삼 초 정도 진행되며, 이어서 약 삼초 동안 정지하며, 다시 반복된다는 것을 추측했다. 그는 또한 지주막 융모를 통한 재흡수가 일정하다고도 주장한다. 이러한 방식에서, 확장의 리듬은 육 초마다 만들어지거나, 분당 10회 주기가 된다는 것이다. Dr. Upledger는 두개골의 꼭대기에서 두 개의 두정골 사이 시상봉합 내부에 놓여 있는 민감한 신경 반사가 존재한다고 추측했다. 그 수압 체계가 뇌척수액(CSF)으로 가득 차므로, 이러한 신경 반사는 신장되며 맥락총으로 뇌척수액(CSF)의 생산을 정지(stillness)하도록 메시지를 보낸다는 것이다.

볼밸브(ball valve) 기전

어떤 **볼밸브 기전**[4]이 뇌척수액(CSF)의 배출을 조절한다는 것도 제안되었다. 직정맥동

4) 관 내부에 구멍이 뚫린 볼을 넣어 주며 이것을 돌려 볼의 구멍과 관이 연결되면 흐름이 생기고 돌려서 볼의 구멍을 막으면 흐름이 멈추는 구조의 밸브

(straight sinus)은 정맥동 체계 내부에서 주된 연결관의 하나이며, 재흡수된 뇌척수액(CSF)의 머리에서부터 먼 쪽으로 배출을 도와준다(그림 3.2 참조). 지주막 융모로 이루어진 한 다발의 조직들이 이러한 연결관 입구에서 확인되었다. 이러한 조직이 율동적인 주기에서 혈액으로 채워질 수 있으며, 그러면 직정맥동을 통한 체액의 이동을 간헐적으로 막을 수 있다고 생각되었다. 이러한 기전은 머리로부터 체액 배출을 조절하고, 그 체계 내부에서 뇌척수액의 압력을 율동적으로 증가시키도록 도와줄 것이다. 이어서 이러한 압력 증가는 맥락총에서 뇌척수액(CSF)의 생산에 영향을 주며, 결과적으로 그 생산이 일시적으로 멈추게 된다. 그 볼밸브 기전이 직정맥동을 열어 줄 때, 압력은 감소되며 뇌척수액(CSF)의 생산을 다시 시작한다.

아무튼 최근에 나는 이러한 기전들의 어느 것이든 종방향 출렁임(longitudinal fluctuation)이 생길 수 있는 방법을 바르게 설명할 수 있을까하는 의문이 드는 척추 수술을 목격했다. 이 수술에서 집도의는 사고로 손상된 환자의 척수 안으로 신경조직을 이식하는 혁신적인 방법을 보여 주었다. 척수를 둘러싸는 막(경막)이 절개되어 뚫렸을 때, 구멍 안으로 차오르는 뇌척수액(CSF)을 분명하게 볼 수 있는, 매 6초에서 8초 정도 간격의 뇌척수액(CSF)의 분명한 밀려옴이 여전히 존재하였다. 만약 자동압력조절의 모델이나 볼밸브의 기전이 옳다면, 그때 척수가 구멍이 뚫어지자마자 즉시 뇌척수액(CSF)이 자체의 출렁임을 지속하는 것은 불가능해야만 할 것이며, 이러한 절개가 모델들의 바탕을 이룬 압력의 작동을 변화시키기 때문일 것이다.[5] 그러므로 이러한 현상에 대하여 Dr. Sutherland가 처음에 제안했던 것 이상으로 더 좋은 설명이 존재하지 않는 듯 보인다. 뇌척수액(CSF)의 움직임은 자체 내부에 보이는 어떤 잠재력에서부터 기원하는 일종의 고유하게 작동하는 출렁임이다. 당연히 이것은 더 깊은 연구를 위한 주제가 될 것이다.

체액 추진력(fluid drive)

뇌척수액(CSF)의 움직임 이면의 잠재력은 가끔씩 그 체계의 **체액 추진력**이라고 묘사되는 어떤 것을 만들어 낸다. 강한 체액 추진력은 뇌척수액(CSF) 내부에 담겨 있는 생명

5) 즉 폐쇄된 막에서 일정한 압력이 구멍을 열고 닫는다면, 폐쇄된 막에 구멍을 뚫게 됨으로써 압력이 저하되므로 구멍을 열고 닫을 압력에 도달할 수 없어 뇌척수액이 차오르지 않아야 하기 때문에.

의 호흡이 지닌 잠재력의 풍부한 표현을 보여 준다. 이것은 보다 강력한 밀려옴을 만들어 주며 종방향의 출렁임을 안정시키고, 전신에 대한 치유 자원의 뛰어난 가용성을 보여 준다. 그렇지만 체액 추진력은 만성적인 질병이나 피로 상태에서는 감소될 것이다. 그러므로 체액 추진력의 질적인 면은 치료사가 환자의 상태에 대한 평가에서 확보해야 하는 하나의 유용한 기준선이다. 그것은 체질적인 건강의 인체 상태에 대하여 풍부한 임상적 정보를 제공할 것이다.

가장 잘 알려진 요소

선구적인 두개골의 치료사들은 뇌척수액(CSF)의 미세하지만 강력한 특성을 깊이 인식해 왔다. Dr. Sutherland는 일차성 호흡에 대한 연구에서 일찍이 이러한 체액의 중요한 기능을 깨달았다. 그것의 물리적인 특성에 더해서, 그는 뇌척수액(CSF)이 인체 내부에서 생명의 호흡이 지닌 잠재력과 그것의 표현 사이에 한 가지 중요한 연결을 제공한다는 것을 인식했다. 뇌척수액(CSF)은 생명의 호흡이 지닌 잠재력을 받아들이고 분산시키면서 중요한 역할을 수행하는, 생명 호흡의 첫 수령인(受領人)인 것으로 간주되었다. 이것은 뇌척수액(CSF)이 "인체 내부에서 가장 잘 알려진 요소"라는 Dr. Still의 관점과 일치한다. 생명 호흡의 기본적인 배열 원칙은 이러한 체액성 매개물 안에서 인체 전반에 일차적으로 전달된다.

잠재력의 운반자

Dr. Sutherland는 생명 호흡의 생체역동적(biodynamics)인 잠재력을 뇌척수액(CSF) 내부에서 전달되는 체액의 일종으로 간주했다. 그는 체액 내부에서 그 잠재력을 '액체 불꽃'으로 묘사했다. Dr. Magoun은 이러한 현상을 '전기적 전위'로서 언급했다. 결과적으로 뇌척수액(CSF)은 인체 내부에서 일종의 배터리 액에 비교되어 왔다. 이러한 배터리 액은 놀라운 치유적 특성으로 제공되는 잠재력으로 다시 충전될 수 있을 것이다. Dr. Sutherland는 뇌척수액(CSF)의 출렁임이 두개천골의 개념에서 핵심 요소임을 추호도 의심치 않았다. 뇌척수액(CSF)의 자유롭고 막힘없는 움직임은 건강을 증진시키기 위한 핵심적인 요소인 것이다.

다른 치료사들도 역시 뇌척수액(CSF)에 의하여 행해지는 예외적인 기능을 인식했다.

극성 치료법(polarity therapy)의 분야를 개발한 정골의인 Dr. Randolph Stone은 뇌척수액(CSF)을 "초음파적인 그리고 빛 에너지의 저장고이며 전달자. 그것은 척수를 담고 있으며 이러한 뛰어난 본질에 대한 보유자인 것이다.…… 이러한 중립적인 본질을 통해, 마음은 지성에 비추어 사물 내부에 그리고 그것을 통해서 작용한다"고 묘사했다. 뇌척수액(CSF)은 생명의 호흡과 우리 몸 사이의 첫 번째 만남의 장소로 간주된다. 그것은 물질적인 것과 영적인 것 사이의 연결점이다. 나무에 생명을 주는 수액처럼, 인체 전반을 통해서 생명 원칙을 전해 주는 하나의 정수(精髓)인 것이다. 핵물리학자인 Dr R.T. Lustig에 따르면,

> 핵물리학을 통해서 우리는 다만 뇌척수액이 정말 무엇인지를 희미하게 감지할 뿐이다.……인체 생리학에 강력한 영향을 제공하는 어떤 생명의 기전은…… 유사한 분야에서 연구에 대한 냉정한 분석은…… 뇌척수액 안에 숨겨진 잠재력을 당연히 지적한다.…… 원자의 시대가 펼쳐지므로 우리는 에너지, 그 기원과 전환 등의 더 발전된 관점을 얻어 가고 있으며……Sutherland의 연구는 그것이 생물학에 관련되는 한 에너지와 물질의 상호교환성을 그렇게도 이른 시기에 인식했다는 점에서 그를 기억하도록 만들 것이다.

뇌척수액(CSF)의 이러한 관점은 보다 현대적인 연구와 양립할 뿐만 아니라, 많은 역사적인 기록에서도 암시하곤 했다. Burton이라는 유명한 18세기 해부학자는 뇌척수액(CSF)로 채워진 뇌실을 "영혼을 담고 있는 그릇"이라고 말했다. 뇌척수액(CSF)는 "뇌의 이슬"이라고 불렸으며, "생명의 즙", "신성한 액체" 그리고 "신의 공중이 흘린 눈물"로도 언급되었다. 뇌척수액(CSF)이 올림푸스 산의 상징적인 지도자에 등극한 신들의 그 모든 강건함을 떠받치는 음료인, 고대 그리스의 우화적인 신들이 마시는 만찬일 수도 있는가? 또는 그것이 인도의 고대 베다(vedas)에서 언급한 소마(soma)라고 불린 신의 과즙일 수도 있는가? Dr. Magoun은 "생명이 지속하는 한, 이러한 가장 잘 알려진 요소는 설명될 수 없겠지만 그럼에도 불구하고 존재하는 불가사의한 에너지 불꽃의 저장 장소이다"라고 단언했다.

피터의 사례

피터(Peter)는 행사 후에 빈번히 시작되는 날카로운 통증을 경험하곤 했던 영화 제작자였다. 그는 아마도 일에 대한 스트레스와 최근 이사로 인해서 완전히 지쳐 있었던 것이다. 자신의 증상이 전혀 호전되지 않고 광범위한 의료적 검사로도 두통의 원인을 밝히지 못했기 때문에 매우 걱정하기 시작했다. 그가 치료대 위에 누웠을 때, 나는 일차성 호흡이 그의 인체 내부에서 표현되고 있는 방식을 조율했다.

내가 피터의 머리에 손을 올렸을 때의 첫 인상은 그의 인체계통에서 잠재력의 강도가 매우 저하돼 있다는 것이었다. 이것은 그의 체액 추진력이 미약하고 완만한 특질로 표현되었다. 더욱이 그의 두개골 기저부에서 긴장 부위가 보였으며, 거기에서 뇌척수액(CSF)의 종방향의 출렁임이 막혀 가고 있는 것을 보여 주었다.

치료의 첫 목표는 피터의 내재하는 자원을 만들어 주려고 시도한 것이다. 이것은 그의 몸 내부에서 "스틸포인트(stillpoint)"이라고 부르는 것을 강화시키는 방법으로 시도되었다. 이것은 깊은 생리학적 안정을 허용하도록 두개골의 율동적인 파동의 정지(stillness)와 안정화의 시기인 것이다. 이것은 인체의 뇌척수액(CSF)의 배터리 액이 잠재력으로 재충전되는 것(7장 '스틸포인트' 참조)을 가능하게 만든다. 그때 나는 손을 통해서 압박 해소를 섬세하게 유도함으로써 피터의 머리 기저부를 치료하기 시작했다. 이러한 부위는 머리에서부터 체액 배출에서 지대한 영향을 미치게 하며, 만약 제한된다면 뇌척수액(CSF)의 흐름 저하를 유발할 것이다. 피터의 세 번째 치료에서 이러한 긴장은 완전하게 해소되었으며, 그의 뇌척수액(CSF)이 종방향 출렁임(longitudinal fluctuation)과 그 체액의 추진력 강도에서 즉각적인 호전을 만들었다. 피터는 그것을 "마치 누군가가 내 머릿속에 들어와 불을 켜 주는 것"처럼 묘사했다. 이러한 치료 후 그의 에너지는 증가되었고 두통은 사라졌다.

2) 중추신경계 본유의 자동 운동성

척수와 함께 뇌의 부드럽고 젤리 같은 조직은 주로 가동성 형태에서 일차성 호흡을 표현한다. 많은 연구자들은 매 분마다 8~12회 주기 정도 비율로 발생하는 신경조직의 율동적 움직임의 존재를 확인했다. 1987년에 비록 그들이 이러한 움직임을 순환계의 맥동 움직임과 관련지었을지라도, Feinberg와 Mark라는 의학 연구자는 MRI를 사용하여 인간 두뇌의 움직임을 보여 주었다. 또 다른 연구자는 뇌가 "힘차게 살아 있는…… 점증하는 활동성의…… 역동적인…… 고도로 가동적인…… 전방으로, 후방으로, 측방으로 움직이는 것, 선회하는 것 그리고 회전하는 것 등이 가능한……"이라고 언급했다.

발생학적 발달(embryological development)

일반적으로 말해서 조직들이 발생학적 발달 중 형성되고 있을 때 조직들이 따라가는 성장 패턴은 평생에 걸친 조직들의 일차성 호흡 패턴을 결정한다. 이것을 구성하는 청사진이 초기 발달 시기에 생명의 호흡에 의하여 설계되었으며, 일차성 호흡 리듬의 내

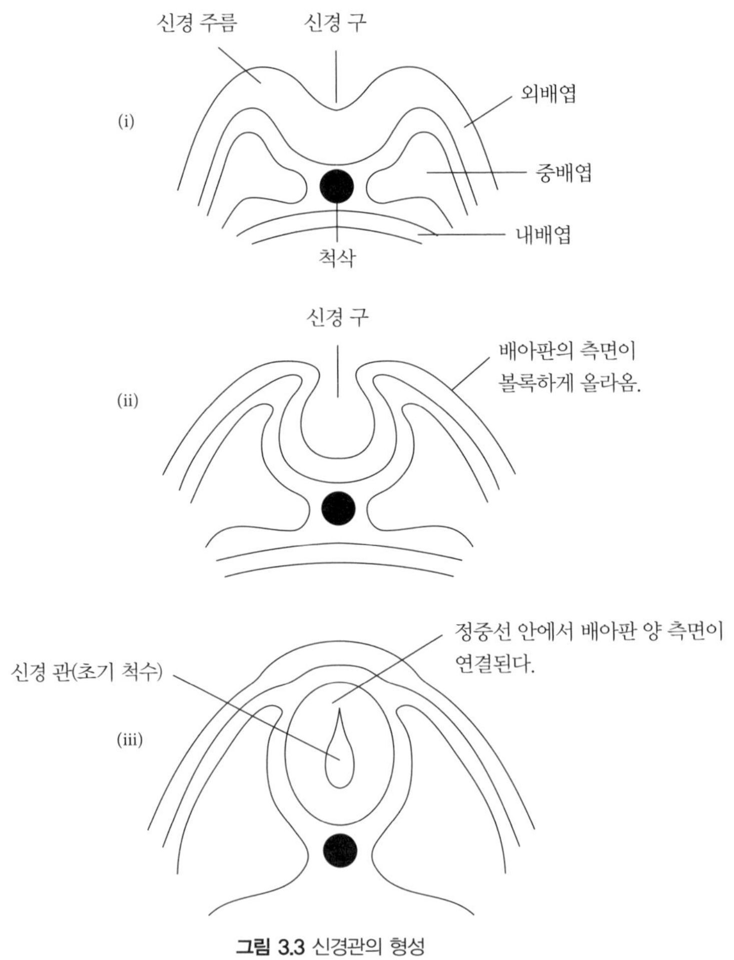

그림 3.3 신경관의 형성

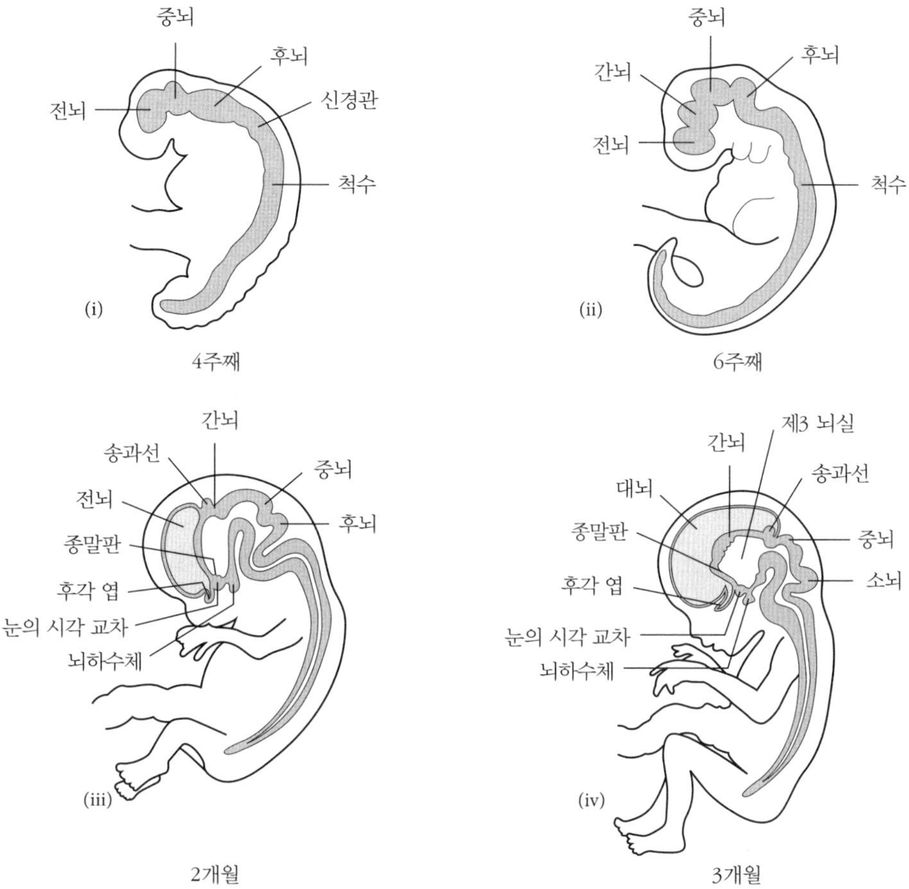

그림 3.4 중추신경계의 배아기적 발달

부에서 지속적으로 표현되는 배열순서의 작용력으로 존재하기 때문이다. 결과적으로 중추신경계의 가동성은 발생학적 발달의 축을 따라서 표현된다.

수정 후 3주 정도에, 배아판(embryonic disc)이라고 불리는 빠르게 성장하는 세포들의 한 묶음이 정중선에서 그 자체들로 겹쳐지기 시작하면서, 신경 구(neural groove)를 형성한다(그림 3.3 참조). 배아판의 양 측면이 불룩하게 쌓이며 높아지고 정중선으로 합쳐지므로, 신경 관(neural tube)이라고 불리는 속이 빈 구조가 형성된다. 이것은 형성되어야 하는 첫 번째 인체 계통의 하나인, 중추신경계의 초기 모습이다. 뇌와 척수는 이러한 원시관(primordial tube)로부터의 생성물로서 발달한다(그림 3.4 참조). 그 신경관은 길어지고, 부풀어 오르며, 밖으로 성장하고, 5주째부터 위쪽에서 그 자체가 안으로 접혀 들어가기 시작한다. 5주째 마지막에 뇌라는 특수한 구조가 형성되기 시작한다(그림 3.4ii 참조). 뇌는 이러한 접힌 부분 주변의 조직들이 말려 가는 방식으로 버섯모양으로 커지면서 형성된다(그림 3.4 iii과 iv, 그림 3.5 참조).

신경관의 맨 위쪽에서 확장하고 말려가며 성장하는 방식은 종말 층판(lamina terminalis) 주변에서 조직된다. 종말 층판은 제3 뇌실의 전방 벽을 형성한다(그림 3.2 참조). 이러한 장소가 중추신경계의 성장과 발달을 위한 자연 받침점으로서 작용한다. 거기에서 이러한 움직임을 변화시키는 아무런 스트레스성 영향이 없다면, 그것은 그 주위로 중추신경계의 일차성 호흡이 평생에 걸쳐 표현되는 바로 그 장소로 남게 된다.

흡기(inhalation)와 호기(exhalation)

중추신경계의 가동성은 그 주변의 막들, 골들 그리고 체액들과 함께 연관되는 움직임의 한 가지 통합된 패턴의 일부분으로 표현된다. 건강할 때 모든 이러한 조직들은 서로 간에 조화롭게 움직인다.

중추신경계가 일차성 호흡의 흡기 주기(굴곡기)를 표현하므로, 뇌는 숫양의 뿔이 감긴 모습과 비슷한 움직임에서, 종말 층판 쪽을 향해서 전방으로 회전한다(그림 3.5 참조). 흡기 중 뇌의 피질의 전방 부분은 전방(이마쪽으로)과 하방으로(발쪽으로)회전하며, 그 뒤쪽 부분은 상방으로(머리 꼭대기 쪽으로) 회전한다. 동시에, 뇌는 그것이 숨을 '들이마시므

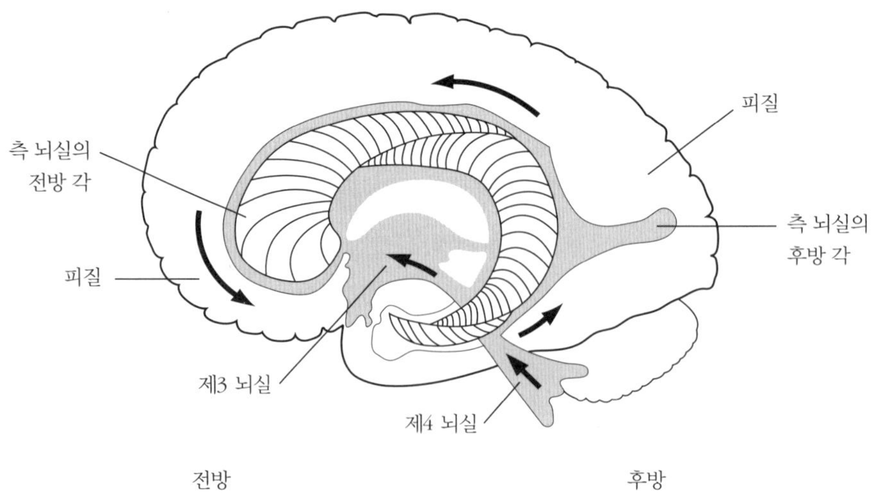

그림 3.5 뇌의 '숫양의 뿔 모양' 움직임(람스혼)

로' 양 측면으로 넓어지는 반면, 앞에서 뒤쪽으로 그리고 위에서 아래쪽으로 좁아진다. 동시에 척수는 올라가며 그동안 척수는 측면으로 넓어지며 위에서 아래로 짧아진다. Dr. Sutherland는 중추신경계의 이러한 움직임을 올챙이가 꼬리를 당겨 올리는 것에 비유했다.

반대의 움직임은 호기 주기(신전기) 중 발생하며, 그때 뇌가 '숨을 내쉬므로', 거기에서는 뒤쪽을 향해서 뇌의 풀림, 양 측면에서 좁아짐 그리고 앞에서 뒤쪽으로 길어짐이 나타난다. 척수는 호기 중 내려가며 좁아지고, 풀어지며 길어진다. 호기 주기 중, 뇌의 뇌실들은 측면에서 넓어지며 앞뒤에서 좁아진다(그림 3.6 참조). 이러한 움직임은 뇌척수

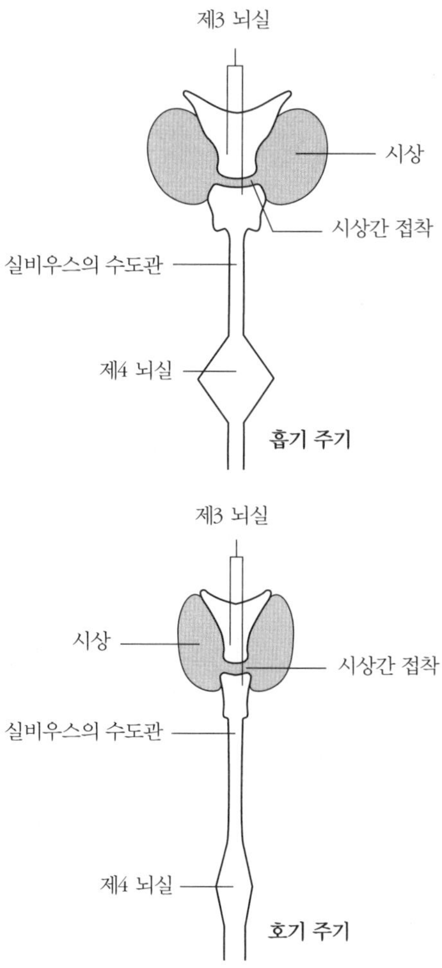

그림 3.6 뇌실의 흡기와 호기 주기

액(CSF)의 종방향 출렁임(longitudinal fluctuation)의 흡기 주기에서 위로 차오름과 올라감이 동시적으로 발생한다.

조물주의 약상자

뇌는 우리 몸에서 가장 큰 장기의 하나이다. 그것을 통해서 우리의 사고과정이 작동하는 장기로서 널리 알려져 있지만, 요즈음 그것은 뇌 기능의 단지 작은 한 부분으로 간주된다. 심리학자인 Robert Ornstein과 내과의사인 David Sobel에 따르면, 뇌의 주된 목적은 건강 유지에 있다. 뇌는 정보를 받아들이고, 그것을 처리하며 그에 따라서 작동하는 특별한 능력을 보유한다. 뇌는 우리 몸의 가장 큰 내분비 장기이며, 개별적인 신경세포들에 의하여 서로 간에 의사소통 하도록 사용되는 신경전달물질(neuro-transmitter)을 포함하고, 우리의 필요에 따른 수백 종의 화학물질을 생산한다. 이러한 방식에서 뇌는 우리의 내부적인 생리학과 사회 전체, 환경, 사고 그리고 감정들 사이에서 균형을 유지한다.

뇌는 그것이 우리 몸의 나머지 부분으로 보내는 무한한 조절과 분비 등의 명령을 만들어 낸다. 뇌의 화학물질이 과학적으로 분석되기 훨씬 전에 Dr. Still은 놀라운 직관력으로 "뇌는 모든 약제, 윤활의 오일, 마약, 각종 산성 물질 그리고 조물주의 지혜가 인간의 건강과 행복을 위하여 필요하다고 생각한 모든 종류의 약물을 내부에 보유한 조물주의 약상자이다"라고 피력했다. 뇌에 의하여 표현되는 가동성은 이러한 화학물질이 생산되고 분포되는 과정에 중요한 영향을 미치는 것으로 생각된다.

균형의 유지

뇌는 지력(智力)의 집합체로 생각될 수 있다(그림 3.7). 그것은 그 각각이 상이한 기능을 보유한 상이한 부분들로 이루어지지만, 그 모두가 우리 몸의 균형을 유지하기 위하여 함께 작용한다. 뇌의 각 부분은 특정한 메시지와 명령을 받아들이거나 내보내도록 전문 특화되어 있다. 그렇지만 만약 뇌의 상이한 부분들이 하나의 통합된 방식에서 기능할 수 있는 자체의 능력을 상실한다면 우리는 혼란스러운 메시지를 경험하게 될 것이다. 일차성 호흡의 표현은 이러한 기능의 유동성(fluidity), 통합성(integration) 그리고 협응력(coordination)을 유지하기 위하여 절대적이다.

마음과 몸(mind and body)

우리의 심리적 상태는 중추신경계의 생리학에서 중요한 영향을 미친다. 뇌 안의 일부 중추는 생각과 느낌을 해석하며, 이러한 심리적인 상태를 생리적인 작용으로 전환시킨다. 이러한 중추들이 변연계(limbic system)라고 집합적으로 알려졌으며, 뇌의 중앙 주변으로 위치한다. 예를 들면, 두려움 같은 감정은 변연계가 특정한 신경전달물질과 호르몬의 분비를 착수하도록 작동시킬 수 있다. 이러한 화학물질은 이어서 우리 몸 내부에서 생리적인 반응을 유발한다.

만약 우리의 심리적인 상태가 습관화된다면, 중추신경계의 담당 조직들은 그에 따라서 구조적으로 패턴화 될 것이다. 결과적으로 특정한 구조상의 변화가 발생한다. 특정한 심리적인 상태가 특정한 영향을 만들 수 있다는 것이다. 예를 들면, Stanley

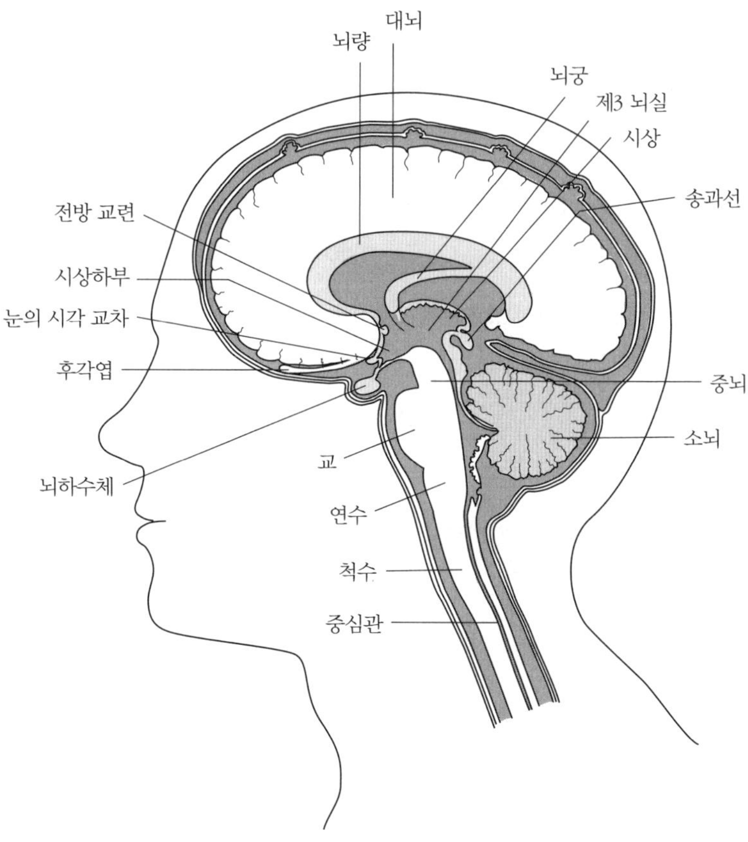

그림 3.7 성숙한 뇌: 기본적인 부분들

Keleman은 두려움이 뇌를 억제시키고, 분노는 뇌를 과활성 시키며, 슬픔은 뇌를 위축시키고, 반항심은 뇌를 단단하게 만든다고 주장한다. 이러한 방식에서, 정신과 감정의 패턴은 인체의 패턴화로 직접적으로 전환된다. 이러한 원리가 전신에 걸쳐서 사실이므로, 우리는 8장에서 보다 상세하게 이러한 주제를 다룰 것이다.

뇌실

뇌실은 뇌척수액으로 채워진 뇌의 강(공동)의 상호연결 체계이다. 그것들은 실재로 명확한 구조라기보다는 그 조직 내부의 연속된 공간일 것이다. 뇌실들은 배아기 동안 그 주위로 중추신경계가 발달했던 속이 빈 신경관의 잔유물이다. 뇌척수액(CSF)은 뇌실 내부에서 만들어진다. 뇌척수액(CSF)의 대부분은 각각의 뇌의 반구 안에 담겨 있는 두 개의 커다란 외측 뇌실들 내부에 위치한 맥락총에 의하여 분비된다. 그렇지만 일부 뇌척수액(CSF)은 외측 뇌실들 아래에 위치한 세 번째와 제4 뇌실 내부에서도 만들어진다(그림 3.2 참조). 뇌실들은 뇌척수액(CSF)의 저장창고이며 그것의 본유의 치유 잠재력으로써 작동한다.

제3 뇌실(third ventricle)

제3 뇌실은 뇌 시상의 한 부분에 의하여 만들어진 단단한 중심부를 갖는 속이 빈 납작해진 도넛이나 타이어와 비슷한 모양이다(그림 3.8 참조). 이것은 시상하부, 시상 그리고 기저핵의 조직들로 둘러 싸여서 뇌의 중심부에 위치한다. 이러한 부분들은 정보를 처리하고 인체를 조절함에 있어서 너무도 중요한 구조물들이다.

뇌하수체와 송과선(pituitary and pineal glands)

제3 뇌실 벽의 일부분은 송과선과 뇌하수체를 포함한다. 뇌하수체는 그것이 많은 다른 호르몬 분비선들을 통제하므로 호르몬계통의 '주인 분비선' 이라고 한다. 그것은 바로 그 아래에 위치한 시상하부로부터 전해진 메시지에 대하여 성장, 성적 발달, 생식, 혈당 그리고 스트레스 반응 등을 통제하는 호르몬을 분비하는 것으로 반응한다. 일차성 호흡의 율동적 주기는 이러한 뇌하수체 호르몬 분비를 조절하는 데 중요한 역할을 수행하는 것으로 생각된다.

모호한 기능의 송과선은 제3 뇌실의 뒤쪽 벽에 위치한다. 이러한 분비선을 둘러싼 수많은 비밀이 있지만, 그것이 생식계와 우리의 생물학적인 시계를 조절한다는 사실은 알려져 있다. 많은 정신수련 분야에 따르면, 송과선은 영혼이 위치한 자리로 간주된다. 흥미롭게도 종종 '뇌의 모래'로 알려진 성인의 결정체(adulthood crystals)는 송과선 내부에서 형성된다. 비록 이러한 결정체에 대한 명확한 목적이 증명되지는 않았지만, 그것들은 이주하는 새들에게 방향 감각을 제공하는 것과 동일한 물질인, **생체발생적 자기성**(biogenic magnetite)를 포함한다고 알려져 왔다. 그것들은 또한 결정체의 많은 다른 형태들과 함께 에너지 증폭기로서도 기능할 것이다. 이러한 방식에서, 이러한 결정체는 아마도 그것이 뇌척수액(CSF)로 들어가므로, 생명의 호흡이 지닌 잠재력의 흡수를 도와줄 것이다.

일차적 에너지 중추(primary energy center)

이러한 부위의 중요성과 의미는 많은 정신적이고 전통적인 건강관리 체계에서 인식되어 왔다. 인도와 티베트의 의학에서 제3 뇌실은 인체의 주요한 에너지 중추의 장소로 간주된다. 이것은 산스크리트에서 아자나 차크라(ajana chakra)로서 알려졌다. 차크라란 그것을 통해서 에너지가 지나가는 통로이다. 치유의 이러한 체계에서, 아자나 차크라는 에너지의 가장 절대적인 특질을 분포시키는 것으로 보인다. Franklyn Sills이 "중국에서 이러한 중추를 '만병통치약의 진정한 영역' 또는 '진정한 니와(niwan)' 또는 빛나는 중추 등으로 불린다"고 지적했다. 차크라에 관한 책에서 Harish Johari는 명상 중 요기[6]가 지향하는 어떤 장소인 '브라만의 동굴'로서 제3 뇌실 주변 부위를 언급한다.

주요한 에너지 중추의 존재는 생체역동적(biodynamics)인 두개천골의 치료에서도 인식해 왔다. 제3 뇌실의 영역은 수정 순간에 형성되며 그 부위를 통해서 첫 번째 생명의 호흡이 조직하는 잠재력이 표현되는 **본질적인 받침점**의 바로 그 장소로 간주된다. 이러한 과정에서 완전한 인간 존재의 형성을 위한 청사진이 각인되며 세포 분화와 인체 발달을 조직하도록 착수한다.

6) 요가를 수련해서 상당한 경지에 도달한 요가 수련자.

발전기의 작동(dynamo motion)

뇌척수액(CSF)은 주로 제3 뇌실 안에서 생명의 호흡과 함께 잠재력을 갖게 되는 것으로 생각된다. 생명의 호흡이 지닌 생체역동적(biodynamics) 잠재력이 체액 안으로 변형되는 곳이 바로 이곳이다. 제3 뇌실의 벽 부분이 가장 중요한 신경 중추들과 우리 몸의 생리학적 균형을 위한 분비선 일부와 접하고 있는 것은 결코 우연이 아니며, 이러한 중요한 구조들이 이렇듯이 신선한 잠재력을 보유한 뇌척수액(CSF)과 직접적인 접촉에서부터 도움을 얻을 수 있기 때문이다.

위에 놓인 측방 뇌실들 내부의 뇌척수액의 주된 생산 장소로부터 나오는, 대부분의 새롭게 만들어진 뇌척수액(CSF)은 그 천장 앞부분에 놓인 구멍을 통해서 제3 뇌실로 들

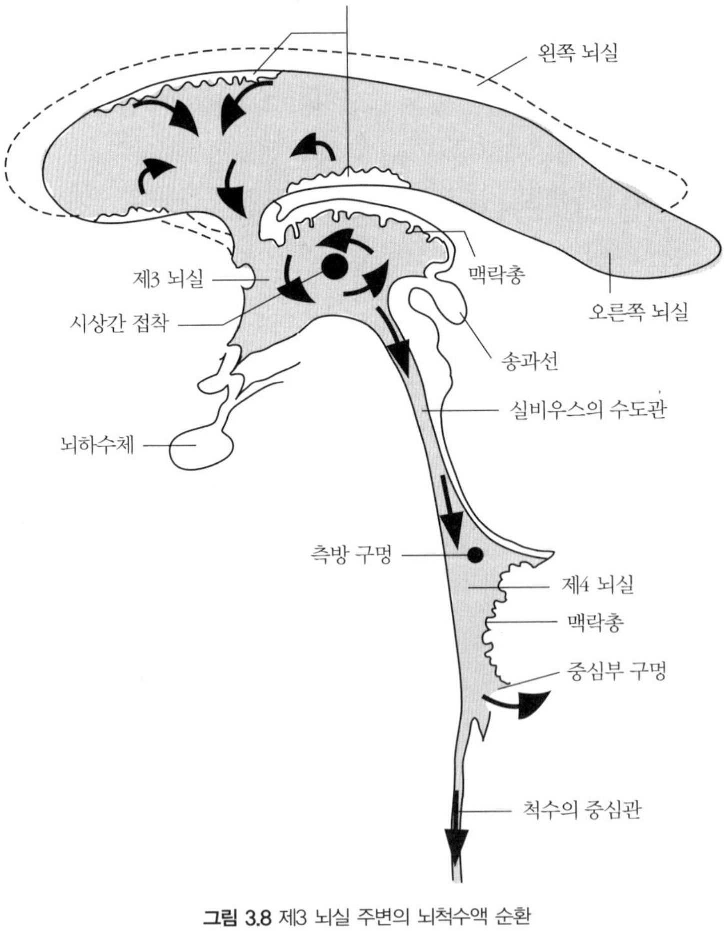

그림 3.8 제3 뇌실 주변의 뇌척수액 순환

어간다. 이어서 그것은 제3 뇌실의 확고한 회전축 주위를 발전기와 비슷한 움직임으로 선회한다(그림 3.8 참조). 생명의 불꽃이 뇌척수액(CSF)로 스며드는 것으로 생각되는 것은 이러한 발전기와 비슷한 움직임의 작용 내부에 존재한다.

점화(ignition)

세 번째 뇌실은 생명의 호흡의 생명력을 담은 잠재력과 우리 몸에서 그것의 표현 사이의 중요한 연결부로 생각된다. 생명의 호흡의 창조적인 의도가 이러한 일차적인 받침점을 통해서 몸으로 들어오므로, 점화 과정이 체액 내부에서 발생한다. 이러한 점화는 뇌척수액(CSF)의 종방향 출렁임(longitudinal fluctuation)을 만들어 주며 인체 안으로 생명의 호흡을 구성하는 잠재력을 가져오는, Dr. Sutherland가 '모터 안의 점화불꽃'이라고 한 것을 발생시킨다. 이러한 과정은 생명의 호흡의 조직하는 힘이 적절하게 발현되고 인체 안으로 각인되기 위하여 너무도 중요하다. 종종 외견상으로 관계없는 다양한 증상을 포함하는 많은 만성적인 건강상 질병은 이러한 점화 과정에서 생긴 문제로 추적될 수 있다. 점화는 좌상이나 외상 등으로 인해서 상당히 빈번하고 느리게 작동한다.

제4 뇌실(fourth ventricle)

제4 뇌실은 제3 뇌실 아래에 놓이며, 그것과 **실비우스의 수도관**(aqueduct of sylvius)이라고 불리는 길고 좁은 관으로 연결된다. 제4 뇌실은 뇌척수액(CSF)로 채워진 사다리꼴 모양의 공동이다. 이것의 벽 부분이 폐호흡(이차성 호흡), 혈액순환, 소화과정, 배변, 항상성 등을 조절하는 신경 중추와 12개의 뇌신경 중 10개를 포함하는 우리 몸의 주된 신경 중추의 많은 부분을 담아 두기 때문에, 그것 또한 건강 유지와 조절을 위하여 상당한 중요성을 갖는다. 생리학적 기능을 위하여 절대적인 이런 조직들도 새롭게 형성되고 잠재력을 보유한 뇌척수액(CSF)로 비슷한 방식으로 채워지며, 생명의 호흡의 배열 순서 원리를 전해 준다.

3) 상호 긴장막 체계의 가동성(the mobility of the reciprocal tension memrane system)

중추신경계는 뇌막(meninges)이라는 결합조직의 한 체계 내부에 담겨 있다. 뇌막의 세 층이 존재하며 그것들은 일차성 호흡 기전의 한 가지 통합적 부분이 된다(그림 3.9 참조).

뇌막의 안쪽 층은 뇌와 척수의 전체 모양과 뇌이랑(convolutions)에 밀착해서 이어지므로 포장 랩(또는 cling film[랩의 상표])에 유사하다. 이러한 층은 연막(pia mater)이라고 불리며 매우 가늘고 섬세하다.

뇌막의 중간층은 거미의 그물과 유사하므로 지주막(arachnoid)이라고 불리며 역시 가늘고 섬세하다. 지주막과 연막은 지주막하 공간이라고 불리는 사이 공간에서 매우 가는 가닥의 조직들로 연결된다. 뇌척수액(CSF)이 중추신경계 주변을 순환하는 것은 바로 이러한 지주막하 공간 안에서이다.

경막계(the dural system)

뇌막의 바깥쪽 층은 경막(dura mater)이라고 불린다. Dura는 강인함을 mater는 어머

뇌의 전두면 절단

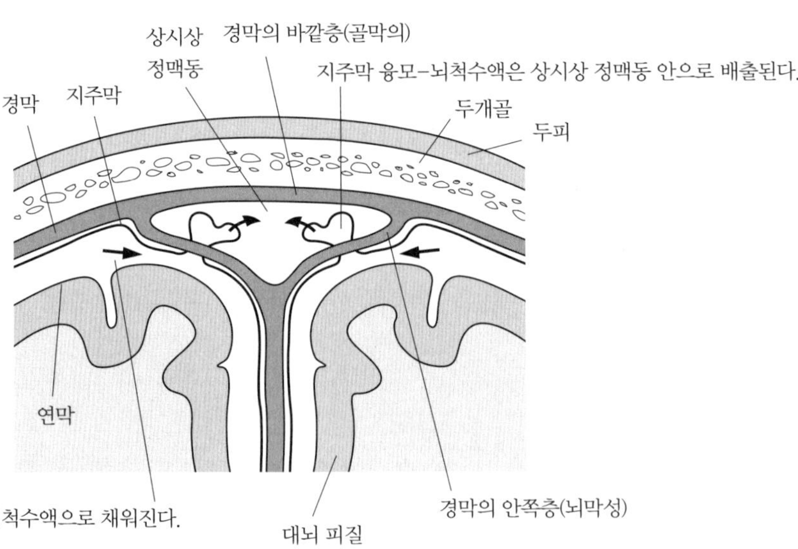

그림 3.9 두개골의 뇌막과 정맥 동의 형성

니를 의미하므로, 이 조직은 강인한 어머니로 간주될 수 있다! 이러한 단단하며, 섬유 성질의 막은 실재로 전반적으로 함께 합쳐진 두 개의 층으로 형성된다. 그렇지만 두개골의 특정 지점들에서 경막의 두 층은 서로 간에 분리되기도 한다. 안쪽 뇌막의 층은 갈라져 떨어질 수 있는 반면, 바깥의 골막 쪽 층은 두개골의 안쪽 표면으로 붙게 된다. 그 뇌막의 층이 갈라져 떨어지는 장소에서, 조직들의 중첩이 이루어지며 뇌를 위한 막 성질의 칸막이를 형성한다. 이러한 경막의 중첩은 일차성 호흡 기전의 움직임을 조절하도록 도와주는 강한 수직과 수평의 조직 층을 만들게 된다. 더욱이 정맥 동은 경막의 층이 분리되는 장소에서 형성된다(그림 3.9 참조). 이러한 중요한 작은 관은 머리에서부터 혈액과 재흡수된 뇌척수액 모두를 배출시켜 준다.

경막에서부터 형성된 결합조직의 연속된 체계는 **상호 긴장막 체계**라고 불린다(그림 3.10 참조).

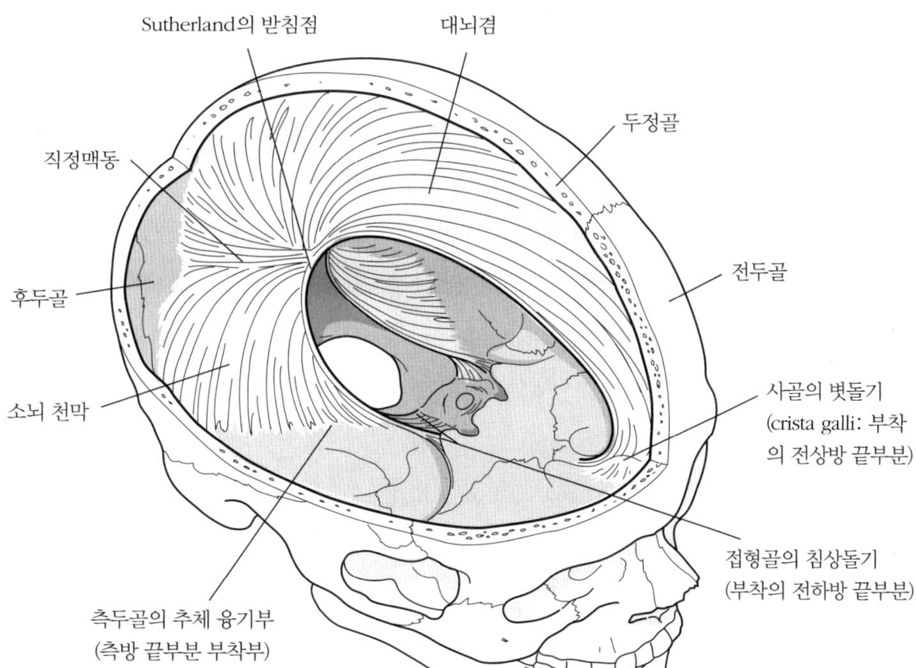

그림 3.10 두개골의 상호 긴장막

수직 칸막이(vertical partitions)

뇌를 위하여 경막으로 이루어진 두 개의 수직 칸막이가 존재한다. 대뇌겸(falx cerebri)이라고 불리는 조직의 보다 큰 상부의 수직 층(칸막이)은 좌측과 우측 대뇌 반구를 분리시킨다. 그것은 앞에서 뒤쪽으로 두개골 꼭대기의 아랫면을 가로지르는 작은 낫(풀 베는 장비) 모양의 막이다. 앞쪽에서 그 대뇌겸은 사골(ethmoid)로 부착한다(그림 3.10 참조). 이어서 그것은 전두골 아랫면을 지나며, 두 개의 두정골 사이의 봉합 아래를 지나서 뒤쪽에서 후두골로 부착한다. 뒤쪽에서 그것은 그 안에서 직정맥동(straight sinus)이 형성되는 종요한 연결부에서 경막의 수평 칸막이와 만나게 된다.

소뇌겸(falx cerebelli)은 그 직정맥동 아래의 보다 작은 수직의 칸막이며, 소뇌의 우측과 좌측 반구를 분리시킨다. 그것은 뇌간의 하부와 척수의 윗부분이 두개골을 빠져나가는 후두골의 바닥 부분의 큰 구멍인 대후두공(foramen magnum)에 치밀한 결합조직의 고리모양으로 부착된다. 대후두공 주위에서 조직의 고리모양은 이어서 척수의 경막-척수를 둘러싸는 막의 긴 관으로 이어진다.

수평 칸막이(horizontal partitions)

경막의 수평 접힘은 뇌 위쪽과 아래쪽 부분을 분리시키며, 대뇌와 소뇌 사이의 칸막이를 형성한다. 이러한 조직은 두개골의 뒤쪽 부분을 가로질러 텐트 비슷한 구조를 형성하는 두 개의 층을 보유한다. 그것은 소뇌 천막(tentorium cerebelli)이라고 불린다. 그 앞쪽 끝에서, 그 천막은 침상돌기(clinoid process)라고 불리는 접형골 위쪽의 돌출부로 부착한다(그림 3.10 참조). 양 측면에서 그것은 측두골의 안쪽 융기부와 두정골의 작은 부분으로 부착한다. 뒤쪽에서 그것은 후두골의 안쪽 표면으로 부착한다. 수평 칸막이의 두 개의 층은 정중선 내부 직정맥동에서 수직의 대뇌겸과 만나게 된다.

상호 긴장 움직임(reciprocal tension motion)

Dr. Sutherland는 그것들이 자체의 모든 움직임 동안 일정한 긴장 상태를 유지하기 때문에 이러한 조직들을 '상호 긴장 막 체계' 라고 명명했다. 경막이 연속적이며 비교적 비탄력적이기 때문에, 그 체계의 한 부분 안에서 발생하는 모든 움직임은 쉽게 다른 것으로 전해진다. 이러한 방식에서, 상호 긴장 막은 하나의 통합된 체계로서 기능한다. 일

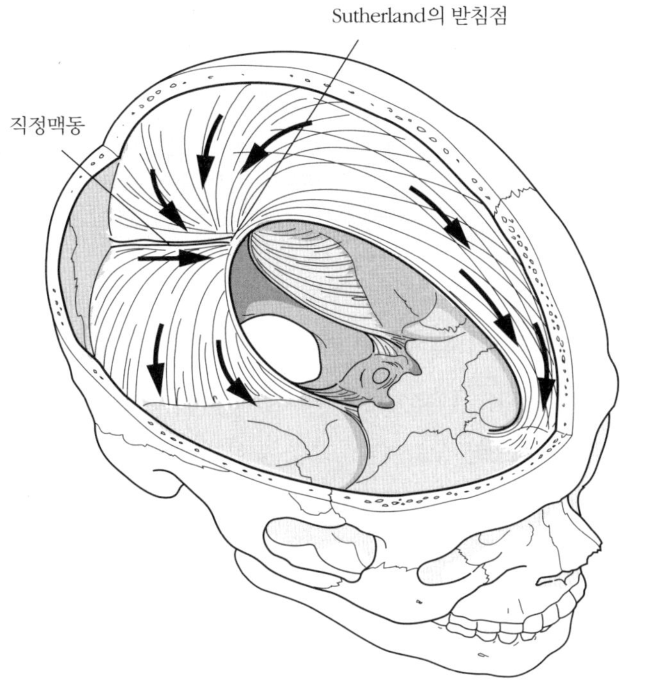

그림 3.11 흡기/상호 긴장막의 굴곡 시기

차성 호흡은 처음에는 한 방향에서, 이어서 다른 방향으로 장력의 밀기와 당김의 움직임으로 이러한 체계를 통해서 표현된다.

이러한 막들은 두개골의 율동적 움직임의 완성적인 부분을 형성한다. 흡기의 각 시기 중, 대뇌겸은 앞쪽의 부착부 쪽 전방으로 이동하며 그 자체 내부에서 휘어지며, 앞쪽에서 뒤쪽 방향으로 좁아진다(그림 3.11 참조). 보다 작은 소뇌겸도 역시 앞쪽에서 뒤쪽으로 좁아진다. 그동안 소뇌 천막은 밖으로 평편해지며 양 측면으로 넓어진다. 이것은 또한 전방으로 움직이며 앞쪽에서 접형골에 소뇌 천막이 부착하는 장소를 들어올린다. 이러한 막들의 움직임은 흡기 중 두개골의 양 측면으로 넓어짐과 전후방으로 전반적인 좁아짐에 일치한다.

호기 주기 중 그 반대의 움직임이 발생한다. 대뇌겸은 펴지며, 후방으로 이동하고 앞에서 뒤쪽으로 길어진다. 그동안 천막은 그것이 다시 한 번 천막 모양을 취하므로 양 측면으로 좁아지며 보다 둥글게 만들어진다.

서덜랜드 받침점(sutherland's fulcrum)

대뇌겸, 소뇌천막 그리고 소뇌겸이 만나는 장소에서 형성된 연결부는 직정맥동(straight sinus)을 포함한다(67쪽 그림 3.10 참조). 그 주위로 상호 긴장막이 자체의 움직임을 표현하는 하나의 중요한 받침점 또는 회전축이 되는 Sutherland의 받침점은 직정맥동의 앞쪽 부분에 위치한다. 상호 긴장막 체계의 상이한 칸막이들이 이러한 중요한 받침점에서부터 매달려 있는 것으로 생각될 수 있다.

받침점이란 그 위로 받침점이 움직이며 거기에서부터 받침점이 자체의 파워를 얻게 되는 받침 지점으로 묘사된다. 그런 것처럼 Sutherland의 받침점은 상호 막 체계의 균형을 이룬 움직임을 위한 중요한 장소이다. 그것은 실재로 일차성 호흡의 주기 중 그 직정맥동의 각도에 따라서 앞뒤로 흔들리는 움직임의 받침점이다. 그것은 흡기 중에 전방과 상방으로, 호기 중엔 후방과 하방으로 이동한다. 이러한 역동적으로 이동하는 받침점의 균형에 영향을 주는 어떠한 제한도 전체의 상호 긴장막 체계의 기능을 망가뜨릴 수 있을 것이다.

통합된 움직임(integrated motion)

우리의 발생학적 발달의 초기 단계에서 상호 긴장막은 중배엽(mesenchym: 두개골처럼 동일한 배아의 조직)에서부터 형성된다. 이러한 조직의 일부분이 두개골을 형성하도록 출생 후 처음 몇 년 동안 단단해지며, 그 일부분은 두개골 안쪽에서 경막으로 남게 된다. 그러므로 경막과 두개골은 조직의 연속성 안에서 상이한 요소로 간주될 수 있다. 일차성 호흡의 표현에서, 이러한 골과 막들은 기능의 통합된 단위로서 함께 작동한다. 그 막이 비교적 비탄력적이므로 어떠한 당김이나 좌상도 두개골의 움직임에 영향을 줄 수 있으며, 역시 두개골도 경막에 그렇게 할 것이다. 결과적으로 상호 긴장막은 두개골의 움직임을 전달하고 유도하도록 도와주는 것으로 자주 설명되었다.

두개골과 그 막들 사이의 동시적인 움직임을 인식하므로, Dr. Sutherland는 그것들의 제한을 '막성 관절 좌상(membranous-articular strain)' 이라고 불렀다. 어느 하나에서 다른 것을 포함하지 않는 그 자체만의 좌상을 갖게 하는 것은 불가능하다. 뇌가 경막에 의하여 둘러싸이며 분리돼 있기 때문에, 뇌의 모양과 기능도 그것들에 의해 영향을 받게 된다. 막성 관절 좌상은 그러므로 중추신경계의 가동성을, 뇌척수액의 움직임과 정맥동

체계를 통한 체액의 이동도 제한할 수 있다. 상호 긴장막을 통해서 지나가는 다수의 뇌신경의 작용도 역시 영향을 받게 된다. 사실 경막 내부로 둘러싸이거나 그것에 직접 부착된 상호 긴장막 체계 안에서 자유로운 움직임은 일차성 호흡 기전의 모든 다른 측면의 적합한 작용을 위하여 필수적이다.

중심부 연결(core link)

척수의 경막은 대후두공 주위에서 결합조직의 고리모양에 의하여 후두골로 단단하게 부착된다. 이러한 지점에서부터 내려가므로 경막은 척추 바닥에 도달할 때까지, 척수를

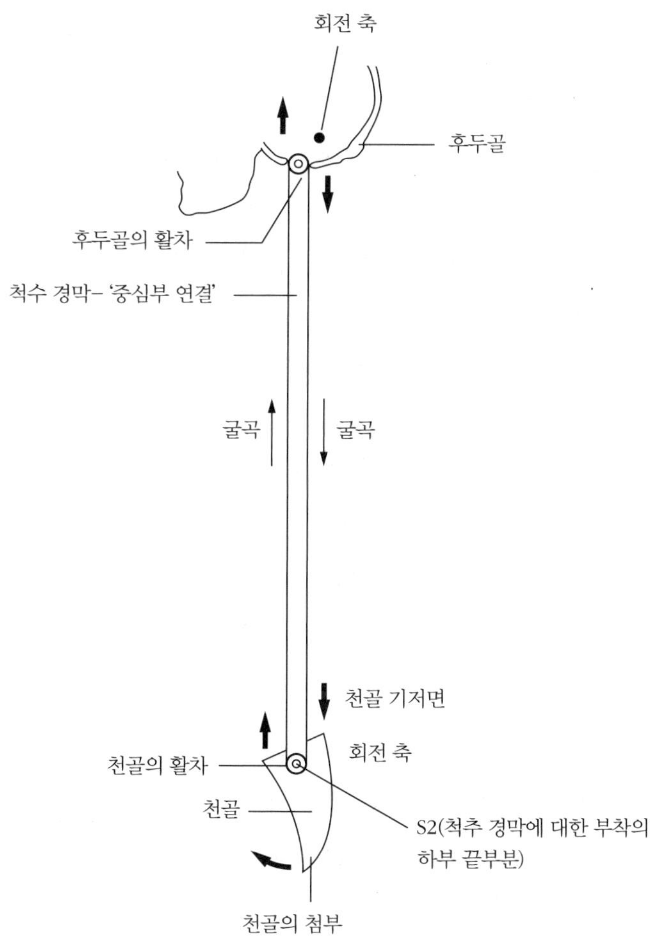

그림 3.12 중심부-연결. 천골이 굴곡으로 흔들리면서 나오는 활차-움직임

둘러싸면서 비교적 자유롭게 매달린다. 그 바닥에서 척수는 천골의 두 번째 추골분절(S2)로 단단하게 부착된다(그림 3.12 참조). 그렇지만 경막은 주로 경추의 두 번째와 세 번째 추골로 그리고 종종 요추로 경막을 이어 주는 조금 작은 가지모양 조직을 보유하지만, 이러한 부착은 그 지점들에서 척수를 단단하게 고정시키지는 못한다. 경막관은 척수에 대한 보호를 제공하며 그 뇌막의 안쪽 층과 둘러싸여진 뇌척수액(CSF)에 대한 포장기로서 작용한다.

척수의 경막이 비교적 비탄력적이므로, 위쪽 끝의 두개골과 아래쪽 천골 사이에 주어진 힘은 척수 경막을 통해 쉽게 전해진다. 그러므로 척수 경막은 골반과 두개골의 일차성 호흡 사이에서 하나의 중요한 연결을 제공한다. 이러한 연결은 Dr. Sutherland에 의하여 중심부-연결(the core link)이라고 불렸다.

일차성 호흡의 흡기 주기 중, 척수 경막은 올라가며, Sutherland 받침점의 상방 움직임을 따라간다. 호기 주기 중엔 그 반대이다. Dr. John Upledger는 그 주기 중 후두골과 천골이 척추 경막에 의하여 자체의 두개천골의 움직임(CRI)으로 상호로 흔들리는 활차 비슷한 움직임을 묘사한다. 후두골이 흡기 중 그것의 두개천골 움직임을 표현할 때, 대후두공의 전방 부분이 올라간다. 이것은 경막관의 전면을 따라서 위로 당김을 만들며, 천골의 전면을 올려 주고 천골을 굴곡으로 흔들게 된다(그림 3.12 참조). 호기 주기 중, 그 경막의 뒤쪽 부분을 따라서 당김이 전해지면, 천골은 신전으로 흔들게 된다.

아무튼 경막관(dural tube)은 척추 강 내부에서 자유롭게 미끄러지는 그 자연적인 능력을 상실할 수 있다. 이것은 천골, 두개골, 척추의 움직임, 뇌척수액(CSF)의 순환 등에 영향을 줄 수 있으며, 척수의 자극을 유발한다. 문제의 이러한 형태는 흔하게 교통사고에서 흔히 나타나는 채찍질 손상(whiplash injury)이나 허리 좌상(back strain)의 다른 종류로부터 나타날 것이다.

요약

상호 긴장막 체계의 상이한 부분에서의 자연적인 움직임 요약을 여기에서 제공한다. 일차성 호흡의 흡기 주기 중 다음이 발생한다.

- 대뇌겸은 앞쪽의 사골 부착부를 향해서 전방으로 이동하며, 앞에서 뒤쪽으로

짧아진다.

- 소뇌겸은 앞에서 뒤쪽으로 짧아진다.
- 소뇌 천막은 전방으로 이동하며, 평편해지고 넓어진다.
- 전체적으로 막 체계는 위쪽으로 올라가며 앞에서 뒤쪽으로 짧아진다.
- 척추의 경막관이 올라간다.

이러한 움직임은 직정맥동의 전방 부분에 위치한, Sutherland의 받침점 주위에서 자체의 축 회전을 보유한다. 이것은 일차성 호흡 주기 중 위치를 바꾸는 가동성의 역동적인 받침점인 것이다.

호기 주기 중 그 반대의 움직임이 발생한다.

한 가지 연습

경막의 막 체계에서 통합된 움직임을 보여 주기 위하여, 당신의 전신이 이러한 막을 대표한다고 생각하라. 당신의 양 무릎을 약간 구부리고 양팔은 몸 옆으로 약간 벌린 채 선다. 이제 당신의 양쪽 하지와 체간이 척추의 막이고, 머리와 목은 대뇌겸이며, 이마는 사골로 대뇌겸이 부착하는 전방 끝부분이라고 연상한다. 당신의 양팔은 소뇌 천막을 나타낸다. 당신의 인체 막 체계가 흡기 주기 중 어떻게 움직이는지 설명하기 위하여, 천천히 양 무릎을 편다. 당신의 몸이 위로 올라가므로 턱을 안으로 감아 말며, 이마는 약간 후방으로 휘어지도록 머리를 앞으로 숙인다. 동시에, 양팔을 양 측면에서 넓어지도록 벌려 준다.

호기 주기를 설명하기 위하여, 척추 경막의 내려감을 나타내도록 당신의 양 무릎을 구부린다. 당신의 대뇌겸의 움직임을 흉내 내도록 이마를 풀어 주며, 천막의 움직임을 따라가도록 양팔을 몸 옆으로 가져 온다. 흥미롭게도 이러한 움직임은 인체의 자연적인 설계를 외견상 따라가는 몇 가지 고대 기공 운동과 유사하다.

4) 두개골의 움직임

Dr. Sutherland는 우리의 생리학적인 작용에서 두개골 움직임의 중요성을 인식한 후 일차성 호흡에 대하여 연구를 시작했다. 성인은 두개골을 구성하는 22개의 뼈가 존재한다. 이러한 것들 중 8개는 '성 안의 보물' 인 뇌를 둘러싸며 보호하는 두개골을 형성한다(그림 3.14 참조). 14개의 골들은 안면을 구성한다(그림 3.14 참조). 추가로, 각각의 귀 안에 세 개의 소골(ossicles: 작은 뼈)이 존재한다. 여덟 개의 두개골은 다음과 같다.

1. 전두골(frontal born)
2–3. 두정골(parietal bones: 2)
4–5. 측두골(temporal bones: 2)
6. 후두골(occipital bone)
7. 접형골(sphenoid bone)
8. 사골(ethmoidal bone)

안면에 있는 열네 개의 골들은 다음과 같다.

1–2 비골(nasal bones: 2)
3–4 상악골(maxillae: 2)
5–6 관골(zygomatic bones: 2)
7 하악골(madible)
8–9 누골(lacrimal bones: 2)
10–11 구개골(palatine bones: 2)
12–13 하비갑개(inferior nasal conchae: 2)
14. 서골(vomer)

그리스 전설에 따르면 두개골은 목 가장 위쪽의 척추 뼈의 명칭인 환추의 양 어깨 위에 올려진다. 두개골의 개별적인 골들은 서로 간에 다양한 종류의 움직임을 허용하는

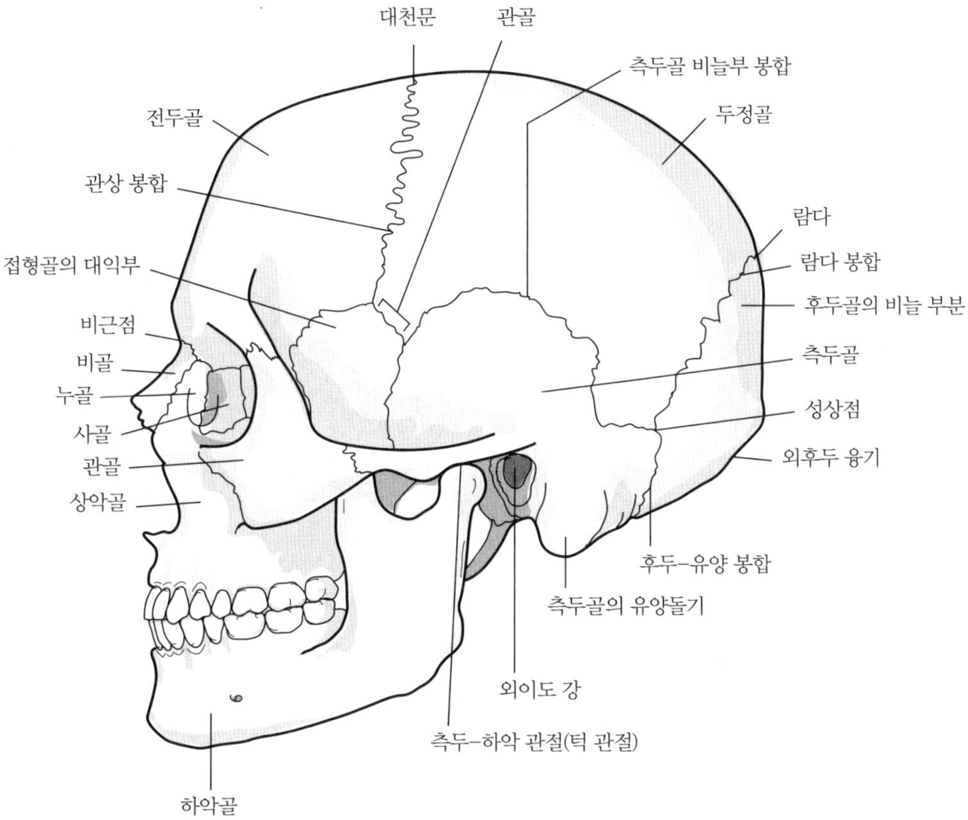

그림 3.13 두개골의 골들–측면 모습

상이한 모양을 이룬 관절의 다양함으로 서로 간에 관절한다. 두개골 내부에서 이러한 특수화된 관절들을 봉합(suture)이라고 부른다. Dr. Sutherland가 그것들이 움직임을 위해 만들어졌다는 통찰을 처음 얻었던 것은 이러한 봉합의 설계를 검사하고 있는 동안이었다. Dr. Magoun이 다음처럼 말했다.

> 전혀 움직임을 위해서가 아니라면 왜 관절 표면이 존재하는 것인가? 평생에 걸쳐서 그러한 관절 표면을 유지하는 것을 생리학적으로 가능하게 만드는 진정 유일한 요인은…… 움직임인 것이다.

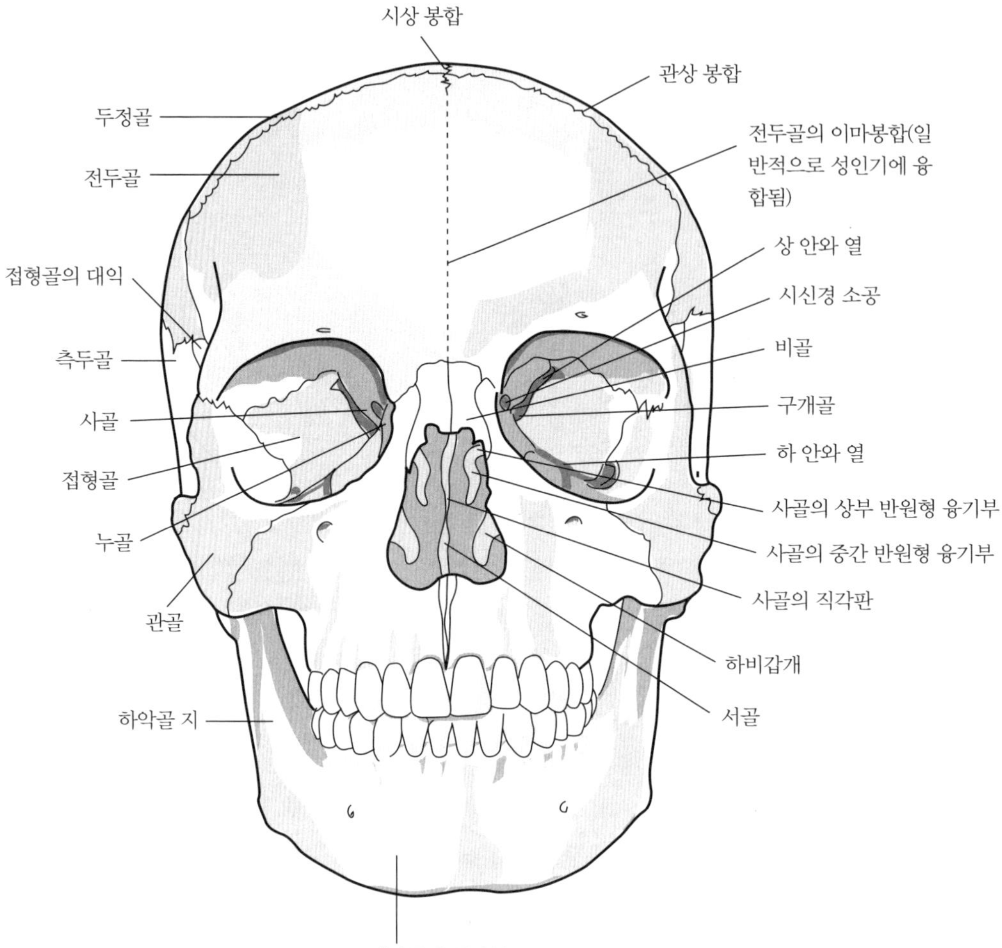

그림 3.14 안면의 골들–전면 모습

◎ 봉합의 형성

우리의 출생 시점에, 두개골은 여전히 막으로든 연골로든 광범위하게 구성되며, 그것들의 봉합은 아직 형성되지 않았다. 대략 6세 이전까지는 대부분의 봉합이 충분히 발달되지 않았다. 하나의 봉합이 갖게 되는 특별한 설계는 발생할 수 있는 움직임을 결정하도록 도와준다. 그렇지만 그것들의 설계가 최소한 부분적일지라도 그것들이 표현하는 움직임의 결과로서 형성될 것이라는 증거도 존재한다. 다르게 말해서, 골들은 그것들이 기능하는 방식에 따라서 형성된다는 것이다. 이것은 정골의학의 핵심 원리의 하나인

"인체의 구조와 기능은 상호적으로 연결 된다"는 것을 반영한다(4장 참조).

어떤 봉합들은 서로 간에 각을 이룬 표면에서 만나는 골들과 함께 빗각을 이룬다(그림 1.1 참조). 이러한 설계는 미끄러짐 또는 벌어짐을 허용한다. 다른 봉합들은 톱니모양이나 주름진 모양이며, 벌어짐과 경첩 비슷한 여러 움직임을 허용한다. 또 다른 것들은 소켓 비슷한 모양이며, 회전 또는 미끄러짐 움직임을 허용한다. 이러한 '관절의 톱니장치'의 모양은 각 개인마다 특수하며, 개인 기능의 독창적인 표현인 것이다. 나는 많은 두개골 표본을 조사했지만 똑같은 두개골을 결코 보지 못했다.

성인 두개골의 골들은 복잡한 톱니와 비슷하게 함께 끼워지며, 100개가 넘는 봉합성 관절을 만들게 된다. 그것들은 지구를 움직이게 만드는 보다 깊은 곳의 힘에 의해서 지구 표면을 이동하는 감지 판과 비슷하다.

회전 축

전통적으로, 개별 골의 일차성 호흡은 **회전 축**이라고 불리는 가상선 주위에서 움직이는 방식과 관계해서 묘사된다. 우리 몸의 모든 골들은 어떤 특정한 축 주위에서 고유한 방식으로 움직임을 표현한다. 회전의 축이란 모든 세 개의 평면 내부에 존재할 수 있다(그림 3.15 참조).

1. 전-후방 축(Z축)=앞에서 뒤로 향하는 가상선
2. 수평 축(X축)=한쪽 옆에서 다른 측면으로 향하는 가상의 선
3. 수직 축(Y축)=위에서 아래로 향하는 가상의 선

이러한 회전의 축의 각각에 대한 이해를 돕도록, 연필을 이용해서 축으로 작용하도록 사용하자. 먼저 연필의 두 끝이 당신의 앞쪽에서 뒤쪽으로 향하도록 들어라. 이어서 조그만 종이 한 장을 들고 그 중앙을 따라서 주름을 접는다. 접힌 종이의 주름 부분을 연필에 꽂고 돌려 본다. 이것이 바로 전방과 후방의 축 주위에서 움직임이 발생하는 방식이다. 이어서 당신이 그 연필을 양 측면—좌측과 우측—을 향하도록 든다면, 그 종이에 대한 회전의 수평 축이 제공된다. 마지막으로, 수직 축 주위에서 움직임이 어떻게 발생하는가 보기 위해 연필의 끝이 위에서 아래를 향하도록 들어 본다. (이때 종이가 빠지지

않도록 잘 들어 주어야 한다!) 실재로 대부분의 골들은 이러한 축들의 모든 조합 주위에서 움직인다.

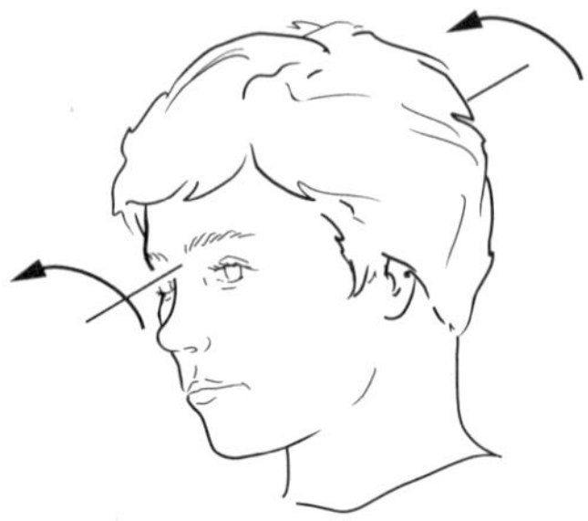

i) 전-후방 축 주위에서 우측으로 측방 굴곡(Z축)

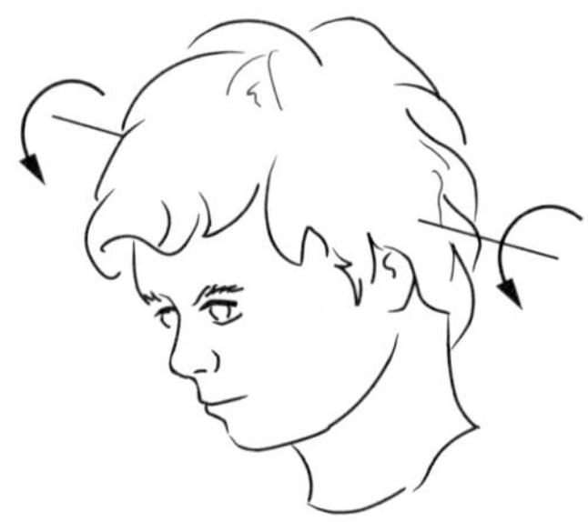

ii) 수평 축 주위에서 전방 굴곡(X축)

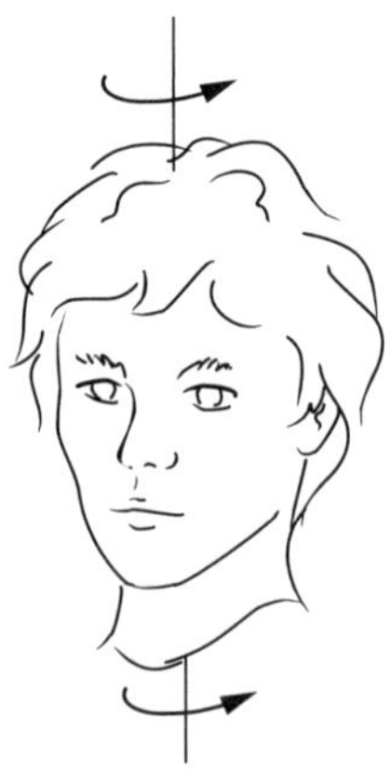

iii) 수직 축 주위에서 회전(Y축)

그림 3.15 회전의 축

정중선의 뼈들

굴곡과 신전이란 용어는 전통적으로 우리 몸의 오직 하나인, 정중선 뼈들의 일차성 호흡을 설명하도록 사용되었다. 이러한 움직임은 회전의 수평 축 주위에서 발생한다. 일차성 호흡의 흡기 주기 중, 모든 단일한 정중선 뼈들은 굴곡으로 움직인다. 호기 주기 중 그것들은 신전으로 움직인다.

일례를 들면, 흡기 중 후두골은 대후두공 바로 위에 위치한 회전의 수평 축 주위에서 굴곡으로 움직인다(그림 3.16). 이러한 움직임에서, 후두골의 **기저부**(전방)는 위로 올라가는 반면, 그 **비늘 부분**(squamous: 뒤쪽)은 아래로 내려간다. 호기 중, 후두골은 신전으로 뒤쪽에서 움직인다. 그것의 앞쪽 부분은 아래로 내려가며 뒤쪽 부분은 위로 올라간다. 두개골의 율동적 파동 수준에서, 이러한 움직임은 또 다른 구조에 대한 관계에서 한 구조의 더 빠른 움직임으로 발생한다. 중간 물결(mid-tide)의 수준에서 이러한 움직임은 조직, 체액 그리고 잠재력의 통합된 영역 내부에서 내부 호흡으로서 감지된다.

접형기저 접합부(spheno-basilar junction)

접형골과 후두골은 두개골 아랫부분의 대부분을 구성한다. 그것들은 **접형기저 접합부**라는 연골성 관절에서 만난다. 일반적으로 성인기에 융합될지라도, 이러한 관절은 적

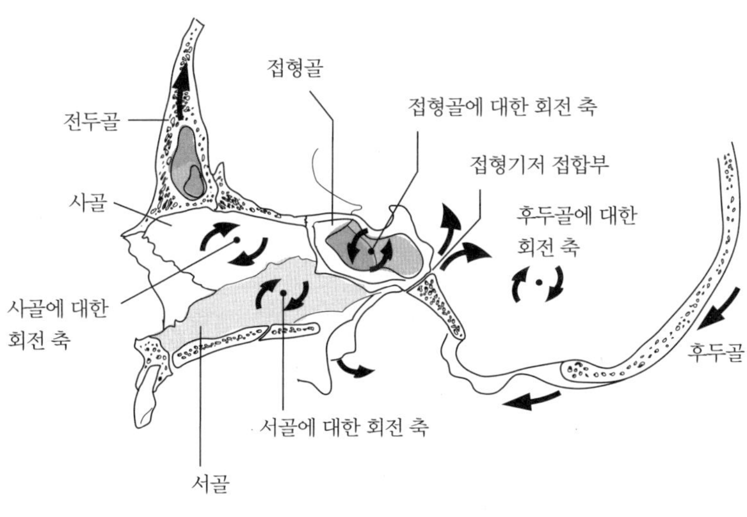

그림 3.16 중심부 골의 흡기/굴곡

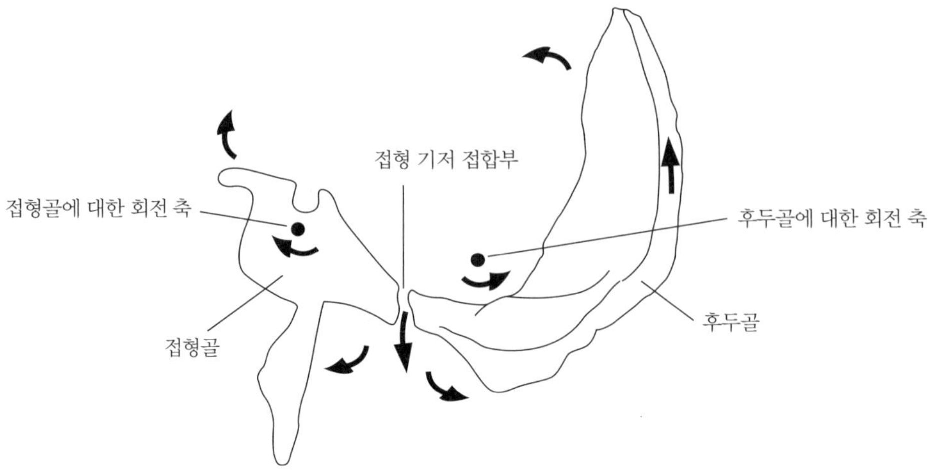

그림 3.17 접형골과 후두골의 호기/신전

은 각도의 움직임을 허용한다. Dr. Sutherland는 이러한 두 골의 하면에서 발생하는 움직임을 묘사하도록 굴곡과 신전이라는 용어를 고안했다(그림 3.16과 3.17 참조). 굴곡은 일차성 호흡의 흡기 주기에 발생하며 아래쪽에서 접형골과 후두골 사이 각도의 좁아짐을 말한다. 신전은 호기 주기 중 발생하며 이러한 각도의 증가를 말한다.

접형골과 후두골이 흡기/굴곡 시기를 보여 주므로, 접형골의 양쪽 대익과 후두골의 뒤쪽 부분 모두는 발쪽으로 아래로 내려간다(그림 3.16 참조). 동시에 접형기저 접합부는 올라간다. 호기/신전 시기 중, 접형골의 대익과 후두골의 뒤쪽 부분은 올라가는 반면, 접형기저 접합부는 내려간다(그림 3.17 참조).

접형기저 접합부는 모든 다른 두개골의 골성 움직임의 본질적인 받침점 또는 회전축으로 간주된다. 사실 접형골은 종종 거기에서 모든 다른 골들이 '벌어지는(gear off)' 톱니처럼 간주된다. 우리 몸에서 모든 다른 중심부 골들의 일차성 호흡은 접형골 기저부의 연결부에서의 움직임에 연관해서 굴곡과 신전으로 명명된다.

인체의 다른 중심부 골들은 후두골의 움직임을 따라가며, 접형골에 대하여 **반대의** 방향에서 회전함에 의하여 그것들의 흡기/굴곡, 그리고 호기/신전을 표현한다(그림 3.16 참조). 그것들은 회전의 자신들의 개별적인 수평축 주위에서 이러한 움직임을 표현한다. 두개골에서 기타 중심부의 골은 전두골, 사골, 서골 그리고 하악골이다.

접형골의 중요성

접형골은 두개천골 개념에서 상당한 중요성을 가지고 있다. 그것은 안와의 뒤쪽 부분과 함께 두개골 전방 바닥의 많은 부분을 형성한다. 많은 뇌신경이 접형골을 통과하거나 주변을 지나가므로 그 신경들의 기능은 접형골에 의하여 영향을 받을 수 있다. 시력과 안면 통증(삼차신경통)을 보이는 문제는 흔하게 이러한 신경의 자극에서부터 결과한다. 이러한 부위에서 일차성 호흡에서 균형을 이룬 표현은 이러한 신경들의 건강한 기능을 위하여 필수적이다.

뇌하수체는 접형골 내부의 터어키안(sella turcica: 터키말로 말안장)이라고 하는 파여 있는 부분 안에 들어 있다. 뇌하수체는 일차성 호흡의 시기 동안 그 안장 안에서 부드럽게 흔들린다. 이러한 흔들림은 분비선을 짜주도록 도와줌으로써 뇌하수체 호르몬의 균형을 이룬 분비를 도와주는 것으로 생각된다. 나는 불임, 만성 스트레스 그리고 생리 문제와 같은 여러 형태의 호르몬 장애를 갖고 있는 환자들을 치료해 왔다. 이러한 사람들의 대부분이 그들의 뇌하수체 기능이 균형을 잡도록 도와주었던 접형골에서의 두개천골 치료로 좋은 효과를 보았다.

더욱이 접형골은 의식의 작용에 대한 깊은 연관성을 갖고 있다. Hugh Milne는 그것이 우리의 삶에서 영적인 시각을 유지하는 능력에 관계된, 우리의 '내부의 눈'이 되는 장소라고 제안한다. 만약 접형골이 일차성 호흡을 표현하는 능력에서 제한된다면, 그것은 우리 의식을 확장하는 능력을 제한할 것이다. 이러한 상태는 우울증 상태에서 흔히 나타난다. 접형골의 움직임이 열리고 자유롭게 되면, 이것은 내부적 시각의 깊이와 넓이를 더해 줄 것이다.

쌍을 이룬 뼈들(paired bones)

외회전과 내회전이란 용어는 인체 내부의 모든 쌍을 이룬 뼈들의 일차성 호흡을 묘사한다. 두개골에서, 이러한 움직임은 주로 전방과 후방(앞에서 뒤로) 축(Z축) 주위에서 발생한다. 일차성 호흡의 흡기 주기 중, 모든 쌍을 이룬 뼈들은 외회전으로 움직인다. 호기 주기 중, 그것들은 내회전으로 움직인다.

두개골의 쌍을 이룬 뼈들은 다음과 같다. 측두골, 두정골, 전두골, 상악골, 구개골, 관골, 누골, 비골 그리고 비강의 비갑개. 전두골은 중심선 골과 같이 존재하는 것과 마찬

가지로, 쌍을 이룬 뼈들처럼 동일한 방식으로 기능하기 때문에 이러한 목록에 포함된다. 이것은 전두골이 본래 이마 봉합(metopic suture)이라고 불리는 중심선을 따라서 하나의 봉합에 의하여 갈라진 두 개의 뼈로 기원했기 때문이다(그림 3.14 참조). 비록 그것이 인구의 약 10%에서 평생 동안 융합되지 않은 채 남을지라도, 전두골은 주로 이러한 봉합에서 약 6세 쯤에 융합된다. 그렇지만 융합될 때조차도, 이러한 봉합 흔적은 약간의 내회전과 외회전을 허용한다. 개별적인 골들의 일차성 호흡에 대한 더 깊은 설명은 그 주제의 어떤 전문서적에서든 찾을 수 있을 것이다.

두개골의 자동 운동성(cranial automatic motility)

봉합들에서 발생하는 가동성에 더해서, 두개골은 기본적인 자동 운동성을 표현한다. 자동 운동성은 그 안에서 부터 발현되고 있는 일차성 호흡의 직접적인 결과이다. 내부 호흡을 만들고 있는 생명의 호흡. 이것은 중간 물결(mid-tide)의 기능이다. 흡기 주기 중, 골들은 양 측면에서 확장하고 넓어짐으로 자체의 자동 운동성을 표현한다. 호기에서는 양 측면에서 좁아짐이 존재한다. 두개골 봉합의 자연적인 벌어짐(분리)은 각각의 흡기 주기 중 발생한다.

자동 운동성은 골의 건강한 작용에 대한 절대적인 전제조건이다. Dr. James Jealous가 관찰했듯, "하나의 뼈가 그 어느 쪽 측면에서든 다른 골과 어떠한 연관성을 갖고 있기에 앞서, 그 뼈는 먼저 자체 내부에서 반드시 어떤 연관성을 보유해야 한다." 자동 운동성과 벌어짐의 균형을 이룬 표현은 그 뼈의 기능이 건강하다는 증거이다.

상호연결(inter-connections)

두개골의 모든 뼈들은 일차성 호흡의 특정한 패턴을 표현하지만, 서로 연결된 톱니바퀴와 유사하게, 서로 간에 밀접한 관계에서 기능한다. 두개골의 율동적 파동의 수준에서, 이러한 뼈들은 보다 깊은 물결에 의하여 움직임이 만들어지고 내재한 막들에 의하여 조절되는, 물결 위에 떠 있는 코르크처럼 인식될 수 있다. 골과 막은 그러므로 동시적으로 함께 움직인다. 중간 물결(mid-tide)의 수준에서, 골들과 막을 포함하는 움직임의 통합된 영역은 직접적으로 감지된다. 결과적으로 두개골은 조직의 이러한 연속성에서 그저 보다 단단한 장소로 생각될 수 있다. 두개천골 치료사에 의하여 두개골들은 아래 놓인 상호 긴장막을 포함하는 어떠한 문제의 촉진과 치료를 위한 손잡이로서 빈번하게 이용된다.

모든 이러한 조직들이 자체의 가동성과 자동 운동성을 자유롭게 표현할 수 있다면, 그것들은 생명의 호흡과 그 배열순서 원칙의 분산을 허용하게 된다. 그렇지만 다른 조직에 대한 그것들의 연관성의 결과로서, 두개골들의 제한은 어딘가에서 여러 가지 생리적인 기능의 작용에 영향을 줄 수 있다. 각별히 뇌척수액의 출렁임과 중추신경계의 가동성이 영향을 받게 될 것이다. 비슷하게, 인체 내부의 통합의 결과로서, 다른 부위에서 시작하는 움직임의 비활성이 두개골의 제한으로 이끌릴 수 있다.

모든 골들은 그것들의 개별적인 위치와 기능에 연관된 의미를 담고 있다. 예를 들어, 안면의 전방에서 상악골은 눈, 코, 공동 그리고 입의 작용에 밀접하게 연관된다. 그렇지만 하나의 골의 일차성 호흡을 방해하는 스트레스성 힘은 건강하게 기능할 능력을 막게 될 것이다. 비록 두개골들 모두가 중요한 기능을 갖겠지만, 제한이 존재할 때 어떤 일이 발생하는지 한 가지 예를 제공하기 위하여 다음 단락에서 측두골에 대하여 보다 상세하게 설명할 것이다.

측두골

두 개의 측두골은 머리의 양 측면에 위치하며 또한 두개골 기저부의(바닥의) 일부분을 형성한다(그림 3.13 참조). 그것들은 정교하고 복잡한 설계도를 가지고 있다. 일차성 호흡의 움직임을 위하여 의도된, 물고기의 아가미와 비슷한 것으로 맨 먼저 Dr. Sutherland에게서 떠올랐던 것은 빗각을 이룬 측두골의 봉합이었다. 측두골은 7개의 다른 두개골과 관절한다.

1. 후두골(occipial bone)
2. 접형골(sphenoid)
3-4. 두 개의 두정골(parietal bones)
5-6. 두 개의 관골(zygomae)
7. 하악골(mandible)

측두골은 후두골과 접형골 사이 쐐기 모양의 공간을 채워 주며, 종종 이러한 두 개의 골들과 함께 꼼짝할 수 없게 되며 결과적으로 많은 중요한 구조들이 압박될 수 있다. 난산이나 오랜 분만 시간과 같은 물리적 외상은 이것의 흔한 원인이 된다.

일단 체액이 정맥동 체계를 통해서 배출된 후, 그것의 약 95%는 **경정맥공**(jugular foramen)이라고 불리는 두 개의 작은 구멍을 통해서 머리로부터 빠져나간다. 경정맥공은 각각의 측두골과 후두골 사이에서 형성된 봉합 내에 위치한다. 만약 그 경정맥공의 어느 부위라도 좁아진다면, 머리로부터 체액 배출은 손상받게 될 것이다. 충혈성 두통 그리고 피로감 등이 흔하게 발생한다. 경정맥공은 또한 광범위하게 영향을 주는 미주신경을 포함한 세 개의 뇌신경을 포함한다. 이러한 신경의 기능도 역시 압박에 의하여 자극받게 된다(5장 '뇌신경' 참조). 이러한 봉합이 분리되도록 도와주는 두개천골요법은 두개골의 충혈 또는 신경 자극의 효과적인 완화를 가져올 수 있다.

더욱이 측두골은 청각과 균형의 장기를 담고 있다. 이러한 장치는 일차성 호흡이 손상될 때 방해받게 된다. 난청, 이명 그리고 어지럼증과 같은 문제가 생긴다. 귀 안에서 공기의 압력을 안정시키는 **유스타키오관**도 역시 영향을 받을 수 있다. 이것은 종종 귀의 감염에 대한 경향을 만들어 낼 것이다.

측두골은 또한 상호 긴장막 체계와 밀접한 연속성에서 작용한다. 소뇌천막은 측두골의 안쪽에서 추체 융기(petrous ridges)를 따라서 부착하며, 중요한 정맥동들이 이러한 막 내부에 담겨진다(그림 3.9 참조). 상호 긴장막을 통하여 전해지는 문제와 함께, 정맥동 배출도 비활성의 패턴에서 증상이 나타날 것이다.

하악골(턱뼈)은 귀의 바로 앞에 위치한 측두 하악간 관절에서 측두골과 관절한다(그림 3.13 참조). 이 관절은 우리가 먹고, 마시고, 말하거나 하품하는 매순간마다 움직이는 우리 몸에서 가장 많이 사용되는 관절이다. 측두골의 위치와 움직임은 측두 하악 관절의 작용에 직접적으로 영향을 준다. 턱관절의 통증, 턱관절의 염발음(crepitation), 입의 제한된 벌림, 치과적 문제, 두통, 경부 및 견부의 통증, 청각 문제, 연하의 어려움, 이명, 어지럼증 그리고 안면의 통증을 포함하는 임상 증상의 광범위한 증상이 이러한 관절에서 나타날 수 있다.

측두골의 문제가 만들게 되는 광범위한 결과의 인식을 통해, Dr. Sutherland는 그것들을 '장난 유발자(mischief makers)' 라고 언급했다. 그렇지만 이러한 골들이 일차성 호흡 기전의 다른 부분에 단지 영향을 줄 뿐만 아니라, 다른 부분에 의해서 영향을 받을 수도 있기 때문에 이것은 쌍방의 관계이다.

두개천골 치료에서 핵심 사항은 일차성 호흡이 회복될 때 건강을 위한 몸의 청사진과 연결이 재확립되므로, 이것을 통해 두개골들과 자체의 상호연관성의 정상적인 기능으로 회복이 생긴다는 것이다.

5) 골반의 장골 사이에서 천골의 불수의적 움직임

천골이란 단어는 '신성한(sacred)' 이란 단어와 연관된다. 천골은 다섯 개의 융합된 추골로 구성된 커다란 삼각형 모양의 뼈이다. 천골은 골반의 두 장골(ilium) 사이에 끼워지며, 그 위로 척추의 나머지 부분이 올라앉은 바탕을 구성한다. 그것은 양 측면에서 천골과 장골간 관절을 통해서 골반의 뼈와 관절한다. 그러므로 천골은 척추의 바탕이 되며 전체 체간의 하중을 받치도록 도와준다. 그와 같이, 천골은 척추 나머지 부분의 건강한 작용에서 중요한 역할을 수행한다. 천골에 영향을 주는 어떠한 비활성도 위에 놓인 척추의 작용을 변화시킬 수 있다. 이것은 요통의 흔한 원인이 된다.

천골이 **인대**라고 불리는 결합조직의 단단한 띠에 의하여 골반 뼈와 바로 위의 추골로 단단하게 고정된다. 그럼에도 불구하고, 천장 관절은 약간의 움직임을 허용할 수 있도록 충분히 유연하다. 수의적인 움직임은 걷기나 달리기와 같은 움직임 중 발생하며, 불수의적인 움직임은 일차성 호흡의 상이한 시기 중 발생한다. 천골을 골반으로 이어 주는 어떠한 근육도 존재하지 않으므로 여기서 발생하는 모든 움직임(수의적이든 불수의적이든)들도 다른 원인에 의하여 만들어져야 할 것이다.

위에서, 그러므로 아래로

앞서 언급했듯이, 경막의 관은 그 위쪽 끝에서 후두골로 단단하게 부착되지만, 그것이 천골의 두 번째 추골에 도달할 때까지는 아무것도 부착하지 않는다. 이러한 중심부 연결은 천골을 일차성 호흡 기전의 통합된 부분으로 만들어 준다. 비교적 비탄력적인 경막관은 후두골과 천골의 일차성 호흡을 이어 주도록 도와준다(그림 3.12 참조). 후두골이 흡기/굴곡 그리고 호기/신전으로 흔들리므로, 천골도 동시에 움직인다. 추가로 이러한 불수의적인 천골의 움직임은 뇌척수액의 종방향 출렁임(longitudinal fluctuation)에 의하여 부드러운 추진력을 얻게 된다. 천골이 일차성 호흡 기전의 나머지 부분에 직접적으로 연결되기 때문에, 천골의 움직임은 이러한 다른 부위에 의해 쉽게 영향을 받거나 이환될 것이다.

천골의 움직임(sacral motion)

천골이 단일한 중심부 뼈이므로, 그 굴곡과 신전은 수평 축 주위에서 발생한다고 설명될 수 있다. 이러한 움직임에 대한 회전의 축은 경막이 부착하는 곳인 두 번째 천추(S2)에 위치한다. 또한 단일한 중심부 뼈로서, 천골은 접형골에 대하여 반대 방향으로 회전한다. 접형골이 흡기/굴곡으로 움직일 때, 천골의 상면(천골 기저부라 불림)은 후방으로 상방으로 회전하는 반면, 그것의 아래쪽 부분은 전방으로(치골 결합 쪽으로) 그리고 하방으로 움직인다(그림 3.12 참조). 자동 운동성은 흡기 주기 중 뼈의 넓어짐과 풀어짐으로서 천골에서 광범위하게 표현된다. 호기에서 그것은 좁아지며 위로 감긴다.

신경 자극(nerve irritation)

생식과 배출의 장기를 조절하는 신경은 천골 내에서 작은 구멍을 통해서 나온다. 만약 천골이 어떤 특정 자세로 제한되어 생길 수 있는 압박을 받는다면 이러한 신경들이 자극받게 될 것이다. 천추신경의 자극은 부인과(gynecology)와 생식기, 배변과 배뇨의 경로 장애를 만들 수 있다. 신경들은 또한 하지의 많은 근육들을 조절하는 큰 좌골신경을 형성하기 위하여 천골을 빠져나온다. 만약 이러한 신경이 자극받게 된다면, 그것은 좌골신경통의 통증을 유발할 수 있다.

천골은 그 움직임에 영향을 줄 수 있는 육체적인 영향과 함께, 심리적인 상태의 광범위한 영향을 받는다. 천골의 위치와 기능 때문에 불안정한 느낌, 기초 소양의 문제, 성적 학대나 안정된 환경 결여 등의 경험은 일차성 호흡의 천골 패턴에서 자주 반영된다.

전신(the whole body)

전신의 모든 부분들은 생명과 움직임의 그 단일한 영원한 법칙에 복종해야 한다.

– Dr. A.T. Still

일차성 호흡 기전의 다섯 가지 중심 측면은 경막 체계와 직접적인 관계를 가지며, 모두가 인체의 중심부 근처에 위치한다. 아무튼 일차성 호흡의 표현은 이러한 중심 조직들로 한정되지는 않으며, 그것은 전신의 반응이다.

결합조직(connective tissues)

두개천골 요법의 기본적인 원리 중 하나는 우리 몸 안의 모든 것들이 다른 모든 것들과 연결된다는 것이다. 인체의 결합조직은 이러한 통합된 체계의 중요한 부분이 된다. 머리에서 발끝까지, 그리고 일차성 호흡 기전의 중심부에서부터 인체의 표면까지 결합조직의 연속적인 그물망이 존재한다. 이러한 조직들은 어떤 특정한 방식에서 일차성 호흡을 표현한다.

경막 체계는 우리 몸에서 결합조직의 끊임없는 연결사슬의 한 부분이다. 이러한 막은 두개골과 천골의 안쪽 골막(덮개)으로 연속된다. 다른 결합조직은 이러한 골들의 바깥쪽 골막과 이어진다. 결합조직의 섬유(띠)가 두개골의 아랫부분에서 부착부(대후두공의 주변에서 고리 모양의 연결–역자 주)를 시작으로 아래로 매달리며, 인체의 전체 길이를 가로지르는 종방향의 구획을 형성한다. 이러한 종방향의 조직은 인체의 여러 장기들과 내부 구조들을 감싸 주는 커다란 관과 비슷하게 두개골로부터 매달린다(그림 3.18 참조). 더욱이 각각의 신경이 척추 강을 나오면서 척추의 경막관과 함께 이어지는 조직들의 경막 소매(dural sleeve: 신경근을 싸주는 경막–역자 주)로 덮이게 된다(그림 3.19 참조). 일단 이러한 경막 소매가 척추 강을 빠져나오면, 그것들은 인체의 나머지 부분의 결합조직 그물망과 합쳐지며, 하나의 전체로서 인체에 일차성 호흡 기전의 중심 조직을 이어 주게 된다.

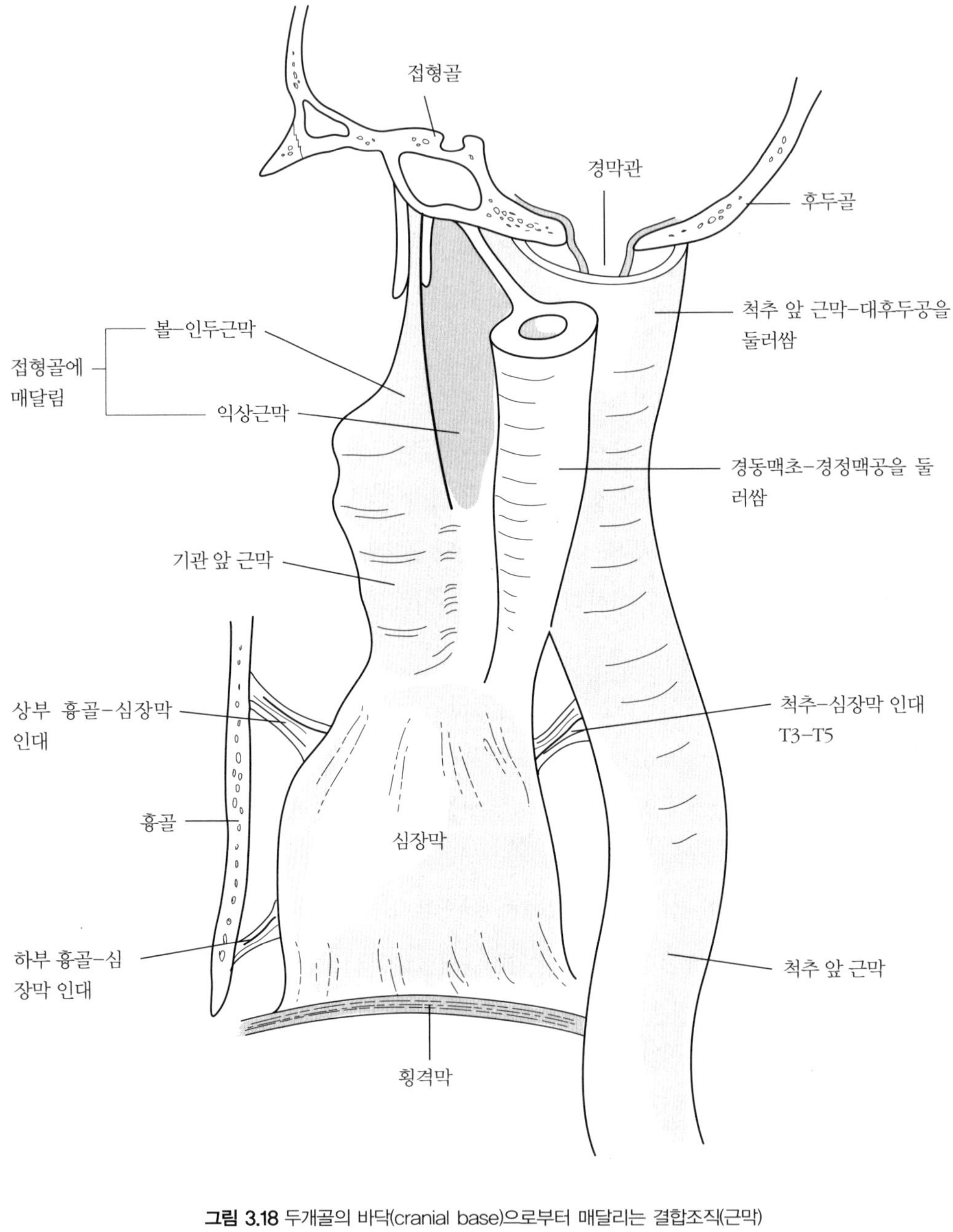

그림 3.18 두개골의 바닥(cranial base)으로부터 매달리는 결합조직(근막)

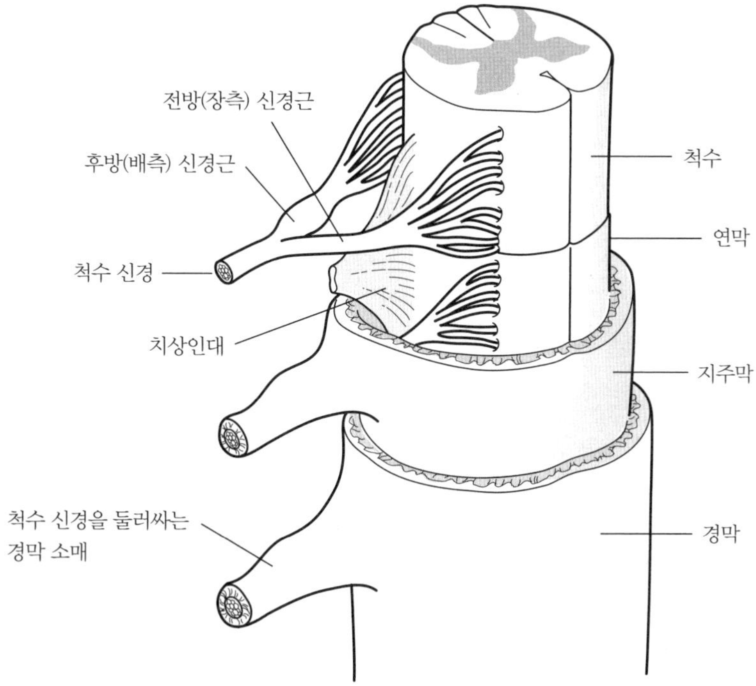

그림 3.19 결합조직 층으로 싸인 척추신경의 형성

근막의 역할(role of fascia)

근막은 전신에 걸쳐서 보이는 결합조직의 한 형태이다. 그것은 상이한 인체 구조를 구획화하도록 도와주는 지지(支持)의 장기의 일종이다. 피부의 바로 아래에 놓인 근막의 표면층 그리고 인체의 내부 구조 모두를 둘러싸는 심부의 층이 존재한다. 각 신경, 근육, 골 혈관, 분비선 그리고 인체의 장기들은 심부 근막에 의하여 둘러싸이며—각각의 개별적인 신경섬유, 근육섬유 그리고 섬유소의 각 그룹에서도 그러하다. 사실 모든 인체 내부의 '모든 것들' 은 근막으로 둘러싸인다. 만약 당신이 인체의 내부 물질들 모두를 빼내 버린다면, 근막으로 이루어진 각각의 인체 부분들의 층만 남겨 둘 수 있을 것이다.

하나의 근육, 신경 또는 장기 등의 주변 근막은 이러한 구조물이 이용할 수 있는 공간을 결정하므로 그것들의 모양을 유지해 준다. 추가로, 근막은 모든 부분들을 함께 이어주는, 인체를 통합하는 하나의 통합성 조직 체계를 형성한다. 그것은 인체의 모든 영역들이 움직임의 조화로운 패턴에서 함께 작용하도록 도와준다. 그럼으로써 각각의 개별적인 부분 그리고 전체로서 인체의 구조와 기능은 어느 정도 근막에 의하여 조절된다. 결과적으로 근막은 우리의 건강을 유지함에 있어 중요한 역할을 보유한다.

근막 활주(fascial glide)

건강할 때, 전신에 걸친 모든 근막성 구획들은 내부적인 자동 운동성(motility)을 표현하는 것과 함께, 서로 간의 관계에서 미끄러진다. 상이한 근막성 층 사이에 보이는 체액은 이러한 활주 움직임이 보다 쉽게 발생할 수 있도록 모든 마찰력을 감소시키도록 도와준다. 이러한 근막 활주는 우리의 보다 분명한 수의적인 움직임 중에 그리고 우리의 미세한 일차성 호흡 움직임 중에 모두 발생한다. 근막 활주는 인체의 모든 개별적인 부분들이 이웃한 부분들에 대하여 쉽게 움직이도록 허용하고, 그것들이 보유하고 있는 장기나 조직 구조의 내부 호흡 또는 자동 운동성에 맞춰 준다. 장기들을 둘러싸는 근막에 의하여 제공된 저항이 전혀 존재하지 않을 때, 모든 조직들은 호흡할 수 있는 충분한 공간을 갖게 되므로 건강의 본질적인 특징을 표현할 수 있게 된다.

체액성(fluidic nature)

체액은 전신 중량의 평균 65%를 구성하는 수분과 함께, 우리 몸의 모든 곳에 존재한다. 우리 몸은 특성상 기본적으로 체액성이다. 앞서 우리는 생명의 호흡이 지닌 잠재력이 체액성 중계물(뇌척수액과 체액-역자 주) 내부에서 전신에 걸쳐 전해진다고 언급했다. 잠재력이 체액 내부로 스며들면서, 그것은 어떤 율동적인 종방향의 출렁임을 만들게 된다. 이러한 물결 비슷한 현상은 단지 뇌척수액만이 아닌 인체의 모든 체액에 의하여 표현된다. 뇌척수액(CSF)이 생명의 호흡을 전달하는 일차성 중계물로 간주되는 반면, 이러한 기능은 모든 다른 체액과 공유하게 된다.

결합조직도 역시 상당 부분 체액으로 구성된다. 결합조직은 얇은 막으로 함께 엮인, 속이 빈 **콜라겐**과 **엘라스틴** 섬유로 형성된다. 이러한 섬유들은 체액으로 이루어진 바탕질 내부에 담긴다. 액체성 바탕질은 지극히 물 같은 것에서부터 보다 끈적한 겔 비슷한 상태를 보유하는 것까지 달라질 수 있다. 바탕질의 액체성 특성, 그리고 콜라겐과 엘라스틴의 구성량과 배열에 따라서 상이한 조직 형태의 다양성이 만들어진다.

흥미롭게도, 결합조직 내부에서 바탕질은 뇌척수액(CSF)과 매우 유사한 조성을 가지고 있다. 더욱이 뇌척수액(CSF)과 비슷하게 결합조직 내부 체액도 역시 물결 비슷한 율동적 움직임을 표현한다. Claire Dolby D.O.는 "두개골 개념의 핵심 수준에서, 뇌척수액이 경막 내부에서의 생명의 호흡이 지닌 잠재력을 표현한다. 전신에서는 세포적 수준과 조직적 수준에서 간질성의 그리고 림프의 체액들이 이러한 역할을 수행한다"라고 언급했다.

잠재력의 전달자

뇌척수액(CSF) 소량이 척추 신경을 둘러싸는 경막 소매(dural sleeve: 경막의 신경근층－역자 주)를 통해서 척추 강을 빠져나온다(뇌척수액에 관한 앞의 단락 참조). 이러한 결합조직의 속이 빈 콜라겐[7] 섬유는 그것에 의하여 이러한 현상이 발생하는 요인으로, 우리 몸의 나머지 부분들 내부로 뇌척수액(CSF)을 전달하도록 도와주는 것으로 보여 왔다. 이것은 뇌척수액이 전신에 잠재력을 제공한다는 Dr. Sutherland 본래의 가설을 뒷받침한다.

콜라겐 섬유의 이러한 내부의 그물망을 통해서 근막은 그것에 의하여 생명의 호흡의 잠재력이 전신에 걸쳐 전해지는 그 기전의 하나로 볼 수 있다. 정골의학의 초석을 다진 Dr. Still도 그가 다음처럼 적었을 때 근막의 중요성을 확인했다.

> 이러한 철학은 그 위에서 우리가 설 수 있는 하나의 기초로서 근막을 선택했으며…… 그것의 작용을 통해 우리는 살아가고 그것의 붕괴에 의하여 우리는 죽게 된다……. 순수한 생명수의 완전한 흐름을 보유한 인간의 영혼은 그의 인체 근막 내부에 머무르는 것으로 보인다.

잠재력의 전달자로서 작용하는 근막의 능력은 이스라엘 생물공학 교수인 Dr. Zvi Karni가 시행한 연구에 의하여 더 깊이 주장된다. 그는 "근막이 전기를 전도할 수 있으므로 전신에 걸쳐 에너지를 전해 주도록 도와준다"고 제안한다. Herbert Frohlich와 Fritz Popp과 같은 다른 연구자들은 모든 살아 있는 세포가 파장 길이의 폭넓은 다양성

---

7) 콜라겐의 구조가 아주 미세한 관 모양 섬유로 이루어지며, 이러한 관을 통해 뇌척수액이 빠져나온다는 것을 주장.

으로 빛을 방출한다는 것과 그것으로 세포들이 서로 간에 의사소통함에 있어서 어떤 중요한 방식임을 설명하였다. Dr. Will Wilson에 따르면, "암에서 빛의 발생은 현저히 감소되므로 세포 간의 의사소통을 위한 잠재력이 감소된다. 암 세포는 마치 그 유기체의 나머지 부분들과 관계가 없는 듯 작동하며, 통제되지 않은 채 증식한다. 그러므로 세포의 건강을 위하여 빛을 기반으로 한 의사소통 체계가 필수적인 것으로 보인다". 근막조직의 구축(굳어짐)이 전기를 전도할 수 있는 자체의 능력을 방해하며, 아마도 세포 수준에서 빛을 전달하는 자체의 능력도 방해할 개연성이 있다. 이것은 인체의 상이한 부분들 사이에서 기능 분리의 한 중대한 원인이 될 것이다.

중심부 그리고 말초부

근막은 유연하고 단단하며 역시 비교적 비탄력적인 특성을 보유한다. 어느 한 부위를 당김 또는 비틀림의 영향은 또 다른 부위로 쉽게 전해질 수 있다. 근막 그물의 어느 부분에서 근막성 활주의 불균형이나 제한은 다른 부위로 영향을 줄 수 있으므로 그것의 일차성 호흡을 표현하는 인체의 능력을 감소시킬 수 있다. 반흔조직은 이것의 흔한 원인 중 하나이다.

인체의 근막성 층이 상호 긴장막 체계와 연속되기 때문에, 인체의 말단부에서 근막에 영향을 주는 스트레스 패턴이 일차성 호흡 기전의 중심부로 되먹임(feedback) 되어질 수 있고 그 반대도 가능하다. 근막성 그물 내부에서 비활성은 인체의 내부 장기로 압박을 줄 수 있을 것이다. 이것은 그 장기의 고유한 가동성 그리고 건강을 표현하는 자체의 능력을 감소시킬 수 있다.

인체는 서로 간에 연관돼서 움직이며 작용하는 모든 부분들과 함께, 하나의 통합된 체계로서 작용한다. 이것으로 인해서, 치료사가 환자의 발에 자신의 손을 올리고 일차성 호흡이 전신에 걸쳐 어떻게 표현되고 있는지 촉지하는 것을 가능하게 만든다. 이렇게 할 때 인체의 반대쪽 끝에 있는 조직들이 어떻게 작용하는지 눈치채는 것 역시 경험이 풍부한 치료사에게는 그렇게 어렵지 않다. 근막성 그물의 연속성은 그것을 통해서 이러한 방식의 촉진을 가능하게 만드는 하나의 중계물이다. 이러한 원리는 뒤에 나올 진단에 관한 장에서 더 깊이 탐색할 것이다.

종방향 배열(longitudinal arrangement)

근막의 대부분은 인체의 길이를 따라서 세로 띠로 배열된다. 만약 생명의 호흡이 건강하고 균형 있게 표현된다면, 결합조직의 이러한 띠는 서로 간의 관계에서 자유롭게 미끄러지며 전신에 걸쳐 일차성 호흡의 건강한 전달을 허용한다.

근막의 두드러진 세로 배열로 인해서, 일차성 호흡은 근막성 그물을 통해서 주로 세로 방향으로 전달된다. 이러한 물리적 배열은 인체를 통하여 주로 세로 방향으로 전달된다. 동양의학에서, 에너지 또는 기는 주로 경락이라고 불리는 세로 방향 채널을 따라서 전신을 지나는 것으로 생각된다.

가로 횡격막(transeverse diaphragms)

그렇지만 근막의 중요한 횡방향(수평의) 배열이 위치하는 장소인 네 개의 핵심 부위도 존재한다(그림 3.20 참조). 이러한 횡으로 가로지르는 (횡)격막은 다음에 놓인다.

1. 두개골의 기저부(cranial base)
2. 흉곽의 입구(thoracic inlet)
3. 호흡기 횡격막(respiratory diaphragm)
4. 골반 횡격막(pelvic floor)

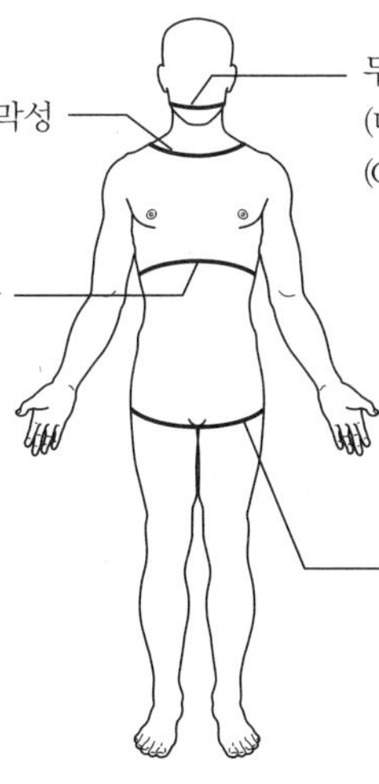

그림 3.20 주된 횡단의 격막

횡방향의 근막이 찾아지는 부위들은 인체 내부에서 전환의 절대적인 장소이다. 그것들은 상이한 인체의 강(공간)을 구획하도록 도와준다. 예를 들어, 호흡기 횡격막은 가슴에서부터 복부를 분리시키며, 골반 횡격막은 골반 바닥의 경계를 만들게 된다.

자체의 자연스러운 끊김 없는 일차성 호흡을 표현할 때, 체액과 잠재력은 물이 깔때기의 모양을 따라서 퍼지는 방식과 유사한 방법으로 가로 방향의 횡격막을 통해서 자유롭게 이동한다. 그렇지만 가로 방향의 횡격막의 수축은 흔히 근막성 활주와 일차성 호흡의 표현에 대한 제한 장소로 작용한다.

이러한 이행(전환)의 부위는 그곳에서 감정과 느낌의 흐름이 종종 막히게 되는 장소로서 인체 심리치료사에 의하여 알려져 왔다. 이러한 장소는 우리가 스트레스 하에서 차단할 수 있는 장소이며, 머리와 체간, 복부와 가슴 또는 하지와 체간들 사이와 같은 장소들에서 기능적인 분리[8]를 만들게 된다.

내부 장기들

생명의 호흡에 활력을 주는 힘은 인체의 모든 골격, 조직, 장기 그리고 혈관 내부에서 표현된다. 인체의 내부 장기들은 흡기 중 넓어짐과 호기 중 좁아짐으로 자체의 일차성 호흡을 표현한다. 동시에, 흡기 주기에서 심장, 위 그리고 방광과 같은 단일한 장기는 수평의 축 주위에서 굴곡을 표현하고 호기 주기에서는 신전을 표현한다. 쌍을 이룬 신장과 폐와 같은 장기들은 외회전과 내회전으로 움직인다. 일차성 호흡의 공통된 원리가 여기에도 적용된다. 각각의 장기에 의하여 표현된 움직임의 특정한 패턴은 발생학적 발달의 패턴을 따라간다.

척추의 움직임

척추(spine)는 인체를 받쳐주는 중심 기둥이다. 척추의 긴장도와 유연성은 인체 내부 많은 기능들의 균형을 유지하기 위한 핵심 요소가 된다(그림 5.5 참조). 척주(spinal column)는 보다 확실한 수의적 움직임에 더해서 일차성 호흡의 미세 움직임을 표현한

8) 인체는 모든 부분이 서로 연계해서 작용해야 하지만 스트레스, 통증, 반흔 조직 등으로 서로 간의 연계가 끊어지게 된다. 이러한 상태를 기능적 분리라고 한다- 역자 주.

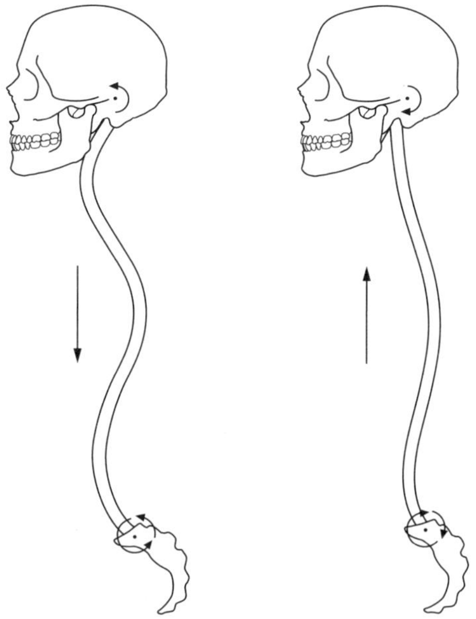

그림 3.21 굴곡과 신전에서 척추의 만곡

다. 전체적으로 척주는 흡기/굴곡 시기에 올라가는 성향이 있는 반면, 그것의 커브(만곡)는 펴지게 된다. 그것은 이어서 호기/신전 시기에 내려가며, 그것의 만곡은 보다 심해지게 된다(그림 3.21 참조). 개별적인 추골은 굴곡과 신전으로 미세한 흔들림으로 일차성 호흡을 표현한다.

근육의 움직임

근육 역시 일차성 호흡을 표현한다. 비록 일차성 호흡 기전의 중심에 직접적으로 연결된 것은 아니지만, 두개골 또는 천골로 부착된 근육들은 어떤 중요한 영향을 미치게 된다. 수축된 근육은 외부로부터 인체의 중심 조직으로 압박을 주게 될 것이다. 종종 근육계에 영향을 주고 있는 비활성은 일차성 호흡 기전의 중심부 조직 내부에서 균형을 찾기 위한 전제 조건으로 다루어질 필요가 있다.

전신의 호흡

전체로서 인체는 호기에서 좁아짐으로, 이어지는 흡기 주기에 양측면으로 넓어짐으로 일차성 호흡을 표현한다(그림 3.22 참조). 사지는 외회전과 내회전으로 움직이며 양발은 배측굴곡과 저측 굴곡으로 움직인다. 배측굴곡은 그 주기 중 발등이 정강이 뼈 근처로 가깝게 움직이는 흡기 주기 중 발생하는 족관절에서 굴곡의 움직임을 말한다. 족저굴곡은 발끝 서기와 같이 발등이 정강이 뼈에서부터 더 먼 쪽으로 움직일 때인 호기 주기에서 발생하는 반대 방향에서의 움직임을 말한다.

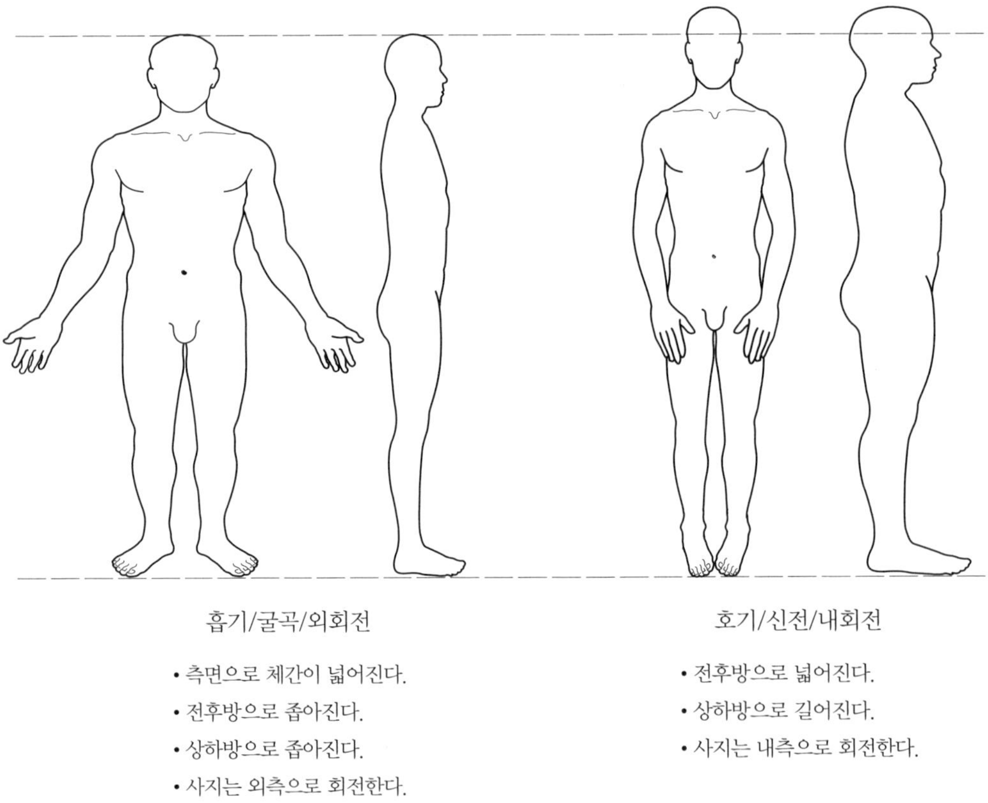

그림 3.22 전신의 일차성 호흡 움직임

일차성 호흡 체계의 요약

일차성 호흡 체계는 이러한 움직임이 나오는 잠재력과 정지(stillness)를 바탕으로, 생명의 호흡에 의하여 만들어진 모든 미세한 리듬을 말한다. 일차성 호흡 체계의 상이한 측면은—긴 물결(long-tide), 중간 물결(mid-tide), 그리고 두개골의 율동적 파동—생명의 호흡의 필수적인 배열순서의 잠재력을 전달하도록 도와준다.

두개골의 율동적 파동은 이러한 체계의 가장 바깥의 그리고 가장 표면적인 측면이며, 두개천골의 움직임이라고 불리는 특수한 조직의 움직임으로 전신에 걸쳐 표현된다. 또 다른, 보다 느린 물결의 리듬이 이러한 움직임의 바탕에 놓이게 되며 그것 이면의 본유의 힘이 된다. 중간 물결(mid-tide)은 생명의 호흡이 지닌 생체역동적(biodynamics)인 잠재력의 발현으로 발생한다. 이러한 발현은 인체의 체액 체계 내부에서 발생한다. 긴 물결(long-tide)은 우리의 형태와 기능을 위한 절대적인 청사진을 깔아 주는 움직임의 폭넓은 영역으로서 표현된다. 그것은 우리의 가장 기본적인 조직을 구성하는 힘인 것이다.

일차성 호흡이 우리 몸 안으로 건강을 위한 절대적인 청사진을 전해 주므로, 이러한 움직임의 자유로움과 건강의 표현 사이에는 너무도 직접적인 연관성이 존재한다. 모든 건강한 조직들은 생명의 호흡으로 완전하게 호흡하며, 이것은 일체성과 균형을 이룬 기능을 유지하게 된다.

일차성 호흡 기전의 요약

일차성 호흡 기전은 생명의 호흡을 표현함에 있어서 핵심 역할을 수행하는 우리 몸의 중심에 위치한 조직들과 체액을 설명한다. 일차성 호흡 기전은 개별적인 부분들이 상이함을 보유하지만, 중대한 기능을 갖고 있는 자동차와 비슷하게 간주될 수 있다. 인체의 뼈들은 톱니바퀴의 톱니처럼 굴곡/외회전과 신전/내회전으로 움직인다. 상호 긴장막은 바퀴의 축과 같으며, 그것들의 움직임에서 뼈를 안내한다. 중추신경계의 흡기와 호기는 엔진 내부의 피스톤과 같다. 뇌척수액은 연료에 비유될 것이다. 생명 호흡의 잠재력은 연료를 발화시키며 전체 자동차를 움직이는 점화불꽃인 것이다. 본래의 기질은 바로 그 설계이다. 운전사는 의식이며 인체 작용의 형태는 어떤 사고 또는 외상에 의하여 조건

	흡기/굴곡/외회전 시기	호기/신전/내회전 시기
뇌척수액	종방향으로 올라가며 양 측면으로 퍼진다.	종방향으로 내려가며 양 측면에서부터 모이게 된다.
중추신경계	양 측면으로 넓어진다. 뇌는 제3 뇌실의 전방 벽을 향해서 전방으로 회전한다.	양 측면에서 좁아진다. 뇌는 제3 뇌실의 전방 벽에서부터 멀어지며 회전한다.
뇌실	넓어진다.	좁아진다.
대뇌겸과 소뇌겸	앞에서 뒤쪽으로 좁아진다. 소뇌천막은 양측으로 넓어진다. 척수의 경막은 올라간다.	앞에서 뒤쪽으로 길어진다. 소뇌천막으로 양측에서 좁아진다. 척수 경막은 내려간다.
단일한 중심부 뼈들	수평의 축 주위에서 굴곡으로 움직인다. 다른 뼈들은 접형골에 대하여 반대 방향으로 회전한다.	수평의 축 주위에서 신전으로 움직인다. 다른 뼈들은 접형골에 대하여 반대 반향에서 회전한다.
쌍을 이룬 뼈들	측정한 전후방의 축 주위에서 외회전으로 움직인다.	전후방의 축 주위에서 내회전으로 움직인다(그것들의 외회전과 반대로).
단일한 장기들	흡기/굴곡으로 움직인다.	호기/신전으로 움직인다.
쌍을 이룬 장기들	흡기/외회전으로 움직인다.	호기/내회전으로 움직인다.
양 발	외측으로 회전하며 배측굴곡한다.	내측으로 회전하며 저측굴곡한다.
양 팔	외측으로 회전한다.	내측으로 회전한다.
전신	양 측면으로 넓어지며 앞에서 뒤쪽으로 좁아진다.	양 측면으로 좁아지며 앞에서 뒤쪽으로 넓어진다.

그림 3.23 일차성 호흡 움직임

화되는 것이다!

그림 3.23은 인체의 조직들이 그것들의 일차성 호흡을 표현하는 특정한 방식의 요약을 제공한다.

일차성 호흡 움직임

흡기와 호기는 뇌척수액과 중추신경계의 일차성 호흡을 묘사하도록 사용된 특수한 용어이다.

굴곡/신전 그리고 외회전/내회전은 우리 몸의 뼈, 장기 그리고 막들을 묘사한다(그림 3.23 참조). 모든 이러한 섬세한 움직임은 정중선 주위에서 자연적으로 배열되며 우리의 발생학적 발달 중 발생하는 성장의 패턴을 따라간다.

제 4 장

지성적인 인체

인체란 무엇인가?

조금은 전체 우주를 담고 있는,

당신 사랑의 그림자의 바로 그 그림자.

– JELALUDDIN RUMI –

핵심 원리

잠재력의 모든 것이 있어야 가장 잘 알려진 순서 없이 행동할 수 없으며, 이것은 생명과 마음의 수의적인 그리고 불수의적인 명령을 보고하며, 그것에 의하여 세상은 추진되고 움직여지고 있다.

– Dr. A.T. Still

두개천골의 분야 이면의 원리 중 하나는 자연이 너무도 지혜로우며 실수하지 않는다는 것이다. 자연은 그 상황이 어떠하든 항상 균형을 추구한다. 이것은 신념이 행동하여 나온 생각이라기보다는 창조의 전체 과정을 통해 작용하는 듯 보이는 그 어떤 것이다. 세상이 돌아가는, 숲이 다시 울창해지는, 또는 상처가 치유되는 방식은 바로 이것의 예가 될 것이다. 더욱이 우연은 절대로 생기지 않는 것으로 보인다. 질병이나 고통과 마찬가지로, 건강과 행복은 원인과 조건의 하나의 특정한 설정으로 인해서 생겨난다. 만약 우리가 생각하길 멈춘다면, 우리는 이러한 지성이 자신의 삶에서 작용하는 방식을 깨닫게 될 것이다.

과학과 기술

두개천골 접근법은 치료 시 자연의 법칙을 관찰함으로 발전을 이룬 건강을 도와주는 한 가지 방식이다. 그것은 과학이며 기술인 것이다. Donald 의학사전에 따르면, 과학으로서 이것은 "자연적 현상을 지배하는 법칙을 발견하려는 목적에서 자연의 현상을 체계적으로 관찰하는 것"이다. 기술로서 그것은 이러한 법칙의 능숙한 적용을 포함한다. 이러한 치료에 기반을 둔 핵심 원리 몇 가지를 이제부터 살펴볼 것이다.

두개천골 치료 이면의 주장 중 대부분은 19세기 미국에서 개척자적인 의사였던 Dr. Andrew Still에 의하여 개략적으로 설명되었다. Dr. Still은 자신이 본래 다루었던 수년에 걸친 약물 기반의 의학이라는 부적절하고 유해한 영향에 불만족스러웠던 경험 이후 정골의학 분야를 발전시켰다.

Dr. Still은 단지 물질적인 현상만을 강조하기보다, 이러한 접근법이 "물질, 움직임 그리고 정신"의 자연법칙으로 치료한다는 것을 강조했다. **물질**은 그 안에서 생명이 표현되는 놀랄만한 도구인 우리 몸을 말한다. 생명은 **움직임**으로 표현된다. **정신**은 우리 안에서 흐르는 우주의 지성을 언급한다. 비록 기능의 미묘하고 종종 불가해한 영역을 담고 있을지라도, 이러한 현상은 어떠한 기계적인 법칙보다도 더 정확한 자연법칙에 의하여 지배된다.

경험의 기반

Dr. Still은 아마도 움직임과 건강 사이의 중대한 연관성을 처음으로 깨달았을 것이다. 젊은 시절 그는 두통으로 고통을 겪었다. 하루는 정원에 매달려 있던 해먹의 줄밖으로 머리를 뒤로 젖혀서 기울였다. 이러한 자세로 휴식을 취하면서, 흔들리는 그 줄이 자신의 머리를 받쳐주며, 목에서 부드러운 견인을 만들었다. 그는 이러한 움직임이 곧 자신의 두통과 항상 그에 동반된 메스꺼움을 가라앉혀 주었다는 사실을 깨달았다. 그는 자서전에서 이렇게 묘사했다.

> 그 발견 이후 언제든 그러한 두통 증상이 나오려는 느낌이 들 때마다 나는 그 로프에 목을 걸어 주었다. 나는 한 가지 추론이 머릿속에 떠오르기 전까지 20년 동안 그 방법을 사용했으며, 내가 대후두 신경의 작용을 매달아 놓았던 것을 그리고 정맥과 동맥을 통한 그 신경으로의 혈류 흐름에 조화를 주었다는 것을 알 수 있었으며, 편안해짐은 바로 그 효과였던 것이다.

Dr. Still은 인체 내부에서 체액의 자유로운 순환을 도와줌의 중요성을 인식했다. 그는 이것이 건강과 독소 제거를 위해 영양소들을 세포에 공급하기 위한 전제였음을 알게 되었다. Dr. Still은 체액의 움직임이 인체를 통하여 생명 소통의 자유로운 흐름을 가능하게 만드는 것 역시 깨달았다. 그는 "아프다는 것은 체액 공급의 일부 또는 생명의 질적인 면에서 정체에 의하여 유발된 하나의 현상이다"라고 결론지었다. 그는 정골의학이란 새로운 과학이 바탕을 두었던 세 가지 기본적인 원리를 요약했다.

1. 구조와 기능은 상호적으로 서로 연관된다.
2. 인체는 건강과 질병에서 하나의 단위로서 작용한다.

3. 인체는 하나의 자가 치유 기전이다.

구조와 기능 사이의 연관성

모든 살아 있는 것들은 기회의 법칙을 받게 된다…… 구조와 기능 사이의 관계는 결코 일정하지 않다. 두 가지 모두는 협조적으로, 하나가 다른 것에 의존한 채 발달하며, 이러한 동일한 상호의존성은 생명의 모든 현상을 통해서 진실인 것이다.

– CARTER H. DOWNING D.O.

Dr. Still은 인체의 구조적 배열(즉 해부학)과 우리가 그 안에서 작용하며 기능하는 방식(즉 생리학) 사이에 긴밀한 일치성이 존재한다는 것을 알았다. 그는 인체의 구조적인 틀에서 움직임의 제약은 절대적인 생명력과 체액으로부터 전해지는 영양소를 받아들이는 능력에 영향을 준다는 것을 인지했다.

강의 흐름이 그 강 둔덕의 모양과 거기에 어떤 장애물이 존재하는가에 따라서 결정되는 방식처럼, 인체의 구조는 그것을 통해서 무엇이 흐를 수 있는가 결정하는 틀을 제공한다.

상호 연관성(reciprocal relationship)

더욱이 Dr. Still은 구조와 기능 사이의 관계가 상호임을, 즉 각각이 서로에게 영향을 주는 것을 깨달았다. 인체의 구조가 그 기능을 결정하는 것처럼, 기능 역시 구조를 지배한다. 예를 들어, 우리가 한쪽으로 가방을 매는 것과 같은 특정한 움직임을 규칙적으로 시행한다면, 또는 우리가 좋지 못한 작업 자세를 보유한다면, 인체의 조직들은 이러한 활동을 중심으로 재편되기 시작한다. 비슷하게, 우리가 특정한 감정과 태도(두려움, 분노 또는 오만함과 같은)를 품은 채 생활한다면, 우리 몸은 그에 따라 재구성되기 시작한다. 특정한 근육들만 사용될 것이며, 그동안 다른 근육은 작용하지 않을 것이다. 어떤 특정한 구조적인 패턴이 만들어질 것이며, 이어서 그것은 우리의 작용하는 방식에 영향을 줄 것이다. 이러한 방식에서 구조와 기능은 상호간에 영속되며, 습관화되기 시작하는 패턴을 만들게 된다. 정골의인 Charles Bowles는 "기능은 움직임으로 표현된 구조이며, 구조는 움직임 후에 이어지는 기능이다"라고 요약한다.

일차성 호흡 기능(primary respiratory function)

이 분야에서 Dr. Sutherland의 커다란 기여는 구조와 기능 사이의 심오한 연관성이 일차성 호흡 체계 안에서 찾아지는것을 인식했다는 것이다. 중심부 수준에서 생명의 호흡이 하는 작용은 마치 강의 모양이 그것을 통해서 흐르는 물의 힘에 의하여 결정되는 것처럼 우리 조직이 구성되는 방식을 결정한다. 다시 한 번, 이것은 어떤 상호 연관성인 것이다. 생명의 호흡이 드러나는 것이 가능한 방식이 역시 우리의 구조적인 패턴에 의존하기 때문이다.

인체 내부에서 특정한 모양과 패턴은 인생에서 우리가 갖고 있는 경험에 의하여 창조된다. 예를 들어, 스트레스나 외상에 직면한다면, 조직들은 자연적인 보호 반응의 한 부분으로 수축하는 성향이 있다. 이러한 수축이 해소되지 못하고 지속된다면, 그것은 생명의 호흡의 생명력을 주는 특성을 제한하는 비활성의 오랜 상태로 결과한다. 이것은 그 조직들 내부에서 우리의 기본적인 배열순서 원리의 발현을 막게 된다.

비활성의 영향(effects of inertia)

비활성의 조직은 생리학적인 작용의 많은 측면에 영향을 미친다. 설명하자면, 어떤 근육이 수축하고 긴장한 채 유지돼 있다고 가정해 보자. 이것은 관절 경직을 유발할 수 있으며 또한 주변 결합조직에서 긴장을 만들게 된다. 이러한 제한은 혈관의 압박을 만들기 시작하며, 그 주위로 산소와 영양소를 전해 주는 동맥 혈액의 순환을 감소시킬 것이다. 그것은 또한 정맥과 림프계를 통한 독소와 대사산물의 제거도 방해할 것이며, 신경 자극의 흐름에서도 방해를 유발한다. 이러한 유형의 상황은 질병의 발달에 대한 주된 선행요인으로 간주된다.

비활성 패턴화로 인해서 인체의 필수적인 건강 제공 체계의 작용은 영향을 받기 시작한다. 만약 이러한 정체가 해소되며 자연적인 움직임이 회복된다면, 그때 내재적 건강의 표현은 회복될 수 있다. 예를 들어, 크리켓 볼을 머리에 맞았던 내 환자 한 사람은 수개월 간의 우울증을 경험했다. 두정골에서 지속되었던 그 비활성이 해소되었을 때 그는 마치 어두움이 자신으로부터 사라진 듯한 느낌을 묘사했다. 또 다른 사례에서, 다섯 살짜리 꼬마가 일차성 호흡 움직임을 드러내도록 천골을 약간 비틀어 주었을 때 이불에 오줌 싸는 것을 멈출 수 있었다. 28살이었던 한 연주가의 소화 문제는 그의 횡격막에서의 제약이 치료되자 사라졌다. 이러한 것들은 두개천골 치료사의 치료실에서 일상적인 치료 시 볼 수 있는 원리의 몇 가지 묘사에 지나지 않는다.

인체의 통일성(unity of the body)

진정한 의미에서 모든 생명은 상호연관된다. 모든 인간은 상호관계의 피할 수 없는 그물에 걸려 있으며 운명이라는 하나의 층으로 묶여 있다. 우리에게 직접적으로 영향을 주는 어떤 것이든 전체에 간접적으로 영향을 미친다. 네가 반드시 존재해야 하는 그 어떤 것이 되기 전까지 나는 결코 내가 반드시 되어야 하는 그 무엇이 될 수 없으며, 너 역시도 내가 반드시 존재해야 하는 어떤 것이 되기 전까지 네가 반드시 존재해야 하는 무엇이 될 수 없을 것이다. 이것의 진실이 상호연관된 구조인 것이다.

– DR. MARTIN LUTHER KING JR.

모든 것은 연결되어 있다(everything is connected)

정골의학과 두개천골요법 전체의 절대적인 주장은 우리 몸이 건강과 질병 모두에서 하나의 총합체로서 작용한다는 것이다. 인체의 상이한 부분들은 흔히 연구나 검사의 목적에 맞도록 개별적으로 다뤄지지만, 실제로 그것들은 상호의존 체계의 한 부분일 뿐이다. 그렇지만 어떤 것을 현미경으로 살펴볼 때, 전체적인 관점을 쉽게 잊어버리게 된다. 이러한 방식으로, 개별적인 부위로 인체의 상이한 측면을 단편화하는 것이 현대 서양의학의 공통적인 분야가 되었다. 인체의 모든 부분들은 특정한 장기나 계통의 전문가(심장전문의, 위내장전문의, 비뇨기과 전문의 등)의 전문화된 관심을 필요로 하는 것으로 보인다. 그러면 모든 심리적인 문제는 여전히 또 다른 전문가에 의하여 다루어져야 할 것이다. 일부 환자들은 각각 무언가 다른 것을 치료하는 서너 가지 분야의 전문의를 찾다가 지칠 것이다.

조직화(organization)

실재로 각 부분들은 모든 다른 부분들에 대한 관계에서 기능과 전체로서 직접적으로 이어진다. 이러한 방식에서, 인체는 하나의 호텔 같은 커다란 조직과 비슷하게 작동한다. 호텔에서, 모든 고용원들은 모든 일이 매끄럽고 효율적으로 운영되기 위하여 중요하다. 포터(짐꾼), 매니저, 청소원, 요리사 그리고 접수원들 모두는 운영을 위하여 필수적인 것이다. 만약 어느 한 직종이 없다면, 그것은 전체 조직의 작용에 영향을 미친다. 비슷하게, 인체에서 어느 한 부분이 방해를 받는다면, 그것은 전체의 작용에 영향을 미칠 수 있다. 생리학자로서 Dr. Irwin Korr는 "하나의 병든 장기란 것은 존재하지 않습니다. 다만 병든 사람만이 존재할 뿐이죠. 그 부분만 치료하는 것은 그 사람을 치료하지 않는 것인 반면, 그 사람을 치료하는 것은 그 부분 역시 치료하는 것입니다"라고 피력했다.

소피의 사례

소피(Sophie)는 물리치료를 받았음에도 불구하고 지난 몇 개월간 지속적으로 심해지는 경부 통증으로 두개천골 치료를 받으러 왔다. 그녀는 웨스트 엔드 런던 뮤지컬에서 밤마다 공연을 하는 삼십 대 중반의 활동적이고 건강한 무용수였다. 아무튼 그녀의 목에 나타난 문제는 신체적 행위(무용)의 모든 표현을 불가능하게 만들기 시작했다. 이것은 그녀가 경험하고 있는 그 제한으로 인해 스스로에게 화나고 난처함을 느끼게 했다. 그녀는 6주 전쯤에 리허설 도중 발목을 접질렀다고 말했다. 이것이 그리 드문 일이 아니었으므로, 그녀는 별로 관심을 기울이지 않았다. 그렇지만 비록 발목의 초기 부종은 완전히 사라졌을지라도, 그녀는 발에서 약간의 불편함을 느끼고 있었다.

나는 검사 결과 아마도 그녀의 발목 손상이 전신 움직임의 균형에 여전히 영향을 주고 있다는 결론에 도달했다. 그녀의 골반은 약간 비틀어져 있었고, 이어서 요추부에서도 약간의 회전과 경직이 있었다. 이것이 그녀의 목에서 보상적인 패턴을 만드는 듯 보였다.

치료 기간 동안 우리는 그녀의 발목에 남아 있는 비활성을 치료하기 시작했다. 거기서부터 그녀의 몸 내부에서 위로 올라갔던 문제를 추적하고 제한을 보이던 모든 장소에서 일차성 호흡 표현을 도와주는 것이 가능했다. 두 번의 치료에서 그녀는 모든 증상에 엄청난 호전을 보였다.

소피의 사례는 단순한 사실을 보여준다. 우리가 전체를 살피지 않았다면, 자신의 증상을 유발하고 지속시키는 그 상태를 놓치기 쉽다는 것이다. "세계적으로 생각하고, 지역별로 활동하라"라는 녹색당의 구호는 이러한 원리를 집약한다.

전체로서의 인간(the whole person)

더욱이 통합성의 이러한 법칙은 단지 우리의 근육들과 뼈들만이 아닌 완전한 인간을 포함할 것이다. 인체는 연속성—마음, 몸 그리고 영혼—의 한 부분이며 전체를 지성적으로 반영한다. 명백하게 우리는 개인적인 특징과 독창적인 경험 전부를 보유한 복잡한 존재인 것이다. 반응은 인체의 구조와 기능에 따라 만들어진다. 예를 들어, 심박동과 호흡이 달라지며, 근육은 수축하거나 이완할 것이며, 체온 변화는 우리의 감정에 따라서 발생할 것이다. 인체의 패턴화는 그 개인의 전체성의 분명한 표현이며, 우리의 특성과 경험을 포함한다(8장 '마음–몸 연결성' 참조).

우리 몸 내부의 감각에 관심을 기울임으로써 우리들은 이러한 과정을 보다 잘 인식할 수 있게 될 것이다. 어떻게 당신의 몸이 당신의 현재 상황을 반영하는가? 그것들이 당신에게 무엇을 말하는가?

전체성 찾아보기(finding wholeness)

일차성 호흡 체계는 생리적인 작용의 가장 기본적인 수준에서 그 개인의 전체성을 반영한다. 일차성 호흡의 분명하고 균형을 이룬 표현은 완전한 개인을 포함하는 건강과 통합성의 발현을 의미한다. 우리 경험의 일부 단편화가 존재하는 곳에서, 이것은 비활성의 국소지점으로 반영된다. 이러한 장소들은 생명의 호흡이 그 조직 내부에서 발현을 찾아내는 것이 불가능한 장소이다. 두개천골 요법의 이런 목적은 전체에 대한 연결을 위해서 단편화되어진 인체 부위들에서 일차성 호흡 움직임을 회복하도록 도와주는 것이다.

일차성 호흡이 회복되고 우리 자신의 단편화된 부분에 생명의 흐름이 다시 들어가므로, 우리는 다시 전체가 된다. '건강(health)' 이란 단어가 '전체(whole)' 란 단어와 동일한 라틴어 어근을 보유하므로, 이것이 가장 진정한 의미에서 치유인 것이다.

균형을 이룬 정렬(balanced alignment)

두개천골요법은 일차성 호흡의 표현을 위한 가장 적합한 조건을 추구한다. 이것은 완전한 개인의 구조와 기능에서 보다 더 좋은 균형을 도와줌으로써 이루어진다. 이러한 최적의 정렬이 찾아질 때, 이것은 단편화된 부위가 건강의 근원과 연결을 용인한다. 결코 잃어버리지 않았던 우리의 발생학적 청사진. 이러한 방식에서, 우리 자신의 조화가 깨진 부위는 다시 핵심으로 돌아간다. 이것에 관해 생각할 때, 나는 종종 대사와 배우의 입술 움직임이 절대로 맞지 않았던 옛날 영화가 떠오른다. 만약 영화에서 이러한 대사가 배우의 입술과 맞았다면, 늘 상당히 만족하지 않았을까!

치유의 내부 원천(inner source of healing)

아프리카의 무당 같은 의사이든 현대의 의사이든, 질병을 치유하는 자연의 힘을 비밀스럽게 기다리고 있는 동안 환자를 즐겁게 해주는 것이 바로 의사의 일차적 역할이다.

– ALBERT SCHWEITZER

내부 의사(inner physician)

임상치료의 보다 심오한 원리는 인체가 자가 치유하는 그리고 자가 조절의 체계라는 것이다. 당연히 치유와 균형을 위하여 우리에게 필요한 모든 가능성과 자원(資源)은 우리 몸 자체의 내부에서 찾아질 수 있다. 외부의 치료법들이 건강의 발생을 뒷받침할 수 있는 반면 건강을 만들어 내지는 못한다. 건강은 절대로 외부에서 처방될 수 없는 것이다.

스스로를 보수하고 균형을 찾아주는 인체의 성향은 자연적이며 선천적이다. 결코 학습될 수 없는 것이다. 이러한 위대한 지성은 인체 활동의 모든 면에서 드러난다. 예를 들어, 우리가 손을 베었다면, 체액이 그 부위에 모여들며 염증을 유발한다. 이것은 그 부위를 고립시키도록 도와주며, 어떠한 염증의 확산도 막아 준다. 염증성 체액 내부에 들어 있는 백혈구 세포들은 들어온 모든 독성물질을 제거하려고 시작한다. 혈액 내부의 응고성 요소들은 딱정이를 형성하도록 도와주며, 조직 회복이 이어진다. 이러한 특별한 전문요소들이 없다면, 인체는 그 가장 단순한 베임조차도 치유할 수 없을 것이다. Dr. Still은 이러한 지성을 그 개인을 위한 최적의 건강을 도와주도록 거기에 항상 존재하는 '내부 의사' 라고 언급했다.

항상성(homeostasis)

인체의 세포들은 균형을 유지함에 있어서 놀라운 능력을 보유한다. 이러한 균형을 보장하는 다양한 기전은 자가 조절성 인체 능력의 또 다른 예가 된다. 이러한 능력은 항상성이라고 불린다. 세포들의 생존을 위하여, 세포를 둘러싸는 체액의 조성은 어떤 평형 상태에서 지속적으로 유지될 필요가 있다. 화학적 균형, 체온 그리고 압력 등은 반드시 조절되어야 하는 모든 요소들이며, 그렇지 않다면 세포들은 고통받게 될 것이다. 기온, 독성물질 또는 산소 등에서 변화와 같은 외부적 조건에서 또는 우리 내부의 조건에서 변화로부터 현저한 달라짐에도 불구하고 이러한 균형은 유지된다. 신경계 및 호르몬계는 인체의 생리학을 지속적으로 감시하며 이어서 적합한 조절을 만들어 낸다. 그것들은 신경전달물질, 엔돌핀 그리고 호르몬과 같은 보상적인 화학물질들을 내보냄으로 이 역할을 수행한다. 우리가 스스로에게서 알게 되는 상황이 어떠하든, 이러한 기전은 생리학적 균형을 유지하도록 꾸준히 노력한다.

약사(pharmacist)

우리가 인체의 본유의 근원에 접근할 수 있는 한 건강은 이어진다. 이러한 근원은 우리의 '내부 의사' 의 약상자인 것이다. Dr. Still은 건강을 유지하기 위하여 필요한 모든 물질이 자체의 순환 경로를 자유롭게 이용할 수 있게 만들 수 있다는 놀라운 통찰력을 보유했다. 그는 다음처럼 기록한다.

건강을 위하여 필요한 모든 치료법은 인간의 인체 내부에 존재한다. 그 치료법들이 자연스럽게 스스로를 함께 연결시키며, 울음소리를 듣고 고통을 덜어 주는 방식으로 우리 몸을 조절하도록 처방될 수 있다. 나는 인체라는 그 무한함의 창고 안에서 바로 앞의 선반 위를 그저 쳐다봄으로써 그 약품 모두를 찾아내는 데 결코 실패한 적이 없다.

Dr. Sutherland는 일차성 호흡을 도와줌으로써, 치료사가 환자의 내부 의사를 위한 약사가 될 수 있다는 것을 지적했다.

우리의 불균형 내부에서의 균형

근본적인 수준에서, 우리의 자가 치유적인 그리고 자가 조절적인 능력 모두는 생명의 호흡에서 이용할 수 있는 잠재력에 의해 생겨난다. 그렇지만 이러한 생체역동적(biodynamics)인 잠재력의 능력은 스트레스가 가득한 경험 또는 외상에 의하여 압도당할 수 있다. 이것은 바로 질병이 결과하는 시기이다. 두말할 것도 없이, 질병의 상황에도 우리 몸 체계는 여전히 지성적으로 균형을 추구한다. 우리의 내부 발생적인 생체역동적(biodynamics) 잠재력은 여전히 작동하고 있지만, 다만 상황에 순응했던 것이다. 이러한 상황에서 가능한 한, 인체는 모든 질병이 최소의 손상만을 유발하도록 재조직 되기 시작한다. 그러므로 만약 치유가 불가능하다면, 우리는 보상적인 패턴을 발달시키며 불균형 가운데서 어떤 균형을 찾게 될 것이다.

확인과 균형

질병 증상의 발현은 인체의 이러한 지적인 반응의 한 부분이다. 만약 스트레스, 바르지 못한 식이법 등과 같은 우리의 생활방식에서 일종의 불균형이 존재한다면, 인체는 특정한 증상을 만들어서 알려 준다. 이러한 것들은 자동차 계기판에서 반짝이는 적색등과 비슷하며, 그 안에서 관심이 필요한 무엇인가가 진행된다는 사실을 알려 준다. 만약 우리가 그 문제의 근원을 다룰 수 있다면, 건강이 개선될 것이다. 만약 그렇지 못하다면, 그리고 우리가 그대로 차를 몰고 간다면, 인체의 근원은 더욱 큰 짐을 지게 될 것이다. 그러므로 증상은 우리의 지나침과 부족에 대한 확인과 균형을 제공할 수 있으며, 보다 조화로운 생활방식을 말해 준다. 다양한 방식에서 증상은 우리의 친구인 것이다. 그것을 만드는 상황을 개선함으로써 우리는 통합성의 보다 깊은 수준을 찾아낼 기회를 갖는 것이다.

지성적인 반응

우리가 아프다면 몸은 그 질병을 없애려고 시도하거나, 그것이 불가능하다면 자체적으로 할 수 있는 최선으로 질병을 가둬 두려고 시도한다. 독성물질의 누적을 제거하기 위한 열 발생, 모든 외상에 대한 반응에서 보호적 근 수축, 또는 어떤 특정 부위에 대한 악성 종양의 구속은 이러한 내재적인 건강의 모든 표현이다. 그것들은 작동하고 있는 자연의 균형을 이루려는 힘의 한 예이다. 선구자적인 자연요법의사인 Dr. Henry Lindlahr에 따르면, "살아 있고 치유하는 자연의 과학은 우리가 질병을 무엇이라고 부르든, 일차적인 자연의 노력은 …… 인체의 정상적인 기능을 회복시키려는 것임을 분명하게 보여 준다"라고 했다. 질병은 그 상황에서 가능한 최선의 해결책으로 볼 수 있으며, 그러므로 건강한 우리 존재의 기본적인 표현일 수 있다.

지혜를 갖고 치료하기

그 내재하는 기원을 살펴보지도 않고, 질병과 투쟁하고 그 증상을 없애려는 현대 의학의 강박관념은 인체의 심오한 지성에 대한 기본적인 불신을 보여 준다. **두개천골 요법에서 강조하는 점은 질병과 투쟁하기보다는 건강을 북돋아 주는 것이다.** 건강에 대한 기본적인 근원은 우리에게 절대적인 배열순서의 잠재력이나 근원적인 기질을 전해 주는 생명의 호흡이 지닌 잠재력인 것이다. 어떤 제약을 특정 위치로 현명하게 집중시키며 모든 손상을 가둬 두는 것이 바로 이러한 잠재력인 것이다(5장 참조). 만약 이러한 내재적인 근원에 도달할 수 있고 북돋아 줄 수 있다면, 그때 건강함의 보다 효과적인 표현이 나올 수 있을 것이다.

두개천골 요법은 인체의 생리학에 대항하기보다, 그것과 함께 작용한다. 증상을 처리하기 위한 인체의 시도라는 지성과 마찬가지로, 증상이란 지성도 알고 있다. 그렇지만 이것을 인식하기 위하여, 먼저 우리는 인체가 뭐라고 말하는지 들으려는 준비를 갖춰야 한다. 우리 몸의 지혜와 싸우는 대신, 우리는 테이블에 둘러앉아서 좀 더 평화로운 회담을 지속해야 할 필요가 있다. 더욱이 이러한 부드러운 그리고 상호존중 접근법은 원치 않는 부작용의 위험을 최소화 해준다. 치료가 인체의 내적 지혜를 북돋아 줄 때 그 치료에 대한 역효과적인 반응은 만들어지지 않을 것이다.

조건 만들기

통합(integration)과 건강을 향한 움직임은 자연적인 성향이며, 영구히 존재하는 부드러운 힘이다. 베인 손가락은 어떻게 치료하라고 명령을 받을 필요가 없으며, 그것은 그저 깨끗하게 보호된 채 유지할 필요에만 존재한다.

어떤 면에서 소위 '긍정적' 또는 '부정적' 행위라는 우리가 하게 되는 모든 행위들은 건강의 추구인 것이다. 모든 인간 존재가 공유하려고 하는 한 가지는 행복 추구이다. Dr. Becker는 한때 "우리 자신의 내부에서 건강을 표현하기 위하여, 우리는 투쟁하며 우리는 존재한다."라고 관찰했다. 그렇지만 불행스럽게도 우리의 노력 중 일부는 건강의 재현을 실제로 뒷받침하지 못한다. 사실 그것들은 문제를 심각하게 만들 뿐이다. 줄담배를 피면서 자신의 욕구를 만족시키는 천식 환자는 절대로 호전될 수 없을 것이다. 그렇지만 이것도 그 또는 그녀가 당시에 할 수 있는 최선인 것이다. 아무튼 보다 심오한 건강을 향한 바른 길은 우리의 내재적인 치유자원(治癒資源)의 등장을 위한 올바른 조건을 만들어 주는 것이 필요하다.

건강은 절대 멈추지 않는다

생명은 언제든 그것이 기회를 얻을 때마다 용솟음친다. 보도블럭의 틈 사이에서, 산불로 황폐해진 숲에서 또한 장애인의 몸과 비탄에 빠진 마음속에서도 건강은 거역할 수 없는 힘이다. 그것들이 바로 우리 삶의 내재적인 부분이기 때문에 절대로 우리의 건강 발생의 기전이 쉬고 있을 때가 없다. 질병이 보다 만성 또는 진행된 경우조차도 생명의 호흡과 건강에 대한 우리의 근본적인 의도는 항상 존재하는 것이다. 비유해 보면 강물 속에서 걸려 있는 통나무는 물보라를 만들게 되겠지만 그 강은 계속해서 흐를 것이다. 마찬가지로 생명의 호흡도 여전히 고통의 인체 내부에서 조직하는 청사진을 제공할 것이다. **건강의 추구는 본질적이며 지성적이고, 결코 중단되지 않는다.** Dr. Becker는 다음처럼 표현한다.

내부에서부터 건강의 추구는 생리학적 생명의 수정 순간부터 마지막 시점까지 연속적인 시간, 조직 그리고 물결의 노력인 것이다. 모든 외상 또는 질병 등의 실체 내부에서, 스트레스 받는 국소 부위를 통해 완전하게 작용하는 건강의 능력으로 건강의 기전을 전달하려는 우리 몸 생리학의 영역에서 하나의 시도가 거기에서 존재하게 된다.

계속 움직이기?

질병의 만성적인 상태는 우리가 그 스트레스가 가득한 힘을 분산시키고 적응하도록 도와주는 근원(根源)이 압도당할 때 나타난다. 만약 우리가 적응의 효율적인 반응을 만들 수 없다면, 거기에서는 퇴행성과 사망으로 향하는 성향이 존재한다. 그렇지만 이것은 여전히 생명의 자연적인 지성의 한 부분인 것이다. 출생, 성장, 쇠퇴 그리고 사망의 순환적 주기는 자연 속 어디에서든 볼 수 있을 것이다. 늦던 빠르던 그 시간은 우리 모두에게 따르도록 다가올 것이며, 생명의 물줄기는 또 다른 경로를 택할 것이다. 아마도 이것은 궁극적인 적응일 것이다.

치유는 단지 증상을 제거하는 것이 아니며, 그보다 개인의 일체성을 뒷받침하고 통합하는 것이다. 우리의 일체성은 그 상황이 어떠한가에 따라서 항상 가변적이다. 암이나 AIDS를 보유한 사람도 여전히 건강하게 존재할 수 있을 것이다. 건강하게 사망하는 것 역시 가능할 것이다. Dr. James Jealous는 다음처럼 단언한다.

> 건강은…… 우리 존재의 핵심(중심)이며 큰 또는 작은 범위에서 증가하거나 감소할 수 없는 것이다. 다르게 말해서, 우리 몸 안의 건강은 절대로 병들지 않는다…… 우리 몸 안의 건강은 실재 죽음으로만 전환된다. 우리 몸 안의 건강은 수정에서부터 사망까지 매일 24시간 100% 가용적이며, 사망할 때에 건강이 증발하는 것이다. 건강은 절대로 없어지지 않는다.

마가렛의 이야기

마가렛(Margaret)은 재발성 요통으로 내가 수년에 걸쳐 종종 치료했던 82세의 이웃이었다. 그녀는 한때 암으로 고통받았고 점점 더 쇠약해지고 있었다. 그녀는 자신이 지금 주변에서 생기는 일들 때문에 화가 나 있고 누군가 이야기할 사람이 필요하다고 내게 전화했다. 다음 날 저녁에 내가 그녀의 집에 들렀을 때, 마가렛은 죽음에 대한 두려움과 그 후에 어떤 일이 생길지에 대하여 곧바로 물어보기 시작했다. 죽는 게 고통스러울까요? 죽고 난 뒤에는 무엇이 존재하나요? 그녀가 자신의 가족들에게 이러한 것에 관하여 말하려고 할 때마다, 가족들은 주제를 바꾸길 원했다. 개인적으로, 나는 그녀의 솔직함에서 그녀를 새롭게 보았으며 답변이 필요함을 알았다.

우리의 대화가 끝나갈 때 나는 마가렛의 머리에 손을 올리고 두개천골 치료를 행하려고 했다. 금방 그녀의 몸은 이완하기 시작했고 이제 자신의 두려움을 없앨 수 있었다. 긴 물결(long-tide)의 아름다운 경험이 그녀의 몸을 통해 스며들었고 깊은 정지(stillness)의 느낌이 방 안에 들어찼다. 이틀 후, 나는 마가렛이 그날 저녁에 잠자는 동안 사망했다는 연락을 그녀의 손녀로부터 전해 들었다. 돌이켜 볼 때, 나는 그날의 두개천골 치료가 여태까지 경험했던 것 중 가장 심오했다는 생각이 든다.

문제 안에서의 해결

모든 질병은 상태 안에서 전환(turnover)을 위한 잠재력이 존재한다. 이러한 잠재력은 그 질병 자체 내부에 내재적이고 홀로그래픽 처럼 담겨져 있다. 침술사인 Dianne Connelly는 “우리의 투쟁과 우리의 능력은 동일한 기원에서부터 나오며, (만약) …… 우리가 어느 것이든 그 존재의 끝까지 따라갈 수 있다면, 우리는 편안해진 자신을 보게 될 것이다”라고 말했다. 질병에 집중된 같은 지성적인 과정은 그 질병의 치유에서도 이용될 수 있다. 필요한 모든 것은 그 질병 이면에 놓인 힘의 재구성일 뿐이다.

같은 맥락에서, 이러한 동일한 원리는 특정한 불교의 명상법에서도 보인다. 이러한 명상법에서는 모든 부정적인 생각을 제거하려고 시도하지 않으며, 그보다 부정적인 생각을 깨달음과 전환의 점진적인 과정으로 다루게 된다. 우리 문제의 진정한 근본에 접근함에 의하여 그것들은 자체의 근본적인, 내재한 특성으로 전환되기 시작한다. 예를 들어, 미움은 사랑의 드러나지 않은 형태인 것으로 보인다. 그 미움 내에 담겨 있는 절대적인 사랑을 깨달음으로써 미움은 전환된다. Hugh Milne는 “신화에서 괴물의 주된 특성은 일단 그들과 직면하면, 괴물들이 시들어 버리거나 고통받게 되는 것이다(사람을 위협하는 늑대가 오히려 사람의 집을 지키는 개가 된다).” 고 지적한다. 그러므로 우화속의 개구리는 왕자님으로, 잠자는 숲 속의 미녀는 깨어남으로 그리고 Clark Kent는 슈퍼맨으로 전환되는 것이다!!

개인적 책임감

우리가 어떤 치료방법을 사용하든, 건강은 외부에서 주어질 수 없다. 궁극적으로, 자연의 내재적인 힘 이상의 놀라운 약이나 놀라운 치료법은 존재하지 않는다. 치유는 그러므로 각 개인의 특권인 것이다. 치료행위 자체는 치유할 수 없지만, 치료행위는 내부의 변화를 작동시키며 북돋아 줄 수 있다. 나는 내 삶에서 누구도(아마도 나를 제외한) 치료한 적이 없다고 확신한다. 치료사로서 나의 역할은 단지 환자 본유의 잠재력이 작동할 수 있는 조건을 만들도록 도와주는 것뿐이다. 그 나머지는 자연에 달렸다.

우리들 각각은 자신의 건강에 대해 책임지도록 격려되어야 한다. 그렇지만 어린이 시기부터 우리 몸은 스스로 다룰 수 있도록 자격을 갖추지 못한 기계의 특정한 부품과 비슷하다고 배웠다. 여러 방식에서 우리는 능력을 박탈당해 왔으며, 우리를 회복하게 만드는 책임 모두를 의사나 치료사에게 전가해 왔다. 결과적으로 우리는 몸을 어떻게 듣는지와 그것의 내적 지혜를 따라가는 방법 모두를 잊어버렸을 것이다. 책임지는 과정은 아마도 말 그대로의 의미에서, 환자와 치료사 모두에 대한 약간의 재교육을 포함할 것이다. 결국 교육이란 단어는 이미 내부에 존재하는 것을 도와주는 것 또는 펼쳐 내는 것을 의미하는 라틴어인 educare로부터 파생된 것이다.

오랜 티베트 불교의 지혜로운 이야기에서 개인의 책임에 대한 필요성을 다음과 같이 보여 준다. 어떤 여성이 자신의 영적인 스승에게 이렇게 물었다. "만약 이러한 위대한 영생의 부처인 스승들이 우리가 생각하듯 완벽하게 해탈했으며, 각성했고, 전지적이며, 능숙하고, 힘을 보유하고 동정심이 넘친다면, 도대체 왜 그들은 우리를 망상의 깊은 잠에서 깨워 주지 않는 겁니까?"

스승은 "누가 잠자고 있나?"라고 답했다.

근원을 다스리기

증상의 완화가 자연히 치료의 가치 있는 목표이긴 하지만, 이것이 유일한 핵심은 절대로 아니다. 건강과 질병의 기원을 인식하지 못하는 어떠한 치료도 증상을 압도하는 위험에 또는 하나의 문제를 다른 것으로 전환시키는 위험에 빠진다. 이것은 방 안에서 가구를 옮기는 것과 유사하다. 무엇인가 변한 듯하지만, 기본적인 생활공간은 달라진 것이 없으며–당신은 여전히 같은 방에서 살고 있는 것이다. 가구를 재배치함은 좋지 못한 건강 이면에 놓인 기본적인 문제들에 별다른 영향을 주지 못한다. 아무튼 오랜 격언에 따르면, "돈을 지불하면 당신은 자신의 선택을 얻게 될 것이다!"

내부로 부터의 치료

Dr. Sutherland는 환자 자신의 몸 안에서 내재적인 잠재력이 단지 어떤 외부적인 힘을 적용하는것 이상으로 치료에 이용될 수 있다는 것을 깨달았다. 사실 외부의 힘은 흔히 인체가 함께 다루어야 하는 스트레스의 단지 다른 형태로서 경험된다. 반드시 두개천골 치료사는 인체의 내재적인 치유력의 재구성을 도와줌으로 인하여 인체 자체의 조절능력을 수행하도록 우리 몸을 도와주어야 한다. Franklyn Sills에 따르면 "이것은 지성과 직관적인 리스닝의 한 기법이다." 치료사는 인체의 미묘한 생리학적 움직임에 대하여 그리고 재구성을 위한 그것의 자연적인 특권에 대하여 주의 깊게 듣게 한다. 건강의 표현을 부드럽게 유도하며 북돋아 주도록 손을 사용하므로, 치료사는 인체의 자가치유를 촉진시킬 수 있다. 치료의 성공은 문제의 부분에서 생명의 호흡의 완전한 재등장으로 드러난다. 7장에서 우리는 이것을 얻기 위한 몇 가지 특정한 방법을 살펴볼 것이다.

생명의 과정

모든 사람은 건강의 개인적인 패턴을 보유하므로 그 인체의 지성을 듣게 하는 것은 개별적인 관심을 필요로 한다. 이것은 생명의 호흡이 생명의 표현으로서 드러나는 방식에서 치료하기 때문에, 하나의 열려있는 체액의 동적인 과정으로 존재할 필요가 있다. 이것은 하나의 치료법이 아닌 인체가 다뤄지길 원하는 방식을 따라가기 위하여 각각의 환자에게, 각각의 새로운 매순간마다 일차성 호흡의 지속적인 평가를 포함하는 한 기법이다. 당신이 인체의 내적 지혜를 이해했다고 생각했을 때, 그것은 당신을 더욱더 가르칠 수 있다. 모든 것들은 항상 변화하고 있으며, 어떤 것도 그대로 머물지 않는다. 이것은 생명의 유동적이고 역동적인 특성의 한 모습이다.

제 5 장

경험의 패턴

인간의 몸을 치료하기 위하여,

모든 것에 대한 지식을 갖는 것이 필수적이다.

– HIPPOCRATES –

건강과 질병의 받침점

모든 환자들의 목표가 정상으로 되돌아가는 것이므로, 의사가 자신의 진료실을 찾아온 환자의 내부로부터 작용하고 있는 건강이 무엇인지 아는 것이 중요하다.

– DR. ROLLIN BECKER

이 장에서 우리는 움직임이 구성되는 특수한 방식, 그리고 우리가 일차성 호흡 체계의 작용에 충격을 주는 스트레스에 직면할 때 무슨 일이 발생하는지 살펴볼 것이다. 일차성 호흡이 표현되는 방법을 결정하는 내재된 힘이 강조될 것이다. 비활성의 영향 몇 가지도 역시 고려될 것이다.

본질적 받침점(natural fulcrum)

모든 형태의 움직임은 그 주위로 사물이 움직이는 바로 그 스틸포인트(still point)[9]이라는 받침점 주변에서 만들어진다. 받침점은 자체의 받침점에서부터 움직임을 만들어 내는 힘을 얻게 된다. 우리 몸에서, 일차성 호흡은 상이한 조직들에 의하여 표현된 율동적 움직임을 위한 받침점 작용 지점들로서 작동하는 특정한 받침점 주위에서 만들어진다. 일차성 호흡을 위한 힘을 제공하는 그 잠재력은 이러한 받침점에서 찾아지므로 그 지점들은 언제나 인체 작용을 위한 중요한 장소가 된다.

인체의 각 부분들은 움직임을 위한 **본질적 받침점**을 가지고 있다. 이러한 것들은 그 주위에서 일차성 호흡이 최적의 건강으로 표현되는 바로 그 장소이다. 만약 거기에서 변형을 만들거나 영향을 주는 힘이 존재하지 않는다면, 일차성 호흡은 이러한 본질적 받침점 주변에서 균형과 대칭성으로 표현된다. 그러므로 치료사는 비정상적 작용에서부터 정상적 작용을 구분할 수 있도록 이러한 움직임의 본질적인 패턴에 익숙해져야 할 필요가 있다.

---

9) 받침점으로 물건을 들 때 받쳐주는 받침점이 움직이면 힘을 쓸 수 없다. 따라서 받침점은 움직임 없이 정지(stillness)된 채 유지되어야 한다. 바로 이러한 움직임을 위한 정지(stillness)된 부위를 스틸포인트이라고 표현한다.

발생학과 정중선

인체의 정중선은 우리의 성장의 확립, 발달 그리고 건강의 유지를 위하여 너무도 중요하다. Dr. Mea Wan Ho에 따르면, 모든 유기체는 일정하게 정렬된 정중선을 따라서 '빛의 양자 영역' 내부에서 조직된다. 따라서 긴 물결(long-tide)의 나선형 움직임과 미세한 휘광(radiance)은 인체의 정중선 주위에서 정렬된다. 사실 이러한 정중선은 그 주위에서 일차성 호흡 움직임의 모든 면이 표현되는 바로 그 본질의 받침점이다. 긴 물결(long-tide)의 미묘한 스며듦에서부터 두개천골 움직임의 고유한 패턴까지,[10] 그 정중선은 하나의 중대한 정렬 요인으로서 작동한다.

정중선 주위에서 생명과 움직임의 배열은 우리의 초기 배아기 발달 시기에서부터 작동하는 것으로 볼 수 있다. 수정 후 15일 가량에 발달하는 배아의 정중선을 따라서 척삭(notochord)라고 불리는 일직선의 세포들이 형성된다. 척삭은 배아의 꼬리 끝에서부터 머리쪽 끝까지 위쪽으로 성장한다. 정중선을 따라가는 이러한 성장 패턴은 빠르게 분화하는 세포들의 체액 내부에서 표현된 배열순서의 힘[11]에 의하여 결정되는 것으로 생각된다.

척삭이 형성되는 이러한 정중선은 **원시적 정중선**(primal midline)이라고 불린다. 원시적 정중선은 세포성 발달을 위한 방향과 정렬을 제공한다. 일단 이것이 형성된 후, 모든 인체계통은 그것과 연관해서 성장하고 발달한다. 이러한 정중선의 축이 없다면 앞쪽과 뒤쪽, 위쪽과 아래쪽 또는 좌측과 우측의 개념은 존재하지 않을 것이다.

초기 단계에서, 원시적 정중선과 척삭은 중추신경계와 척주(spine column)를 위한 발달의 축을 제공한다(그림 3.3 참조). 일단 이러한 조직들의 성장이 확립된 후, 비록 그 흔적이 추간원판 내부에서 **수핵**으로서 남아 있을지라도 척삭은 분명한 물리적 구조물로서 분해되며 사라진다. 두말할 것도 없이 점점 더 세포들이 분리하고 다른 인체계통들이 형성되며, 원시적 정중선은 배아 발달의 주된 축으로서 역할을 이어간다.

---

10) 정지(stillness)에서 만들어진 생명의 잠재력이 중앙에 놓인 뇌척수액으로 스며들면서 뇌척수액의 긴 파동이 일어나며 이것이 두개골과 천골로 전해지며 두개골과 천골의 움직임으로 표현된다.

11) 세포의 분리를 볼 때도 그 순서가 중요하다. 즉 전기 → 중기 → 중기 → 후기라는 순서에 따라서 딸세포가 만들어져야 한다. 이러한 순서는 절대로 바뀔 수 없다. 이러한 세포의 분리처럼 인체의 모든 작용이 일정한 배열순서를 따라서 만들어져야 하며 이러한 배열순서가 바뀌어서는 안 된다. 바로 이것이 배열순서의 힘인 것이다.

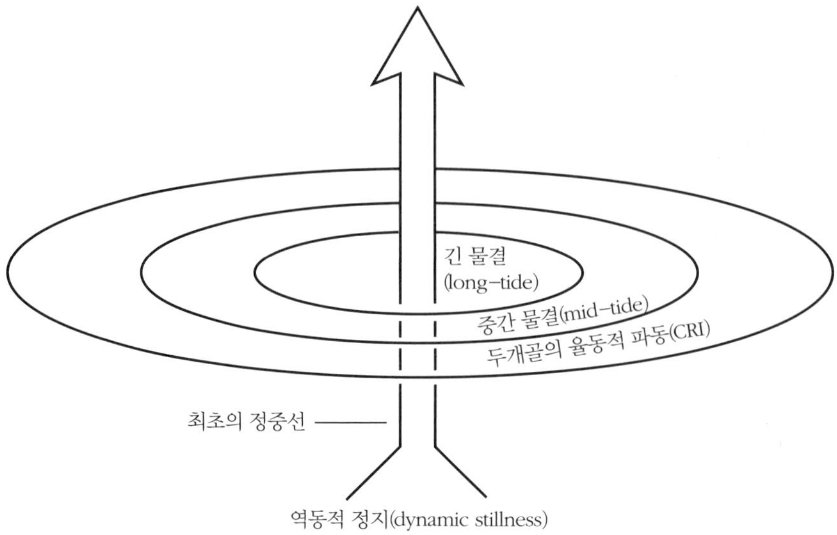

그림 5.1 일차적 정중선 주변에서 휘광으로 만들어진 세 개의 물결

사실 원시적 정중선은 우리의 평생에 걸쳐 주된 에너지와 구조적인 정렬의 축으로 남게 된다. 생명 호흡의 상이한 물결의 발현은 이러한 정중선을 따라서 지속적으로 표현되는 휘광(輝光)으로서 만들어진다(그림 5.1). 일차적으로 우리의 형태와 기능을 조직하는 것은 이러한 율동적 움직임 내부에서 전해지는 바로 그 힘인 것이다. 이러한 축은 각각의 추골 전면에서 추체와 디스크를 통해 움직이는 미묘한 공기같이 부푸는 힘으로 촉진될 수 있다. Franklyn Sills은 "요가 이론에서 그것은 카두세우스(caduceus: 제우스의 사자messenger인 헤르메스의 지팡이로 두 마리의 뱀이 감고 있으며 꼭대기에 쌍날개가 있는 지팡이-역자 주)의 수슘나(sushumna: 요가에서 각 차크라를 이어 주는 중심 연결선-역자 주)이다……. 그것은 홀로그램의 기준 광선(reference beam)인 것이다"라고 관찰했다.

자연적인 균형

우리 인체 체계가 발달하므로, 모든 상이한 장기와 조직들은 경이롭게도 특정한 경로를 따라 배열된 설계에 맞춰서 성장한다. 이러한 조직들이 발생학적으로 형성되는 방식의 고유한 패턴은 그것들의 일차성 호흡에 대한 본성의 받침점도 결정한다. 하나의 예로서, 중추신경계는 뇌의 제3 뇌실 전방 벽에 위치한 하나의 정중 지점 주위에서 성장한다(3장 참조). 이러한 받침점은 그 주위에서 중추신경계가 평생에 걸쳐 그 일차성 흡기와 호기를 자연스럽게 표현하는 바로 그 지점으로 남게 된다.

두개골은 본질적 받침점을 접형골과 후두골 사이의 관절, 즉 접형기저 접합부에서 보유한다(그림 3.16 참조). 이 장소는 두개골의 연골성 바닥 부분의 발생 중심에 놓인다. 상호긴장 막 체계의 본질적 받침점은(Sutherland의 받침점) 직정맥동(straight sinus)의 전방 부분에서 정중선을 따라 놓인다(그림 3.11 참조). 이것은 거기에서 그것들의 배아 발달기 중 경막을 형성하기 위하여 힘이 수렴되는 바로 그 장소이다.

하나의 이상적인 상태에서 인체는 이러한 자연적 받침점 주위에서 자체의 일차성 호흡을 표현하는 것이 가능하다. 이러한 자연적 받침점은 또한 일차성 호흡의 주기와 함께 약간 앞뒤로 움직일 수 있도록(즉 자동적인 이동) 자유롭다. 이러한 움직임이 발생할 때, 조직들 내부에서 어떠한 저항이나 비활성도 존재하지 않으며 생명 호흡의 배열순서 원리가 최적으로 분포될 수 있다는 것을 보여 준다. 아무튼 스트레스성 경험은 이러한 균형을 깨뜨릴 수 있으며 그러므로 우리의 본유의 건강이 나타나는 방식에 영향을 줄 수 있다. 이런 경우, 자연스럽게 자동적으로 움직이는 받침점 주위에 배열돼 있는 일차성 호흡 대신, 다른 겹쳐진 패턴이 발달한다.

세포의 수축(cellular contraction)

스트레스나 외상에 직면할 때마다, 조직들의 최초 생리학적 반응은 수축하는(움츠리는) 것이다. 예를 들어, 당신이 길을 걷고 있는데 누군가와 부딪친다면, 당신은 그 반응에서 자연적으로 수축할 것이다. 이러한 본능은 당신을 보호하고 스스로를 방어하도록 도와줄 것이다. 단일한 세포수준에서도 과도하게 자극받게 될 때 현미경하에서 수축하는 것을 관찰할 수 있을 것이다. 아무튼 그 스트레스의 상황이 지나가면, 세포와 조직들은 자연적으로 자체의 수축을 이완하도록 추구한다. 그럼에도 불구하고 보수(repair)와 재-균형을 위한 우리 몸의 내재적인 자원이 어느 정도 압도되어 있다면 조직 수축은 지속될 것이다. 두개천골 요법의 생체역동적(biodynamics) 접근법에서는 이 과정을 조절하는 내재되어 있는 힘을 치료하는 것에 주안점을 두고 있다. 우리는 이제 이러한 힘이 우리들 내부에서 어떻게 작동하는가에 대하여 보다 상세하게 살펴볼 것이다.

생체역동적, 생체운동학적 힘(biodynamic and biokinetic forces)

우리 몸 내부에 존재하는 고유의 배열순서의 힘은 우리의 **생체역동적**(biodynamics)**인 잠재력**이라고 하는 생명의 호흡이 지닌 잠재력인 것이다. 이것은 세포와 조직의 환경을 구성하며, 인체의 건강과 균형을 유지한다. 그 순수한 상태에서, 생체역동적(biodynamics) 잠재력의 표현은 우리의 경험이나 스트레스에 의하여 좌우되지 않는다.

그렇지만 스트레스와 외상은 생명의 호흡의 작용에 어떤 영향을 부여한다. Dr. Becker는 이러한 스트레스 요소를 **생체운동학적 잠재력**(biokinetic potency)이라 언급했다. 그것들은 인체적 상해, 독성, 감염, 심리학적, 환경적 또는 유전적 문제 등과 같은 요인들로부터 발생할 수 있는 우리의 환경을 만드는 요소들이다. 이러한 생체운동학적 잠재력은 반드시 생명의 호흡의 생체역동적(biodynamics)인 표현에 의하여 보상되어야 한다. 이러한 과정에서, 생체역동적(biodynamics) 잠재력의 본질적인 균형이 방해받게 된다. 그러므로 '생체역동적' 그리고 '생체운동학적' 이란 용어는 우리의 내재되어 있는 건강이 어떤 스트레스성 또는 조건화되는 영향 등과 직면함으로써 발생하는 힘들 사이의 상호작용을 묘사하도록 사용된다.

비활성 받침점(inertial fulcrum)

가격, 넘어짐 또는 곤란한 감정들과 같은 인체에 영향을 주는 일종의 부여된 힘은 그것과 함께 에너지의 어느 특정한 정도—그 생체운동학적 잠재력—를 전해 준다. 그러한 스트레스의 영향에 직면할 때, 우리 몸을 위하여 최적의 균형을 추구하려는 자연적인 노력이 생긴다. 이상적인 상태에서 인체의 내재적인 생체역동적(biodynamics)인 힘은 어떠한 생체운동학적 경험의 충격도 분산시키는 것이 가능할 것이다. 그렇지만 스트레스가 지나치게 강하거나 반복적이라면, 인체의 생체역동적(biodynamics)인 잠재력의 능력은 압도당할 수 있다. 그때 생체운동학적 힘은 인체 내부에 잔류하며, 여분의 짐으로 전해진다.

우리가 생체운동학적 힘을 분산시킬 수 없을 때, 차선책이 만들어지며 인체의 생체역동적(biodynamics)인 힘은 모든 분리를 최소화시키기 위하여 어느 특정한 장소로 힘을 집중시킨다. 그러한 장소가 바로 비활성의 장소가 되며, 하나의 **비활성 받침점**이라고 한다. 본질의 받침점 이외의 비활성 받침점은 그때 그 주위로 일차성 호흡이 새롭게 조직되는 지점이 된다.

함정에 빠진 잠재력

특정한 위치로 생체운동학적 힘을 가둬 두기 위하여 상당한 정도의 생체역동적(biodynamics) 잠재력이 필요할 것이다. 그렇지 않았다면 자유롭게 작용했을 이러한 생체역동적(biodynamics) 잠재력은 포위하고 있는 생체운동학적 힘과 함께 비활동적이 된다. 결과적으로 함정에 빠진 잠재력의 장소와 고착이 만들어진다. 모든 비활성 받침점의 지속과 그 중심에서, 이러한 **비활성 잠재력**이 존재한다. 비활동적 잠재력의 이러한 집중은 치료사에 의하여 치밀화된 경결과 정체의 장소로서 촉지될 것이며, 이것은 일차성 호흡의 본질적인 균형에 영향을 준다.

움직임의 방해

조직과 체액이 자체의 기능을 조절하는 힘과 연계해서 조직된다는 것을 기억하라. 비활성 잠재력이 존재하는 장소에서, 인체의 생리적인 기능은 비활성의 방향을 따라간다. 이것은 저항, 수축 그리고 질병의 패턴이 만들어지는 방법인 것이다. 이러한 방식에서, 우리가 해소할 수 없는 스트레스성 경험은 우리 조직(tissue)의 섬유구조 안으로 각인된다. 이러한 저항은 **정골의학적 병변**(osteophatic lesions) 또는 **체성 기능장애**(somatic dysfunction)라고 빈번히 언급되는 것을 만든다.

비활성 받침점은 일차성 호흡이 자체의 정중선 축과 자연의 받침점 주위에서 표현되는 방식을 변화시킨다. 그러므로 움직임의 비정상 패턴이 만들어진다. 이것이 우리 자신의 시스템 안에서 발생할 때 우리는 '균형을 잃은' 것을 느낀다. Franklyn Sills은 "세포와 조직의 환경이 오로지 건강의 청사진에 따라서 배열되기보다 이제는 중심으로 위치한 그 스트레스를 따라서 배열돼야 할 것이다"라고 적었다. Dr. Michael Shea는 다음처럼 묘사한다.

> 새로운 받침점이 정중앙의 골과 막들의 굴곡–신전과 그리고 머리 측면 골들의 내회전–외회전과는 확연하게 달라진 움직임의 새로운 특성을 갖게 할 것이다. 이러한 이상한 움직임 패턴은 두말할 것도 없이 그 자체의 규칙성과 지지해 주는 받

침점을 보유할 것이다.

폭풍의 눈

하나의 비활성 받침점은 폭풍의 모든 힘을 포함하고 있는 허리케인의 눈과 유사하다. 엄청난 혼란이 조직과 체액 출렁임에, 수축, 당김, 비틀림 그리고 꼬임 등의 형태로 나타날 수 있다. 그러므로 하나의 비활성 받침점은 그 자체가 고요하면서도 여전히 혼란의 패턴을 조성할 수 있는 힘을 보유한 어떤 장소인 것이다. 의미심장하게도, 각각의 비활성 받침점 내부에서 찾아진 비활성의 잠재력은 모든 병적인 상황에서 치료해야 하는 절대적인 요소인 것이다. Dr. Becker는 "인간 인체 내부에서 모든 외상성 또는 질병 상태의 바로 그 중심에 외상이나 질병에 빠진 인체와의 연관성을 보여 주는 또 하나의 잠재력이 존재한다"라고 관찰했다.

스트레스의 각인

비활동적 잠재력의 장소 생성은 생명의 바로 그 출발점에서 시작할 수 있다. 인체의 세포들은 수정 순간부터 스트레스성 경험의 흔적을 새겨 둘 수 있다. 각각의 새로운 스트레스나 외상이 발생하므로, 비활성 받침점이 누적된다. 이러한 받침점들이 해소되지 않는다면, 인체의 조직들은 그에 따라서 모양을 이룬다. 이러한 방식에서, 인체는 우리의 삶에 너무도 깊게 새겨 놓은 경험의 이야기를 담고 있다. 마치 비디오테이프처럼, 해소되지 못한 비활성 힘의 결과로서 사건들이 조직 내부에 기록된다. 더욱이 이러한 테이프는 자극받을 때마다 언제든 반복적으로 재생될 것이다(DVD-RW).

보상적인 받침점

인체의 내적인 지혜는 항상 최적의 균형을 추구하며, 그 지배적인 조건을 제공할 것이다. 언제든 비활성 받침점이 만들어진다면, 인체의 다른 부위들은 그 존재에 맞춰 적응할 필요가 있다. 이것이 이차적 또는 보상적인 반응을 만든다. 예를 들어, 허리가 우측으로 회전된 자세에서 고정되었다면, 경부는 전신에 걸쳐 균형을 유지하기 위하여 좌측으로 회전될 필요가 있을 것이다. 적응할 수 있는 인체의 이러한 능력은 건강을 유지함에서 중요한 모습이다. 그러므로 하나의 **일차적인 받침점**은 보상적인 **이차적인 받침**

점을 유발할 것이다. 인체의 통합성을 통해서, 다양한 비활성 받침점이 서로 간의 연관성을 통해서 유지될 것이다.

예전의 경험

새로운 사건이나 경험에 인체가 정확하게 반응하는 방식은 앞서 이루어졌던 경험에 의하여 상당 부분 결정된다. 상당한 양의 에너지가 비활성의 패턴을 유지하기 위하여 필요하므로, 시간의 경과와 함께 우리 몸 안의 생체역동적(biodynamics) 잠재력의 가용성은 점차 저하되기 시작한다. 각각의 새롭게 압도 되는 경험은 다음 번 사건을 다룰 때 이용할 수 있는 생명력 보유량을 감소시킬 것이다. 결과적으로 깊이 새겨진 또는 많은 비활성 받침점을 보유하고 있는, 이미 외상을 받았던 사람은 아마도 단지 미미한 새로운 스트레스나 자극 후 견딜 수 없는 병적인 수준에 도달할 수 있을 것이다. 그러므로 해소되지 않은 스트레스의 존재는 쌓여지는 새로운 외상에 대한 취약한 바탕을 제공할 뿐이다. 당신이 이미 쓰러져 있다면 더 쉽게 발에 차이게 될 것이다.

연관성과 절대성

우리 내부의 생체역동적(biodynamics)인 힘과 외부에서 더해진 생체운동학적 힘 사이의 상호작용은 인체에 의하여 적응된 모양과 패턴 형성을 결정한다. 당연히 이것은 우리의 삶 내부에서 연관성과 절대성 사이의 상호작용인 것이다. 생명의 호흡은 우리의 개인적인 경험이나 개인적인 특성의 작용이라기보다 우리를 통해 흐르는 우주적인 원리인 것이다. 위대한 시인인 Rumi는 이러한 진리를 다음처럼 적었다.

> 수십만 개의 몸을 가진 영혼이여
> 그 모든 것은 내 자신이다. 나는 오직 나만을 노래한다.
> 내 자신의 몸 안에서 내가 일으키는 파도처럼-
> 바다와 파도도 같은 거친 물결이어라.

이상적인 건강 상태에서, 우리 세포와 조직들의 작용은 생명 호흡의 우주적 원리와 함께 조화를 이룬다. 그렇지만 비활성으로 굳어진 스트레스성 경험은 크든 작든 이러한 우주적 원리에 맞춰서 작동할 우리의 능력에 영향을 미친다. Frankly Sills는 다음처럼 설명한다.

> 구성은 항상 이중적이다. 우리 몸 안에는 생명의 호흡과 잠재력이라는 우주의 원리가 들어 있다. 세포 그리고 조직의 세계는 평안한 상태일 때 마음이 그러하듯 이러한 우주적 원리에 따라 자연스럽게 조직된다. 거기에서 우리 경험의 힘이 존재한다. 세포 그리고 조직의 세계는 또한 그 경험에 연관돼서 조직되며 잠재력이 반응할 것이다. 마음의 수준에서, 정신의 형태와 자기 개념이 생겨나며, 감정의 수준에서, 감정적인 영향은 지속되며 조직(tissue)의 수준에서, 비활성이 창조된다.

비활성 패턴(inertial patterns)

인체가 영혼을 위한 구걸 그릇이라 생각하자. 영혼이 몸에서 사라질 때, 그것은 더 이상 영감을 얻지 못한다. 그리고 영혼이 모든 것들을 움직이도록 유지하는 촉매제이므로, 이것이 없는 인체는 비활성의 깊은 나락에 빠지게 된다. 감정은 더 이상 자유롭게 작동하지 못하고 생각과 근육들도 그러할 것이다. 모든 것은 정체될 뿐이다.

– GABRIELLE ROTH

우리의 인체가 구조적으로 패턴화되는 방식은 우리의 건강, 개인사(personal history) 그리고 경험에 대한 하나의 독창적인 표현이다. 비활성의 패턴은 우리가 세상에서 스스로를 유지하는 방식을 반영하며, 어떻게 우리가 자신의 삶의 경험에 의하여 조건화되어 왔는지 보여 준다. 경직된 목, 복부의 긴장 또는 등의 통증은 아마도 이러한 조건화 과정의 외부적인 증거가 될 것이다. 이러한 **경험의 패턴**은 조직, 체액 그리고 인체의 잠재력 내부에서 유지되며 비활성의 받침점(inertial fulcrum) 주위에서 조직된다. 이러한 패턴이 발달하므로 움직임에 대한 우리의 선택사항과 선택이 상실될 것이며, 우리가 자가 조절, 보호 그리고 균형을 위하여 적응했던 굳어진 자세를 반영할 것이다.

형태, 움직임 그리고 질적인 면

경험의 패턴은 세 가지 주요 측면을 갖게한다. 형태, 움직임 그리고 질적인 면. 경험의 형태는 그 패턴의 특정한 모양을 묘사한다. 이것이 경험의 구조이거나 구조물인 것이다. 예를 들어, 비활성의 힘으로 인해서 어떤 막이나 골격은 비틀린 또는 회전된 모양을 만들게 될 것이다. 이것이 그 패턴 형태의 한 부분이 될 관련 조직에 좌상을 주게 될 것이다. 비슷하게, 체액과 잠재력(단지 조직만이 아닌)도 어떤 특정한 형태로 유지될 것이다.

한 패턴의 움직임은 거기에서 이환된 조직들, 체액 그리고 잠재력이 움직임을 표현할 수 있는 특정한 방식이다. 비록 비활성이 존재할지라도, 인체 내부에 유지돼 있는 경험의 패턴은 거의 완전하게 고착시키거나 움직이지 못하게 만들지 않는다. 비록 손상되었을지라도 몸은 여전히 움직임의 어떤 유형을 표현한다. 한 가지 패턴의 움직임(즉 그것의 기능)은 그것의 형태(즉 그것의 구조)와 상호 관계에 놓인다.

비활성 패턴의 질적인 면은 개별적인 특성, 긴장도 그리고 뉘앙스를 말해 준다. 예를 들어, 조직과 체액이 딱딱함 또는 부드러움, 밝음 또는 어두움, 강함 또는 약함과 같은 질적인 면을 보여 줄 것이다. 기타의 질적인 면은 생기 있음 또는 생기 없음, 흐름, 혼

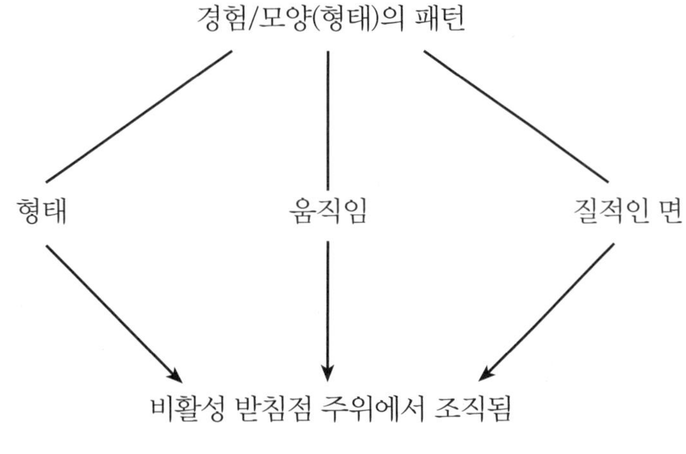

그림 5.2 경험의 패턴

란, 머뭇거림, 정지, 차가움, 뜨거움, 축축함 또는 건조함 등을 포함할 것이다. 그 패턴은 쌀쌀한, 회색빛의 2월 아침 또는 들러붙은 씹던 껌과 같은 색감이나 영상을 제안하기도 한다. (나 역시도 이러한 두 가지 모두를 경험했다!) 또한 어떤 패턴은 그것과 함께 연관되어질 특정한 감정과 감각을 유발할 수도 있다. 내부에서 유지된 특정한 경험에 따라서 그 패턴을 독특하게 만들게 되는 개인적인 성향도 존재한다. 한 패턴의 각 측면(형태, 움직임 그리고 질적인 면)은 자신의 "생각하는, 알고 있고, 탐색하는 손가락"을 통하여 치료하는 치료사의 감각적인 감지력에 의하여 확인될 수 있다.

선호도의 방향

경험의 모든 패턴은 그 장소에서 자체를 지속시키는 특수한 비활성 받침점 주위에서 조직되며 움직임이 가능한 선택사항을 결정한다. 언급했듯이, 완전하게 움직이지 못하는 것 보다는, 어떤 패턴은 여전히 그 조직하는 받침점 주위에서 어떤 종류의 움직임을 표현한다. 그것이 여전히 움직일 수 있는 그 특수한 방식은 자체의 **선호도의 방향**이라고 불린다. 예를 들어, 한 가지 두개골의 움직임은 흡기에서 제한되겠지만 호기—그것의 선호도의 방향인—에서 자유롭게 표현될 수 있다. 비활성의 받침점이 존재하는 장소에서, 움직임은 특정한, 이미 설정된 그리고 종종 경직된 경로를 따라서 발생하며, 그 부위에서 가능한 범위를 좁게 만든다. 이것은 그 내재적인 건강을 표현할 조직의 능력에 심각하게 영향을 줄 수 있다.

결정적인 장소들

비활성의 받침점은 인체 내부에서 유지된 모양과 패턴을 지속시키는 결정적인 장소들이다. 치유가 발생한다면 반드시 변화가 만들어져야 하는 것은 여기 즉 비활성의 받침점인 것이다. 이것은 이러한 치료에서 또 다른 핵심 원리를 말해 준다. 모든 진정한 치유는 만들어진 비활성의 받침점에서 발생해야지 그 받침점 주위에서 발달한 조직 패턴에서가 아닌 것이다. 이러한 사실은 쉽게 간과될 수 있다. 만약 단지 증상의 패턴만 따라간다면, 우리는 그 증상을 만들고 있는 핵심 요소를 놓치게 될 것이다.

만약 하나의 비활성 받침점에 걸려 함정에 빠진 잠재력이 자유롭게 된다면, 생명의 호흡은 다시 그 조직들로 스며들 수 있다. 이것은 장애의 부위 내부에서 본래의 기질과 연관성을 재확립하며, 건강이 생겨난다. 비활성이 해소되므로, 본질적인 받침점 주위에서 일차성 호흡의 표현은 회복된다.

근본적인 의도(original intention)

영구히 존재하는 근본적인 기질은 질서와 균형을 향한 우리의 발생학적 의무이며 건강의 근본적인 의도이다. 다르게 말해서, 그것은 생명의 시작 이래로 거기에서 존재해 온 건강을 위한 우리의 (이전)탄생의 권리인 것이다. 거기에서 아무런 비활성의 받침점이 존재하지 않기에, 모든 자체의 드러남을 통해 생명 호흡의 조화로운 균형을 이룬 표현으로 표시되는 이러한 근본적인 의도의 표현만이 존재할 것이다. Dr. Jealous는 "만약 당신이 자신의 근본적인 형태를 주장한다면 무슨 일이 벌어질 것인가? 당신이 누구였는지 아는 것은 흥미롭지 않을까? 생명의 호흡이 당신을 만들었을 때 그 의도를 아는 것도 흥미롭지 않겠는가?"라고 반문했다.

비활성의 영향(effects of inertia)

많은 감각들이 들어오고, 많은 생각과 연상이 떠오르지만, 그것들은 단지 당신 자신의 마음의 파장에 지나지 않는다. 어떤 것도 당신의 마음 밖에서 들어오지 않는다……. 당신 자신 외부의 어떤 것도 아무런 문제를 유발하지 않는다. 당신 자신만이 스스로의 마음속 파장을 만든다……. 비록 그 파장이 생길지라도, 당신 마음속 정수는 순수할 뿐이다. 그것은 거의 파장이 일지 않는 깨끗한 수면과 같다. 실재로 수면에는 항상 파장이 일어난다. 파장은 수면의 실재인 것이다. 수면에서 분리해서 또는 파장에서 분리해서 수면을 이야기하는 것은 환상에 지나지 않는다. 수면과 파장은 하나이다……. 그 안에 파장을 갖는 마음은 혼란된 마음이 아닌, 실재로 하나의 확대된 것.…… 우리의 경험이란 단지 연속적 또는 반복된 발현인 것이다…….

– S. SUZUKI

비활성의 받침점은 인체 내부 어딘가—골, 막, 신경조직 또는 체액—에 집중될 수 있다. 내장, 근육 그리고 기타의 결합조직들은 스트레스성 경험의 결과로서 비활성을 갖게 될 수 있다. 몇 가지 예를 들면, 뇌척수액과 중추신경계의 움직임에 영향을 주는 비활성의 패턴에서부터 파생하는 일부 공통적인 문제들은 아래에 요약된다. 이러한 요약은 두개천골 요법의 몇 가지 적용법을 설명하려는 의도이지, 특정한 상태의 치료에 대한 처방된 지침으로서 해석되지 말아야 한다.

생명의 강물

'생명의 커다란 강물' 인 뇌척수액(CSF)은 우리 몸 안의 생명 호흡의 생체역동적(biodynamics) 잠재력과 그것의 표현 사이에서 일차적인 접촉 지점인 것으로 생각된다. 아마도 Dr. Still이 그것을 "인체 내부에서 가장 잘 알려진 요소"인 것으로 인식했던 것은 그러한 이유 때문일 것이다. 뇌척수액(CSF)의 종방향 출렁임(longitudinal fluctuation)의 어떠한 방해도 생명 호흡의 본유의 치유 잠재력을 전해 주는 능력에 영향을 줄 수 있기 때문이다. 그러한 방해는 아마도 뇌척수액(CSF)을 생산하고, 분포시키며 재흡수할 수 있는 그 기전의 어떤 것 내부에서 비활성 받침점으로 인해 기인할 것이다(3장 참조).

뇌 안에서 뇌실들의 상호연결 시스템 내부에서 지속된 비활성은 뇌척수액(CSF)의 생산과 잠재력을 혼란시킬 수 있을 것이다. 그러므로 뇌실들을 통한 뇌척수액(CSF)의 막힘 없는 움직임을 도와줌으로써, 치료사는 이러한 중요한 체액이 생명의 호흡으로 잠재력을 갖도록 도와줄 수 있을 것이다. 이것은 뇌척수액(CSF)과 접촉하고 있는 모든 중요한 신경 중추와 분비선들의 작용도 도와준다.

뇌척수액(CSF)이 중추신경계 주위에서 순환한 후, 정맥동 안으로 재흡수되며 이어서 혈액의 전신적인 순환으로 다시 배출된다. 많은 정맥동들이 상호 긴장막 체계를 구성하는 경막의 주름 안에서 형성된다. 그러므로 경막에 주어진 모든 압력은 "그 호스(경막) 안의(정맥) 꼬임"을 만들 수 있으며, 두개골로부터 체액의 배출에 영향을 준다.

그 정맥동 시스템 내부에서의 막힘은 두개골 체액의 후방 압력을 유발할 수 있으며, 충혈로 이끌린다. 이것은 아마도 체액 내부에서 정체의 감각과 무거운 머리 느낌으로 촉진될 것이다. 인체 주변으로 잠재력의 분포가 막히게 되므로, 충혈성 두통과 에너지의 부족과 같은 증상들이 나타날 것이다.

신경계

중추신경계(CNS) 안에서 비활성의 받침점은 그 가동성의 본질적인 균형에 영향을 주며 기능에 영향을 미칠 수 있다. 중추신경계의 엄청난 복잡성으로 인하여, 여러 종류의 장애가 나타날 것이다. 비활성의 위치에 따라서 폐호흡, 식욕, 소화, 순환, 협응력, 움직임 그리고 균형 등과 같은 생리학적 기능이 영향을 받는다. 심리적인 그리고 감정적인 영향도 나타날 것이다.

CNS를 포함하는 비활성은 종종 두개골과 상호 긴장막 같은 주변의 조직들로부터 받게 된 압박력의 결과이다. 두개골과 막들은 뇌를 위한 포장 층을 형성하며, 그 안에서 뇌가 움직이고 성장하고 발달하며 작용하는 공간을 지배한다. 그러므로 이러한 조직들을 포함한 움직임의 제한은 아마도 뇌와 뇌실들의 작용을 압박할 것이다.

신경 촉진(nerve facilitation)(=신경의 과활성—역자 주)

CNS에 대한 방해의 한 가지 주된 근원은 신경 촉진(facilitation)이 된다. 이것이 너무도 흔하게 발생하므로, 약간 더 상세히 살펴보아야 할 것이다. 이러한 내용에서 '촉진(促

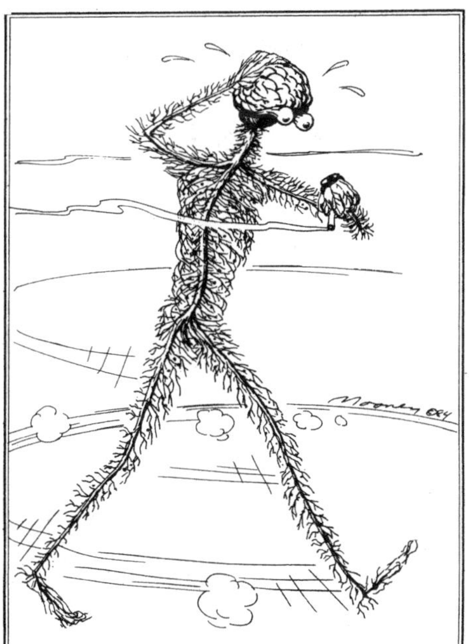

그림 5.3 신경계(Gerry Mooney의 그림)

進)' 이란 용어는 편안함 또는 용이함과 혼동되지 말아야 한다. 사실 이것은 그로 인해 어떤 문제가 생길 수 있는 용이함을 말한다. 신경 촉진은 하나의 신경 경로를 따라서 자극의 지나친 활성화를 언급한다. 이것은 그 신경계 전체의 자극으로 이끌릴 수 있다.

신경세포는 서로 간에 전기적 자극이라는 수단으로 의사소통한다. 이러한 자극들은 압박, 열 또는 화학물질로부터 일종의 자극에 대한 반응에서 만들어진다. 하나의 자극은 하나의 신경세포의 전체 길이를 따라서 전도될 수 있는 자극이 되기 위하여 충분히 강해야 하며, 그렇지 않다면 아무 일도 생기지 않을 것이다. 다르게 말해서, 하나의 신경이 그 자극을 전도하기 위하여 반드시 자극의 특정한 역치에 도달해야 한다는 것이다. 신경세포는 그것 전체 길이의 단지 일부만으로 자극을 전도하지 않는다. 이것은 실무율(all-or-none principle)이라고 불린다.

촉진된 분절(facilitation segment)

만약 하나의 신경이 이미 자극받았다면(예를 들어 그 압박으로 인하여) 그 자극을 전도시키기 위하여 신경에 요구된 역치는 낮아지게 된다. 척추 신경은 종종 추골 움직임을 포함하는 제한으로부터 생길 수 있는 압박에 의하여 유발되는 이러한 방식에서도 흔히 영향을 받는다(그림 5.4 참조). 허리 손상의 결과를 살펴보면, 신경 자극은 추골부터 척수까지 주행하는 감각신경을 따라서 자극받게 된다. 만약 이러한 손상의 영향이 해소되지 않았다면 신경은 일정한 자극의 상태로 유지될 것이다. 신경이 자극을 전도하기 위해 필요한 역치가 내려가므로, 신경은 과도한 작용을 만들기 쉬울 것이다. 이것은 그 척수로 전해지는 자극성의 전도라는 집중포화를 유발할 것이다. 결과적으로 신경 자극을 전도할 척수의 분절에서 요구된 역치는 아마도 내려갈 것이다.

촉진(促進)된 분절은 비정상적인 자극을 활성화시키는 척수의 지극히 흥분된 분절이다. 하나의 촉진된 분절이 존재하므로, 자극성의 신경자극은 척수의 부위로부터 자체의 운동신경 공급을 받고 있는 근육, 관절 그리고 장기로 보내진다. 이것은 종종 그 추골과 주변의 근육들이 수축되며 자체의 움직임에서 더욱 제한되는 원인이 된다. 이러한 뼈 그리고 근육으로부터 더욱 더한 자극성의 신경자극이 이어서 감각신경을 통해 그 척수 부위로 다시 보내진다. 이러한 방식으로 자극의 유해한 순환과 과도한 흥분성이 만들어진다.

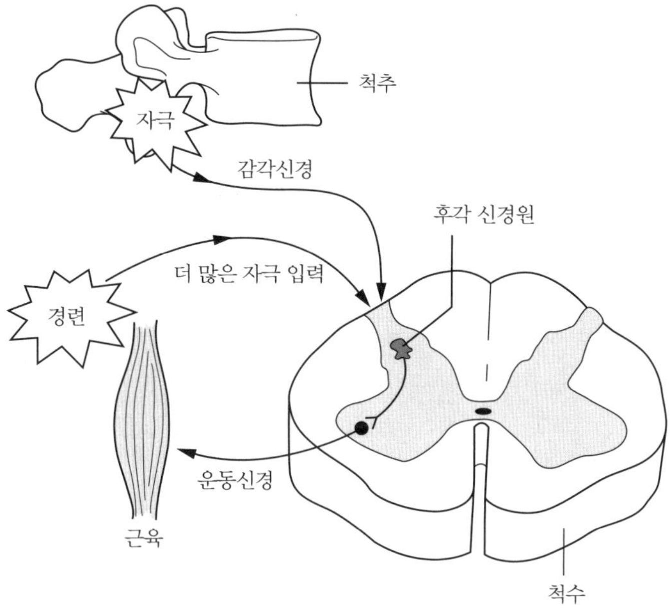

그림 5.4 촉진된 분절들

장기에서 영향(effect of organ)

인체의 내부 장기에서 하나의 촉진(促進)된 분절의 영향은 중대할 것이다. 예를 들어, 위는 척수의 중간 흉추 부위에서부터 교감신경의 공급을 받게 된다. 만약 이러한 부위가 촉진된다면, 그때 자극성의 신경자극이 위로 보내질 것이다. 이것은 하나의 **내장-체성 반사**라고 불린다. 그것은 소화불량, 염증, 팽만감 또는 궤양과도 같은 소화기적 과민성으로 나타날 수 있다. 척수의 다른 분절의 촉진은 호흡 곤란, 심장 문제, 비뇨기와 생식기 장애 그리고 광범위한 기타 증상을 유발할 수 있다.

내장-체성 반사(viscero-somatic reflex)

하나의 촉진된 분절의 기원은 또한 문제가 있거나 질병에 걸린 장기에서도 보인다. 예를 들어 위, 간, 폐 또는 심장에서 문제가 하나의 비활성의 받침점(inertial fulcrum)형성과 일차성 호흡의 결과적인 상실로 인하여 발달될 수 있을 것이다. 이것은 그 이환된 장기로부터 다시 척수로 되돌아가도록 중계되어지는 자극성의 신경자극을 유발하며, 그 척추 분절의 촉진을 유발한다. 이것은 **내장-체성 반사**라고 불린다.

그러므로 내장-체성 반사란 척추 주위의 조직과 골격 내부에서의 방해가 어떤 장기의 자극을 유발하는 장소이다. 내장-체성 반사란 그 자극이 하나의 내부 장기 안에서 기원하는 장소이며, 척추에서 문제를 유발한다. 촉진된 분절은 내장에 영향을 주는 많은 문제들이 일단 척추에서 비활성이 해소되었을 때 개선되는가를 잘 설명해 준다. 척추신경 자극의 원인이 제거되었을 때 촉진의 악순환은 깨지게 된다.

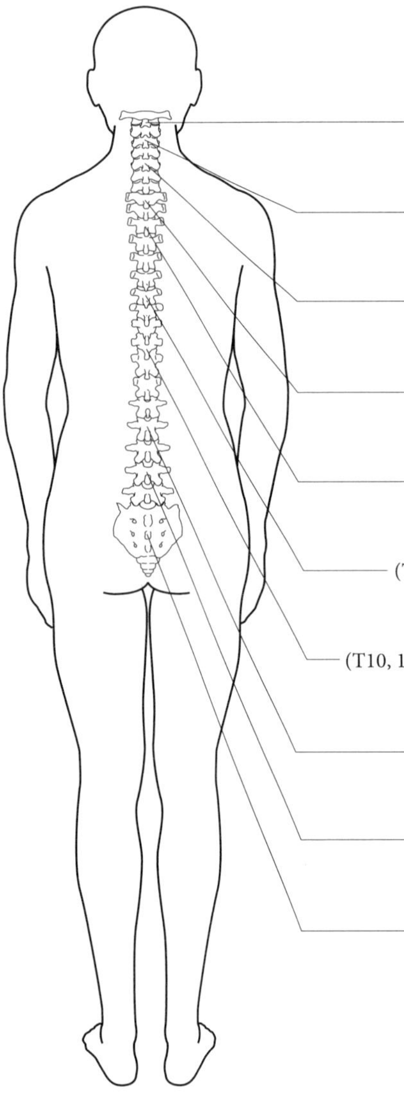

(C1, 2, 3) 이 부위에서 신경 자극은 두통, 부비동 문제, 편두통, 어지럼증, 눈, 귀 그리고 안면 내부의 통증, 건초열, 알러지 등을 유발할 수 있다.

(C4, 5) 경부 통증과 긴장, 신경과민증, 불면증, 목과 갑상선 문제 등이 이러한 부위에서 척수 신경의 압박에 의하여 유발될 수 있다.

(C6, 7) 여기에서 발생하는 신경 자극이 존재한다면, 견부와 팔의 통증 및 감각 이상, 점액낭염, 동결견, 양손의 순환저하와 부종 등이 발생할 수 있다.

(T1, 2, 3) 천식, 호흡 곤란, 심장 문제, 고혈압 및 저혈압, 폐질환 등이 척수의 이러한 부위에서 비활성으로부터 기인할 수 있다.

(T4, 5) 이러한 부위에서 비활성과 자극성이 존재한다면, 그것은 견갑골 사이의 통증, 가슴과 늑골 통증, 간 및 담낭의 문제, 대상포진 등을 유발할 수 있다.

(T6, 7, 8, 9) 여기에서 하나 또는 그 이상 척추의 비활성은 위, 소장, 그리고 췌장의 문제, 저혈당 문제, 소화불량, 가슴 두근거림, 위확장증 등의 문제로 이어질 수 있다.

(T10, 11, 12, L1) 대장 문제, 변비, 설사, 신장 문제, 부신의 스트레스 등이 이러한 부위에서 척수 신경의 자극으로부터 나타날 수 있다.

(L2, 3) 허리의 통증, 생리성 경련, 생식기관 장애, 발기부전, 불임, 방광 문제, 야뇨증 등이 척수의 이러한 부위의 촉진에 의하여 유발될 수 있다.

(L4, 5) 척수의 이러한 부위의 압박은 요통, 좌골신경통, 하지와 발에서 저하된 순환이나 통증 등이 유발될 수 있다.

(천골) 고관절, 하지, 슬관절 그리고 발의 통증, 양 하지의 근육 경련, 등이 천골에서 신경의 촉진에 의하여 유발될 수 있다.

그림 5.5 척추의 신경 촉진의 영향

촉진의 확산(spread of facilitation)

척수의 촉진은 또한 위아래로 확산될 수 있으며, 중추신경계(CNS)의 전체 부위의 자극을 만들 수 있다. 이러한 자극성은 뇌간까지 전체 길이로 확대되며, 전체 신경계가 과민함과 경계의 상태로 유지된 상태를 만들 수 있다. 이러한 예에서, 거의 모든 종류의 자극은 통증으로 경험되며 다른 증상의 악화를 만들게 된다.

촉진된 분절은 전신 생리학과 건강에 광범위한 반향을 갖는 비활성 받침점의 중요한 형태이다. 그것들은 근골격계와 내부 장기의 작용 사이에서 하나의 연결고리를 제공한다. 그것들은 또한 건강 유지를 위하여 자유롭게 움직이는 척추의 중요성을 지적한다.

모든 이러한 형태의 비활성 받침점이 내재하는 함정에 빠진 잠재력에 의하여 그 자리에 유지된다는 것을 반드시 기억해야 한다. 만약 이러한 걸려 있는 힘이 해소된다면, 인체 내부에서 비활성의 발현도 역시 해소될 것이며 자연적인 작용이 회복될 것이다.

신경 혼란(nerve disturbance)

간질(epilepsy)은 빈번하게 측두엽에 영향을 주는 뇌의 전기적 탈분극에서 이상으로 나타나는 상태이다. 그것은 종종 측두엽 안에서 신경의 자연적인 자동 운동성에 대한 혼란의 결과로 분리와 연관된다. 난독증, 학습장애, 주의력결핍장애(ADD), 정신적 질환 그리고 과잉행동과 같은 다른 상태들도 역시 중추신경계의 작용을 제한하는 비활성의 패턴에 기원을 갖게 된다. 예를 들어, 많은 치료사들은 학습장애와 후두골의 압박 사이 그리고 우측 측두엽을 포함하는 비활성과 난독증 사이에서 일종의 일치성을 주목해 왔다.

모든 이러한 사례에서 치료는 그 방해의 핵심에서 반드시 비활성 받침점을 다루도록 포함해야 하며, 그러므로 자극받고 있는 신경의 압박을 덜어 주도록 도와주어야 한다. 이러한 문제를 해소하는 핵심은 중추신경계 내부에서 생명의 호흡의 배열순서 원리의 표현을 회복하도록 만드는 것이다. 그때 환자는 신경계에 생기를 회복시키며 어떠한 외상도 분산시키도록 필요한 자원에 접근할 수 있다.

뇌신경

뇌신경의 12쌍이 뇌의 아래쪽에서 나온다. 이러한 신경들은 감각—청각, 미각, 시각 그리고 후각—에 연관된 중요한 기능을 갖는다. 그 신경들은 또한 얼굴, 머리 그리고 목의 많은 근육들과 분비선을 조절한다. 더욱이 광범위한 영향을 미치는 미주신경(vagus는 돌아다님을 의미한다)은 후두, 심장, 폐 그리고 거의 전체 소화계의 기능을 조절하도록 인체 전반에 걸쳐 하행한다.

머리의 골격, 조직 그리고 막 내부에 위치한 비활성의 받침점은 뇌신경의 촉진을 유발할 수 있다. 예를 들어, 이명과 난청은 귀로 공급되는 신경의 자극에서부터 나타날 것이다. 비활성의 힘이 해소되고 이러한 신경에서 압박이 제거될 때, 증상은 상당히 개선된다. 비슷하게, 시각 장애는 눈으로 공급되는 신경의 자극을 유발하는 비활성 받침점에서부터 나타날 것이다. 나는 사골(ethmoid bone)과 그것을 통해서 지나가는 후각신경의 두개천골 치료가 좋은 결과를 만들어 주었던 후각상실증(냄새 감각의 상실)의 많은 사례를 치료했다.

머리의 기저부 양 측면에 위치한 경정맥공(jugular foramen)은 두개골을 빠져나오는 세 쌍의 뇌신경의 통로를 위한 작은 구멍을 제공한다. 이러한 구멍은 후두골과 측두골 사이의 봉합 내부에 들어 있다. 경정맥공을 통해서 지나는 신경은 미주신경을 포함한다. 어느 쪽 미주신경이든 촉진(促進)된다면, 그 증상은 넓게 퍼질 것이다. 편두통과 함께 메스꺼움, 심박동 이상, 호흡 또는 소화성 문제 등이 흔히 나타난다. 빈번하게 나타나는 미주신경의 자극은 아기들에게 영향을 주는 복통의 사례와도 관여된다(10장 참조).

각각의 경정맥공을 통해서 지나가는 다른 신경들은 후두의 일부 근육, 가장 큰 타액선, 그리고 목과 어깨의 근육에 공급된다. 후두골과 측두골 사이의 봉합에서 압박을 주고 있는 비활성 힘이 해소되어질 때, 그 봉합은 다시 맞춰질 수 있으며 이러한 신경으로부터 압박은 해소될 것이다. 이것은 종종 광범위한 증상에 대하여 빠른 완화를 가져올 수 있는 하나의 간단한 과정이 된다.

당신의 몸을 리스닝하기(listening to your body)

당신 자신의 몸이 하는 이야기를 들어보도록 몇 분만 할애하라. 몸의 이야기를 듣도록 도와주는 한 방법은 자신의 호흡을 지켜보는 것이다.

등을 편하게 받친 채 조용히 앉으며 당신의 몸 안의 감각에 주의를 집중하기 시작한다. 자신의 호흡을 따라가는 것은 당신이 시작할 수 있게 도와줄 것이다. 단지 당신이 어떻게 호흡하고 있는가에만 주의를 집중하고, 어떤 것도 변화시키려고 애쓰지 마라. 당신이 숨을 들이쉬고 내쉬므로, 점점 이것이 당신 안에서 어떻게 발생하는지 집중한다. 현재 만들어지고 있는 긴장도에 대한 모든 감각과 느낌에 집중하며, 그저 거기에서 무엇이 존재하는지 살펴본다. 당신이 최소한 몇 분 동안 이러한 리스닝을 유지할 수 있는가 살펴보라. 이어서 당신의 주의력을 자신의 모든 감각으로 퍼져가도록 범위를 확대시킨다. 위에서부터 아래쪽으로 그리고 양쪽 측면으로 몸의 상이한 부분들에 집중한다. 아마도 거기에서 당신이 편하게 느끼는 부위와 불편하게 느끼는 또 다른 부위가 존재할 것이다. 아마도 약간의 무거움 또는 가벼움, 열림 또는 움츠림, 가득함 또는 충혈 등이 존재할 것이다. 아마도 맥동이 이어진 듯 또는 단절된 듯 느껴지는 장소가 있을 것이다. 당신은 자신의 몸이 어떠한 모양을 이루는가에 대한 느낌을 갖고 있는가? 이러한 감각이 당신 자신에 대하여 무엇을 말해 주는가?

제 6 장

진단의 기술

밖으로 달려 나갈 필요는 없다.

더 잘 보기 위하여 창문 틈으로 살펴보지 않아도 된다.

그대로 있어라.

네 존재의 중심에

네 심장을 살펴보고 또 살펴야……

그렇게 하는 방법이 바로 존재하는 것이다.

– LAO TZU –

진단의 측면

치료의 핵심은 감지력이다. 자연의 법칙이 점점 더 분명해질 때까지 개념은 반복된 관찰에서 자라난다. 우리는 전체를 감지하도록 배운다. 우리가 환자를 대할 때 전체(현대 사회에서 너무도 드물게 이루어지는)를 살펴보는 것이다.

– DR. JAMES JEALOUS D.O.

병력 청취, 그리고 각별한 촉지와 감지의 기법은 두개천골 치료사에 의하여 사용되는 주된 진단 방법이다. 이러한 방법들은 건강이 환자의 내부에서 표현되는 방식에 그리고 모든 비활성 패턴의 장소에 집중된다. 이러한 평가에서 일차성 호흡에 의하여 표현되고 있는 움직임, 균형 그리고 질적인 면이 강조된다.

병력 청취(history-taking)

사례별 병력은 모든 치료 프로그램의 출발에서 시행된다. 이것은 치료사에게 환자의 현재 증상과 의료적인 병력에 연관된 세부내용을 제공한다. 이것들이 문제의 근원에 대한 중요한 단서를 제공하기 때문에 교통사고, 수술, 난산 또는 치과 치료와 같은 외상의 모든 병력이 기록될 것이다.

가족력과 사회력, 식이법 그리고 심리적인 문제 등에 관한 세부내용 역시 유용하며, 그 치유 과정을 뒷받침할 수 있는 환자의 자원(resource)을 확인하도록 도와줄 것이다. X-선, 혈액 검사 또는 정밀검사와 같은 의료적 검사들은 더 깊은 진단적 규명이 필요할 때 권장될 것이다.

관찰(observation)

모든 문제의 근원은 먼저 관찰이라는 예리한 감각을 통해서 지적될 수 있을 것이다. 당신이 길을 걷고 있는 어떤 사람을 바라볼 때, 빈번하게 첫 인상이 가장 많은 것을 말해 준다는 것을 느꼈던 적이 있는가? 이것은 환자 상태의 이해를 돕기 위하여 개발되어야 하는 하나의 기법이다. 예를 들어, 누군가 진료실을 들어와서, 자리에 앉거나 스스로 일어서는 방식이 그에게 무슨 일이 있는가를 특징적으로 드러낼 것이다. 그들의 자세 그리고 균형은 그들의 조직이 스트레스 또는 외상에 의하여 영향받은 방식을 표현할 것이다. 그들이 편하게 움직이는가, 또는 움직임의 어색함과 손상된 통합성 패턴으로 움직이는가? 그들이 어떻게 보이는가? 그들은 어떻게 말하는가? 그들의 얼굴 표정에 나타난 의미는 무엇인가? 어떤 단서가 그들의 상태에 관하여 이렇게 알려 주는가?

두개골이나 인체 기타 부위의 모양에서 모든 비대칭에 대한 관찰은 조직들이 구조적인 변화에 적응하도록 유발했던 비활성 패턴의 존재를 의미할 것이다. 선 자세든, 앉거나 누운 자세에서든 자세의 평가는 모든 문제 부위를 확인하도록 도와줄 수 있다. 인체를 위한 받침의 중심 기둥으로 작용하며 우리의 건강에 중대한 영향을 주는 척추의 모양과 균형에 각별히 관심을 기울여야 한다(5장의 '활성화된 분절' 참조). 더욱이 피부는 종종 인체의 내부 상태의 균형을 반영하므로, 피부 질감에서 어떤 표식이나 변화의 확인은 비활성의 장소를 확인하도록 도와준다.

촉지와 감지(palpation and perception)

모든 그러한 과정에 더해서 두개천골 치료에서 주요한 진단적 접근은 생명 호흡의 율동적 움직임을 평가하는 것이다. 이것은 촉지와 감지의 능력을 통해서 성취된다. 촉지는 손가락을 통하여 들어오는 감각을 통해서 환자의 생리학적 패턴을 감지하는 치료사의 능력을 말한다. 이러한 능력은 섬세하게 조율된 촉각의 발달에 의존한다. 두개천골의 진단과 치료 모두 접촉의 이러한 능력을 통해서 성취되며, 이러한 능력은 그 적용에서 반드시 부드럽고 비침범적이어야 한다. 감지는 소위 본능적이고 직관적인 인상의 육감(sixth sense)을 포함한, 모든 감각을 통하여 수용된 현상을 기록하는 치료사의 능력을 말한다.

우리는 이제 치료사가 상당히 명료한 감각으로 일차성 호흡의 미묘한 영역을 촉지하고 감지하는 것을 가능하게 만드는 주된 몇 가지 요소를 다루게 될 것이다.

접지의 준비(preparing the ground)

지금 우리가 가지고 있는 이것은 환상이 아니다.
이것은 비탄이나 기쁨도 아니다.
판단하는 상태도, 의기양양함도, 슬픔도 아니다.
그대로 왔다 지나가는 것이다.
이것은 행할 수 없는 바로 그 현재인 것이다.

– JELALUDIN RUMI

현재에 존재하기(being present)

치료사란 존재의 특성은 모든 진단적 질문의 출발점이 되며 또한 치료에서 나온 결과가 무엇인가 알아보는 긴 여정을 함께 한다는 것이다. 현재[12]에 존재한다는 것은 인체를 구성하는 힘을 감지하는 것과 인체의 본유의 건강을 도와주는 것 이외의 모든 것에 관심을 버리고 우리의 모든 측면—신체적, 에너지적 그리고 심리학적—에 대하여 문을 열어 놓는 것이다. 반드시 이러한 분야는 모든 것들과 '함께 존재하는' 능력을 포함한다. 예를 들어, 우리는 다른 사람들의 고통, 기쁨, 슬픔, 즐거움, 분노 또는 사랑과 함께 존재할 필요가 있을 것이다. 만약 우리가 아무것도 숨기거나 고치려는 노력이 없이 이렇게 하는 것이 가능하다면, 이것은 강력한 치료적인 뒷받침이 될 것이다. 더욱이 우리가 또 다른 사람 내부에서 건강을 위해 함께 존재할 수 없다면, 그것을 감지하고 도와주는 것은 실재로 불가능할 것이다. 두개천골의 진단과 치료에서, 치료사는 환자와 충분히 접촉하고 생명의 호흡이 그 자체를 각 환자들 내부에서 구성하는 독특한 방법에 예민해야 할 필요가 있다.

소리를 높이기(turning up)

치료적 도움을 제공할 수 있는 존재 유형은 깊은 리스닝를 기반으로 한다. 이것은 다

12) 지금 이 자리에서 환자를 촉지하면서 어제나 내일이 아닌 지금 환자의 감정, 느낌, 움직임의 제한을 같이 느끼는 시공간상의 제한된 지금의 순간.

른 사람과 명료하고 단순한 관계를 맺도록 준비된 치료사를 포함하며, '예리하고 정확한 집중력 특성' 의 계발을 요구한다. 그것은 실제로 볼륨을 높이는 것을 의미한다! 마치 섬세하게 조율된 기계처럼, 치료사는 이러한 과정에서 너무 긴장해서도, 너무 해이해서도 안 된다. 그는 환자의 생리학적 상태에서 발생하고 있는 미묘한 변화를 감지하고 민첩하고 유연하게 반응하는 것이 가능해야 한다. 이것은 환자 안에서 생명의 호흡이 조절을 요구하고 있는 치료사와 환자 사이의 댄스인 것이다.

우리들 대부분이 단순함의 이러한 수준까지 주의력을 집중함에 익숙하지 않기에, 모든 치료적 기법의 행위들에서 현재에 존재함(presence)은 아마도 가장 어려운 것들 중 하나가 될 것이다. 그렇지만 많은 방식들 중에서 현재에 존재함은 세상에서 가장 자연스러운 방법이다. 우리가 현재에 존재할 때 우리는 우리 자신의 '사업적인 면' 보다는 우리의 '존재함' 으로 다른 사람을 만나는 것이 가능할 것이다. 비록 현재에 존재하는 것이 뛰어난 임상적 행위의 토대가 될지라도, 너무도 빈번하게 대부분의 의사들과 치료사들은 간단하게 열린 마음과 가용성 대신 커다란 책상 뒤에 앉아서 스스로를 방어한 채, 다양한 치료방법, 치료 계획서, 계획안 그리고 의견들 뒤에 숨어버린다. Franklyn Sills는 그것을 다음처럼 보았다. "현재에 존재함이란 우리가 현재 시점에 우리 자신의 마음을 고요하고 완전히 평온하게 놓아 두는 것으로 나타난다. 고요함 안에서, 신체의 계통 내부에서 작용하는 깊은 지성의 존재를 감지하는 것이 가능하다."

다양한 의견들

많은 방법들이 현재에 존재함이라는 방식에 들어설 수 있다. Dr. Rollin Becker는 첫 번째로 치료사가 환자의 상태에 관하여 가지고 있을 전문적인 의견이 존재함을 지적한다. 이어서 환자가 자기 자신의 상태에 관하여 갖고 있는 의견도 존재한다. 마지막으로 거기에 환자의 생생한 생리학에서 실재로 발생하고 있는 그 무엇도 존재한다. 이러한 세 가지 의견이 반드시 일치하는 것은 아니다. 환자의 생생한 생리학적 상태에서 존재하기 위하여, 우리가 알고 있다고 생각하는 것 그리고 우리가 찾아내려고 예상하는 것을 버릴 필요가 있다. 그때 오로지 그때에만, 우리는 거기에서 실재로 존재하는 그 무엇을 들을 수 있다. Dr. Sutherland는 우리가 어떤 환자의 상태에 관한 단순한 정보가 아닌 지식을 얻을 수 있는 것은 바로 이러한 생생한 경험(현재에 존재함–역자 주)을 통해서

라고 강조한다.

존재함과 행함(being and doing)

현재에 존재함의 분명한 특성은 그 자체로서 치유 과정을 도와주는 한 가지 중요한 요인이란 것이다. 아마도 우리들 대부분은 건강의 등장이 이러한 형태의 지원에 의하여 촉발될 수 있는 방법을 경험했을 것이다. 어깨 위에 놓인 다정한 손의 단지 간단한 움직임이 고통을 없애도록 도와주기에 충분할 수 있다. 심리치료사인 Guggenbuhl-Craig가 보았듯이, "두 사람이 만날 때, 그들 정신의 전부가 서로를 만나게 된다. 의식과 무의식, 말하는 것과 말하지 않은 것, 그 모든 것은 서로에 대하여 자체의 영향을 보유한다." 두개천골 치료에서 환자와 치료사 사이에서 환자의 치유과정을 위한 공간과 장소를 제공하고 있는 공명하는 영역이 창조된다. 여기서 그 의미는 치료의 결과가 최소한 그가 행하는 것처럼 존재함이란 치료사의 특성으로 이루어져야 한다는 것이다.

공명을 통한 치유(healing through resonance)

여기에 공명을 통해서 치유가 발생할 수 있는 방식을 보여 주는 하나의 예가 있다. 두통과 목의 통증으로 고통받는 어떤 환자를 치료할 때, 나는 그의 몸 안에서 촉지될 수 있는 펄떡임과 불편함을 인식하게 되었다. 내가 그의 일차성 호흡을 조정해 감으로써 뇌척수액의 종방향 출렁임(longitudinal fluctuation)에서 방해의 느낌이 명확해졌다. 나는 이러한 체액의 움직임이 다양한 소용돌이와 난류(亂流)로 표현되고 있다는 것을 감지했다. 내가 어떤 일이 일어나고 있는가에 대한 전체적 감각을 더 얻기 위하여 감지의 영역을 넓혔을 때, 그의 체계 안에서 주변을 혼란스럽게 떠다니는 수천 개의 작게 빛나는 '에너지 분자들'이 존재한다는 인상을 얻었다. 그것은 마치 이러한 분자들이 뭘 해야 하는지 그리고 어디로 가야 하는지 모른다는 것과 같았다.

이 환자는 자신이 너무도 불안정한 시기를 지내고 있음을 말해 주었다. 그는 삶의 방향을 변화시킬 중대하고도 절박한 결정의 압박을 느끼고 있지만, 무엇을 선택해야 할지 알 수 없었다. 그것들이 나에게 전해졌으므로 그의 불안함과 꽉 막힌 듯한 느낌을 느낄 수 있었지만, 여전히 나는 편안한 감각으로 그의 머리에 손을 대고 있었다.

나는 곧 우리의 두 인체가 동일한 시공간으로 들어섬을 느낄 수 있었다. 그의 뇌척수액의 출렁임은 천천히 느려졌으며 매끄러워졌다. 그렇지만 거기에서 나는 실재로 아무것도 한 것이 없었다. 그의 체계 내부에서 혼란은 단순히 나의 접촉에 반응했으며 결과적으로 안정될 수 있었다. 이러한 시점에서, 깊은 정지(deep stillness)의 감각이 나왔다. 그가 당시 치료를 끝내고 치료대를 내려설 때, 그는 자신이 그렇게도 원했던 올바른 결정을 명료한 관점으로 결정할 수 있었다. 이러한 예에서 그것은 마치 나의 접촉이 하나의 이정표로 그의 일차성 호흡계에 제공된 것과 같았다. 자연은 그러한 안정을 수행한다. 공명을 통한 치유의 이러한 원리는 두개천골 치료에서, 각별히 치료사가 내부의 정지(inner stillness)라는 장소에서부터 치료하는 것이 가능할 때 빈번하게 발생한다.

추시계

이러한 동일한 원리는 물리학과 생물학에서 관찰된다. 350년 훨씬 이전에 Christiaan Huygens라는 추시계 개발자는 같은 장소에서 같은 추 길이를 보유한 추시계들은 동시성 움직임을 향해서 움직이려 하는 성향을 갖고 있다는 것을 관찰했다. Huygens는 또한 가장 무거운 추가 다른 추들의 주기를 결정하는 성향도 존재함을 관찰했다. 비록 가장 무거운 추가 다른 것들에 전적으로 영향을 줄 수 없을지라도, 추는 그 자체를 향해 여전히 다른 추들의 행동 패턴을 부분적으로 끌어당기고 있었다. 정골의인 Leon Chaitow에 따르면, 생물학에서, "하나의 유기체나 기능, 세포나 우세한 움직임은 다른 것들을 그 자체의 행동 방식으로 당기고 끌어가기 시작한다." Chaitow는 건강하고, 균형을 잘 갖춘 치료사들을 무거운 추에 비교해서, 더욱 큰 조화를 향해서 환자들에게 영향을 주며 끌어갈 수 있는 어떤 공명을 만들 수 있다고 비유했다.

나는 여행에서 우리 시대의 위대한 티벳 불교 스승들 몇 명과 함께 공부할 수 있는 특권과 행운을 얻었다. 일찍이 내가 감지했던 한 가지는 그들의 모임에 참여할 때 평온함이 너무도 쉽게 느껴진다는 것이었다. 이러한 스승들의 일부는 고요한 은둔 속에서 몇 년을 보냈고 당신이 영향을 받을 수밖에 없는 그러한 정지(stillness), 따스함 그리고 현재에 존재함이란 느낌을 발산했다. 몇 년 전에, 이러한 수행의 선각적 스승 중 한 사람인 H.H. Gyalwang Drukpa가 자기의 수행 방법 중 일부가 늙든 젊든, 부자든 가난하든 자신이 만나는 모든 사람들을 부처를 대하듯 바라보는 것임을 설명해 주었다. 그는 덧붙여서, "이것은 거기에 존재하지 않는 무엇인가를 부여하는 것이 아닌, 바로 근본적인 본성이라는 이미 우리에게 실재 존재한 그 무엇을 깨닫는 것"이라고 부연했다. 내가 그의 모임에 들어갈 때마다 그렇게 쉽게 기분이 좋았던 이유를 깨달았던 것은 바로 그 순간이었다. 그가 당신을 바라볼 때 그는 부처를 보고 있었던 것이다! 넬슨 만델라가 자신의 대통령 취임식 연설에서 언급했듯, "우리가 두려움으로부터 벗어날 때, 우리의 존재는 자연스럽게 다른 사람을 자유롭게 만듭니다. 그리고 우리가 우리 자신을 빛나게 만들 때, 우리는 무의식 중에 다른 사람에게 같은 일을 하도록 허용하는 것입니다."

중심에 머무르기(being centered)

우리가 어떤 사람의 건강을 되찾게 돕고자 할 때, 우리 자신의 균형과 관점의 감각으로 접촉해야 할 필요가 있다. 치료사로서 그들이 이러한 균형을 찾도록 돕기 위하여 사용하는 다양한 방법이 존재하겠지만, 개개인은 자신만의 방법을 찾게될 것이다. 일부는 스스로 중심에 머무르는 것을 돕도록 몇 차례의 심호흡을 취하거나, 신체적 접촉에 앞서 그냥 몇 분간 조용히 앉아 있다. 어떻게 하는가는 중요하지 않지만, 촉진과 리스닝를 위한 분명한 바탕을 먼저 확립하는 것이 중요하다.

스스로가 중심에 머무를 수 있도록 만들기 위해 두개천골 치료사들에 의하여 흔히 사용되는 한 가지 방법은 '치료사의 받침점(practitioner fulcura)' 이라고 불리는 것을 확보하는 것이다. 우리가 앞서 살펴보았듯, 받침점이란 움직임을 결정하는 장소이다. 치료사의 받침점이란 치료사가 '리스닝에서 방향을 잃지 않도록 그 주위에서 방향을 설정하는 기준점이 된다. 간단한 연상이 이러한 기준점을 확립하도록 이용될 수 있으며, 치료사가 기반이 확립된 것을 느끼도록 도우며 자신의 환자와 분명한 연관성을 찾아볼 수 있게 한다. 이러한 방법은 두개천골 치료에서—그리고 그 이외에도 상당히 중요하다. 이것은 우리가 누구이고 어디에 있는지 기억하는 방법으로 사용될 수 있는 삶의 기술이다. 내 경험에서, 이러한 받침점이 연상된다면, 그것은 주위로 태풍이 몰아친대도 평정상태를 확립할 수 있도록 도와준다는 것이다.

치료사의 받침점을 확보하기(establishing practitioner fulcrum)

편하게 앉은 자세를 찾아보고 일분 정도 스스로의 의도를 척추에 집중한다. 마치 당신의 척수가 지구 안으로 들어가 이어진 듯, 당신 척추의 바닥(꼬리뼈)에서부터 바로 아

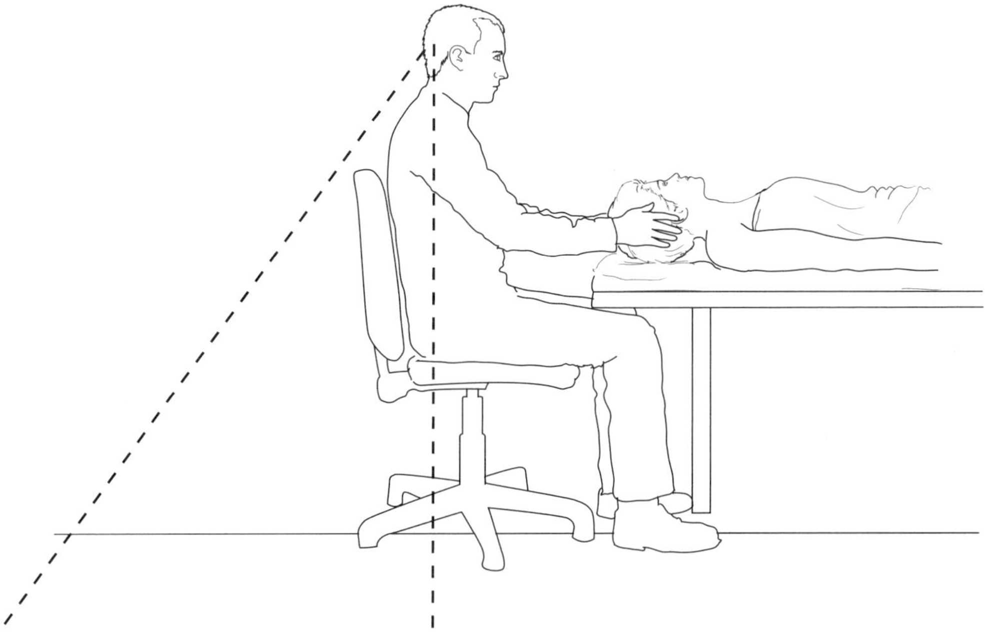

그림 6.1 치료사의 받침점

래의 지면위의 한 지점까지 연결선이 존재한다고 연상한다(그림 6.1 참조). 이러한 연결선은 당신 척추의 바닥에서부터 지구 안으로 닻을 내리는 것과 유사하다. 이것은 당신에게 아래의 접지 상태로 하나의 기준점을 제공한다. 이러한 닻 또는 받침점은 당연히 움직일 수 있으므로 당신의 자세도 고정되지 않는다고 연상한다. 당신이 앞으로 기울였다 뒤로 기울이므로 연결선이 어떻게 움직이는지 주목한다. 당신이 앞으로 기울이므로 받침점은 바닥에서 뒤쪽으로 움직이며, 당신이 뒤로 기울이므로 앞으로 움직인다. 이러한 받침점 확보는 우리가 혼란스러운 또는 강력한 경험과 직면할 때 종종 도움이 된다. 그것은 우리에게 지구와의 연결을 제공한다.

확보해야 하는 또 다른 유용한 받침점은 당신의 머리 뒤쪽에서부터 비스듬하게 사선으로 당신 뒤쪽 지면으로 내려가는 하나의 연결선을 연상하는 것이다(그림 6.1 참조). 이러한 연결선은 전방 끝에서 서덜랜드(Sutherland)의 받침점이 위치하는 각을 이룬 직정맥동(straight sinus)의 연장과 비슷하다. 이러한 연결선이 후두골 뒤쪽에서 위치한 중심부의 융기된 덩어리인 외후두 융기에서부터 약 35도의 각도에서 비스듬하게 바닥 안으로 이어진다고 연상한다. 이 부위는 목의 위쪽 끝이 후두골을 만나는 움푹한 장소 위 약

1인치 높이에 존재한다.

당신의 뒤쪽에서 지면과의 이러한 연결은 당신의 전면과 뒤쪽 사이에서 하나의 방향을 제공하도록 도와준다. 그것은 치료사에게 환자와의 사이에서 실재적 그리고 에너지적인 간격의 느낌을 제공한다. 역시 이것도 움직이는 받침점이다. 만약 당신이 앞뒤로 기울이면 당신은 이러한 연결선의 각도가 어떻게 달라지는지 알게 될 것이다. 우리가 누군가에게 팔을 뻗으므로, 이러한 받침점의 인식은 우리 자신의 자세와 의도의 질적인 면에서 올바른 균형을 찾도록 도와줄 것이다. 더욱이 이것의 확보는 두개천골 치료사가 자신의 환자에게로 지나치게 기울어지는 것을 막아 줄 것이다. 이렇게 기울어진다면, 환자의 일차성 호흡계는 아마도 밀려진 또는 꽉 눌림을 느낄 것이다. 또 한편으로 이러한 받침점의 인식이 없다면 치료사의 접촉은 너무 멀거나 떨어진 듯할 것이다.

일부 치료사들은 양 측면에서 자신들의 머리 측면에서부터 지면 안으로 비스듬하게 하행하는 연결선을 연상함으로써 자신들의 좌측과 우측에서 받침점을 확보하는 것이 도움이 된다는 것을 알게 되었다. 이러한 연결선은 텐트의 버팀줄과 유사하다. 또 일부 치료사들은 자신들 머리 꼭대기로부터 멀리 공중 안으로 올라가는 하나의 연결선을 연상함으로써 공중의 받침점(Spinal elongation－역자 주)을 확보하기를 선호한다. 이러한 받침점은 위와 주변 공간에 대한 인식을 제공할 것이다. 추가로, 만약 치료사가 치료대 위로 자신의 팔꿈치가 닿도록 기울인다면, 이러한 접촉점은 촉진하는 자신의 손에 대한 중요한 받침점으로 작용할 수 있다.

방향을 설정하기(getting oriented)

각별히 우리와 누군가 다른 사람 사이의 경계가 혼란스럽다면 이러한 받침점의 인식은 우리가 어디에 있는가라는 감각을 제공할 수 있다. 한 번에 꽤 오랜 시간 동안 그대로 앉은 채 대부분의 두개천골 치료가 이루어지므로 치료사가 '공간을 벗어나는 것' 이나 졸리게 되는 것은 지극히 일반적이다. 또 다른 면에서 외상과 고통(다른 사람의 것과 함께 우리 자신의)의 패턴을 만난다면 우리는 자연히 깊은 영향을 받게 된다. 이러한 경우 지금 같은 치료사의 받침점을 확립하는 것이 각별히 유용하다.

만약 치료 중 어느 단계에서 치료사가 방향을 잃거나 모호해진다면, 그는 방향을 재확립하려는 수단으로서 자신의 받침점 전체나 일부를 스스로에게 연상해 볼 수 있다. 이러한 과정에 경험이 있다면, 그 받침은 단지 몇 초면 재확립이 가능할 수 있을 것이다.

일단 치료사가 자신의 받침점에서 안정되면 그때 환자에게서 나오는 느낌을 감지하고 기록하기에 가장 편하게 느껴지는 장소로서 자신의 몸 안의 한 지점을 찾아내는 것을 도와준다. 이러한 장소는 '일종의 내부의 닻' 으로 작용할 수 있으며, 환자의 생리학적 상태에서부터 나오는 신호들을 보다 쉽게 기록하는 것을 가능하게 만든다. 일부 치료사들은 심장을 통해 리스닝하는 것을 선호하며, 다른 사람들은 복부에서, 그리고 또 다른 이들은 머리와 후두부에서 리스닝하는 것을 선호한다. 이러한 방식으로, 치료사 자신의 몸이 발생하는 어떤 미세한 변화에 대한 일종의 지표로서 작동할 것이며, 그때 그는 환자 시스템의 이야기를 감지하는 과정을 시작할 수 있다.

치유 기법에서 어떤 사람들은 다른 사람들로부터 부정적 에너지를 받게 될 것을 걱정한다. 그렇지만 그들은 치료사의 받침점 중심에 머무름으로서 모든 그러한 문제는 아무 관계가 없을 것이다.

두개천골 접촉(craniosacral contact)

물리적 접촉은 아마도 각각의 시점에서 상이한 사람들에 대하여 많은 다른 것들을 의

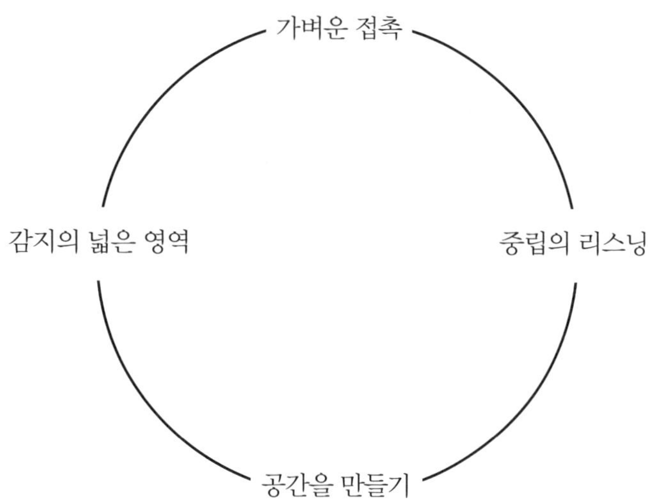

그림 6.2 두개천골 요법의 접촉

미할 것이다. 그것은 우리가 조건을 부여했던 방식에 따라서 다양한 의미로 받아들일 수 있다. 일부에게 접촉은 위협적이며, 외상이나 학대의 기억을 떠올리게 된다. 다른 이에게 그것은 신뢰감을 주고 편안해 할 것이다. 또 다른 이들에게 접촉은 아마도 성적인 의미를 갖게 될 수 있다. 이러한 의미에서 치료사는 가볍고 넓은 범위의 접촉, 어떤 것도 추구하지 않고 아무런 기대도 없는 중립적인 의도, 그리고 폭넓은 인식의 관점을 보유해야 한다(그림 6.2 참조). 이러한 특성은 환자의 생리학적 상태가 안전하고 보호적인 상황에서—그리고 방해도 없이 자기의 이야기를 시작하도록 만들 수 있다. 이러한 방식은 촉진의 민감성과 치료적 접촉의 효율성도 더해 준다.

가벼운 접촉(light toutch)

두개천골 치료는 지극히 부드러운 접촉 형태를 갖는다. 접촉의 가벼움은 일차성 호흡의 미세함을 촉지할 수 있는 전제조건이다. 대체로 5g의 압박정도(대략 5센트나 10센트 동전의 무게)가 이용되어야 한다는 것이 예측된다. 이러한 접촉은 풀 위에 앉은 나비 또는 물거미가 물의 표면 장력 위에 앉은 정도와 비슷할 것이다. 만약 그 접촉이 지나치게 무겁다면, 치료사에 의하여 주어진 압박에 대한 반응에서 일차성 호흡을 표현하는 예민한 기전은 '닫아 버리게' 만들 수 있다.

접촉의 가벼움은 "접촉하는 손가락과 만나는 표면으로 영혼이 헤엄쳐 올라오도록 초대한다." 반대로, 지나치게 가볍거나 떨어져 버린 접촉은 어떤 것을 느끼는 것이 가능할 수 있게 충분히 연결되지 않았으며, 아마도 실망만 야기할 것이다. 그러므로 섬세한 균형만이 환자에게 편안하고 안전한 느낌을, 치료사에게는 환자의 생리학적 상태를 효율적으로 촉지하는 것을 가능하게 하도록 타협할 필요가 있다. 각각의 환자는 그 시점에서 자신의 요구에 가장 적합한 접촉의 각별한 특성과 깊이를 요구할 것이다.

접촉을 협상하기(negociating contact)

때때로 머리, 엉덩이 또는 배와 같은 인체 부분들은 모든 종류의 접촉에 각별히 민감할 수 있다. 그러므로 폭넓은 의도로 이루어진 접촉의 완만한 협상은 불필요한 어색함이나 불편함을 피할 수 있다. 이러한 과정 중 환자로부터 나오는 미세한 신호에 각별히 주의를 기울여야 한다. 이러한 신호들은 밀려나고 있는 손의 감각 또는 언어적이든 아니든 더 많은 공간에 대한 필요성의 환자 표현 등으로 느껴질 것이다. 치료사가 좀 더 가깝게 움직이기에 앞서 환자의 몸으로부터 특정한 간격에서 정지(stillness)하고 유지하는 것이 필요한 어떤 단계가 있을 수 있다. 만약 그 환자가 많은 외상을 가지고 있다면 이런 종류의 민감한 협상은 절대적이다. 만약 이렇게 협상하지 않는다면 그 접촉은 위협이나 학대 같은 것으로도 느껴질 수 있다.

경계선(boundaries)

환자와 치료사 사이에서 바르게 정해진 경계선은 그 치료적 관계에서 명료함을 제공하기 위하여 필수적이다. 그렇지만 또 다른 사람과 깊은 접촉을 유지할 때, 이러한 경계선의 상실이 쉽게 발생할 수 있다. 만약 이러한 사실을 깊이 유념하지 않는다면 우리는 모든 다른 사람들의 문제에 지나치게 깊이 빠져들게 된다. 그때 나무를 보고 숲을 찾아내는 것은 불가능해질 것이다.

접촉은 강력한 치료적 도구겠지만, 발생할 수 있는 치료의 깊이를 위하여 이러한 접촉은 그 환자의 자연적인 치유과정을 방해할 수 있는 모든 문제를 벗어날 필요가 있다. 개인적인 필요, 누군가를 돕기 위한 감정적인 요구조차도 경계선의 상실과 명료성의 상실을 만들 수 있다. 이것이 생길 때, 치료사에 속한 감각과 환자에 속하는 감각에서 혼동이 발생할 수 있다. 다음과 같은 의문이 생긴다. "내가 느끼고 있는 이 느낌이 당신에게서 나오는가 아니면 내게서 나오는가?" 또는 "당신 때문에 또는 나 때문에 내가 더 잘 느끼는가 아니면 더 느끼지 못하는가?"란 의문은 경계선의 상실을 나타낼 것이다. 이것은 치료 중 안전과 보호의 느낌에 대한 방해이며 피로감이 될 것이다.

분명한 경계선은 두 사람 모두가 진정으로 자신이 무엇인가 감지하는 것, 그리고 내부에서부터 치유에 접근하는 힘을 부여받는 것을 가능하게 만든다. 그 경계선이 분명할 때, 치료사는 자신과 환자, 둘 모두의 개별 감각을 보유할 수 있으며, 그러므로 이러한 관계에서는 어떠한 경험도 모호해질 수 없다. 그렇지만 경계선은 장벽이 되어선 안 된다. 열린 상태와 진정으로 보살피고 공감하는 접촉의 존재는 좋은 치료의 기반이 된다.

치료사의 중립(practitioner neutral)

두개천골의 촉지(palpation)에 가장 적합한 정신적 상태의 모습을 종종 **치료사의 중립**

라고 말한다. 이것은 거기에서 개인적인 문제가 없는 평온함이 존재하는 장소에서 리스닝(listening)의 중립적인 형태인 것이다. 이것이 말하기는 쉽겠지만 우리 모두가 자신의 의견, 감정적인 요구 그리고 기대 등으로 모호해질 수 있기 때문에, 실행하기란 그렇게 만만하지 않다. 그러므로 이러한 치료는 그들 자신의 자기 투사, 기대 그리고 필요를 갖고 치료하는 치료사에 의하여 반드시 행해져야 한다. 이것은 환자의 자연적인 치료과정을 방해함으로써 오는 치료사의 모든 개인적인 문제를 예방해 줄 수 있다. Dr. John Upledger는 다음처럼 주장한다. "치료사로서 우리들은 마음속에 우리의 의도, 태도 그리고 기대가 치료에 대한 환자 반응과 환자와 함께 갖게 되는 무한한 힘을 항상 유지해야 합니다." 기대 없이 시행될 때, 두개천골의 촉지는 아마도 가장 정확하고 효과적일 것이다. 이것은 우리가 환자들에게 거기에 있길 바라는 장소가 아닌, 그들이 존재하는 장소로 환자에게 다가서며 그들을 만날 수 있는 치료사의 능력을 포함할 것이다.

기대(expectation)

오래된 유태인 이야기는 우리에게 기대를 버릴 것을 말해 준다. 이러한 이야기는 1900년대 초 재정 러시아에서 시작한다. 이 시기에 그 지역 유태인들은 박해받았으며 많은 유태인들이 새로운 생활을 찾아 고향을 떠나도록 강요받았다. 작은 마을에서 한 랍비가 예배를 하러 유대교 회당으로 발걸음을 재촉하며 마을 광장을 가로질러 가고 있었다. 지난 사십 년간 매일 아침, 같은 시간에 이렇게 걸어갔다.

어느 날 아침, 그 랍비가 마을을 지나가고 있을 때, 몇 사람의 경찰이 경찰서 계단에서 광장을 지나는 그를 보고 있었다. 그들은 어제 과음을 했고 여전히 숙취가 가시지 않았다. 그들은 랍비에게 장난을 걸어 보려고 했다. 경찰들은 그들이 기억할 수 있는 오랜 동안 매일 아침 같은 시간에 그 랍비가 광장을 가로지르는 것을 보아 왔다. 그렇지만 이번에 그들 중 한 사람이 계단 맨 위에서 조롱하는 목소리로 소리쳤다. "이봐! 랍비, 어디 가나?" 랍비는 돌아서서, 경찰관을 올려다보면서, 어깨를 움츠리며 무심한 듯 대답했다. "나도 모르겠는걸."

이러한 대답을 기대하지 않았기에, 그는 다시 소리쳤으며, 이번에는 보다 위협적이었다. "랍비, 어디 가냐고?" 다시 그 랍비는 "모른다니까"라고 답했다. 이러한 답변은 늘 그랬듯 그 랍비가 유대교 회당으로 가고 있다는 것을 알고 있던 경찰관을 화나게 만들었다. 그는 달려 내려와, 랍비의 멱살을 잡고 흔들면서 물었다. "어디 가고 있냐고?" 랍비는 다시 어깨를 움츠리며 "모른다"고 대답했다. 경찰관은 정말로 화가 났다. 그는 랍비의 멱살을 잡고 경찰서로 끌고 갔으며 그를 모욕죄로 체포했다. 그때 계단 위로 끌려가며 랍비는 경찰을 보면서 말했다. "거봐, 당신도 모르잖아!"

안정 상태로 유지하기(being at rest)

두개천골 치료에서 치료사는 환자에게서 무엇이 진정으로 발생해야 할 필요가 있는지 결코 알지 못할 수 있지만, 환자 자신의 체계인 내부의 지성은 잘 알고 있다. 치료사는 반드시 소극적이어야 하며, 단순하게 생명 호흡의 배열순서 원리와 그것이 작용하고 싶어 하는 방식을 믿고 따라가야 한다. 그러므로 환자의 자가 치유력이 아무런 방해 없이 북돋아져야 한다면, 거기에서 시행하려는 어떤 중립 장소를 찾는 것은 절대적으로 중요하다.

치료사의 중립을 찾는 것은 안정 상태를 유지하는 것이 가능한 집중력 특성을 계발하는 것을 포함한다.

역설적으로, 소란과 자극이 항상 주변에 넘쳐나므로 안정 상태로 유지함은 연습이 요구된다. 저녁 뉴스에서 폭력의 망령이 우리 주의를 잡아끌며, 우리의 감상적인 삶은 멜로드라마를 통해 분출되며, 경쟁은 우리에게 행복에 대한 보장을 약속하는 더 많은 공산품을 구입하도록 유도한다. 그렇지만 이러한 유혹의 집중포화 속에서 진정한 문제는 우리가 종종 그러한 과정에서 스스로의 관점을 상실한다는 것이다. 우리의 집중력은 습관적으로 나에게서 멀어지며, 그러므로 우리는 스스로와 멀어진다. 우리는 스스로의 존재감을 상실한다. 그때 결국 단지 무엇이라도 느끼는 것이 가능하도록 점점 더 큰 자극에 몰두한다.

치료사의 중립에 도달하는 것은 분산되지도 않고 우리 자신에 의하여 선점되지도 않은 집중력을 계발하는 것을 의미한다. 그것은 우리의 집중력이 나오지도 사라지지도 않는, 그 사이의 어딘가 중간쯤에 놓인 한 장소를 찾아내는 것을 포함한다. 거기에서부터 들을 수 있도록 정지(stillness)의 이러한 장소를 찾아내는 능력은 확실한 두개천골 촉지의 또 다른 기반이 된다.

초심자의 마음(beginner's mind)

중립(neutral)에 위치하는 것은 또한 찾아질 것에 대한 판단이나 예측을 갖지 않고, 평정심과 호기심으로 리스닝하는 것을 의미한다. 그것은 알지 못하는 어떤 장소에서 다른 사람과 같이 존재하는 것을 의미한다. 우리가 안다고 생각하는 것을 버리고 더 깊은 리스닝으로 들어가므로, 아마도 처음에 지극히 두렵게 느껴질 것이다. 선불교에서 집중력의 이러한 유형을 '초심자의 마음' 이라고 부른다. 그것은 마치 첫 번째인 듯 사물을 바라보는 것을 포함한다. 공자는 다음처럼 말했다. "순진무구함에서 멀어진 사람이여, 어디로 가려는가?" 어린이는 지극히 자연스럽게 초심자의 마음을 갖고 있지만, 어른으로서 우리는 항상 그 마음을 버리도록 권장된다.

내가 세 살 정도 되었을 때, 이름이 "Gog-gog"라는 가상의 친구가 한 명 있었다. 하루는 내가 부모님에게 Goggog가 나를 어떻게 흉내 내는가에 관하여 말해 주었다. 그는 특별한 시기에 나타나곤 했으며 나를 꿈같은 모험으로 데려갔다. 가끔 우리는 내 침실 창문으로 날아올랐으며 정원을 돌아 옆집 지붕 위로 날아올라서 둘러보곤 했다. 내가 부모님께 이러한 모험을 말했을 때, 그들은 웃었고 나는 깊은 상처를 받았다. 나는 Goggog가 조롱거리에 지나지 않으며 그에 관해 말하지 않는 편이 더 낫다는 것을 배웠다. 몇 년이 지나고 켈트 신화에 관한 책을 뒤적거리다가 우리 지역에서 어린이들을 돌봐 주었던 두 명의 고대 요정의 이름이 Gog와 Magog라는 것을 볼 때까지 나는 그들을 잊고 있었다. 영국 동쪽에서는 어린이들의 이 위대한 보호자들의 이름을 딴 두 개의 오래된 나무도 존재했다.

우리들 대부분이 그런 유치한 감각은 치워 버리라고 배워 왔기 때문에, 비교적 이른 나이에 부모님과 선생님들의 것과 같은, 잘 알려진 보편적인 관점에 맞는 사고와 감각들을 받아들이도록 배운다. 우리는 결과적으로 감각의 수용 범위에서, 폭이 좁은 유사성의 틀 안에서 삶을 살게 될 것이다. 우리는 아마도 지능적으로 영리해지겠지만, 본능적으로 '느껴진 감각' 을 신뢰할 능력을 잃게 될 것이다. 그렇지만 지능적인 지식의 이러한 형태는 우리 내적 지혜의 범위를 포함할 수 없으며 건강의 근원으로 우리를 이끌어 주기에 충분하지 않다. 우리의 깊은 지성을 진정으로 인식하기 위하여, 감각적 전환을 만들어야 할 필요가 있다.

촉지의 기법(the art of palpation)

접촉의 경이로움은 인간의 친절함에 대한 경이로움이다.

– DIANNE M. CONNELLY

인체의 언어

해부학은 인체의 언어이다. 해부학의 풍부한 지식은 치료사가 인체와 의사소통하는 메시지를 이해할 수 있게 만든다. 예를 들어 체액, 골격, 막 그리고 신경 조직들 각각은 자체의 언어를 보유하며 특별한 방식에서 자체의 건강 상태를 전해 준다. 이러한 것 각각은 그것들의 일차성 호흡 움직임의 패턴과 특성을 통해서 말해 준다.

명료한 진단이란 효율적인 치료를 위한 도약점이다. 그러므로 치료사는 인체가 경험에 의하여 패턴화되는 방법을 인식하는 것 그리고 그 움직임을 구성하는 힘을 감지하는 것이 가능해야 할 필요가 있다. 치료할 때, 치료사의 손은 인체가 비활성을 해소하려고 준비하기에 앞서 그것이 가지고 있는 특정한 패턴을 알아야 할 필요가 있다. 명료한 진단이 확립되지 않는다면 그때 치료는 충격이나 잘못된 행위가 될 수 있다.

손가락의 예민함

촉지는 손으로 감지하는 것으로 정의될 수 있다. 이것은 거기에서 고유수용기(proprioceptors)라고 불리는 손가락 내부의 감각신경 종말에 의하여 뇌로 정보가 전해지는 하나의 과정이다. 이러한 신경종말은 움직임과 위치에 관한 정보를 전달한다. 손가락이 인체의 모든 부위의 신경 고유수용기들 중 가장 많은 양을 가지고 있으므로, 손가락은 가장 미세한 자극들조차도 정확하게 감지할 수 있게 된다.

아래의 그림 6.3은 한 명의 감각의 뇌 난쟁이(homunculus)를 묘사한다. 이 그림은 인체의 상이한 부위들로부터 자극을 수용하도록 사용되는 뇌의 비율적인 모습을 그려 준다. 그려진 인체의 부위가 클수록, 더 많은 뇌의 공간이 그 부위에 대하여 사용된다. 그림처럼 뇌의 상당한 비율이 손의 작용에 집중하며, 그것을 인체의 가장 예민한 부분으로 만들게 될 것이다. 손은 여태껏 발명된 어떠한 기계들보다도 훨씬 더 감각을 잘 수용하며 반응하고, 그것을 인체 내부의 미묘한 움직임과 기타 현상들을 느끼기 위한 이상

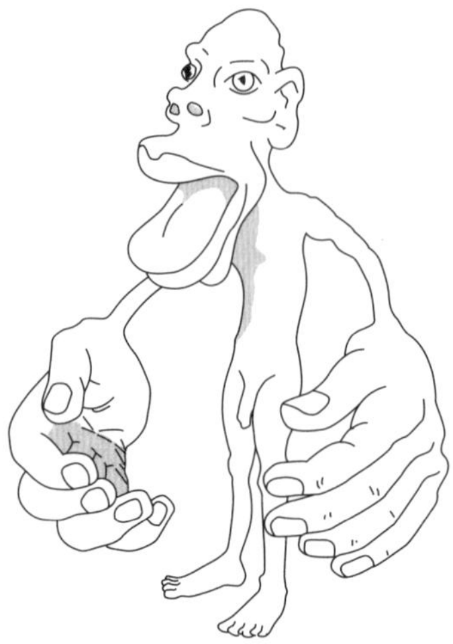

그림 6.3 감각의 뇌 난쟁이(homunculus)—감각성 정보를 처리하도록 사용되는 뇌의 비율을 나타낸다.

적인 도구로 만들어 준다.

Dr. Harold Magoun에 따르면, "인간의 손은 인간에게 알려진 가장 위대한 하나의 진단 도구라고 불려 왔다. 객관적인 과학의 진보가 아무리 경이로울지라도, 단지 현재의 상태를 확인함뿐만이 아니라 그것을 수정하고 치료하는 최선의 과정을 결정함에서 무엇도 능숙한 촉지의 감각처럼 그 조직의 탐색적 분석을 만들어 낼 수 없을 것이다." 흥미롭게도, 몇 년 전에 초전도 양자 간섭장치(superconducting quantum interference device: SQUID)라는 자기장을 측정하기 위한 지극히 민감한 장비가 개발되었다. 처음으로 그것은 인간 인체를 둘러싸는 자기장을 측정하는 것을 가능하게 만들었으며, 그것은 손이 인체의 어느 부분보다 훨씬 더 높은 자기장력을 보유한 것을 보여 주었다. 매사추세츠 공대(MIT)의 또 다른 연구에서, 우리의 촉각적 능력 범위의 더 발달된 적용법만 제공된다면, 손이 어떠한 시각적 자극이 없이도 빛의 움직임조차도 감지할 수 있다는 것을 알게 되었다.

건강의 촉지(palpation of health)

두개천골 치료에서 양손은 감각의 안테나로서 사용된다. 손가락은 일차성 호흡의 패턴, 특성 그리고 미묘한 의미 차이를 '느끼는 방법, 생각하는 방법 그리고 관찰하는 방법'을 학습한다. 생명 호흡의 그 미묘한 리듬은 인체 내부로 건강의 본질적인 기반을 전해 주는, 건강함의 절대적인 표현이다. 그러므로 일차성 호흡계의 촉지는 치료사에게 건강의 내재한 상태와 그 표현에 대한 모든 제약에 대하여 직접적인 접근을 제공한다. 그것은 또한 치료사가 치료에서 이용할 수 있는 인체의 가용적 자원으로 접근하는 것을 가능하게 만들어 준다.

미세한 감각의 인식(awareness with subtle senses)

접촉이란 도구를 추가함으로써 환자의 생리학적 과정은 빈번하게 기타 다양한 감각적인 인상을 통해서 알 수 있도록 그 자신을 드러낸다. 예를 들어, 치료사가 시각적인 연상 형태에서 어떤 장애를 '보는 것' 도 역시 가능할 것이다. 이러한 정보가 받아지는 방식은 음파탐지기의 파장이 바다 속으로 투과되는 방식과 유사할 것이다. 수축 또는 경화된 부위에 부딪칠 때, 치료사의 감각적 인식을 통해 기록될 수 있는 반향의 메아리가 존재할 것이다.

후각적 도구가 치료사에게 가치 있는 임상적 지식을 제공하는 일도 흔하다. 나는 수술의 외상에 대한 조직 기억을 탐색하던 환자로부터 풍기는 마취약의 냄새를 맡았던 많은 사례를 경험했다. 일부 치료사들은 거기에서 그들의 환자에 관한 인상이 들렸던 청각적인 감지를 보고한다. 비록 그들이 말하고 있지는 않을지라도, 신경성 흥분이나 과작용 상태에 놓여 있는 사람으로부터 나오는 미묘한 웅성거림을 듣는 것 역시 가능할 것이다. 우리의 모든 감각은 감각의 정상적 범위를 벗어난 긴장도를 선별해 내도록 발전될 수 있는 것으로 보인다. 무엇보다 본능적이고 직관적인 인상은 경험의 보다 비법과 같은 또는 원형에 가까운 범위에 도달하도록 도와줄 것이다.

몇 년 전에 20대 초반의 한 남성이 동결견(frozen shoulder)의 치료를 위해 찾아왔다. 그가 진료실로 들어오자마자 나는 이상한 느낌을 받았지만, 왜 그랬는지는 알 수 없었다. 그의 병력을 듣고 있는 동안에도 그의 행동 중 무엇인가가 나를 불편하게 만들었다. 이러한 불편함은 촉지하는 과정에서도 이어졌다. 그의 두 번째 내원에서, 나의 이상한 느낌은 그가 자신이 테러리스트 단체에 관여해 있다고 말했을 때 설명될 수 있었다. 그는 자신의 주장을 위해 폭력 사용을 정당화하는 것에 여전히 괴로워하는 것이 자명해졌다. 나는 그의 동결견이 그를 더 많은 폭력에 가담하는 것을 막아 주는 자연의 방식이었음을 느끼기 시작했다. 이것이 바로 그러한 경우라면, 나는 그의 어깨를 편하게 해주고 싶지 않았다. 나는 그 상황에서, 그를 위하여 할 수 있는 일이 아무것도 없음을 느꼈다. 그럼에도 불구하고, 나는 그 자신의 몸이 스스로에게 주고 있는 메시지를 생각해 보도록 요청했으며 그에게 한동안 그 과정을 자연의 순리에 맡기도록 제안했다. 어디서 이러한 종류의 정보가 나오는지 누가 알겠는가? 아마도 그의 사례는 내 범위를 벗어나 있을 것이다.

내부로 조율하기(tuning in)

치료사가 손을 통해서 일차성 호흡의 특성을 리스닝할 때, 모든 치료과정의 시작은 내부로 조율하는 시점에서 표시된다. 이러한 방식에서, 치료사는 무엇이 잘못되었는가가 아닌, 환자 내부의 건강에 반드시 맞춰져야 한다. 내부로 조율하기는 일반적으로 두개골, 천골 또는 발에서부터 이루어지지만, 인체 내부의 모든 곳에서 시행될 수 있다. 인체 기능의 통합된 영역 내부에서, 하나의 두개골 또는 어떤 막, 중추신경계의 가동성, 또는 결합조직의 가동성과 미끄러짐 등과 같은 특정한 구조의 율동적 움직임에 주의력을 집중해야 한다. 잠재력의 이러한 절대적 전달자가 기능하는 방식을 확인하도록 뇌척수액의 종방향 출렁임(longitudinal fluctuation) 역시 촉지될 수 있다.

모든 장애는 일차성 호흡 움직임의 대칭성(symmetry), 질적인 면(quality), 진폭(amplitude), 횟수(rate)=(SQAR) 등에서 제약이나 장애에 의하여 표시된다. 이것은 아마도 그 조직 내부에서 가동성(mobility)과 자동 운동성(motility)의 상실, 체액 내부에서 저하된 잠재력 또는 추진력, 그리고 체액과 잠재력의 소용돌이나 굳어짐으로서 드러날 것이다. 우리는 이제 이러한 현상들의 몇 가지 의미를 살펴볼 것이다.

체액 추진력(fluid drive)

체액의 종방향 출렁임(longitudinal fluctuation)에 의하여 표현된 움직임의 특성은 체액이 표현하는 가능한 잠재력의 정도에 의하여 거의 결정된다. 이러한 움직임의 강도와 힘은 인체 체계의 체액 추진력이라고 말한다. 만약 내재하는 잠재력이 감소되거나 그 표현에서 제한된다면, 체액 추진력은 약해질 것이다. 이것은 종방향 출렁임(longitudinal fluctuation)의 표현에서 완만해짐, 충혈 등의 느낌으로 또는 점화력의 미약함으로 느껴질 것이다. 저하된 체액 추진력은 치유를 위해 이용할 수 있는 자원의 부족을 표시한다.

낮은 잠재력은 우리의 건강이 자리 잡는 바로 그 기반에 영향을 미치며 흔히 만성 질병이나 극도의 피로 상태에서 보여진다. 치료적으로, 이러한 상태에서 우선 순위는 바로 이러한 중요한 치유 자원의 가용성을 확보함에 놓인다.

진폭(amplitude)

체액 추진력의 특성이 감소된다면 또는 비활성의 받침점(inertial fulcra)이 제한을 만들고 있다면, 조직에 의하여 표현되는 움직임의 진폭이 감소될 수 있다. 예를 들면, 두개골은 모든 정상적 방향에서 일차성 호흡을 표현하는 것이 가능하겠지만, 단지 매우 적은 제한된 범위에서만 표현된다. 이러한 범위를 그것의 진폭이라고 부른다. 만약 조직들이 생명의 호흡으로 충분하게 호흡할 수 없다면, 그 자체의 절대적인 배열순서 원리로부터 충분한 혜택을 받을 수 없을 것이다.

일부 치료사들 또한 조직들이 두개골의 율동적 파동의 표현함에서 그 주기를 측정할 것을 강조한다. 이러한 빈도는 상황에 따라서 달라질 수 있으므로 발생하는 생리학적 변화의 한 가지 징표를 말해 줄 수 있다. 그렇지만 내 경험에서 빈도를 측정하는 것은 가치가 떨어지는 임상적 정보를 제공한다는 것을 말해 준다. 빈도는 다만 숫자(분당 그렇게 많은 주기와 같은)를 제공하겠지만 일차성 호흡 움직임의 패턴과 특징은 진단과 치료 모두에 너무도 중요한 잠재력의 가용성과 인체 체계가 조직되는 방법을 지적해 준다.

비활성의 촉지(palpation of inertia)

만약 인체가 비활성의 패턴을 보유한다면 조직, 체액 그리고 잠재력은 그것들의 자연적인 일차성 호흡을 표현할 수 없을 것이다.

예를 들어, 중간 물결(mid-tide) 수준에서 촉지할 때, 비활성 패턴은 비활성 받침점 주위에서 조성된 움직임의 통합된 영역 안에서 특정한 왜곡이나 형태로 감지될 것이다. 이러한 비활성 패턴은 조직 움직임의 상실, 저항, 유착, 압박, 당김 또는 비대칭성, 그리고 체액과 잠재력의 경화와 측방 출렁임을 만들 수 있다. 정중앙의 구조들은 자체의 자연적인 굴곡과 신전을 표현할 수 없을 것이며, 쌍을 이룬 조직들은 자체의 외회전과 내회전을 표현하지 못할 것이다. 이러한 모든 것들은 인체 내부에서 보유한 스트레스성 경험의 어떤 형태를 나타내며, 그 본질적 받침점과 정중선 축에서부터 벗어난 일차성 호흡의 조건화된 패턴을 유발하게 된다.

치료사가 특정한 패턴의 중심부에 위치한 비활성 받침점의 위치를 확인하는 것은 항상 중요하다. 이것은 그 패턴이 만들어진 곳 주위에서 고요한 또는 걸려 있는 장소를 알아내는 것으로 시행된다. 이러한 장소는 폭풍의 눈과 비슷하며, 그 폭풍의 전체 잠재력을 담고 있다. 그 패턴을 지속시키고 있는 힘을 해소시킬 열쇠가 있는 장소는 바로 비활성 받침점 내부이다.

조직, 체액 그리고 잠재력(tissues, fluids and potency)

비활성의 받침점은 치료사가 조직으로, 체액으로 또는 잠재력 등 어디로 지향하는가에 따라서 상이한 방식으로 감지될 것이다. 조직이 움직임으로 향해 있을 때, 비활성 받침점은 조직의 가동성 또는 자동 운동성의 상실로서 감지될 수 있다. 체액의 움직임으로 향해 있을 때, 비활성 받침점은 체액의 경화로서 그리고 그 주위에서 측방으로 출렁임이 발생하는 장소로서 느껴질 수 있다(다음 단락 참조). 잠재력으로 향할 때, 비활성 받침점은 그 주위에서 잠재력의 소용돌이나 출렁임이 발생하는, 경화 또는 어둠의 장소로서 감지될 수 있을 것이다.

측방 출렁임(lateral fluctuation)

체액의 종방향 출렁임(longitudinal fluctuation)과 잠재력이 비활성 받침점에서 만들어진 저항을 만날 때, 움직임의 다양한 원심성(eccentric) 패턴이 생겨난다. 이러한 저항은 부드러운 백사장 위에 놓인 바위와 비슷하다. 파도가 해안가 위로 부드럽게 미끄러져 올라오는 대신, 파도가 바위에 부딪치면서 모든 종류의 소용돌이 움직임이 만들어진다. 이러한 체액과 잠재력의 측방 출렁임은 인체 내부에서 소용돌이, 조류, 난류 또는 정체의 형태에서 촉진될 수 있다.

치료사가 자연적인 종방향 출렁임(longitudinal fluctuation)으로 표현되지 못한 체액과 잠재력의 어떤 움직임이든 감지할 때, 이것은 그 체계 내부에서 비활성과 저항의 징표인 것이다. 만약 아무런 저항이 존재하지 않는다면, 체액과 잠재력의 종방향의 물결 움직임은 균등하고 매끄러울 것이며, 추진력의 좋은 특성을 전달한다. 주위로 측방 출렁임이 만들어지는 그러한 장소를 감지하는 것은 치료사에게 만들고 있는 비활성 받침점의 장소에 대한 확실한 감각을 제공할 것이다('체액과의 대화' 단락 참조).

중단(shutdown)

어떤 사람의 일차성 호흡 기전의 자원이 압도당하게 된다면, 그 사람의 두개골의 율동적 파동(그리고 종종 중간 물결(mid-tide))이 일시적으로 멈출 수 있다. 이것이 중단이라고 불린다. 그것이 율동적 움직임의 갑작스러운 중단으로 드러나는 자가 보호의 생리학적 반응이다. Dr. John Upladger는 이것이 환자가 겪은 심각한 경험을 나타내기 때문에 이러한 형태의 현상을 '확실성 탐지기(SD; significant detector)' 라고 명명했다. 그것은 흔히 인체가 외상을 입었던 그 시점과 동일한 자세에 놓일 때 다시 자극받는, 그 인체 내부에 지속된 육체적 또는 감정적 외상의 동일한 형태의 존재를 드러낸다. 내 경험에서 중단은 실재로 한동안 그 환자가 유발되었던 경험을 다룰 수 있는 충분한 자원에 접근할 수 없다는 것을 나타낸다. 너무도 큰 자극이 들어올 때, 우리의 생리학적 반응은 중단된다.

중단이란 것이 깊은 생리학적 휴식 상태에서 발생하는 **스틸포인트**(stillpoint)라고 불리는 또 다른 현상과 다르다는 것에 반드시 주목해야 한다(7장 참조). 중단(shutdown)과 스틸포인트(stillpoint) 모두가 율동적 움직임의 중단을 포함하지만, 질적인 면에서 매우 상이하다. 스틸포인트에 놓인 동안, 인체가 정지(stillness)로 이완되므로 그 리듬은 유연하고 부드러운 안정이 생긴다. 중단에서의 움직임은 삐걱 거리며 정지한 것이다.

"대화" 기법

살아 있는 인체 내부에서 생명의 기전을 치료하기 위하여, 우리는 살아 있는 촉지의 기법이 필요하다.

– DR, ROLLIN BECKER D.O.

질문을 던지기

두개천골 요법은 필수적으로 일차성 호흡의 표현을 촉진해 주기 위한 리스닝 작업이다. 그렇지만 인체의 이야기를 명료하게 하도록 '대화' 에 인체를 초대하고 그것과 이야기하는 것 역시 가능하다. 치료사는 자신의 손을 통해서 질문을 던지며, 이어서 그 대답을 리스닝한다. 이러한 방식에서, 인체는 답변할 수 있으며, 치료사에게 자체의 우선순위를 알려 줄 수 있다. 치료사의 감각적 초점, 그리고 자신이 어떤 환자의 체계를 만나는 방식 등은 정확하게 무엇이 촉지될 수 있는가를 결정한다. Dr. John Upledger는 "당신이 '아는' 것은 검사 중 마음속으로 당신이 가지고 있는 의문과 연관되는 듯 보인다"고 언급했다. 촉진하는 동안 치료사의 손으로 갖고 있는 특정한 질문을 던짐에 의해 환자의 생리학적 상태는 특정한 대화를 시작할 수 있다.

조직과의 대화(dialogue with tissues)

특정한 뼈가 흡기/굴곡 또는 호기/신전을 표현하는 것을 좋아하는지 감지하는 것이 가능하다. 일차성 호흡의 흡기 시작점에서, 굴곡으로 움직이도록 그 뼈에 대한 섬세한 초대는 치료사의 손을 통해서 제공될 수 있다. 이어서 뼈가 그 초대에 대하여 어떻게 수락하는가가 감지된다. 신전을 평가하기 위하여, 역시 섬세한 초대는 신전 시기의 시작점에서 제공될 수 있다. 만약 그 뼈가 어느 하나의 초대에 보다 쉽게 응해서 그 움직임의 시기로 움직인다면 또는 거기에서 다른 비대칭성이 존재한다면, 이것은 비활성의 존재를 나타낸다. 만약 그 뼈가 흡기/굴곡으로 움직이지만, 호기/신전으로 그렇게 쉽게 움직이지 못한다면, 그때 그 골은 '굴곡 패턴' 이라고 불리는 것에 고착된 것이다. 비활성 패턴은 선호된 움직임의 방향을 알아본 후 명명된다. 그러므로 굴곡 패턴은 굴곡으로 고착된 조직을 나타내며 그러므로 완전한 신전을 표현할 수 없게 된다.

어떤 대화로 인체를 초대함은 질문의 명료함과 그 조직의 반응을 리스닝할 수 있는 능력을 포함한다. 이러한 종류의 섬세한 질문은 전통적으로 움직임 검사라고 불리는 것에서 발전했지만, 이 접근법에서는 그 체계 내부로 밀기나 당기기는 없으며, 그저 특정한 질문과 초대만을 제공한다. 생체역동적(biodynamics)인 두개천골 요법에서 모든 접근법이 그러하듯, 이것은 부드러움, 광범위함 그리고 환자의 체계 내부에서 자연의 영역에 대한 존중으로 이루어진다.

체액과의 대화(dialogue with fluids)

앞서 우리는 비활성 받침점이 체액과 잠재력 안에서 움직임의 원심성 패턴이 되는 측방 출렁임을 만드는 방법을 알아보았다. 측방 출렁임이 움직이는 방법을 살펴봄으로, 치료사는 만들어지고 있는 비활성 받침점의 위치를 확인할 수 있다. 만약 어떠한 명료함이 요구된다면, 그 체액이 행동하는 방식을 드러내도록 섬세한 질문이 손을 통해 던져질 수 있다. 치료사는 평가하고 있는 인체 부위의 어느 쪽으로 위치하든 자신의 손으로 체액의 모든 측방 출렁임으로 향한 움직임을 부드럽게 초대 할 수 있다. 이것은 마치 그네를 움직이고 있는 방향으로 부드럽게 밀어줌과 같으며, 그러므로 그것의 움직임을 명료하게 하도록 도와줄 것이다. 만약 측방 출렁임이 쉽게 명확해지지 않는다면, 그 체계가 어떻게 반응하는지 관찰하면서, 그것들은 한 손씩 번갈아서 그리고 다시 양손으로 측방의 체액 움직임을 부드럽게 초대하여 확대될 수 있다.

치료사의 질문과 초대가 체액에 의해 수락되는 방식을 추적함은 그 비활성 받침점을 짚어낸다. 예를 들어, 체액이 메아리로 울리는가 또는 그 조직 안으로 흡수되는가? 만약 체액이 비활성 장소와 마주친다면, 그것들은 저항의 지점에 부딪치므로 뒤로 튕겨질 것이며, 치료사의 초대하는 손에 의하여 느껴질 수 있는 반동효과를 만들 것이다. 주변으로 소용돌이 또는 난류와 같은 모든 측방 출렁임이 만들어지는 장소에 대한 관찰은 만들어지는 비활성 받침점의 장소를 확인하도록 도와준다.

라셸의 사례

이십 대 후반의 여성인 라셸(Rachel)은 급성 요통 치료를 위하여 찾아왔다. 비록 그녀가 약 5년 전쯤 심각한 자동차 사고 이래로 약간의 불편함을 경험했을지라도, 지금의 증상은 약 3주 전에 시작되었다. 그녀는 몇 년 간 간헐적인 골반 통증과 심한 생리 전 긴장으로도 고통받아 왔다. 나는 그녀의 허리 근육에 급성 경련이 존재하며, 중간 요추부의 가동성이 제한된 것을 찾았다. 그녀의 하복부 촉진에서는 좌측에서 더 심한 상당한 민감성과 근육 보호 반응을 보았다. 내가 그 부위에서 체액의 물결 움직임에 대해 내부로 조율했을 때, 좌측 난소 부위에서부터 반동하는 것으로 보이는 반향의 강한 느낌이 존재했다. 이러한 체액의 움직임은 지극히 혼란된 듯 느껴졌다. 나는 라셸에게 이러한 소견의 원인을 확인하기 위하여 몇 가지 더 세밀한 검사를 시행할 것을 권했다. 약 2주 후 골반 스캔에서 좌측 난소의 양성 종양이 나타났다.

나는 우리가 두개천골 요법을 이용해서 이 문제를 다루도록 시도해 볼 수 있겠다고 제안했으며, 라셸은 동의했다. 우리는 그녀의 허리와 골반 조직들에서 일차성 호흡의 표현을 도와줌으로 치료를 시작했다. 그녀의 하부 척추는 지극히 경직되었으며 거기에서는 그 자체가 비틀림을 유발하고 있는 결합조직들 내부의 강한 당김이 존재했다. 이것이 그녀의 좌측 난소 내부에서 압박적 패턴과 연결된 듯 보였으며, 생명의 호흡을 보유할 난소의 능력을 막고 있었다.

나는 당시 그녀의 좌측 난소 안에서 잠재력의 표현을 재확립하려고 시도했다. 이렇게 함으로써 나는 앞쪽과 뒤쪽 양 측면으로 놓인 나의 두 손 사이에서 측방의 출렁임을 도와주어 난소 쪽으로 체액과 잠재력을 부드럽게 밀어 주었다. 측방 출렁임의 이러한 격려는 그 부위로 생명 호흡의 배열순서 원리를 전해 주도록 도와줄 수 있기에 진단과 마찬가지로 치료를 위하여 사용될 수 있었다. 내가 이렇게 하자 라셸은 이완과 벌어짐의 깊은 감각으로 이어지는 골반의 좌측면에서 약간의 맥동을 느꼈다.

두 달 후, 라셸은 자신의 상태를 살펴보기 위한 검사를 받았고 그 종양이 상당히 감소되었다고 들었다. 그녀는 허리 통증에서 지속적 호전을 경험했으며 또한 더 이상 생리전 긴장이라는 예전의 증상으로 고통받지 않았다.

근막 활주(fascial glide)

진단을 위하여 흔히 이용되는 또 다른 기법은 근막이라는 결합조직의 인체 내부 그물망을 '대화'로 초대하는 것이다. 건강할 때, 인체의 근막성 구획은 서로 간에 미끄러지는 것이 가능하며, 그것들이 둘러싸는 모든 상이한 내부 장기들 사이에서 움직임을 허용하며, 자체의 가동성 역시 허용한다. 그렇지만 유착은 이러한 미끄러질 수 있는 능력의 감소를 만들 수 있다. 근막이 비교적 비탄력적이므로, 저항은 인체의 한 부위에서부터 또 다른 부위로 쉽게 전해질 수 있다. 이것은 일차성 호흡에 영향을 주는 비활성의 중대한 원인 중 하나이다.

인체 내부에서 근막 조직의 끊임없는 연속성으로 인해서, 이러한 그물망의 한 끝에서부터 다른 끝까지 움직임에 대한 저항을 촉진하는 것이 가능하다. 이렇게 하기 위해서, 치료사는 자신의 양손을 환자의 발과 같은 인체 부위 위에 올려놓으며 아래에 놓인 근막성 조직을 감지한다. 그 근막의 하부 움직임을 섬세하게 초대함으로(즉 환자의 발쪽으로) 의해 치료사의 손을 통해 견인력을 가볍게 추가할 수 있을 것이다. 그때 근막의 반응이 평가된다. 만약 저항이 존재하지 않으면, 근막은 견인의 이러한 부드러운 추가에 대하여 쉽게 순응할 것이며 그에 따라서 조직들은 발쪽으로 미끄러질 것이다. 그렇지만 모든 비활성은 근막의 자연적인 미끄러짐에 대한 저항으로 느껴질 것이다.

근막 그물망의 어느 한 부분을 잡음으로, 그 전신 체계에 접속되며, 인체의 멀리 떨어진 부위 안에서라도 모든 저항의 장소를 위치 확인하는 것을 가능하게 만든다. 오랫동안 두개골 치료를 시행해 온 한 선배는 그 저항에 자신의 손이 흔들렸으므로 근막성 조직의 연속성을 통하여 단지 몇 초 이내에 두개골의 제한 부위를 느끼는 것과 정확하게 위치를 확인하는 것이 가능했다.

감지(perception)

진정한 발견의 여정은 새로운 풍경을 추구하는 것이 아닌 새로운 시야를 갖는 것으로 이루어진다.

– MARCEL PROUST

감지적 관점(perceptual viewpoint)

두개천골 요법의 생체역동적 접근법에서, 세 가지 물결인 생명의 호흡의 상이한 물결적 표현의 인식법이 존재한다. 진단과 치료를 위한 이러한 발현의 각각을 연관 짓는 것은 상이한 인식적 과정을 요구한다. 환자의 체계를 안으로 조율할 때, 실재로 감지되는 것은 그것을 통해서 보고 있는 '안경' 에 의하여 결정된다. 하나의 라디오처럼, 자신의 '주파수 버튼' 돌려봄으로 치료사는 상이한 주파수 또는 그 사람 체계의 발현을 들을 수 있다. 예를 들어, 치료사의 인식은 물결 위에 떠 있는 코르크처럼 그 두개골이 부유하는 방식에 맞춰진다면, 그는 아마도 굴곡과 신전의 두개골 패턴을 알게 될 것이다. 만약 그가 조직의 가동성으로 주파수를 맞춘다면, 그땐 아마도 인체의 내부 호흡을 알게 될 것이다. 그가 자신의 집중력을 이러한 조직들 패턴 이면의 힘에 집중할 수 있다면, 그는 보다 느린 물결의 한 가지 움직임을 알게 될 것이다. 우리는 볼 수 있는 만큼 얻게 된다. 어떤 사람은 본유의 건강에 주파수를 맞춘다면, 반드시 그것을 알게 될 것이다. 그렇지만 우리가 문제나 질병에 집중한다면, 우리가 보게 되는 것은 바로 그것뿐이다.

중국에서 전해주는 이야기는 이러한 원리를 잘 보여 준다. 현명한 노파가 큰 도시 바로 밖에 살았다. 매일 노파는 언덕 위에 있는 방목장으로 염소와 양을 데려갔다. 녀석들이 풀을 뜯고 있는 동안, 노파는 바위에 앉아 도시로 향한 길을 바라보곤 했다. 어느 날 그녀가 같은 바위 위에 앉아 있는데, 한 여행자가 길을 따라서 오고 있었다. 그는 노파를 올려다보면서 자신이 그 도시로 맞게 가고 있는지 물었다. 그는 이어서 "도시 사람들은 어떤가요?"라고 물었다. 노파는 "도시 사람들이 어떠냐고, 그건 네가 떠나 온 도시 사람들과 같지."라고 대답했다. 그 여행자는 놀라서 말했다. "오 이런! 그 사람들은 정말 끔찍하겠군요! 모든 사람들이 싸움박질에, 굉장히 시기심이 많고 너무도 불친절하겠군. 바로 그 이유 때문에 내가 새로운 도시에 가서 살려고 한 것인데……." 노파는 말했다. "그랬구먼. 내 생각에 당신은 여기서도 똑같은 사람들만 볼 걸세."

몇 시간 후 또 다른 여행객이 그 길을 따라서 오고, 역시 노파에게 길을 물었다. 그는 또 "이 도시 사람들은 어떻습니까?"라고 물었다. 노파는 "네가 살던 곳의 사람들과 같아!"라고 답했다. "그래요!" 그는 답했다. "그 사람들은 정말 좋은 사람들이군요! 모두가 친절하고 서로를 아껴 주겠네요. 제가 그럼 그 사람들의 따뜻함과 너그러움을 느끼겠군요." 노파는 답했다. "그럼. 내 생각에 자네는 여기서도 그런 사람들을 보게 될 것 같군."

관찰하는 사람과 관찰된 것

두개천골 요법이 환자와 치료사 사이에 형성된 그 특별한 관계에서 나오는 것을 기반으로 하므로, 늘 두개천골 요법은 어느 정도 주관적이다. 모든 인간관계에서, 우리는 우리들 내부에서 다른 사람들이 얼마나 다른 특성들을 보여 주는가 알 수 있다. 양자물리학 실험의 관찰자가 그 결과에 영향을 줄 수 있다는 것은 잘 알려져 있다. 실험자는 그 실험의 빠질 수 없는 부분이며, 관찰된 그 사실로부터 분리시킬 수도 없다. 어떻게 그리고 무엇을 측정할 것인가에 대한 관찰자의 선택은 보게 될 결과를 결정할 것이다.

한 가지 고전적인 예를 들면, 물리학에서 빛이 입자 또는 파장으로 이루어진 것인가 조사할 수 있는 상이한 실험법이 존재한다. 이러한 실험의 몇 가지는 빛이 입자로 이루어진 것임을 확고하게 증명한다. 그렇지만 다른 실험은 빛이 파장으로 이루어진 것을 분명히 보여 준다. 즉 빛이 관찰된 그 방식에 따라서, 어느 것이든 증명될 수 있는 것이다. 빛의 성질은 그러므로 그것을 측정하는 장비에 따라서 입자로든 또는 파장으로든 설명될 수 있다. 그러므로 빛이 입자 또는 파장으로 보이는가는 전적으로 실험자의 의도에 달린 것이다. (빛이 입자이기도 하며 파장이기도 하기에－역자 주)

환자 그리고 치료사

만약 상이한 치료사가 정확히 동일한 진단적 기준을 사용한다면, 그들은 틀림없이 자신들의 소견에 일치할 것이다. 그렇지만 치료사와 환자 모두가 이러한 과정의 주관적인 구성원이 되기 때문에, 일부의 개인적인 가변성은 항상 계산해야 하는 경계선이 된다. 이것은 열 명의 상이한 치료사들이 그들의 손을 같은 환자에게 올려놓고 환자의 상태에 대한 상이한 관점에서 감지하는 이유인 것이다. 결과적으로 그들 각각은 환자의 체계와 만나는 방식에 따라서, 아마도 치료에서도 상이한 결과를 얻게 될 것이다. 이러한 치료사들 누구도 반드시 틀린 것은 아니지만, 그들 각각은 아마도 상이한 인식의 영역에서부터 작업하고 있을 것이다.

광범위한 감지 영역

당신이 버스 정거장에 서서, 버스를 기다린다고 가정하자. 당신이 도로를 바라보면서 아마도 다음 의문을 던지게 될 것이다. "버스가 오고 있는 건가?" 멀리서 당신이 탈 버스가 보이면 말할 것이다. "그렇지. 오고 있구먼!" 광범위한 감지적 영역으로, 당신은 질문을 던지고 정보를 얻게 된다. 당신 자신의 인식영역을 보유하는 방식은 당신이 알게 될 것을 결정하게 된다. 그렇지만 당신이 면접시간에 늦어서 조급해졌다면, 그때 날씨가 너무도 화창하며 새들이 즐겁게 노래한다는 사실을 놓치게 될 것이다. 한편으로, 당신이 자신의 몽상 때문에 집중하지 못한다면, 또는 버스 시간표를 살펴보는데 정신이 빠져 있다면, 아마도 그 버스가 도착했다는 사실을 놓칠 수 있을 것이다. 예를 들어, 만약 그가 단지 뼈에만 집중한다면, 그는 체액의 특성과 움직임을 놓치게 될 것이다. 더욱이 그가 자신의 관점의 영역을 넓힘으로 감지적인 전환을 만든다면, 그 환자에 관한 상이한 정보를 이용하게 될 것이다.

감지 영역 이동시키기(shifting perceptual fields)

치료사는 일차성 호흡계의 상이한 측면을 감지할 수 있도록 자신의 감지에서 의도적인 전환을 만들어 낼 능력을 계발할 수 있다. 감지의 영역을 넓히거나 좁힘의 이러한 과정은 그 세 가지 물결 각각으로 주파수를 맞출 수 있는 능력을 도울 수 있다. 비교적 좁은 감지의 영역으로, 두개골의 율동적인 파동의 보다 빠른 율동적 주기가 더 쉽게 감지될 것이다. 생명 호흡의 보다 느린 물결은 일반적으로 치료사가 보다 넓은 감지의 영역으로 감지할 때만 촉지할 수 있다. 이것은 다만 어느 특정한 부분에 집중하는 대신, 감지의 확장을 포함한다. 자신의 감지적 영역이 전신 감각 또는 환자의 전체 '생물권' 을 포함하도록 확장된다면, 그 치료사는 아마도 보다 느린 중간 물결(mid-tide)을 감지하는 것이 가능할 것이다. 이러한 관점에서, 그 조직들을 이루는 이면의 힘을 감지하는 것도 보다 쉬울 것이다.

치료사가 자신이 들어 있는 방 전체 또는 건물 전체를 포함하도록 자신의 감지적 영역이 넓어지도록 유지하는 것도 그때 가능할 것이다. 훨씬 더—즉각 밖으로 수평선까지 향하도록—감지적 영역을 확장시키는 것도 긴 물결의 미세한 리듬에 보다 쉬운 접근을 가능하게 만든다. 이것은 그 안에서 우리가 살고 있으며 우리의 존재가 이어지는 환경 그리고 우주의 힘의 영역이다. 감지의 넓은 영역을 통해, 비밀은 보다 쉽게 그 자신을 드러낼 수 있을 것이다.

보다 큰 맥락

비록 광범위한 감지적 영역이 두개천골 진단과 치료에 사용될지라도, 인체 내부 그 특정한 장소에서 벌어지는 일을 감지하는 것도 여전히 가능하다. 그렇지만 이러한 정보의 의미는 더욱 커지게 된다. 공간의 이러한 감각으로 작동하는 것은 떨어져 있는 것과 동일한 것은 아니다. 그것은 특수함의 관점을 유지한 채, 우주를 생각하는 것에 관한 내용이다. 한 가지 수피교도의 오랜 격언은 다음과 같다. "무한함을 기억하라. 그렇지만 네 낙타를 묶어둠도 잊지 마라!" 절대적으로, 이것은 주의력(attention)과 의식력(awareness) 사이의 상호작용이다. 의식력은 전체에 대한 우리의 감각이며, 주의력은 특수함에 대한 우리의 깨달음이다. Gabrielle Roth는 다음처럼 설명한다. "이상적으로, 주의력은 의식력의 영역 안에서 돌아다니는 의식의 한 지점이어야 한다. 의식력이 숲이라면, 주의력은 바로 그 나무이다."

감지 연습

자신의 눈을 감거나 뜬 채 앉은 자세에서, 이전 단락에서 설명한 것처럼 자신의 치료사의 받침점을 설정한다. 당신이 지구 안으로 자신의 닻을 내리는 것처럼, 당신 아래 바닥까지 접지하여 아래로 내려가는 척추 아래에서부터 나오는 하나의 연결선을 가정한다. 이어서 뒤통수로부터 바닥까지 이어지는 뒤쪽의 약 30도 각도를 이룬, 또 다른 연결선을 상상한다. 몇 분간 이러한 받침점으로 당신을 묶어 두자.

아무것도 변화시키려고 하지 말고 자신의 폐호흡의 움직임과 특성에 주목한다. 숨을 들이쉬고 내쉼으로, 당신의 집중력을 자기 몸의 감각으로 집중한다. 당신은 숨을 들이마시는 것이 편안한가, 아니면 내쉬는 것이 편한가? 호흡하면서 자신의 몸 안에서 스스로가 감지하는 특별한 감각이 존재하는가? 이것은 아마도 유쾌할 것이며, 그렇지 않다면 불편하게 느끼는 장소가 존재할 것이다. 그냥 그것을 살펴보라.

자신의 호흡과 감각을 인식함으로부터 무엇이 당신을 분리시키는지 살펴본다. 아마도 당신은 저녁에 무엇을 먹을 것인가에 관하여, 또는 해야 할 어떤 일에 관하여 생각하기 시작하거나, 방 안의 또는 외부의 소음을 알아채기 시작할 것이다. 당신이 자신의 집중력이 분산되었음을 인식하기 시작할 때, 부드럽게 그것을 자신의 호흡과 감각으로 다시 가져온다. 당신의 집중력의 들어옴과 나감이 어디에 안착하는지 살펴보라. 즉 균형의 한 지점, 자신의 '치료사의 중립점'을 찾아본다.

이제 자신의 전신 감각 안으로 들어가도록 스스로의 인지력을 가져옴으로 자신의 감지 영역을 넓혀 준다. 자신이 전신과 자기 주변의 인접한 영역을 포함시키므로 자신의 인지력에서 무엇을 감지할 수 있는가?

당신이 앉아 있는 방 전체를 포함하도록 훨씬 더 점차로 스스로의 인식력을 넓혀 간다. 이러한 더 넓은 감지적 영역 내부에서 당신이 감지하는 것에 주의를 집중한다. 이것이 당신이 스스로가 갖고 있는 그 감각을 어떻게 변화시키는가?

자신의 인식력의 범위가 그 방을 벗어나 밖으로 퍼지도록, 주변으로 그리고 수평선을 향해 퍼지도록 펼쳐 간다. 이것은 당신이 스스로의 몸을 떠나야한다는 것을 의미하지 않는다. 당신은 여전히 앉아서 집중한 채 유지한다. 당신은 그냥 넓고 더 넓은 의미로 주의력을 집중할 뿐이다. 당신이 수평선까지 자신의 인식력을 확장시키도록 만들므로, 당신은 무엇을 감지하는가?

스스로의 감지적 영역을 좁혀줌으로 천천히 자신의 인지력을 방 안으로 가져오며, 이어서 그것을 자신의 몸 안의 특정한 감각들로 가져온다. 마지막으로, 한 번 더 자신의 호흡 리듬을 살펴볼 시간을 갖는다.

우리는 이제 감지적 영역을 이동시킴으로서 이러한 방법이 두개천골요법에서 어떻게 사용될 수 있는가 살펴볼 것이다.

중간 물결(mid-tide)의 감지

중간 물결(mid-tide)은 전신에 걸쳐 움직임의 탄력적인 영역으로 촉지될 수 있는 하나의 율동적인 움직임으로 표현된다. 이것은 우리의 실체화된 힘의 영역이다. 그것은 몸 안에서 우리의 생체역동적(biodynamics)인 잠재력을 수용한 표현이며 분당 약 두 번에서 두 번 반의 비교적 안정적인 주기를 보유한다. 이러한 잠재력은 인체의 체액 안에서, 각별히 뇌척수액에서 흡수되며 뇌척수액의 종방향 출렁임(longitudinal fluctuation)을 만든다. 그것은 두개골의 율동적 파동에 직접적인 기반이 되는 힘이다. 치료 중 중간 물결(mid-tide)을 감지한 어떤 환자는 그 감각을 '어떤 손바닥 안으로 들려지며 생명력으로 부드럽게 흔들리는 것과 같은' 것으로 묘사했다. 중간 물결(mid-tide)은 전신을 포함하는 감각적 영역으로 그리고 인체에 인접한 주변 공간에서 가장 쉽게 감지될 수 있다.

중간 물결(mid-tide) 연습

편하게 앉으며 자신의 양손을 허벅지 위에 가볍게 놓는다. 당신의 양손 안으로 들어오는 모든 정보를 그대로 리스닝 하면서 시작한다. 이어서 당신의 양손 바로 아래 놓인 그 조직들 안에서 모든 특질을 느끼는 것으로 시작한다. 자신의 손가락들을 이러한 '물결 위의 떠 있는 코르크' 위에 놓아두며 자신의 하지에서 두개골의 율동적 파동의 미세한 움직임을 감지할 수 있는가 살펴본다. 당신은 움직임의 특별한 패턴을 느끼기 위하여 아마도 자신의 양손 아래의 조직 안으로 집중력을 좁혀 줄 필요가 있겠지만, 이것은 매우 이완된 방식에서 그리고 편안한 집중으로 이루어져야 한다.

일단 그 조직들이 스스로 두개천골 움직임을 표현하는 방식을 당신이 감지했다면, 당신의 양손 아래의 체액 내부로 조율하기 시작한다. 당신의 양손이 물로 채워진 풍선 표면에 놓여 있다고 가정하며, 체액들이 흡기와 호기에서 종방향으로 움직이므로 당신이 그 출렁임을 촉진할 수 있는가 살펴본다.

이어서 자기의 전체 감각을 포함하도록 자신의 감지적 영역을 넓혀 간다. 자신의 집중력이 인식력 안으로 넓어지도록 허용한다. 자신의 관심을 조직과 체액 움직임의 감지로부터 이동시키며, 그 체액 내부에서 표현되는 힘 또는 생명력을 감지하기 시작한다. 스스로의 마음을 비교적 고요하고 이완한 채 유지하며 자신의 양손이 실재로 그 체액 안으로 빠져들게 되는 것을 연상한다. 이러한 방식에서 자신의 인식력을 체액 내부에서 전해진 잠재력 안으로 놓이게 만드는 것이 가능할 것이다. 이러한 감지의 수준에서 당신은 더 느린 비율로 작동하고 있는 중간 물결(mid-tide)의 율동적 움직임을 알게 될 것이다. 그것들이 흡기와 호기로 함께 움직이므로, 당신은 아마도 그것을 조직들, 체액 그리고 잠재력의 미세한 물결처럼 몰려옴과 안정됨으로 느낄 것이다.

이러한 연습을 종료할 때, 몇 차례의 심호흡과 일어나기 전 가벼운 스트레칭을 시행하므로서 재정렬의 시간을 갖는다.

통합된 움직임(unified motion)

아마도 약간의 연습으로 중간 물결(mid-tide)은 인체의 정중선 주위에서 자연적으로 정렬된 움직임의 통합된 영역으로 촉지 될 수 있을 것이다. 몸의 체액이란 중계물을 통해서, 생명 호흡의 생체역동적인 잠재력은 내부의 호흡 또는 조직의 가동성을 만든다. 기능의 이러한 수준에서, 체액과 잠재력은 '하나' 로서 모두가 함께 호흡한다. 생체역동적 잠재력의 이러한 율동적 표현은 세포들과 조직들 안으로 건강을 향한 우리의 청사진을 전달하며, 그것들의 기능을 구성한다. 중간 물결(mid-tide)을 촉지하는 것은 치료사에게 우리의 건강을 구성하는 절대적인 힘과 그것들이 스트레스나 외상의 존재에 대한 관계에서 작용하는 방식에 중대한 연관성을 부여한다.

중간 물결(mid-tide)을 촉지 할 때 모든 비활성은 하나의 비활성의 받침점(inertial fulcrum)주변으로 만들어진 움직임의 이러한 통합 영역 내부에서 모든 왜곡으로 감지된다. 모든 비활성 받침점 내부에서, 그 방해를 집중시키며 유지하는 생체역동적(biodynamics)이고 생체운동학적인 힘을 구성하는 걸려 있는 잠재력의 집중이나 집단이 존재한다. 이러한 것들은 모든 조직 수축이나 압박의 이면에 놓인 바로 그 힘이다. 그것은 일차성 호흡의 자연적인 균형에 영향을 주는 걸려 있는 잠재력이 집중된 존재인 것이다.

중간 물결(mid-tide)의 수준에서, 비활성의 받침점은 통합된 탄력적 영역 내부에서 특정한 비활성의 힘의 집중화 또는 모임으로서 감지될 수 있다. 그렇지만 같은 상태가 두개골의 율동적 파동의 수준으로 맞춰진다면 그것은 아마도 다른 것과의 관계에서 특정한 구조의 굴곡이나 외회전의 패턴과 같은 것으로 구분될 것이다. 중간 물결(mid-tide)로 조율된 사람은 단지 특정한 구조가 잡고 있는 패턴의 형태를 감지할 뿐만 아니라, 역시 그것을 조직하고 이면에 놓인 그 힘들과도 접촉할 것이다.

긴 물결(long-tide)의 감지

긴 물결(long-tide)은 생명의 호흡의 첫 물결이 드러남이며, 내재적인 정지(stillness)에서부터 나온다. 그것이 100초 주기의 흡기와 호기로 율동적인 호흡을 하므로, 그것은 지극히 가볍고 공기적인 특성을 보유한다. 이것은 우리 건강의 본질적인 바탕을 표현하는 생명의 호흡의 가장 섬세한 방출이다. 긴 물결(long-tide)의 감지에 도달하기 위하여 매우 정적이며 이완되는 것 그리고 감지력의 매우 폭넓은 영역을 유지하는 것이 필수적이다. Dr. James Jealous는 당신이 자신의 인식력을 그 수평선을 향해 밖으로 호흡하도록 내버려둘 것을 제안한다. 그 긴 물결(long-tide)이 스스로를 드러낼 때, 그것은 일반적으로 환자의 일차성 호흡계 내부에서 발생하고 있는 좀 더 깊은 안정과 치유의 징후이다. 결과적으로 이것은 항상 촉지될 수 있는 것은 아니다. 그렇지만 다음 단락의 연습은 당신이 보다 쉽게 이러한 현상을 감지하는 것을 가능하게 만들 수 있다.

긴 물결(long-tide) 연습

앞의 연습에 이어서, 자신의 양손을 허벅지 위에 부드럽게 올려놓는다. 다음은 당신의 인식력의 수평선이 단지 자기 자신의 전체 감각만을 감지하는 것을 넘어서 방 전체, 건물로, 거리로 그리고 당신이 살고 있는 그 지역으로 퍼질 수 있도록 주위로 확장하도록 허용한다. 이러한 확장은 당신의 감지적 영역이 자연스럽게 숨을 내쉬도록 허용함에 의하여 점차로 발생한다. 반드시 이것은 노력으로 성취되지 않는 자연스럽게 놔두는 과정이다. 반드시 불편함의 모든 미미한 것들도 인식해야 하며 부상을 입지 않도록 주의해야 한다.

앞의 연습에서 중간 물결(mid-tide)에 대한 인식에서부터, 당신의 양손이 이전에 감지했었을 그 잠재력 안에 담겨 있다고 연상한다. 당신이 중간 물결(mid-tide) 가운데 드러나는 긴 물결(long-tide)의 내재하는 힘을 감지하기 시작하는지 살펴본다.

긴 물결(long-tide)에 접근하기 위하여 당신 자신 내부에서 약간의 깊은 안정과 평온함을 찾아내는 것과 인식력의 가벼운 특성을 보유하는 것이 절대적이다. 모든 것들에 대한 탐색을 버리도록 노력한다. 그냥 당신의 손 안으로 느낌이 들어오도록 놔둔다. 긴 물결(long-tide)이 부드럽게 인체와 그 주변 영역으로 스며들기 때문에 긴 물결(long-tide)은 휘광(빛남)의 매우 미세한 특성을 보유한다. 당신은 아마도 손 안으로 들어오는 100초 주기의 흡기와 호기로 천천히 움직이는 어떤 반짝거림으로서 그것을 느낄 것이다. 이러한 인식의 수준에서, 비활성 받침점은 움직임의 이러한 미세한 영역 구성 안에서 일부는 왜곡으로서 감지될 것이다.

다시 천천히 당신의 감지적 영역을 줄여 주며, 당신의 인식력을 중간 물결(mid-tide) 안으로 가져온다. 천천히 일어서기 전에 당신이 느낀 그 감각을 알아보기 위하여 몇 초간 유지한다.

역동적 정지의 감지(perception of dynamic stillness)

만약 우리가 훨씬 더 깊숙하게 자신을 고요하도록 만들 수 있다면, 우리는 모든 일차성 호흡 움직임의 기반에 존재하는 역동적 정지(dynamic stillness)를 감지하는 것이 가능할 것이다. 이러한 근본적인 상태의 인식은 가장 드물며 매우 소중한 경험이겠지만, 우리는 아마도 그 흔적만을 잡게 될 것이다. 아무튼 먼저 우리는 자신의 인식적 혼란의 일부를 맑게 해야 한다. Lao Tzu는 다음처럼 관찰했다. "정지(stillness) 안에서 그 가르침을 들을 수 있다."

이러한 상태는 주관이나 객관의 이중성을 넘어서는 범우주적인 어떤 것으로 경험될 수 있다. 그것이 우리의 순수한 가공되지 않는 자연의 영역이므로, 한정되지 않는 특징 또는 성질을 보유한다. 결과적으로 그것을 적절하게 설명할 수 있는 단어나 개념은 존재하지 않는다. 이러한 우리 존재의 수준에서 비활성도 그리고 아무런 조건화도 절대로 존재하지 않으며, 그저 평화로움, 광명 그리고 정지(stillness)만이 존재한다. 그것은 자비로움의 감각으로 감지될 것이다. 우리가 이러한 경험을 겪을 때, 무엇인가 달라졌을 것이다.—이것은 우리가 들어갔던 그 길로 절대로 나올 수 없기 때문이다. 우리는 자신의 가장 심연 속의 본성과 접촉하게 된 것이다.

변화 감지하기

두개천골의 진단은 그것들이 환자 내부에서 밝혀지므로 살아 있는 그리고 역동적인 과정을 따라가는 것을 포함한다. 치료 과정 중 치료사가 발생한 모든 변화를 인식하는 것이 중요하다. 예를 들어, 비활성의 받침점에서 걸려 있던 힘이 해소되었는가? 또는 그 받침점이 여전히 영향을 미치고 있는가? 그 조직이 가동성과 자동 운동성의 보다 큰 편안함을 표현하는가? 체액 추진력과 진폭의 어떠한 개선이 존재했는가? 율동적 움직임이 그것의 자연적인 정중선 배열 주위에서 더 좋은 균형과 대칭성으로 표현되고 있는가? 그러한 변화를 감지함은 치료사가 모든 해결책을 따르는 것과 치료해야 할 어떤 것이 여전히 남아 있는지 평가하는 것을 가능케 한다.

원칙적으로 생명의 호흡은 결코 죽지 않기에, 이러한 과정은 사망 시점에도 정지 할 필요가 없다. 일단 그것이 인체를 떠난 후, 생명의 호흡은 여전히 기능을 이어간다. 티베트 불교의 전통에서, 하나의 삶과 그 다음 번 삶 사이의 중간 상태는 바르도(bardo) 상태라고 한다. 일부 티베트 라마승들은 사망한 후 바르도 상태를 통한 여정 중 삶의 이어짐과 이별하는 것을 따르고 북돋아주는 연습에 익숙하다.

평생의 실천

촉지와 인식적 능력 다듬기는 평생의 작업(최소한!)이며 그것은 계발하기 위하여 실천과 헌신을 필요로 한다. 실천을 통해서, 일차성 호흡계 내부에서 수많은 미묘함들 사이에서 감별을 위한 능력은 성취될 수 있다. 이러한 기법은 생리학적 작용의 가장 심연의 수준에서 질병과정의 존재를 밝혀 낼 능력을 제공한다. Dr. Magoun은 X-선이 병리학에서 전반적인 변화를 보여 줄 수 있으며, 임상병리 검사는 인체의 화학적 조성에서 변화를 분석할 수 있지만, 그 어느 것도 조직 내부에서 움직임, 장력 그리고 긴장의 섬세하고 미묘한 그림자를 밝혀 낼 수 없을 것이라고 지적한다.

진단은 치료가 된다

진단이 끝나고 치료를 시작하는 장소 사이에 구분선을 긋는다는 것은 그렇게 분명하지 않다. 단지 존재함과 접촉이란 간단한 행위만이 변화를 만들 수 있다. 확신에 찬 손이면 충분하게 고통에서 헤쳐 나오도록 치료하게끔 누군가를 도와 줄 수 있으며, 어떤 문제를 그저 들어 줄 수 있는 능력이면 그 전환의 출발을 만들 수 있다. 일단 우리가 조건화와 패턴화를 인식했다면, 그 문제에 대한 치료 과정은 이미 시작된 것이다. 치유는 반드시 관계에서 발생한다. 전체적인 관점 안에서 어떤 조건화에 대하여 명료하게 관계 맺을 수 있는 치료사의 능력은 해결을 위한 하나의 중요한 자원으로 작용한다. 이러한 방식에서 진단은 바로 치료가 되며 우리는 너무도 자연스럽게 다른 이 안으로 흘러들게 된다.

제 7 장

치료의 필수요소

건강을 찾아 주는 것이 의사의 목적이어야 한다.

누구나 질병은 찾을 수 있다.

– DR. A.T. STILL –

치료의 목적

두 사람에게 동일한 치료를 처방하고 같은 호전을 기대하는 의사는 아마도 사회적 골칫거리로서 분류되어야 적절할 것이다.

– LIN YUTANG

"그가 거의 아무것도 하지 않는 것처럼 보입니다.", "난 그냥 거기 누워 있었고 그가 자신의 양손을 내 머리 위에 올려놓고 있었지요. 그렇지만 나는 일어났을 때 몸이 붕 뜨는 것 같았어요." 두개천골의 치료 후 환자들로부터 이러한 말을 듣게 된다. 문화적 충격이 아니라면, 우리들 내부에서 치유를 위하여 필요한 모든 자원을 보유했다는 것을 깨닫는 것은 놀라울 뿐이다. 우리는 그렇게도 익숙하게 의사에게 더 좋아질 수 있도록 '무엇인가 해줄 것'을 요구하며, 이것은 우리 내부의 잠재력에 대한 인식을 상실하게 만들 것이다.

외견상으로는 기껏해야 두개천골 치료 중에 마치 아무것도 하지 않는 듯이 보인다. 한 번에 수분 동안, 치료사의 양손은 환자의 몸과 부드럽게 접촉하고 있을 뿐이다. 그렇지만 미세한 기법 적용의 결과로서, 엄청난 일이 우리의 생리학적 작용의 심오한 수준에서 발생할 수 있을 것이다. Hugh Milne는 다음처럼 촌평한다. "아주 적은 움직임만으로도 그렇게 엄청날 수 있다는 것은 정말 놀라울 따름이다."

생체역동적인 두개천골 요법에서 이용되는 많은 상이한 치료적 기법이 존재하지만, 그것들 모두는 한 가지 공통적인 면을 가지고 있다. 그것들 모두가 환자의 내부에서 찾은 건강의 절대적인 힘을 이용한다. 치료사들의 인식은 생명 호흡의 율동적인 움직임과 그것들이 몸 안으로 배열순서를 가져오는 것이 가능한 방식과 동시에 발생한다. 치료의 주된 의도는 이러한 건강의 표현을 탐색하고, 북돋아주며 촉진하는 것이다. 생명 호흡의 표현이 손상부위 안에서 회복될 때, 자연적인 움직임은 재확립되며 결과적으로 건강이 온다. 이러한 과정에서 배열순서와 생명력이라는 우리 근원에서부터 분리되었던 부조화한 부분들은 전체와 긴밀한 연결로 복귀한다. 우리는 말 그대로 더욱더 우리 자신이란 존재가 될 것이다.

건강 북돋아주기

건강은 우리 존재의 기반이다. 비록 건강의 절대적인 힘이 실재로 절대 사라지는 것이 아니라도, 그 힘은 우리를 모양 짓는 삶에서의 경험—정신의, 감정의, 그리고 물리적인—들에 대한 관계에서 재구성되어야 한다. 때때로 사고, 외상, 또는 독성물질과 같은 경험들이 그 영향을 분산시킬 우리의 능력을 압도하며, 일차성 호흡 체계에 영향을 주는 비활성을 만든다. 그때 건강은 그 자체를 재구성하며, 그 상황 안에서 최선의 가능한 균형을 추구한다. 그렇더라도 거기에서 여전히 건강은 존재하며, 여전히 삶도 존재할 것이다.

임상에서 건강을 다룬다는 것은 우리의 집중력을 문제 있는 것(질병－역자 주)에 한정하기보다는 다루고 있는 것 자체(환자－역자 주)를 확인하고 북돋아주는 것을 의미한다. 환자 안에서 건강을 찾아냄은 치료사에게 그것으로 치료하게 될 깊이 작용하는 그리고 실체적인 근원을 제공한다.

생체역동적 두개천골 치료에서 건강에 대한 환자의 고유한 힘은 치료사가 적용하고 있는 모든 외부적인 힘보다도 더 꼭 필요한 변화를 만들도록 의존하게 된다. 이러한 관점에서, 치료사는 그저 도와주는 사람 또는 환자 건강 회복의 단순한 목격자에 지나지 않을 것이다. 그럼에도 불구하고, 그 약간의 도움이 없다면 우리의 치유자원이 항상 이용될 수 있는 것이 아니기 때문에 치료사의 기술은 한 가지 중요한 요인이 된다. 치료사의 손에 의하여 제공된 분명한 존재, 반향 그리고 도움은 건강으로 향하는 문을 열어 주게 될 특별한 열쇠일 것이다.

요구에 맞추기

두개천골 치료는 개인의 요구에 맞춰 재단되므로, 환자 중심의 치료법이다. 환자의 생리학적 반응에 의하여 제공된 메시지에 대한 리스닝과 반응은 치료사가 적절함과 안전함으로 그 병변과 연결됨을 가능케 한다. 이것으로 인해서, 어디에 그리고 어떻게 치료가 적용될 것인지 말해주는 것은 항상 환자 자신의 생리학적 반응이다. 이러한 방식에서, 치료는 처방되거나 예측된 것 보다는 체액의 순환과정을 단순하게 따라간다.

치료의 진행과정과 치료법의 적용을 바탕으로 처방된 치료방법은 생명의 호흡의 우선 순위를 따라가는 것보다 절대로 효과적일 수 없다. 비활성 패턴이 해소될 수 있는 방식은 개별적이며 독창적이고, 그 시점에서 그 환자에게 특정한 상황에 맞춰질 필요가 있다. 티베트 사람들은 이러한 원리를 충분히 이해한 듯 보이며, 전통적인 티벳 의학에서 건강을 가리키는 단어는 트로와텐(trowaten)이라고 불리며, 이것은 '당신에게 맞춰진 것' 이라고 번역될 수 있다.

치유 과정의 마음

인간의 마음–감정–인체라는 연속성이 생명의 본질적인 순서에 따라서 정렬될 때, 거기에는 무한한 힘의 방출을 위한 길이 열리게 된다.

– MICHAEL BURHLEY

두개천골의 치료 기법은 우리의 자연적인 배열순서의 힘을 위한 가장 선호된 조건을 도와주도록 추구한다. 여기에서 이러한 치료 기법 적용을 위한 기반이 되는 세 가지 기본적인 주장을 요약한다.

1. 치유는 혼란을 구성하는 받침점에서 발생한다.
2. 치유는 그 받침점을 유지하는 힘이 해소될 때 발생한다.
3. 치유는 정지(stillness), 움직임이 없음에서 발생한다.

받침점에서 치유

인체 내부에서 스트레스 각각의 고착된 패턴은 모든 혼란의 중심으로 작용하는 비활성의 받침점(inertial fulcra)주변에서 조직된다. 각 비활성 받침점의 중심에 걸려 있는 잠재력의 집중이 존재한다. 이러한 걸려 있는 힘으로 인해서 압박의 패턴, 비틀림, 휘감김 그리고 당김 등이 조직들과 체액 내부에서 정체된다. 비활성의 받침점의 정체(停滯)가 확인될 때마다 단편화(생명의 잠재력에서부터 고립된 분리 – 역자 주)의 특정 상태가 만들어지며 생명의 호흡의 절대적인 배열순서 원리 표현에 영향을 받는다. 이것이 질병과 병변의 바로 그 기원인 것으로 간주된다.

그 혼란을 조직하고 있는 받침점에서 해소가 이루어질 때, 전체 패턴의 근간을 가리고 있는 덮개가 치워지며 일차성 호흡의 자연적인 표현(그것이 전해 주는 건강을 위한 청사진도 함께)은 회복된다. 조직이 종종 그 받침점에서 발생하는 아무런 심각한 변화도 없이 자체의 움직임 패턴을 변화시킬 수 있다는 것을 반드시 유념해야 한다. 그렇지만 효과적이기 위하여 치료는 단지 결과적인 증상이 아닌 반드시 문제의 근원 즉 그 받침점을 다루어야 한다. 이것은 오로지 치료사가 모든 실제적인 치유과정을 뒷받침하는 것이 가능한 그 받침점에서 변화를 촉진함에 의존한다.

용해력(resolving the forces)

각 혼란의 중심에서, 비활성이 조성되었으며 해소되지 않은 채 남아 있는 밑바탕의 힘이 존재한다. 하나의 문제를 반드시 집중시키고 지속시키는 것은 이러한 힘이며, 그 비활성의 받침점을 그 자리에 지속시킨다. 그러므로 받침점을 분산시키기 위하여, 그것을 조직하는 비활성 용해력이 반드시 필요하다. 이것이 흩어지게 된다면, 모든 연관된 조직과 체액에서 어떤 변화가 자동적으로 발생한다. 결과적으로 치료과정은 단지 그 영향이 아닌, 하나의 받침점을 만드는 그 힘의 용해 방법을 찾아보는 것을 포함한다. 이러한 밑바탕의 힘이 다뤄지지 않는다면, 그 패턴은 어떤 모양이나 형태로든 지속될 것이다.

생리적 작용의 이러한 내재적 수준의 인식은 정골의학의 근거로 곧바로 이어진다. 백년 훨씬 이전에 Dr. Andrew Taylor Still은 치료사의 역할이 전기 기술자가 전기 흐름을 다루는 것과 동일한 방식에서 "정지(stillness)된 힘을 소생시키도록" 반드시 요구된다는 것을 관찰했다. 비활성 받침점의 존재로 인해서, 그것이 없다면 전체 계통을 통해서 표현되고 이용될 수 있는 상당한 에너지가 제약받게 된다. 모든 치료의 목적은 이것을 자유롭게 풀어 주는 것이다.

일단 비활성의 힘이 가동하게 된다면 그것들은 치유와 전환을 위한 심연의 자원을 제공한다. 그러므로 그것들은 모든 받침점 내부에 걸려 있는 건강의 진수(kernel of health)로 간주될 수 있다. 이러한 건강의 정수는 단편화가 해소되고 치유가 결과하도록 반드시 자유로워져야 하는 단순한 바로 그 무엇이다. 힘이 비활성 상태로부터 전환될 때, 걸려 있던 생체운동학적 잠재력은 그 환경(바로 비활성이 만들어진 곳)에서부터 되돌려져 분산되며 생명의 호흡의 우주적 원리로 그 부위에서 보다 전체적인 연결이 확립된다. 개별적이고 분리된 작용의 '파도'는 '바다'의 일부임을 깨달으며 생명의 흐름으로 다시 진입한다.

정지 안에서의 치유

치료의 또 다른 원리는 치유가 움직임보다는 절대적인 정지(stillness) 안에서 발생한다는 것이다. 고요한 상태는 환자의 자가 치유의 힘이 보다 쉽게 다시 작용할 수 있는 기회를 제공한다. 정지(stillness) 안에서 받침점을 구성하는 잠재력이 이미 만들어진 보상작용을 넘어서 자체의 치유적이고 배열순서의 작용을 표현할 수 있는 기회를 얻게 된다. 그러므로 다른 무엇이 발생할 수 있으며 생체역동적(biodynamics) 잠재력은 해방되고 자유롭게 움직이고, 그래서 바로잡힐 수 있는 공간을 찾을 수 있게 된다. 이것은 받침점의 핵심에서 생명의 원리의 좋아짐, 또는 스며듬으로 표현된다. 일차성 호흡은 그때 자체의 자연적인 정중선 배열(natural midline orientation)과 본래의 건강 상태로 되돌아가도록 전환될 수 있다.

치료 중 조성될 수 있는 정지(stillness)의 여러 유형과 수준이 존재한다. 이것들 각각은 이 장의 이어지는 단락에서 살펴볼 것이다.

균형 잡힌 긴장점(point of balanced tension)

비활성의 받침점의 해소를 위한 최적 조건을 조성하는 것은 그 환자 전체의 내부 연속성 기능의 다양한 수준에서부터, 그리고 다양한 감지적 관점에서부터 접근될 수 있다. 이러한 과정에서 주된 접근법은 거기에서 환자의 내재적인 자원이 다시 작동할 수 있는 최적의 정렬을 찾아 주는 것이다.

두개골의 율동적 파동(CRI) 수준에서 작용할 때 흔하게 사용되는 한 가지 그러한 핵심 기법은 균형 잡힌 긴장점으로 접근하는 것이다. 균형 잡힌 긴장점이란 비활성 받침점을 해소하기 위하여 특정한 조직과 체액 패턴의 긴장들에서 보인 최적의 정렬을 묘사한다. 이것은 그 패턴에 관여된 조직과 체액들의 두개천골 움직임이 자연스럽게 허용할 수 있는 범위 안에서 접근될 수 있는 하나의 고유한 지점이다. 사실상 균형 잡힌 긴장점이란 거기에서 그 패턴을 통해서 표현된 모든 긴장들—자연적인 긴장과 스트레스나 좌상에서 결과하는 모든 추가된 긴장들—사이에서 균형이 존재하는 하나의 자세이다. 비활성 받침점 주변으로 집중하는 모든 이러한 긴장들은 균등해진다. 이것은 실재로 거기에서 어떤 스트레스 패턴이 집중력을 유지하는 바로 그 지점이다. 그러므로 변화를 위한 잠재력이 접근될 수 있는 것 또한 이러한 지점에서이다.

중립적 자세(neutral position)

그 주위로 아이들 모두가 앉아 있는 원형의 시소를 연상하자. 균형 잡힌 긴장점이란 모든 아이들의 체중이 중심의 받침점점 주위에서 균등하게 분포되는 장소가 된다. 인체 내부, 조직들 내부에서 최소의 저항과 '밀고 당김' 사이에서 최소의 힘이 존재하는 곳은 바로 이러한 지점이다. 균형 잡힌 긴장점은 몸 안에서 실재로 각 좌상의 패턴에 따라서 달라진다. Dr. Magoun는 그것을 다음처럼 묘사한다. "기존의 패턴에 대해 원인이 되는 모든 요인들의 영향하에서 가능한 가장 중립의 자세." 그것은 또한 중립 위치에 놓인 자동차의 변속기에 비견될 수 있다. 자동차 기어가 중립으로 놓일 때, 차는 모든 방향으로 움직일 수 있다.

일단 한 방향 또는 다른 방향에서 주어지는 아무런 긴장도 존재하지 않는다면, 비활성 받침점 내부에 유지된 힘들이 가장 쉽게 해소될 수 있는 보다 큰 편안함의 상태에 접근할 수 있다. 그러므로 균형 잡힌 긴장의 한 지점에 접근하는 것으로 이것을 통해 비활성이 분산되며 하나의 패턴에 대한 재구성을 위한 길이 열리는 것이다.

정지를 촉진해주기(facilitating the stillness)

조직들이 균형 잡힌 긴장의 한 지점이라는 중립 상태를 향한 움직임을 추구하겠지만, 조직들은 우리 생리학 내부에서 작용하는 다양한 밀고 당김의 패턴화와 요구에 의하여 그렇게 하는 것이 불가능할 수 있을 것이다. 치료사로부터 부드러운 손을 통한 약간의 도움이 필요한 것은 바로 그때인 것이다.

균형 잡힌 긴장의 한 지점을 도와주는 주요 방법들 중 한 가지는 치료하고 있는 특정한 받침점 주위 두개천골의 움직임 패턴에서 일종의 느려짐을 촉진하는 것이다. 이것은 치료사의 양손으로부터 정지(stillness)에 대한 섬세한 제안을 이끌어 냄에 의하여 이루어진다. 균형 잡힌 긴장의 어떤 지점이 찾아졌을 때, 관여된 조직과 체액 내부의 움직임은 안정된다. 비록 도와주기의 비교적 능동적인 기법이 종종 사용될지라도(CRI의 수준에서 치료할 때), 더 이상의 힘은 필요치 않을 것이다. 조직이나 체액 패턴이 표현된 가동 범위 내부 어디에서든 그것들을 따라가며 이어서 그 제안을 던지므로 인하여 정지(stillness)는 간단히 찾아질 수 있다. 균형 잡힌 긴장의 한 지점은 종종 이러한 가동 범위 내부의 경계면에서 또는 그 근처에서 흔히 촉진될 수 있다.

국소적 스틸포인트

균형 잡힌 긴장점에 도달했을 때, 조직과 체액은 중립 자세로 안정된다. 이러한 정지(stillness)가 치료되고 있는 받침점 주위의 특정한 조직과 체액으로 한정되므로, 이것은 종종 국소적 스틸포인트(local stillpoint)라고 한다. 이것은 당연히 거기에서 인체가 자체의 조정을 만들 수 있는 지점이다. 여기에 도달했을 때, 치료사는 오로지 환자 생리학의 내재적인 힘이 작동하기 시작하도록 기다려야 할 필요가 있다. 우리는 Dr. Sutherland가 종종 말했듯, "그 물결에 맡겨 둔다."

조직과 체액이 균형 잡힌 긴장점으로 움직이므로, 재구성이 발생하기 시작하므로 가끔 맥동, 떨림 또는 기타 움직임들이 보인다. 어떤 걸려 있는 잠재력이 풀어질 때, 종종 열도 발생한다. 인체 내부에서 각인되었던 오래된 기억이 표면으로 나올 수 있으며 해소 과정을 시작할 수 있는 것은 바로 여기이다. 그러므로 우리가 아마도 앞서 통합하는 것을 불가능하게 만들었던 스트레스 경험은 아마도 다시 경험될 것이다. 그때 인체가 필요한 자원에 접근할 수 있는 한 걸려 있던 잠재력의 분산과 치유 과정은 완수될 수 있다.

바늘구멍(eye of the needle)

균형 잡힌 긴장점은 '바늘구멍'에 비교되곤 했다. 바늘구멍을 통해서 실이 꿰어지는 방식과 유사하게, 그것을 통해 정지(stillness)된 힘이 흘러가는 것이 가능한 작은 구멍이다. 이러한 정지(stillness)된 힘을 이어줌은 감지할 수 있는 경험이 될 수 있다. 생명의 호흡이 조직과 체액으로 한 번 더 스며들 수 있으므로, 이것은 그 부위가 편하게 호흡하며 일차성 호흡이 완전하게 회복될 때까지 처음에는 단지 물방울이 똑똑 떨어지면서 이어서 물줄기로 이어지는 솟구침처럼 느껴질 것이다. 이러한 과정 중 한 아이는 자신의 출생 외상(birth trauma)이 해소되며 얼굴이 정말로 바뀌는 듯한 느낌을 다음처럼 묘사했다. "마치 영화 〈마스크〉에서 얼굴이 바뀌는 것 같아요!"

균형 잡힌 긴장점에서 정지(stillness)는 일차성 호흡 기능의 더 심오한 수준을 열어 주는 입구로도 작용할 수 있다. 더 깊은 물결의 힘과 정지(stillness)의 보다 심오한 상태의 감지는 이러한 장소로부터 드러날 것이다. 우리가 균형 잡힌 긴장의 한 지점에서 제공된 바늘구멍을 통해 가므로, 건강에 대한 우리 내부의 보다 심오한 힘과 재연결이 생겨날 수 있다. 이러한 지점에서, 우리 일상의 생리적 작용과 더욱 연관될 수 있는 중간 물결(mid-tide)과 긴 물결(long-tide)의 보다 느린 리듬을 공통적으로 경험하게 된다.

균형 상태

생체역동적 두개천골 치료에서, 치료의 주안점은 하나의 출발점으로서 일차성 호흡의 보다 깊은 물결 리듬으로 치료함으로서 주어진다. 이러한 보다 깊은 물결이 이어질 때, 조직과 체액 패턴을 조직하는 힘은 보다 직접적으로 연결될 수 있을 것이다. 그러므로 치료가 중간 물결(mid-tide) 또는 긴 물결(long-tide)을 향해 정렬될 때, 그 시작점부터 환자의 생리학적 상태가 건강을 향한 청사진과 생명의 호흡을 하기 위하여 보다 깊은 측면에 의하여 접촉이 이루어지기 위한 하나의 기회가 만들어진다.

이러한 기능 수준에서, 자원과 건강에 대한 보다 직접적인 관계가 존재하기 때문에, 치료사는 균형을 추구하는 환자의 자연적인 성향을 보다 더 잘 인식하게 된다('중간 물결(mid-tide) 기법' 단락 참조). 사실 근원으로 향한 어떤 연결이 확립되었을 때, 특정한 받침점 주위에서 안정, 정지(stillness) 그리고 균형 확립의 상태가 자연적으로 발생할 것이다. 정지(stillness)의 이러한 형태는 균형 상태라고 한다.

많은 예에서, 환자의 생리학은 단순하게 균형 상태의 정지(stillness)로 이어질 수 있다. 그렇지만 종종 이러한 자연적인 성향은 그 사례에서 치료사의 손을 통해서 유도된 섬세한 초대에 의해서만 촉진될 수 있는 약간의 뒷받침을 필요로 한다. 받침점 주위에서 그 패턴 속 움직임의 모든 자연적인 우선 순위이 뒤따를 수 있으며 이어서 유도된 정지(stillness)의 초대으로 이어진다. 일단 균형 상태의 안정감과 정지(stillness)가 발생했다면, 자가 치유를 위한 확실한 기회가 제공된다.

밑에 있는 힘의 균형(balance of underlying forces)

비록 원칙적으로 균형 상태란 것이 균형 잡힌 긴장점과 유사할지라도, 그 상태는 그러한 힘의 단순한 결과이기보다는 모든 조직 긴장 패턴 이면에 놓인 힘의 균형 잡기라고 할 것이다. 균형 잡힌 긴장의 한 지점에서, 조직과 체액을 포함한 국소적 긴장은 정지(stillness)의 중립지점을 추구하지만, 균형 상태에서 중립지점이란 이러한 패턴을 구성하는 보다 깊은 힘 안에서 찾아진다. 균형 잡힌 긴장점들은 두개골의 율동적 파동 안에서 찾아지지만, 균형 상태는 생명의 호흡의 보다 깊은 표현 안에서 접근될 수 있는 자연적인 상태라고 할 것이다.

생명의 호흡이 지닌 생체역동적(biodynamics) 잠재력은 인체 내부 내재적인 자연의 힘인 것이다. 추가로, 인체는 자체가 보유한 모든 스트레스—생체운동학적 잠재력—의 추가적인 힘을 보유한다. 균형 상태는 받침점 주위에서 모여든 이러한 힘들 모두가 역동적인 평형 상태에 도달할 때 발생할 수 있다.

계통적 평형(systemic equilibrium)

더욱이 균형 상태는 하나의 계통적인 현상이다. 환자의 전체 생리학적 상태가 치료하고 있는 받침점 주위에서 평형의 보다 깊은 상태로 들어가므로 이것은 조직, 체액 그리고 잠재력의 통합된 영역 안으로 접근한다. 환자들은 다음처럼 말한다. "내 스트레스 모두가 정지(stillness)된 것처럼 느껴집니다. 시간관념이 사라졌어요." 또 다른 환자들은 "치료 시작할 때 전 얼마나 몸이 불안정하고 불편한지 알 수 있었어요. 이러한 느낌은 치료와 함께 더해지기 시작했지만, 모든 이런 느낌들이 내 안의 중심부 안에 무엇인가를 향해 모여들었지요. 그리고 그 두통이 사라졌어요"라고 보고했다.

균형 상태에서, 우리가 생명의 호흡에 심오한 측면과 그것이 본유의 치유 원리에 연결되므로 비활성 패턴의 전환이 그 안에서부터 발생할 수 있다.

신비로운 출입구(mysterious gateway)

균형 상태는 기능의 여전히 심오한 수준으로 이끌리는 입구를 제공한다. 그것은 역시 종종 '신비로운 출입구' 라고 하는 또 다른 '바늘구멍' 이다. 그것은 치유 잠재력이 충만한 풍요로운 정지(stillness)인 임신 휴지기(pregnant pause)의 일종으로 볼 수 있으며 거기에서부터 새로운 생명이 나온다. 그것은 경험의 다른 영역인 일종의 '세상 틈의 균열(crack between the world)'을 향한 출입구를 제공한다. 이러한 신비로운 출입구를 통해서, 존재의 훨씬 더 심오한 상태가 출현할 수 있으며, 균형이 점점 더 심오해지는 상태에 접근될 것이다. 두개골의 율동적 파동 수준에서 균형이 먼저 이루어지며, 이어서 중간 물결(mid-tide)과 긴 물결(long-tide)에 그리고 아마도 궁극적으로 모든 기능의 바탕에 놓인 역동적인 정지(stillness)로의 재연결에 도달하므로, 이것은 점진적인 치료과정일 수 있다. 균형의 보다 깊고 더 깊은 상태로의 안정은 우리를 치유의 바로 그 정수로 이끌어 줄 것이다.

3 단계의 치유과정

임상 경험이 풍부해진 후, Dr. Rollin Becker는 두개천골 치료 과정이 간단하게 세 가지 필수적인 단계로 구분될 수 있음을 깨달았다. 찾기 단계(seeking phase)인 첫 번째는 자연적으로 환자의 조직, 체액 그리고 잠재력이 가능한 최고의 균형을 추구한다는 인식을 포함한다. 이러한 균형을 향한 어떤 본유의 성향이 존재하며, 치료사는 단순하게 그것을 따라가거나, 자신의 손으로 부드럽게 그것을 도와줄 필요가 있을 것이다. 반드시 그것들의 중립이 찾아질 때까지 이것은 체액, 조직 그리고 잠재력을 더 깊은 안정화와 편안한 상태로 따라가거나 도와주는 과정이다.

안정화 단계(settling phase) 또는 Dr. Becker가 '정지(stillness)-안정 시기'라고 한 그 두 번째 단계는 균형 상태에 도달되었을 때이다. 지금 다루고 있는 비활성 받침점 주위에서 조직, 체액 그리고 잠재력의 전체 영역 내부에서 역동적인 평형이 찾아진다. 그것은 받침점 주위에서 움직임의 일시적인 정지(stillness)로 표현된다. 이러한 상태는 그것이 해소되어야 하는 비활성의 힘에 대한 최적 조건을 만들어 주므로, 치료적 과정의 핵심인 것이다. 조직과 체액 움직임이 이러한 고요한 상태에서부터 재시작될 때, 무엇인가 달라지게 된다.

치료의 세 번째이며 마지막 단계인 재구성 단계(reorganization phase)는 어떤 변화가 발생한 후 일차성 호흡이 조직과 체액 내부에서 회복될 때이다. 이것이 발생할 때, 자연적이고 자동적으로 전환하는 받침점 주위에서 움직임의 더 좋은 균형과 대칭성을 향한 이동이 존재한다. 치료사는 그때 발생한 변화를 알 수 있을 것이며 모든 잔류하는 비활성을 평가한다.

여기서 그 3단계 치유 과정을 요약한다.

1단계 찾아보기(seeking): 조직, 체액 그리고 잠재력이 균형의 어떤 상태를 추구한다.

2단계 안정시키기(settling): 균형의 어떤 상태가 도달되며 '무엇인가 발생한다.'

3단계 재구성(reorganization): 움직임이 재확립되며 어떤 변화가 일어난다.

본유의 치료 계획(inherent treatment plan)

우리는 자신의 손을 진단적으로, 감지적으로 그리고 치료적으로 이용한다. 그것이 바로 이 방법이 보유한 단순함과 심오함의 방식이다. 우리는 증상을 주목하지 않으며 그보다 그 환자의 건강에 의하여 움직임 안에 만들어진 앞서 확립된 우선 순위에 주목한다.

– DR. JAMES JEALOUS

살펴본 대로 조직, 체액 그리고 잠재력은 균형을 추구하는 자연적인 성향을 보유한다. 건강함으로 향하는 이러한 움직임은 그것들이 전해 주는 건강을 위한 우리의 생체역동적(biodynamics) 자원과 청사진에 의하여 집중되는, 영구히 존재하는 힘인 것이다.

우리 생리학적 상태가 최고로 가능한 보상을 제공하는 방식에서 해소되지 못한 스트레스와 좌상에 지성적으로 집중되므로, 인체의 조건화와 패턴화는 매우 정확하게 조직된다. 결과적으로 동일한 방식에서 조건화 방식에 대한 어떤 지성적인 배열이 존재하므로 역시 이러한 경험이 작동될 수 있는 어떤 지성적인(그리고 정확한) 방식이 존재하는 것이다. 다르게 말해서, 치유를 위한 각별한 우선 순위 역시 우리 안에 존재하는 것이다. 이것은 우리의 비활성 패턴을 어떻게 풀어낼지 알게 되는 생리학적 지혜이다. 이러한 치유의 자연적 우선 순위를 본유의 치료 계획이라고 한다.

그 치료사가 본유의 치료 계획의 필요성을 확인한다면, 치유 과정은 부드럽게 도와주는 것이다. 조직, 체액 그리고 잠재력이 자연적으로 어떤 해결책을 추구하므로, 이것은 환자의 생리학에 대한 리스닝 따라가기의 어느 특정한 방식을 필요로 한다. Dr. Becker는 다음처럼 관찰했다. "우리는…… 그 환자 내부의 생리학적 기능이 말 그대로 우리를 훈련시키도록 허용해야 한다. 우리는 학습하도록 추구한다. 이 환자 안에서는 건강이 어디에 존재하는가? 내가 그것을 어떻게 표면으로 가져올까? 인체 생리학은 정말로 우리를 교육시킨다." 이것은 절대적으로 그 길을 벗어남을 그리고 이러한 지성의 하인이 되는 것을 포함한다.

이러한 접근법에서, 환자는 외부에서 내부로 향하는 것보다, 안에서부터 밖으로 살펴 보여지는 것이다. 외부인이 안을 들여다봄으로, 무엇이 발생해야 하는지 아는 것은 보다 어렵겠지만, 내부인으로서 밖을 바라보면 그것들이 밝혀지므로 치료의 자연적 우선 순위를 따르는 것이 보다 수월하다. 이러한 우선 순위를 따라감은 단지 치유를 북돋아줌의 가장 실재적이며 효과적인 방법일 뿐만 아니라, 그것은 불필요한 부작용도 제거한다. 그것은 Dr. Becker가 "세상에서 가장 강력한 힘을 보유한…… 건강한 생체에너지"라는 것으로 치료하는 것이다. 이것이 신비스러운 듯 보이지만, 우리 몸 안의 자연의 지혜는 차질 없이 그것이 최적의 균형을 찾기 위해 다음으로 무엇이 필요한지 잘 알고 있다.

조건이 사라지도록 내버려두기(letting go of condition)

6장에서 설명했듯, 환자와 치료사 사이의 명료하고 적합한 관계 영역 확립은 이러한 탐사의 시작점이며 모든 결과를 결정할 것이다. 본유의 치료계획의 우선 순위에 대한 리스닝을 위해서 치료사가 폭 넓은 감지적 영역으로 치료하는 것과 환자의 생리학 내부에서 일차성 호흡의 표현(즉, 건강의 표현)을 정렬시켜 주는 것이 필요하게 된다.

본유의 치료계획은 실재로 어떤 특정한 스트레스 패턴이 해소될 수 있는 가장 손쉬운 가능한 방식이지만, 이것은 그 첫 번째 문제가 반드시 치료될 필요가 있는 첫 장소임을 반드시 의미하는 것은 아니다. 사실 무엇이 진정으로 중요한 출발점인가 밝혀내기에 앞서 누군가의 일차성 호흡계로 조율해 들어가기 위하여 몇 분이 소요될 수 있다. 이것은 당신이 오랜만에 처음으로 옛 친구를 만난다면 생길 수 있는 일과 유사할 것이다. 당신이 “어떻게 지냈니?”라고 질문한다면, 그 친구는 아마도 당신에게 그동안 있었던 모든 일들을 말해 주겠지만, 정말로 중요한 일에 대해 말하는 것은 조금 시간이 지난 후일 것이다. 그러므로 치료사가 스스로를 드러내거나 첫 증상에 의하여 분산되는 첫 번째 비활성 패턴을 따르지 않는 것이, 또 그보다 모든 ‘신경의 소란(neural chatter)’ 이 가라앉을 때까지 기다리는 것이 도움이 될 것이다. 움직임의 모든 조건화된 패턴을 그대로 내버려둠으로 그리고 환자 내부의 건강에 대한 정렬을 유지함으로서 보다 심오한 요구를 표현할 수 있는 기회가 만들어질 것이다.

전체적 이동(holistic shift)

전형적으로, 아마도 몇 분이 지나고, 전신적 안정화(systemic settling)가 발생하므로 촉지 가능한 전환이 환자의 생리학 내부에서 발생할 것이다. 이것은 종종 전체적 이동(holistic shift)라고 불리며, 아마도 단편화된 것보다 더 전체성의 특징을 표현하고 있는 환자의 생리학적 상태로 느껴질 것이다. 이것은 건강과 근원으로 이어진 움직임의 조건화된 패턴에서부터 정렬의 변화를 의미한다. 이러한 점에서 조직, 체액 그리고 잠재력의 통합성이 보다 직접적으로 느껴질 수 있으므로, 치료사는 그것들이 ‘하나의 물체’ 로 유지되고 있는 느낌을 얻게 될 것이다. 그 전체적 이동은 아마도 질적인 면에서 깊어짐의 단계를 통해서 진행될 것이다. Dr. Becker는 이러한 과정을 “그 환자의 의지가 일차성 호흡의 의지 안으로 들어가게 될 때”로서 설명한다. 본유의 치료계획이 이러한 장소로부터 드러나기 시작할 수 있으므로, 그것은 실재로 단계화된 치료를 위한 최적의 출발점이다. 전체적 이동이 분명해지기까지 십 분 정도가 소요될 것이다. 치료사가 간단하게 다음처럼 할 때 이것을 도울 수 있을 것이다.

- 일차성 호흡의 표현으로 정렬됨을 유지할 때
- 조건화된 움직임 패턴의 내버려둠을 유지할 때
- 각별히 보다 넓은 감지적 영역 안에서 꾸준히 리스닝할 때

활성 또는 분리(activation or dissociation)

때때로 누군가 스트레스와 외상을 심하게 받게 된다면, 전체적 이동에 접근할 수 없

을 것이다. 각별히 교감신경계 활성화 상태에서 또는 분리 상태에서, 일종의 전체적 이동의 출현을 의미하는 생리학적인 자원과 연결하는 것이 매우 어려울 것이다. 그러한 경우, 치료사는 비활성의 하나의 특정 패턴을 다루고 본유의 치료계획으로 치료하기 위한 선제조건으로서 자원을 축적하도록 도와줄 필요가 있을 것이다. 스틸포인트의 촉진(facilitation)은 이러한 과정을 도와줄 수 있는 핵심 기법이다(뒤쪽에서 '스틸포인트' 참조).

내부로부터 초대(engagement from within)

일단 자원에 대한 재연결이 확립된 후, 환자 내부에서 표현된 잠재력은 치료를 위한 우선 순위를 분명하게 만들기 시작한다. 잠재력의 움직임이 이제 쉽게 다룰 수 있는 특정한 비활성의 받침점을 향해서 발생하며, 이러한 받침점을 그 주위로 일차성 호흡의 표현이 조직되는 주된 국소적인 지점으로서 보여 준다. 이것은 하나의 특수한 비활성 받침점 주위로 정렬하기 시작하는 조직, 체액 그리고 잠재력의 전체 긴장 영역과 함께 아마도 어떤 특정한 영역 안에서 잠재력의 건강해짐으로 경험될 것이다. 실재로 환자 내부에서부터 어떤 결정이 이루어지며 하나의 특별한 비활성 받침점이 나머지 전체로부터 분리될 것이다.

그때 치료사는 균형 상태를 도와주기 위하여 그 표시된 부위로 진행할 수 있으며, 치유를 위한 가장 큰 가능성을 환자의 생리학에 제공한다. 때때로 받침점에서 유지된 비활성의 잠재력을 풀어 주고 균형 상태에 접근하기 위하여 치료사의 손을 통해서 제공된 부드러운 격려나 암시가 필요할 것이다(뒤에서 '특별한 대화' 참조). 일단 받침점이 해소된다면, 잠재력은 인체의 또 다른 부위로 이동하기 시작하며, 다른 비활성의 받침점이 풀어지면서 또 다른 곳으로 이동할 것이다. 그렇지만 이러한 결정이 인체 내부의 조직하는 생체역동적(biodynamics)인 힘에 의하여 이루어지므로, 치료사는 다음에 발생해야 할 필요가 있는 것이 무엇인가 절대로 알 수 없다. 하나의 비활성 받침점을 향한 잠재력의 이러한 전환은 전체 계통으로 들어가는 잠재력의 자연적인 밀려옴이 존재하는 시점인 일차성 호흡의 흡기 단계에서 촉진하는 것이 보다 더 분명해질 것이다.

최대의 효율성

본유의 치료계획을 따라가는 것은 실재적이며 효과적인 임상 결과를 얻는다. 한 가지

지엽적인 내용은 치료가 가장 효과적으로 제공되는 장소가 반드시 환자가 통증이나 증상을 경험하고 있는 장소는 아니라는 것이다. 이것은 엉켜 있는 실 뭉치를 풀어 주는 것과 비슷하다. 일단 당신이 그 실을 집어든 후, 당신은 다음 번 매듭을 풀기 위하여 필요한 순서를 즉시 알 수 없을 것이다. 하나의 예를 들어 보면, 환자가 요통 때문에 치료받으러 왔다고 가정하자. 그 치료사는 거기에서 무슨 일이 생기고 있는지 조율해 들어가기 위하여 허리에 접촉할 테지만, 자신의 감지적 영역을 넓혀감으로써 인체의 다른 부위에서 패턴을 인식하게 될 것이다.

예를 들어, 횡격막 안에서 비활동적인 힘의 집중과 그 부위에서 조직 수축이 존재할 수 있다. 이러한 패턴에서 균형 상태가 만들어진 후, 잠재력은 아마도 목으로 이동하기 시작할 것이다. 거기로 인식력을 집중하므로, 일부 조직의 활동성과 빠른 진동이 발생하기 시작하며, 아마도 오래전 손상으로부터 그 조직으로부터 방사되고 있는 각인된 충격이 존재함을 표시할 것이다. 이것이 그쳤을 때, 전체 상부 척추는 재구성되고 재조정될 수 있을 것이다. 마지막으로, 그리고 아마도 오로지 그때에만, 무언가가 허리 쪽에서 해소되려고 준비할 것이다. 치료사가 그 안에서 이러한 문제가 해소될 필요가 있었던 선행의 순서를 알 수 없다는 것이 바로 그 점 때문이다. 치료 계획은 오로지 환자 자신의 일차성 호흡계의 우선 순위가 지성을 따라감으로 드러날 것이다.

이것은 치료사의 손 안에서 자연스럽게 밝혀지는 역동적인 생명의 과정이다. 이러한 과정에 대한 핵심은 이론이 아닌 생명의 호흡을 경험하는데 있겠지만, 우리가 궁극적인 확신을 갖고 신뢰할 수 있는 것은 지성적인 우선 순위를 갖춘 생명의 존재로 표현된다.

지혜를 신뢰하기(trusting the wisdom)

본유의 치료계획을 따를 때, 환자와 치료사 모두는 그들이 생각한 것이 반드시 발생한다는 일종의 인식과 투사(投射, projection)로 진행해야 한다. 그러므로 본유의 치료계획은 그것을 생각해 내려는 시도에 의해 또는 어느 부위를 언제 치료할 것인가에 관한 결정을 내리는 것은 절대로 따를 수 없을 것이다. 이러한 계획의 위대한 지성은 깊은 리스닝을 통하고 이러한 힘이 움직이고자 하는 길을 그대로 열어줌으로서 따라갈 수 있을 것이다. 오로지 그때만 이러한 보다 심오한 지성이 인식될 수 있다. 그렇지만 이러한 지혜를 신뢰하는 것을 배우기가 종종 어려울 수 있다.

나에게 처음 두개천골 치료를 받은 40대 여성을 치료할 때였다. 그녀는 한 달 전쯤 춤을 추다가 빠르게 회전하던 중 발생한 등 가운데와 우측 날개뼈(견갑골) 통증으로 찾아왔다. 치료의 시작에서, 나는 그녀의 머리와 부드럽게 접촉한 내 손을 통해서 그녀 몸의 미세한 움직임으로 먼저 맞춰 들어갈 것이라고 설명했다. 그녀의 두개골 뒤쪽은 단단하고 압박된 듯 느껴졌으며, 몇 분이 지나고 몸이 요동치기 시작했다. 나는 그녀에게 왜 그러는가 물었지만, 아무런 대답이 없었다.

또 몇 분이 지나고 다시 물었지만, 여전히 답변이 없었다. 나는 그때 그녀 머리 위에 내 손을 놓은 채 참을성 있게 기다렸으며, 그녀의 인체 계통 안으로 상당한 공간을 제공하며 내가 느낄 수 있는 모든 긴장의 느낌을 추적하고 있었다. 나는 그녀의 뇌척수액의 종방향 출렁임(longitudinal fluctuation)을 인지하기 시작했으며, 그것은 체액 추진력의 강한 특성을 보유했다. 이것은 내게 그녀의 건강에 필요한 기본적인 자원이 좋음을 말해 주는 것이다. 더욱이 나는 그녀의 긴장 패턴을 조직하고 있는 주된 받침점이 그녀의 두개골 바닥 부분에 존재한다는 것을 감지했다. 그것은 이러한 부위 내부에서 비활동적인 힘이 집중되며 몸의 상부에서 조직들이 이 장소를 향해 당겨지고 있는 것으로 보였다. 그녀의 생리학적 상태는 내게 이것이 그녀가 가진 문제의 주된 근원이라고 말하고 있었다. 1~2분이 지난 후, 나는 다시 물었다 "어떻습니까?"

내 말이 떨어지기 무섭게 그녀가 격하게 내 말을 낚아챘다. "당신 정말로 알고 싶기나 한 겁니까?" 나는 대답했다. "그럼요, 그래서 묻고 있잖아요!" 다시 침묵이 흘렀다. 또 다시 일분이 지나고 나는 그녀가 어떻게 느끼는지 물었다. 그때 그녀는 "정말로 알고 싶은 거예요?"라고 반응했다. 다시 나는 그녀를 안심시키려고 노력했다. 그녀는 "그럼, 난 등이 아파서 여길 왔는데, 당신이 내 머리 위로 손을 올리고 도대체 뭘 하고 있는가 생각하고 있어요"라고 화내며 소리쳤다. 그녀가 느끼는 느낌의 강도를 알기에, 나는 다음과 같이 말했다. "말해 줘서 고마워요. 나는 정말로 그것에 대한 당신의 실망을 알겠군요." "그래요!" 그녀는 "난 정말로 실망스럽고 화가 나요!"라고 반박했다.

나는 그녀의 몸이 내게 보여 준 것을 믿었던가, 아니면 내가 할 수 있는데 포기하고 치료를 거기서 끝낼 것인가를 스스로 생각해 보았다. 아무튼 나는 인체와의 대화를 믿고 지속하기로 결정했다. 나는 그녀에게 그녀 머리의 아래쪽에서 약간의 긴장을 느꼈으며, 아마도 그것이 등에서 느끼는 통증에 영향을 주고 있을 것이라고 말해 주었으며, 그녀에게 다음 치료를 이어갈 것인지 질문했다. 그녀는 약간의 끄덕임을 보여 주었다. 나는 그때 그녀에게 스스로 몸의 느낌에 주목해 보고 자신의 실망스런 느낌이 아직도 남아 있는 곳이 있는지 살펴보라고 했다. 잠시 후 그녀는 퉁명스럽게 "등이 아프고 머리가 긴장 되네요"라고 답했다.

나는 "지금은 그러한 감각이 어떻게 느껴집니까?"라고 질문했다. 다시 그녀는 살짝 끄덕였다. 몇 분 만에 일부 강한 맥동과 연축이 그녀의 머리에서 나오기 시작했다. 나는 여전히 그녀의 머리를 손으로 받치고 있었으며, 이러한 움직임이 잘 생기도록 그녀를 도와주었다. 이 시점에서, 그녀는 멸시 당했을 때의 어떤 고통스러운 느낌을 경험하기 시작했고 울기 시작했다. 이런 것들은 그녀가 소녀 시절 이래로 흔히 겪었던 익숙한 감정이었다. 몇 분 후 그녀는 점차 안정되었으며 그녀의 두개골 기저부에서 골들이 균형 상태에 도달했다. 그때 나는 일차성 호흡이 그 조직으로 스며들기 시작하면서, 그녀의 머리가 말 그대로 다시 삶으로 되돌아오는 것을 느꼈다. 곧 그녀는 깊은 이완 상태로 들어섰으며 모든 부위가 더 개방됨을 느꼈다.

나는 다시 어떠냐고 그녀에게 물었다. 그녀는 "상당히 좋네요"라고 답했다. "그렇지만 등에서 여전히 약간의 긴장감이 느껴져요." 나는 손을 그 통증을 호소하는 장소로 옮겼고 그녀의 척추와 견갑뼈에 국소적으로 영향을 주고 있는 비활성 받침점을 치료하기 시작했다. 부드러운 도와줌으로, 이러한 조직들은 자체의 수축을 통해 조금 더 움직였으며, 약간의 연축을 만들고 이어서 부드러워졌다. 그녀는 그 치료에서 90%의 증상이 호전을 보였으며 이어진 두 차례의 치료로 완전하게 회복되었다.

치료 기법의 요약

치료 중, 인체에 내재한 지혜가 비활성 패턴을 해소하려고 추구하므로 치료사는 반드시 그것을 따라가며 도와주어야 한다. 균형 상태에 도달하는 것이 이러한 치유 과정의 핵심에 놓인다. 이것을 도와주기 위하여, 다음의 핵심 기법이 계발되어야 한다.

- 생리학적 기능과 건강을 유지하는 일차성 호흡의 표현을 감지하는 능력
- 일차성 호흡에 영향을 미치고 있는 비활성 패턴을 감지하는 능력
- 이러한 패턴을 조직하는 비활성 받침점의 위치를 감지하는 능력

• 균형의 상태로 접근을 도와주는 능력
• 비활성 받침점 안에 담긴 정지(stillness)된 힘의 작동을 감지하는 능력
• 발생하고 있는 변화를 따라가는 능력

본유의 치료계획의 우선 순위를 따라갈 때, 치료과정이 보여 주듯이 안정화(settling)의 네 가지 핵심 단계가 감지될 것이다. 이러한 안정화(이것을 나는 "아하! 그 순간들"이라고 언급한다)는 치료적 과정에서 중대한 진전을 의미한다.

• 관계의 영역 안으로의 안정화; 발생할 필요가 있는 모든 것을 위한 지원, 공간 그리고 포장용기를 제공하기
• 전체적 이동으로 안정화; 단편화와 조건화된 움직임 패턴의 감각으로부터 전체화와 그 자원으로 연결의 느낌을 향한 생리학적인 전환
• 균형 상태로의 안정화; 어느 특별한 비활성 받침점과의 관계에서 찾아지는 전신적 균형
• 보다 깊은 균형의 상태, 긴 물결(long-tide)과 역동적인 정지(stillness)로 안정화; 건강의 근원과 직접적인 연결로 향하는 신비로운 출입구를 통하여 움직임

치료적 기법

만약 당신이 매커니즘을 이해한다면, 당신의 치료법은 단순해진다.

– DR. W.G. SUTHERLAND D.O.

비록 일차성 호흡계가 하나의 통합된 전체로서 기능할지라도, 특정한 기법이 상이한 측면에 관련해서 필요할 것이다. 인식력의 다양한 능력과 함께 촉진(facilitation)의 다양한 정도가 그 세 개의 물결 중 어느 것을 치료하는가에 따라서 필요해질 것이다.

예를 들어, 중간 물결(mid-tide)이나 긴 물결(long-tide)의 수준에서 치료할 때, 보다

적은 능동적 치료기법이면 충분할 것이다. 생명의 호흡이 이러한 보다 심오한 발현과 연계할 때, 치료사는 단순히 본유의 치료계획의 추종자로서 존재하게 될 것이다. 이것은 생리학적 작용의 이러한 수준에서 생명의 호흡에서 배열순서의 힘이 보다 명백하기 때문이다. 그렇지만 보다 빠른 두개골의 율동적 파동을 치료할 때, 조직들이 균형 잡힌 긴장점을 찾아내도록 보다 능동적인 치료의 기법이 요구될 것이다.

두개골의 율동적 파동(CRI)을 치료하기

6장에서 우리는 세 개의 물결의 각각을 촉진하기 위하여 요구된 상이한 인식적인 방법을 살펴보았다. 치료사는 현재 사용하고 있는 감지적 영역에 따라서, 환자의 상태에 대하여 상이한 통찰력을 보유해야 할 것이다. 비교적 좁은 감지적 영역은 두개골의 율동적 파동(CRI)의 작용을 보다 쉽게 드러낼 것이다. 여기서 치료사는 아마도 인체의 개별적인 구조가 자체의 두개천골 움직임을 표현하는 방식을 그리고 내부의 힘이 이러한 움직임에 대한 제한 장소를 만드는 방식을 알게 될 것이다. 예를 들어, 우리의 후두골이 자체의 굴곡과 신전을 표현하는 또는 측두골이 외회전과 내회전을 표현하는 특별한 방식이 평가될 수 있을 것이다. 작용하고 있는 CRI 수준에서, 후두골이나 측두골의 비활성은 두개천골 움직임의 자연적인 패턴에 대한 압박이나 당김과 같은 특정한 저항으로 감지될 것이다.

CRI로 치료할 때, 균형 잡힌 긴장의 한 지점에 접근하기 위해서 특정한 뼈나 막은 치료사의 손을 통해 그것에 전해진 부드럽지만 비교적 능동적인 제안을 필요로 할 것이다. 더욱이 체액 움직임을 도와주는 능동 기법은 인체의 체액 체계에 영향을 미치는 장애와 연계될 필요가 있다. 치유가 발생할 때, 이것은 중립적 받침점 주변에서 두개천골의 움직임 회복과 조직 저항의 자유로워짐으로 감지된다. 이것은 더 좋아진 균형과 대칭성과 함께 굴곡/신전, 그리고 외회전/내회전의 회복으로 표시된다.

중간 물결(mid-tide) 기법

장애의 패턴을 촉진하는 비활성 잠재력은 중간 물결(mid-tide)과 연관된 비교적 넓은 감지적 영역으로 다룰 때 보다 쉽게 감지될 수 있다. 인식력의 이러한 수준에서, 그 물결의 작용을 결정하는 힘을 감지하기 위하여 그 형태의 패턴 이면으로 진행하는 것이 가능하다. 중간 물결(mid-tide)을 다룰 때, 일차성 호흡계가 균형 상태로 접근함을 돕기 위하여 치료의 보다 적은 능동적 기법이 요구된다.

중간 물결(mid-tide)을 향해 정렬될 때, 비활성 패턴은 반드시 두개골의 율동적 파동에서 처럼 상이한 구조들 사이에서 특정한 압박과 저항으로 감지되지는 않겠지만, 하나의 받침점 주변으로 배열된 조직, 체액 그리고 잠재력의 이러한 신장력의 영역 내부에서 왜곡으로 감지될 것이다. 이러한 왜곡은 인체의 정중선으로 중간 물결(mid-tide)의 자연적인 배열순서에 영향을 줄 수 있다.

비록 중간 물결(mid-tide)의 수준에서 조직, 체액 그리고 잠재력의 통합된 움직임이 존재할지라도, 어떤 비활성 받침점이 여러 가지 방식으로 감지될 수 있다. 만약 치료사가 조직 움직임에 맞춰 조율해 들어간다면, 받침점은 거기에서 조직 가동성의 소실이 존재하는 일종의 장소로서 감지될 수 있다. 만약 치료사가 체액 안으로 조율해 들어간다면, 그 받침점은 체액 압박의 장소나 측방 출렁임과 같은 체액 혼란의 장소로서 감지될 수 있다. 만약 치료사가 기능을 잠재력 수준으로 맞춘다면, 받침점은 힘의 응축 장소로 또는 그 주위로 움직임이 조직되어지는 어두운 장소로서 감지될 것이다.

여기서 인체의 배열순서의 힘이 작용하므로, 치료의 강조점은 본유의 치료계획의 자연적인 발현을 그대로 따름을 포함한다. 그렇지만 치료사는 균형 상태 또한 도와주도록 자신의 손으로 안정화와 공간에 대한 섬세한 제안을 제공할 수 있다. 이러한 제안은 그 중립점을 찾도록 도와주기 위하여 조직, 체액 그리고 잠재력 내부에서 표현된 중간 물결(mid-tide)의 보다 느린 움직임 패턴을 향해 배열된다. 이러한 방식에서, 중간 물결(mid-tide) 안으로 그리고 그것에 영향을 주고 있는 그러한 생체운동학적 힘 안으로 전해진 생체역동적(biodynamics) 힘은 균형 상태에 도달할 수 있다. 이것이 발생할 때 그 장소에서 어떤 패턴을 반드시 유지하고 있던 보다 깊은 힘은 해소될 수 있으며 일차성 호흡은 정중선을 향해서 재정렬할 수 있는 기회를 얻게 된다. 비활성 힘의 해소 결과로서, 생명 호흡의 표현이 회복되며, 조직 수축은 풀어지고 신경 기능은 정상화되며, 순환은 개선되고 병변이 사라진다. 이동이 발생한 것이다!

긴 물결(long-tide) 기법

긴 물결(long-tide)에서 비활성 패턴은 생명의 호흡의 이러한 가장 심오한 표현의 바탕 안에서 보다 미세한 왜곡으로 감지된다. 치료사가 보다 넓은 감지적 영역으로 그리고 심오한 정지(stillness)의 특성으로 치료할 때, 긴 물결(long-tide)이 그 자체를 드러낼 수 있는 어떤 기회가 만들어질 것이다. 기능의 이러한 수준에서 치료할 때, 치료사는 간단하게 환자의 시스템과 함께 존재하며 드러나는 변화를 지켜볼 수 있다. 여기에서는 실제로 실습할 아무런 기법도 존재하지 않는다. 일단 긴 물결(long-tide)이 나오면, 치료사가 일차성 호흡의 가장 미세한 힘을 겸손하게 목격하는 것 이외에 해야 할 아무것도 없다. 여기서는 **공명**이 핵심 치료적 원리이다. 조직과 체액이 생명의 호흡이 보다 심오한 자원과 융화되므로, 치유는 내부로부터 비활성의 전환으로 느껴질 것이다. Dr. Becker는 이러한 과정을 다음처럼 묘사한다.

> 이것은 그 커다란 물결이 밀려오고 환자 몸의 생리학적 상태의 한 부분이 되기까지 일 분 삼십 초가 걸리며, 이어서 그것이 들어왔던 방식대로 그렇게 느리게 몰려간다. 어디에서 그것이 몰려오고 어디로 가는지 나는 모른다. 그렇지만 그것의 영향은 무엇인가 할 수 있도록 인체의 모든 세포들의 영양 상태를 확실하게 바꿔 준다. 환자에게서 임상적인 반응이 그 기능장애인 부위에서 일종의 호전 반응으로 나오기 때문에 그러한 영양 개선은 확실하게 도움이 된다.

역동적 정지(dynamic stillness)

역동적 정지(dynamic stillness)는 생명의 호흡에 의하여 만들어진 율동적 움직임의 전신 체계의 기반이 된다. 이것은 거기에서부터 생명의 모든 움직임과 표현이 나오는 영역이다. 정지(stillness)는 그러므로 일차성 호흡을 위한 가장 내부의 받침점이 된다. 존재의 이러한 수준에서 아무런 이중성은 존재하지 않는다. 거기에 조직, 체액 그리고 잠재력 사이 또는 치료사와 환자 사이의 구분은 존재하지 않는다. 거기에서는 아무것도 오고 가지 않는다. 그러므로 거기에 아무런 치료가 있을 수 없다. 이것은 양자물리학에서 말하는 영점 영역(zero point field), 모든 잠재적 에너지를 담고 있는 정지(stillness)의 파동적 영역인 것이다.

우리의 형태가 존재의 이러한 가장 심연으로 접촉되므로 치유는 즉각적으로 발생할 수 있다. 이것은 불가침하고 강력한 사건이다. 그것은 아마도 자비로움의 감각으로 느껴질 것이며 무한함으로 나올 것이다. 그것은 마치 칼로 자를 수 있는 정지(stillness)의 형태로 표시될 것이다. 이러한 상태에서, 우리의 정지(stillness)와 우리의 형태(몸) 사이에서 어떤 상호교환이 발생하며, Dr. Becker는 "율동적인 균형을 이룬 상호교환"이라고 했다. 비활성의 힘은 정지(stillness) 안으로 흩어지며 더 많은 에너지가 정지(stillness)로부터 율동적으로 나타난다. 이것은 마치 유형의 세계와 무형의 세계라는 두 개의 세계 모두에 발을 담근 것과 비슷하다. 그렇지 않다면 우리는 정지(stillness) 안으로 완전히 잠기는 경험을 얻게 될 것이다.

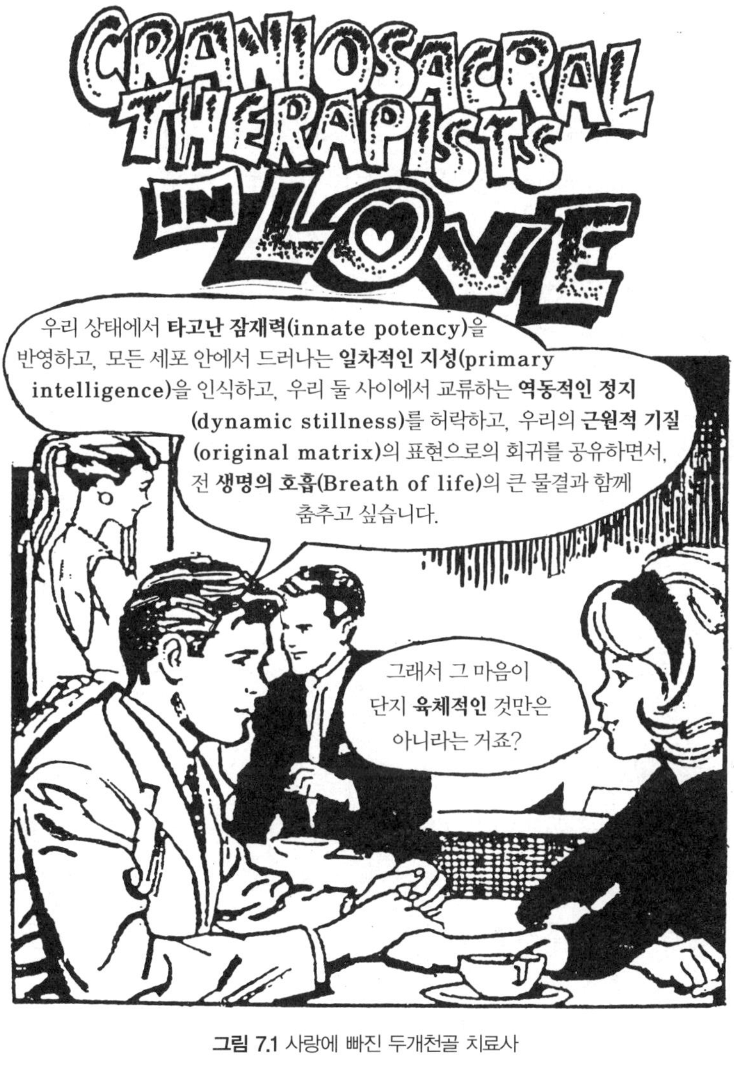
CRANIOSACRAL THERAPISTS IN LOVE
우리 상태에서 **타고난 잠재력(innate potency)**을 반영하고, 모든 세포 안에서 드러나는 **일차적인 지성(primary intelligence)**을 인식하고, 우리 둘 사이에서 교류하는 **역동적인 정지(dynamic stillness)**를 허락하고, 우리의 **근원적 기질(original matrix)**의 표현으로의 회귀를 공유하면서, 전 **생명의 호흡(Breath of life)**의 큰 물결과 함께 춤추고 싶습니다.
그래서 그 마음이 단지 **육체적인** 것만은 아니라는 거죠?

그림 7.1 사랑에 빠진 두개천골 치료사

◐ 정지를 살짝 엿봄(glimpse of stillness)

바즈라야나(vajrayana) 불교에서, 제자들이 영적인 스승의 지도하에서 자신들의 내부적인 정지(stillness)를 직접적으로 경험하는 방법을 학습하기 위한 하나의 수련방법이 존재한다. 오랜 교훈적인 이야기가 이러한 경이로운 영역에 도달하는 것이 어떻게 가능한지 보여 준다.

매우 총명하지만 욕심이 좀 과한 제자가 있었다. 기회가 있을 때마다 스승에게 역동적 정지(dynamic stillness)의 특성을 설명해 주도록 질문하곤 했다. 때때로 스승은 그에게 간략한 설명을 해주었지만, 대체로는 미소를 띠면서 가서 조금 더 명상할 것을 명령했다. 그렇지만 다음 번 만남에서도 그 학생은 다시 물었다. "역동적 정지(dynamic stillness)의 본성은 무엇입니까?" 다시 스승은 제자에게 더 많이 명상할 것을 말했다.

하루는, 스승이 큰 연회를 준비하느라고 정신없을 때, 그 제자가 재차 물었다. "도대체 역동적 정지(dynamic stillness)의 본질은 무엇입니까?" 그때 스승은 이러한 끈질긴 질문에 인내력을 잃기 시작했다. 스승은 "네가 지금 갖고 있는 그 생각을 알고 있느냐?"라고 물었다. 제자는 잠시 주저하더니 대답했다. "네, 알고 있습니다." 스승은 "그럼, 너는 거기에서 이제 막 새롭게 들기 시작한 또 다른 생각을 알 수 있느냐?"라고 다시 물었다. 제자는 끄덕였다. 이어서 스승은 다시 물었다. "너는 지금 그 두 가지 생각 사이의 공간이 존재함을 생각할 수 있겠느냐?" "예, 그럴 수 있습니다!"라고 제자는 대답했다.

"그래, 그러면 그 공간을 더 늘려 보아라!"라고 스승은 말했다.

특별한 '대화'

치료법에 대한 정보는 매력적이지만, 우리 자신의 목적을 위한 것은 아니다. 그것들이 오로지 우리가 존재의 건강함으로 향해 가도록 가능하게 만드는 한도에서, 그것들이 살아 있는 존재로 접근을 창출하는 한도에서, 그것들이 우리 존재의 근거를 받쳐 주며 우리 스스로를 향한 우리의 여정을 이어가게 하는 한도에서만, 그 정보들은 중요할 것이다.

– DIANNE M. CONNELLY

치료 도중 가끔씩은 균형 잡힌 긴장점들이나 균형 상태에 접근할 수 없을 것이다. 또는 그것들이 다만 표면으로 진행하며 깊이 들어가지 못해서 받침점에서 유지된 그 비활성의 잠재력이 해소되지 못할 것이다. 이것은 아마도 인체 체계 내부에서 낮은 잠재력의 자원에서 기인하거나, 약간의 부드러운 격려로 이러한 과정이 진행하도록 도와줄 필요가 있기 때문일 것이다. 이러한 경우, 비활성을 보유한 조직과 체액들은 치료사의 손이 제공하는 부드러운 초대로 움직임에 대한 잠재력을 표현하도록 설득될 수 있을 것이다. 예를 들어, 안정화와 정지(stillness)의 제안이나 잊었던 움직임의 선택조건을 상기시키도록 유도될 수 있다. 이러한 제안은 마치 치료사의 손과 환자의 몸 사이에서 '대화'와 유사하다. 그것은 인체의 필요와 우선 순위에 관한 대화로 조직, 체액 그리고 잠재력을 이어 주는 하나의 방식이다.

그러한 제안이 이루어지면, 인체의 반응은 항상 리스닝하며 존중한다. 이러한 방식에서 주어진 치료는 치료법 자체 보다는 치료적 기법에서 환자의 생리학과 치료사의 손 사이의 체액성과 역동적인 의사소통을 포함한다. Dr. Becker는 "어떤 문제에 대하여 무언가 시행함은 치료법이다. 그 문제 내부에서 본유의 기전으로 다루는 것은 치료법이 아닌 어떤 원리의 적용이다"라고 설명한다. **대화의 기법**은 모든 비활성 받침점의 핵심에서 찾아진 내부적인 건강의 표현을 증대시키도록 사용된다.

일차성 호흡 기전의 상이한 부분들을 다루기 위하여 상이한 대화법이 사용될 수 있다. 두 가지 원칙적인 방법이 채용되며—그 하나는 전통적으로 **간접** 접근법으로 그리고 다른 것은 **직접** 접근법으로 불린다. 이러한 두 개의 접근법 사이에서 차이점은 그 조직들과 체액 안으로 제안되는 움직임의 의도에 있다. 우리는 이제 이러한 기본적인 접근법과 그것의 변형된 방법 일부를 살펴볼 것이다.

간접적 접근법(indirect approaches)

치료의 간접적 접근법으로, 조직과 체액은 그것들이 선호하는 방향으로 따라간다. 이것은 비활성의 존재에도 불구하고 그것을 따라서 골과 같은 조직이 자체의 일차성 호흡을 가장 쉽게 표현하는 경로이다. 실재로 이것은 그 좌상 패턴의 방향 내에 놓인다. 이것은 또한 최소 저항의 경로와 같다. 예를 들면, 어떤 뼈가 호기/내회전에서 걸려 있다면, 그 뼈는 그것을 따라간다(그림 7.2 참조).

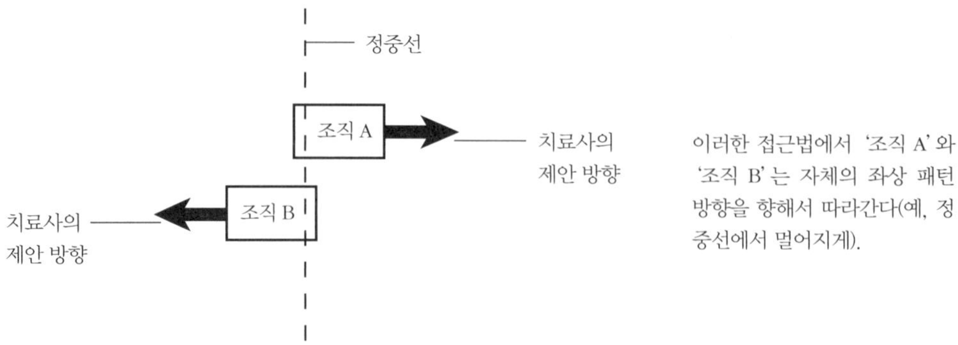

그림 7.2 간접적 접근법

Dr. Upledger는 이것을 자물쇠 풀림의 원칙(unlatching principle)이라고 불렀다. 그것은 먼저 그 닫힘(closure)을 따라감으로써 단단한 문걸쇠를 열어 주려고 시도하는 것과 유사하다. 간접적으로 접근법을 그려 보는 또 다른 방식은 나뭇가지에 걸려 있는 연(kite)을 연상하는 방법이다. 만약 당신이 줄을 잡아당겨서 연을 풀어내려 한다면 연은 점점 더 가지에 엉키게 된다. 그렇지만 그 줄을 느슨하게 해주고 놔둔다면, 그때는 바람이 연을 나뭇가지에서 풀어낼 것이다. 치료의 이러한 논리는 인체 내부에서 유지된 저항을 감소시키도록 도와줄 것이며, 비활성 받침점에 걸려 든 정지(stillness)된 힘을 자유롭게 만들어 줄 기회를 주게 된다.

조직과 체액이 자체의 선호하는 방향으로 따라갈 때, 그것들이 유지하고 있는 패턴이 반드시 다시 비쳐진다. 이러한 방식에서, 치료사는 환자와 환자의 잠재력이 달라지는 일종의 반사경으로 작동한다. 상당한 시간 동안 우리는 자신의 비활성 패턴을 인식하지 못한 채 돌아다니기 때문에, 이것은 중대한 치료적 원리의 하나이다. 어떤 패턴이 인식되고 보다 명료해지는 것은 오로지 그 패턴이 거울에 비춰질 때뿐이다. Franklyn Sills은 "이러한 비쳐짐에서, 잊혔던 무엇인가가 다시 발견되며, 외견상 잃어버렸던 어떤 것이 다시 찾아질 수 있다"라고 설명한다. 이러한 과정은 그 패턴으로 빛을 비추는 것과 유사하며, 우리 몸의 내재적인 생체역동적(biodynamics)인 힘의 관심을 그것으로 다시 집중시키는 것을 도와준다.

그 좌상 패턴이 얼마나 심하게 전해지는가에 대하여 항상 자연의 경계선이 존재한다. 이것은 그곳에서 더해지는 어떤 힘이 없다면 더 이상의 움직임이 불가능한 바로 그 지점이다. 이것은 어떤 더 주어진 움직임에 대한 하나의 미세한 저항으로 표시된다. 만약 하나의 좌상 패턴을 따른다면, 치료사는 항상 이러한 경계선을 인식하고 그것을 압박하지 않도록 주의할 필요가 있다. 그렇지만 두개골의 율동적 파동 수준에서 균형 잡힌 긴장의 어느 지점이 흔히 발견되는 것도 바로 이러한 경계선 또는 그 근처일 것이다. 이것은 거기에서 치료사가 조직들이 자체의 중립으로 안정하도록 그것들 안으로 미세한 제안을 만드는 바로 그 지점이다.

생체역동적 두개천골 요법에서, 그것들이 균형의 어떤 상태를 자연적으로 추구하므로 조직, 체액 그리고 잠재력 내부에서 내재적인 움직임을 따라가는 것이 유일하게 필요하다. 그러므로 중간 물결(mid-tide)과 관계할 때, 치료사는 존재하는 어떠한 움직임이든 따르도록 요구되며 반드시 이러한 움직임의 경계선에 도달할 필요는 없다. 다르게 말해서, 균형 상태에 도달하므로 거기에서 그렇게도 많은 편안함이 존재하고, 거기에서 오로지 안정화와 정지(stillness)만이 존재할 때까지 그저 그 체계 내부에서 편안함을 향해 가는 내재적인 성향을 따라갈 수 있을 뿐이다. 그렇지만 치료사의 손을 통해서 제공된 안정화 (즉 제안) 그리고 미묘한 대화는 종종 이러한 과정을 북돋아주기에 유용할 것이다.

직접적 접근법(direct approaches)

이러한 치료법에서 균형 상태는 자체의 비활성 패턴의 반대로 직접적으로 움직여지도록 조직과 체액을 격려하여 찾을 수 있다. 직접 치료법은 우리 몸이 상실했던 움직임의 선택 사항을 기억하도록 도와준다. 만약 조직이 한 방향에서 걸려 있다면, 그 반대

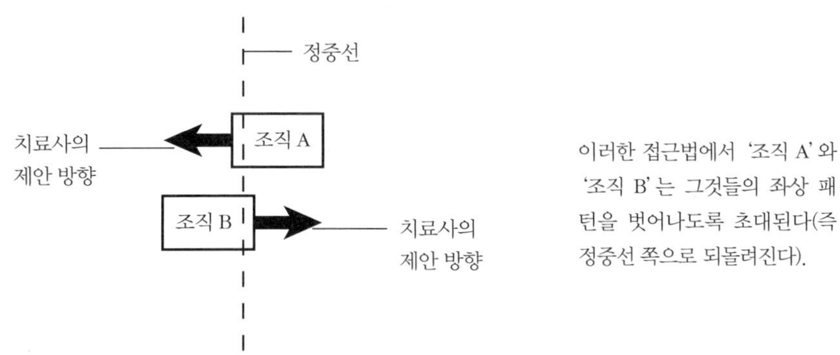

그림 7.3 직접적 접근법

방향에서 움직임이 유도될 수 있다(그림 7.3 참조). 이것은 모든 비틀림과 만나도록 도우며 하나의 비활성 패턴 해소를 위한 공간을 만들어 줄 수 있다. 예를 들어, 어떤 뼈가 신전/내회전으로 걸려 있다면, 흡기/외회전의 제안이 제공된다. 압박된 조직으로 초대된 견인과 **압박이완**의 제안은 역시 직접적 접근법의 한 유형이 된다.

공간이 제공될 때, 우리 몸의 자가 교정력은 다시 작동하기 위한 기회를 얻게 된다. 이것은 치료의 또 다른 중요한 논리이다. 흔히 말하는 "시간이 약이다"는 것은 이러한 생각을 반영한다. 요약하자면 시간은 공간과 같다. 이러한 이해는 아유르베다 의학에서 잘 알려져 있다. 또한 고대 불교 경전에서 불교의학의 가르침에 따르며, 공간은 가장 중요하며 궁극적인 치유 원리이다. 이것은 공간적 풍부함이 우리의 자연적인 상태의 기본적인 특성이기 때문이다. 그러므로 공간을 만들어 주는 것이 우리가 치유 잠재력의 근원에 접촉하는 것을 가능하게 만든다.

조직이 비활성 패턴을 벗어나 움직이도록 부드럽게 촉진되므로, 그 움직임의 자연적인 경계가 항상 존중된다. 두개골의 율동적 파동으로 다룰 때, 일종의 안정화와 정지(stillness)가 균형 잡힌 긴장의 어느 지점에 접근하도록 치료사의 손으로 초대될 수 있는 것은 이러한 경계선 근처의 어느 지점에 놓이며, 이것을 통해서 그 패턴이 해소될 수 있

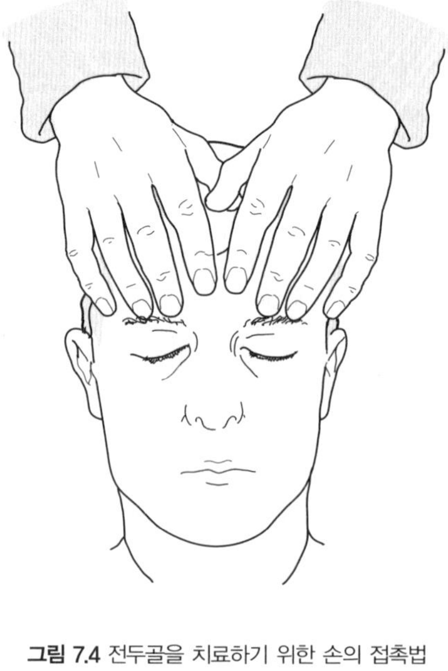

그림 7.4 전두골을 치료하기 위한 손의 접촉법

는 열린 장소를 제공하는 것이다. 한 학생이 이것에 대하여 "마치 이마를 명주실로 닦아내는 것"이라고 언급했다.

다시 한 번, 중간 물결(mid-tide)의 보다 깊게 조직하는 힘과 관계할 때 움직임의 경계선까지 모든 경로를 진행할 필요가 없이 단지 약간의 공간과 벗어남으로 초대하는 정도면 충분하다. 재구성을 위한 깊은 기회를 제공한다면, 한 가지 균형 상태는 자신의 손에서 단지 이러한 의도를 보유한 치료사에 의하여 충분히 도달할 수 있다. 한 환자는 "그것이 마치 내 몸 내부에서부터 요가를 하는 것과 비슷해요!"라고 놀라워했다.

골성제한치료를 위한 골내부 기법

각별히 하나의 뼈가 충분히 골화되기 전에 외상을 받게 된다면, 좌상 패턴의 특정한 형태가 골 조직 내부에 각인된다(10장의 '아기의 치료기법' 참조). 패턴의 이러한 형태는 골내부 비틀림(intraosseous distortion)이라고 한다. 결과적으로 그 골의 가동성 또는 내부의 호흡이 영향을 받게 된다.

골 내부의 비틀림을 다룰 때 단지 치료의 직접적인 접근법만이 사용된다. 이것은 외상패턴의 이러한 유형이 골들이 융합되기 이전과 골들 사이에서 모든 봉합이 형성되기 이전인 주로 이른 나이에서부터 시작하기 때문이다. 결과적으로 봉합(sutures)에서 일반적으로 제공하게 될 저항의 빈약함으로 인해 움직임에 대한 치료사의 제안에 대한 모든 경계선이 불분명하게 된다. 결과적으로 어떤 골격 안의 패턴이 간접적 접근법에서와 같은 자체의 선호된 방향으로 따라진다면 거기에서는 아무런 분명한 생리학적 경계선이 존재하지 않는 성향이 존재한다. 환자는 그때 외상 패턴을 벗어나도록 도움을 받기보다는 그 (패턴) 안으로 더욱더 따라가게 될 수 있다. 더욱이 특히 성인에게서 골 내부의 비틀림을 유지하고 있는 그 힘은 흔히 깊게 각인됐을 것이므로 약간의 공간과 벗어남을 촉진할 필요가 있을 것이다.

중력을 벗겨내기(taking gravity off)

또 다른 흔한 치료적 접근법은 중력의 영향을 제거하기 위하여 치료사가 치료 중인 인체의 한 부분을 들고 받쳐 주는 것이다. 이것은 인체의 보다 자유롭게 움직일 수 있는 부위를 치료할 때 흔히 사용하는 간접 접근법의 한 방법이다. 예를 들어, 일차성 호흡의 패턴으로 조율해 들어가는 동안 한쪽 부위가 치료사에 의하여 들려질 수 있다. 중력의 영향이 제거될 때, 조직과 체액이 보유하고 있는 모든 좌상 패턴은 보다 쉽게 명료해질 것이다. 그때 균형 상태에 접근될 때까지 모든 본유의 움직임은 따라온다. 비록 환자의 체중을 들어 주기 위하여 치료사 한 명 이상의 도움이 요구될지라도, 하나의 전체로서 우리 몸은 이처럼 지지해 줄 수 있다.

Viola Frymann은 이러한 원리를 전화선의 꼬임을 풀어 주는 것에 비교하며 말했다. "수화기가 내려져 있는 동안 그 꼬임은 풀리지 않는다. 직접적인 움직임으로 그 선을 쭉 펴려고 당기는 노력은 절대로 소용없다……. 그렇지만 전화기를 들어 수화기를 내려뜨리며 그대로 놔두는 가장 단순한 방법은…… 그 선을 풀기 위한 내부의 정상화하려는 힘을 가능하게 만들 것이다."

중력이 제거될 때를 실현시키는 그 움직임은 인체가 갖고 있는 특정한 긴장 패턴에 의하여 표현될 수 있다. 그러므로 이러한 과정 동안 조직과 체액은 외상의 자체 패턴을 드러내기 위한 기회를 반드시 얻어야 한다. 인체는 흔히 그것이 외상을 받은 시점에서 유지했던 자세를 향해서 움직인다. 균형 잡힌 긴장의 한 지점이나 균형 상태가 찾아지게 되는 것도 종종 이러한 자세로 놓일 때이다. 예를 들어, 빙판에 미끄러져 골절된 환자가 이러한 자세를 다시 취하고 그동안 우리가 팔의 선호도 방향으로 결과적인 패턴을 따라갔다. 손상의 장소에서 비활성의 힘이 다시 작동하기 시작하는 것은 그의 팔이 자신이 넘어진 시점에서 취했던 것처럼 어떤 비틀린 자세로 놓인 바로 그때이다. 이어서 재배열이 발생하며, 수개월간의 경직과 통증이 완화되었다.

풀어주기(unwinding)

이러한 행위는 Dr. Viola Frymann에 의하여 **풀어주기**라는 이름을 얻었다. 일부 두개천골 치료사들은 이것을 치료의 주된 방식으로 사용한다. 많은 사람들은 외상 패턴을 이완시키며 어떤 끝나지 않은 일을 종결지으려는 의도에서 풀어주기 방법으로 끌림을 느낀다. 외상 패턴이 이어질 때, 그 경험과 연관돼서 조직 안에 유지되었던 오랜 기억과 감정이 표면으로 드러난다. 환자가 그 외상을 덜어내려고 시도하므로 이것은 빈번하게 배출반응(cathartic response)[13]으로 이끌린다.

그렇지만 주의할 점으로, 조직 패턴이 풀어주기 과정으로 진행할 때 이것은 반드시 그 조직이 구성하고 있는 받침점에서 모든 해결이 이루어짐을 의미하는 것은 아니다. 살펴보았듯, 어떤 받침점에서 유지된 힘의 해소는 치유의 핵심을 제공하며—이러한 경험은 반드시 정지(stillness) 가운데 발생한다. 받침점에서 발생하는 변화가 없다면, 그 패턴을 변화시키기 위해 중요한 어떤 일도 실재로 발생하지 않은 것이다. 이것은 마치 가구를 방 안에서 이리저리 옮기는 것, 그렇지만 여전히 그 방에 놓여 있는 것과 비슷하다. 더욱이 외상패턴의 재경험은 자신의 가용적인 치유 자원이 낮은 사람들에게 지나치게 강할 수 있다. 그러므로 그 결과는 이로움보다 다시 외상을 입게 될 수 있다. 우리는 9장에서 이러한 접근법의 몇 가지 개별 방법을 살펴볼 것이다.

가벼운 접촉(light contact)

치료사의 손으로 적용되는 압력의 양은 최소량이 좋다. 조직, 체액 그리고 잠재력은 어떠한 강요보다는 조용히 물어보는 마음에서 균형 상태를 찾아냄으로 초대되고, 상기하며 또는 도와줄 수 있을 것이다. 두개천골 요법에서 어느 것도 강요해서는 안 된다. Dr. Magoun는 섬세함과 예민함에 대한 필요성을 확인한다. "기술적인 면 이상을 적용하고 섬세한 인식력을 적용하는 것은 생리학적 반응의 그림자를 걷어내는 것이므로 반드시 성공적이다." 그는 더 나아가 다음처럼 설명한다.

> 우리는 누가 나그네의 겉옷을 벗게 만드는지 내기하는 북풍과 태양의 우화를 기억한다. 몰아치는 강풍은 나그네의 옷깃을 더욱더 여미게 만들었지만 태양의 부드러운 따스함은 곧바로 바라는 결과를 얻을 수 있었다.

당신이 밧줄로 묶어서 운하를 지나는 바지선을 당기려고 예인 줄을 잡고 서 있다고 상상하자. 당신이 그 줄에 급히 강한 힘을 준다면, 바지선은 아마도 전혀 움직이지 않을 것이다. 그 결과는 아마도 줄이 끊어지거나 당신이 바지선의 저항에 반동해서 운하에 빠질 것이다! 그렇지만 당신이 줄을 잡고 있는 동안 몸을 앞으로 기울이면, 한동안 유지

---

13) 손상을 받은 시점에 그 조직에 각인된 외상, 감정적 충격 등이 동일한 자세를 취하고 치료사의 손을 통한 자극의 입력으로 그러한 각인된 조직의 기억이 표면으로 드러나며 사라지는 과정.

된 부드럽고 지속적인 의도는 단시간에 강한 힘을 사용하는 것보다 훨씬 효과적일 것이다. 이것은 보다 적은 힘이 환자의 몸에서 보다 적은 저항을 이끌어 내기 때문이다. 한 관찰자는 "트렌지스터나 진공관을 작용하게 만드는 것은 상당한 에너지가 소모되지만, 그것들이 작용하도록 방향을 잡아 주는 것은 단지 미미한 정도의 에너지면 충분하다"라고 말했다.

비록 두개천골 요법의 주된 방법이 지극히 가벼운 접촉으로 이루어질지라도, 경우에 따라서는 보다 강한 접촉이 적합할 수 있다. 이러한 경우는 어떤 환자를 소생시킬 때, 또는 인체 내부에서 물리적 외상의 충격을 다룰 때를 포함한다. 물리적 외상으로부터 고통받는 환자는 아마도 인체 안에 걸려 있는 그 강한 힘과 만나도록 더 확고한 접촉을 필요로 할 것이다. 그렇지만 치료사는 여전히 일종의 추가적인 힘을 몸 안으로 적용하지 않으며, 그보다는 이미 그곳에 존재한 그 힘에 맞추는 것이다. 이러한 방식에서 치료는 명령적이기 보다는 반응적이다.

도미노 효과(domino effect)

생물과학에서 모든 유기체는 혼란의 한 끝에서 살고 있으므로 그것들의 기능이 그렇게 안정적이지 않다는 것이 제안되었다. 카오스 이론에 따르면 예를 들어, 어느 특정한 지역에서 나비의 날개짓이 다른 지역에서 날씨에 변화를 유발할 수 있다고 생각한다. 그것은 "생명의 시스템은 비선형적이며, 다르게 말해서 그 생명의 시스템으로 들어간 작은 변화가 결과에서 큰 변화가 될 수 있다는 것"으로 보인다. 이것은 카오스 이론에서 나비효과로 알려져 있다. 두개천골의 치료에서, 올바른 장소와 적합한 시기에 제공된 부드러운 초대나 뒷받침은 그러한 도미노 효과를 만들 수 있다. 이것은 아마도 일차성 호흡계 전반에서 자가 교정력을 활성화시킬 것이며 그 사람 전체에 영향을 주는 변화를 만들 것이다.

체액 기법(fluid skills)

우리는 인간공학자로, 치료사로서 장인(master machanic)에 의하여 설계된 인체 생리학적 물결의 움직임을 사용하도록 배울 때, 우리는 인간의 인체 내부에서 가장 강력한 힘을 다루게 될 것이다.

– DR. ROLLIN BECKER

인체의 체액계와 연결하는 것은 치료의 주된 내용일 수 있으며, 기능의 모든 필수적인 수준에서 변화를 촉진하도록 도울 수 있다. Dr. Sutherland에 따르면, 뇌척수액(CSF)의 종방향 출렁임(longitudinal fluctuation)은 두개천골의 개념에서 기본적인 원리이다. 뇌척수액(CSF)은 인체의 재충전 가능한 배터리 액과 유사하며, 우리 생리학 전반에서 생명의 호흡이 지닌 잠재력을 전달한다. Dr. Sutherland는 이러한 잠재력을 체액 내부에서 전해지는 일종의 보이지 않는 요소로 언급한다. 마치 열의 형태에서 에너지가 중앙난방 시스템에서 주변으로 전해지듯이, 뇌척수액(CSF)이 가는 곳 어디에서든 잠재력도 따라간다.

뇌척수액의 역할이 인체 내부에서 잠재력 분산에 집중하는 한편 혈액, 림프 그리고 간질액과 같은 다른 체액들도 역시 이러한 중요한 기능을 공유한다. 모든 체액 체계가 그것의 움직임에서 방해받지 않는다면, 생명 호흡의 배열순서 원리는 아무런 방해 없이 드러날 것이다.

체액과 잠재력은 우리 생리학에서 기본적인 내재적인 자원이며, 그것은 건강을 도와주도록 이용될 수 있다. 그것들은 어디든 그것이 가는 곳에 개선된 순서와 생명력을 전해 준다. 체액 안에 담겨진 잠재력은 장애의 부위들로 최선의 도움을 제공하도록 의존된다. 그러면서 체액과 잠재력의 표현을 그저 도와줌으로써 비활성 패턴은 해소되며 건강의 근본적 기질은 회복된다. 치료의 보다 침범적인 형태의 필요성을 없애 준다. 체액 그리고 잠재력과 함께 작용하기 위하여 두 가지 빈번한 치료법이 존재한다.

1. 체액의 측방 출렁임으로 치료하기
2. 에너지 전송 브이 스프레드를 도와주기

측방 출렁임으로 치료하기

체액의 종방향 출렁임(longitudinal fluctuation)이 비활성 받침점에서 만들어진 저항에 직면할 때, 체액 움직임의 여러 가지 원심적인 패턴이 만들어질 것이다. 이러한 와류, 흐름 그리고 측방으로 움직임은 모두 '측방 출렁임'이라 한다(6장 참조). 측방 출렁임이 존재할 때마다 비활성 받침점의 존재를 의미한다.

잠재력이 체액 안으로 전해지므로, 하나의 비활성의 받침점의 장소를 향하는 이러한 측방 출렁임에 대한 치료사의 도움은 그 부위로 생명의 자원을 전해 줄 수 있다. 이것은 비활동적인 힘을 해소하도록 이용 가능한 생체역동적(biodynamics) 잠재력의 양을 증가시킨다.

측방 출렁임은 손으로, 마치 그네를 탄 아이를 부드럽게 밀듯이, 그 움직임 각각의 흔들리는 시기의 시작 시점에서 도와줄 수 있다. 만약 하나의 비활성의 받침점이 치료사의 손 사이에 위치한다면, 체액은 이러한 저항에 대하여 반동할 것이다. 그렇지만 그 체액 안에 담겨진 잠재력이 받침점에서 어떤 영향을 만들기 시작하므로, 잠재력의 점진적이고 단계적인 분산이 매번 새로운 측방 출렁임에서 느껴질 것이다. 이것은 비활동적인 패턴의 치료에서 엄청난 도움이 될 것이다.

에너지 전송 브이 스프레드를 조장하기(encouraging a V-spread)

이러한 방법은 관절이나 봉합에서 담겨진 비활동적인 힘을 치료하도록 이용된다. 그것은 두 가지 치료 원리를 동시에 적용하는 것이다. 잠재력의 움직임을 도와주고 압박되었던 그 골들의 풀어짐을 촉진하는 동안 비활성의 장소로 체액을 전달하는 것.

치료사는 그 부위의 체액에 미세한 자극을 제공하여 치료받고 있는 관절을 향해서 잠재력을 보내도록 도와준다. 이러한 초대는 인체 반대쪽에서 어느 한 지점에 놓인 한쪽 손에 의하여 유도된다. 체액과 잠재력을 굳어진 관절로 향하도록 조장하는 것은 마치 깊이 침투하는 윤활유를 발라 주는 것과 비슷하다. 한 환자는 "마치 따끈한 물이 통증을 가져오는 듯" 이것의 느낌에 대하여 자신이 경험한 방식을 설명했다. 치료사는 또한 다른 손의 두 손가락으로 V-모양을 만들게 된다. 이러한 V-모양의 손가락이 치료하고 있는 굳어진 관절 어느 쪽으로든 접촉된다(그림 7.5 참조). 체액과 잠재력이 관절 안으로 초대되는 동안, 치료사는 균형 상태로 도달하려는 의도와 함께 자신의 손가락에서 브이

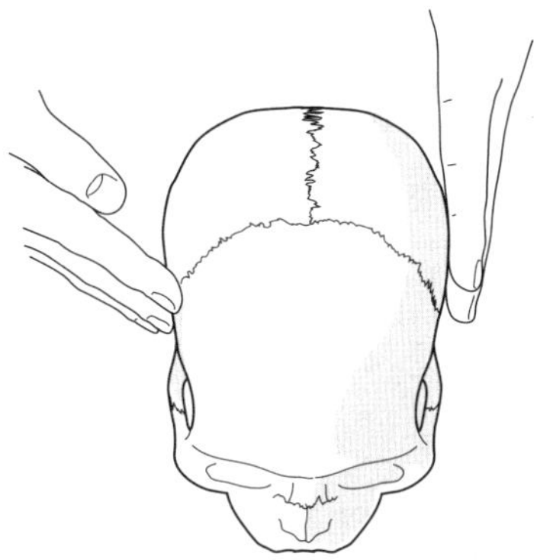

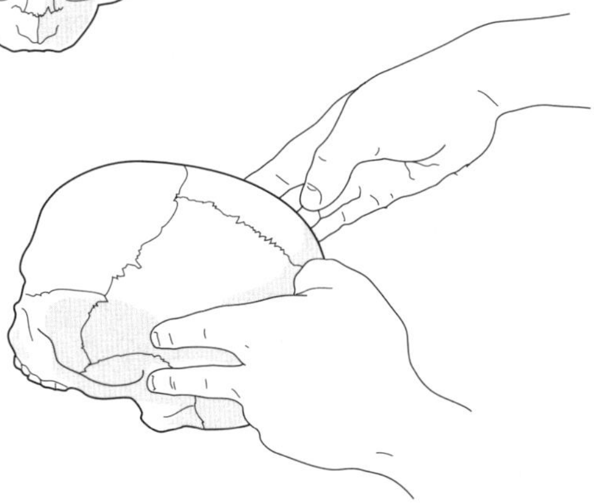

그림 7.5 비늘 봉합에 대한 브이 스프레드의 과정(측두골과 두정골 사이에서)

스프레드의 벌어짐을 제안함에 의하여 관절이 풀어지도록 도와준다.

스틸포인트

돌고 있는 세상의 스틸포인트에서. 살을 갖은 것도 아니고 살이 없는 것도 아닌.
향하지도 않고 멀어지지도 않는, 바로 그 스틸포인트에, 축제가 시작된다.
그렇지만 멈춤도 없고 움직임도 없는. 그리고 그것을 멈춤이라고 하지도 않는,
과거와 미래가 모이는 그 장소에서. 향해 가지도 멀어지지도 않는
내려감도 없고 올라감도 없는, 스틸포인트, 그 지점을 제외한다면
축제는 없을 것이며, 그리고 그곳에 오로지 축제만이 존재한다.

– T.S ELIOT

스틸포인트(stillpoint)란 심신을 위한 깊은 생리학적 안정의 한 시기이며, 그러는 동안 두개골의 율동적 파동(CRI) 그리고 가끔은 중간 물결(mid-tide)의 일시적 정지(stillness)가 존재한다. 스틸포인트에서, 율동적 움직임은 조용히 느려지며 전체 시스템 전반에서 정지(stillness)로 안정된다. 이것은 하나의 특정한 비활성 받침점 주변에서 평형이 찾아지겠지만 여전히 전신적 율동적 움직임의 표현은 존재하는 균형 잡힌 긴장의 지점이나 안정 상태에서 보이는 정지(stillness)와는 다르다. 스틸포인트에서, 율동적 움직임이 안정되므로, 모든 체액과 조직들의 흡기와 호기는 안정의 장소로 들어간다. 전신적인 정지(stillness)의 이러한 종류는 단지 몇 초에서 몇 분까지 지속될 수 있다.

각별히 누군가가 좋은 건강 상태를 유지한다면, 전신적인 율동적 움직임의 일시적 안정은 종종 상당히 자연스럽게 발생한다. 이것은 그동안 인체 생리학적 상태가 충전하고 자원을 만드는 것이 가능한 휴식의 기간이다. 사실 정지(stillness)와 활동 사이에서 올바른 균형은 좋은 건강의 발현을 위한 전제조건이다. Dr. Becker에 따르면 다음과 같다.

> 정지(stillness)는 그렇게 살아 있는 몸이란 존재의 모든 분자로 집중되는 것이다. 인체 생리학이란 그러한 정지(stillness)의 외부적인 표현이다. 그것들은 완전한 통합에, 균형을 이룬 상호교류에 놓인다……. 건강은 인체 생리학과 정지(stillness) 사이에서 상호교류의 자유로움으로 복귀와 연관된다.

그렇지만 스트레스를 받거나 압도된다면, 안정화되고 정지(stillness)를 추구하는 인체 능력은 상실되고 충전이 발생하지 못할 수 있다. 이것은 오랜 스트레스로 고통받는 사람들 또는 스스로를 재촉하는 사람들에게서 빈번하게 발생하며 결과적으로 그것은 느려지기 어렵게 된다. 궁극적으로 잠재력 비축 감소가 결과하며, 완전한 고갈 상태를 만들게 된다. 스틸포인트를 촉진함은 이러한 성향을 역전시키도록 도와줄 수 있으며, 환자를 그대로 놔두고 균형을 찾는 것을 가능하게 만든다.

스틸포인트에 놓여 있는 동안, 인체는 생명의 호흡이 지닌 더 많은 잠재력을 얻고 재충전할 기회를 갖게 한다. 이것은 마치 전원에 코드를 꽂고 배터리 액(뇌척수액)을 재충전시키는 것과 비슷하다. 잠재력 또는 생명력의 근원이 찾아질 수 있는 것은 바로 이러한 정지(stillness) 가운데에서이다. 체액이 더 많은 잠재력을 채우므로, 생명의 호흡의 배열순서 원리의 표현은 촉진된다. 우리의 내재적인 생체역동적(biodynamics) 힘은 그때 비활성의 패턴을 재구성하고 기능의 통합을 도와줄 수 있는 기회를 갖게 될 것이다.

정지(stillness)를 찾는 것은 흙탕물이 든 유리컵을 그대로 놔두는 것과 비슷하다. 스트레스나 외상이 우리의 경험과 분리될 수 없는 부분인 것처럼, 흙과 물은 떨어질 수 없는 것처럼 보인다. 그렇지만 당신이 그 물 컵을 그대로 놔두면, 진흙은 아래로 내려간다. 만약 당신이 그 물을 마시고 싶거나 컵을 통해서 그냥 바라보길 원한다면, 컵을 흔들지 않는 것이 좋을 것이다. 더욱이 흙탕물인 호수 가운데에서 그 더러움은 바닥으로 안정될 수 있는 기회를 얻게 될 때, 당신은 그 표면에서 연꽃이 자라는 것을 보게 될 것이다. 비슷하게, 심신의 명료함을 찾고자 한다면, 그 더러움을 파들어 갈 필요가 없으며, 그냥 모든 것이 가라앉도록 놔둬야 한다. Laa Tzu는 다음처럼 적었다.

> 기다릴 수 있는 참을성을 갖고 있습니까,
> 당신 안의 진흙들이 가라앉고 수면이 깨끗해질 때까지?
> 움직이지 않고 있을 수 있겠습니까,
> 올바른 행동이 스스로 생겨날 때까지?

스틸포인트는 CRI나 중간 물결(mid-tide)의 움직임을 향해서 손으로 안정화의 섬세한 의도를 제공하고 있는 치료사에 의하여 촉진될 수 있다. 율동적 움직임이 자체의 흡기든 호기의 시기이든 최종범위를 따라가며 이어서 조직과 체액 안으로 전해진 가벼운 복귀의 압박이란 제안에 의하여 거기에 머무르도록 공손하게 초대된다. 이것은 후두골, 천골, 또는 발에서 손의 접촉으로 흔하게 시도되지만, 인체 내부 어디에서든 만들어질 수 있을 것이다. 만약 환자의 생리학적 상태가 이러한 부드러운 제안을 수용할 준비가 안 되었을지라도, 인체의 지성은 항상 존중되어야 한다. 두말할 것도 없이, 일차성 호흡계는 좋은 것을 보게 될 때 그것이 좋다는 것을 잘 알고 있으므로, 이러한 초대가 곧 수용되는 성향이 존재한다.

제4 뇌실 압박법(CV4; compression of 4th ventricle)

스틸포인트를 촉진하기 위하여 가장 빈번하게 사용되는 방법 중 한 가지는 율동적 움

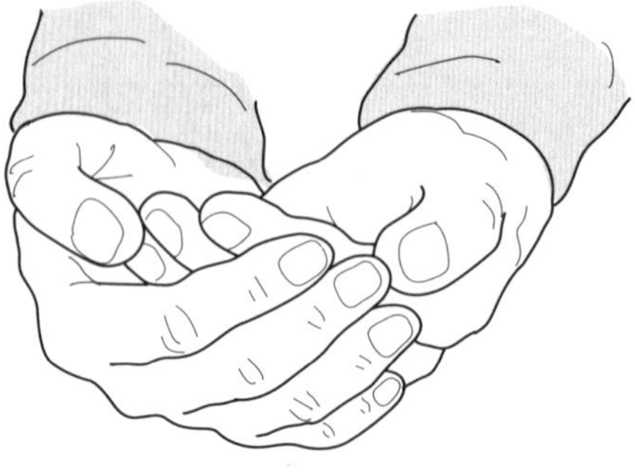

그림 7.6 CV4 치료를 위한 손의 자세

직임의 호기 상태에서 안정의 시기를 도와주는 방법으로 후두골에서 볼 수 있다. 이것은 CV4라고 한다. CV4는 제4 뇌실—뇌 안에서 후두골의 전면에 위치한 뇌척수액으로 채워진 공간의 하나(그림 3.2를 보라)—의 압박 또는 좁혀줌을 말한다. 인체의 중요한 신경 중추의 상당수가 제4 뇌실의 벽 안에서 찾아지며, 그것들의 고유한 기능은 잠재력을 담고 있는 뇌척수액의 공급에 의존한다.

제4 뇌실 압박(CV4)을 촉진시키기 위하여, 치료사는 일차성 호흡의 제4 뇌실의 호기/신전 시기 중 후두골의 측면으로 좁아짐을 따라가고, 이어서 이러한 시기의 끝부분에서 그 조직의 정지(stillness)를 부드럽게 도와준다(그림 7.6을 보라). 후두골의 좁아짐은 제4 뇌실의 호기 주기와 동시에 발생하며, 그 뇌실도 역시 인체의 하부를 향해서 뇌척수액이 내려가므로 좁아지게 된다. 그러므로 후두골의 호기/신전을 도와줌은 또한 제4 뇌실의 호기를 도와줌이다. 어떤 스틸포인트에 도달할 때, 그 조직과 체액은 자체의 호기/신전 시기 중 이완한다. 이것은 단지 깊은 생리학적 안정화뿐만 아니라 인체의 중심에서 만들어질 그 배열의 힘과 잠재력도 역시 도와주게 된다.

초기 두개골 정골의학은 CV4를 '산탄총(shot gun) 기법' 이라고 했다.—마치 샷건이 총알 무더기를 쏟아내는 것처럼, CV4 방법은 광범위한 효과를 만들어 낸다. CV4 방법들은 언제든 인체 내부에서 잠재력의 저장고가 줄어들 때 이용될 수 있다. 이 방법들은 또한 인체 내부에서 체액 배출을 도와주며, 대사산물의 제거를 촉진시키므로 급성 열병 치료에서 유용하며, 충혈성 두통, 부비동염, 소화기 장애, 생식기 장애 그리고 기타 문제의 폭넓은 범위 등에 유용하다. 더욱이 이 방법들은 이차적인 또는 지엽적인 장애를 제거함으로 치료의 우선 순위을 명료화하도록 도와줄 것이다. 그것들은 각별하게 활성화 또는 고통의 상태에서 생리적 자원을 발달시키도록 도움을 주고자 할 때 유용할 것이다.

제4 뇌실 확장법(EV4; Expansion of 4th ventricle)

스틸포인트는 또한 일차성 호흡의 흡기/굴곡 시기 중 촉진될 수 있다. 흡기 주기 중 스틸포인트는 EV4라고 부른다. 이것은 제4 뇌실의 확장을 의미한다. EV4 동안, 거기에서는 체액과 잠재력이 인체 상부와 주변부를 향해서 움직이므로 뇌실의 넓어짐과 채워짐이 존재한다. 깊은 생리학적 안정을 제공함과 함께, EV4는 인체의 중심부와 하부 안에서 유지된 잠재력의 저장된 부분을 나눠 주도록 도와주며, 위쪽과 바깥으로 모두 이러한 잠재력의 움직임을 도와준다. 이것은 분리 상태에서 자원에 접근하도록 도와줄 수 있다(9장 '자원을 만들기' 참조).

깊은 이완

스틸포인트에 접근하므로 떨림, 실룩거림 또는 맥동과 같은 불규칙함은 일차성 호흡의 패턴 안에서 드러날 수 있다. 때때로 어떤 기존의 통증 악화나 오랜 익숙한 통증 재발이 표면화될 수 있다. 내재한 감정이 종종 표현되는 것도 역시 이러한 지점에서이다. 스틸포인트에 도달하므로, 폐호흡은 천천히 깊고 느려지는 성향을 보이고 모든 것들은 이완한다. 모든 통증이 분산되는 듯 보이며 근육 긴장은 가라앉는다. 환자들이 그 특정한 패턴과 연관된 모든 쌓여 있던 긴장의 맨 끝부분까지 내보냄으로서 그 환자는 아마도 깊은 한숨을 몰아쉴 것이다.

스틸포인트는 일반적으로 정신적 그리고 감정적 과정에서 이동을 동반한다. 환자들은 종종 그들의 사고가 느려지거나 전체적으로 멈추기도 하는 것을 보고한다. 어떤 사람들은 무사고(無思考) 또는 무행동(無行動)의 상태를, 또는 그냥 그대로의 존재의 상태를 경험한다. 이러한 정신적인 상태는 많은 명상 수련법에서 묘사되는 전환의 상태와 매우 유사하다. 한 환자는 이것을 다음처럼 묘사한다. "일종의 윙윙거리는 정지(stillness)".

스틸포인트가 끝날 때, 율동적 움직임은 자연적으로, 일반적으로 더 좋아진 체액 추진력과 더 호전된 대칭성을 취하게 된다. 인체의 체액은 재(再)잠재력을 얻게 되었으며 다른 생리학적 기능도 더 좋아진 균형으로 진행된다.

원천으로의 복귀(return to the source)

정지(stillness)는 우리의 기능이 보다 심오한 수준으로 향하는 입구이다. 두개골의 율동적 파동이 정지(stillness)로 안정된 후, 중간 물결(mid-tide)도 안정될 것이며 정지(stillness)의 더 깊은 수준에 도달될 수 있을 것이다. 이러한 방식에서 우리는 균형의 보다 더 심오한 상태로 그리고 우리 자신의 본성과 더 깊은 연관성으로 발을 들여놓을 것이다. 이것은 흔히 단계적으로 이완, 인식 그리고 통합성의 더 깊은 상태 안으로 떨어져 내려가는 듯이 경험된다. 정지(stillness)의 일곱 가지 수준이 확인되었다. 그 각각은 우리 생명의 진행에 조금 더 깊은 측면의 안정화를 전해 준다.

1. 신체적(physical)

   두개골의 율동적 파동과 두개천골의 움직임이 정지(stillness)하게 된다. 신경계도 아마 외상의 영향을 덜어 낼 것이다.

2. 신체적/감정적(physical/emotional)

   뇌의 변연계(감정의 뇌)가 포함된다. 걸려 있던 감정이 덜어질 것이다.

3. 생리학적(psychological)

   보다 깊은 무언가가 사라지기 시작하므로 삶의 문제가 분명히 드러난다. 중간 물결(mid-tide)이 정지(stillness)한다.

4. 심장(heart)

   모든 조건화되었던 충동과 개성의 더 깊은 성향이 안정되기 시작한다. 보다 깊은 '카르마' 성향이 이완된다.

5. 마음(mind)

   원형의 에너지, 재능, 본유의 성향 그리고 깊이 뿌리 내린 창조적 에너지에 접근된다.

6. 영혼(spirit)
   상호 연결됨의 심오한 경험과 통합성의 확보. 환자는 우주의 한 부분으로서 존재의 감각을 보유한다.

7. 원천(source)
   이중성을 넘어선 표현할 수 없는, 말로 설명할 수 없는 상태.

우리의 근원은 정지(stillness)이다. 그러므로 스틸포인트을 촉진함은 그것이 우리를 생명의 호흡이 나오는 장소와 접촉하도록 되돌려 주기 때문에 궁극적인 **재원천**인 것이다. 이러한 재원천화의 과정 안에서, 우리는 본유의 건강과 창조성의 원천으로 보다 심오한 연결을 만들기 위한 일종의 기회가 제공된다.

치료의 실제

만약 그 방법이 생기는 변화를 방해하지 않는다면, 그 방법이 변화를 인식할 수 있도록 환자를 허용한다면 그리고 그것이 교정 과정을 따라서 지속적인 진행을 도와준다면, 모든 치료법은 올바른 것이다.

– R. SMOLEY

치유의 위기(healing crisis)

오랜 증상 또는 기존 증상의 심화는 두개천골의 치료 중 심심찮게 발생할 수 있으며, 이것은 인체가 스스로 치유되기 위한 재구성하는 과정에 놓여 있음을 의미한다. **치유의 위기 = 명현반응**라고 불리는 이러한 급성 반응은 아마도 손상이나 외상을 분산시키려는 인체의 시도의 일부로서 발생하며, 흔히 비활성의 장소에서 일차성 호흡 움직임의 재확립에 바로 앞서 나온다. 그 반응은 비활성 패턴의 해소가 완결에 임박했다는 하나의 증상일 수 있다. 가끔씩 치유의 위기와 연관되는 '치료적 통증'은 이것이 그 패턴의 명료화와 제거가 발생할 때 만들어지기 때문에 좋은 통증으로 경험되곤 한다.

가끔씩 오랜 독성물질이 발생하고 있는 재구성의 결과로서 인체로부터 제거된다. 경우에 따라서 이것은 설사, 메스꺼움, 감기, 급성 발열 또는 발진이나 반점 같은 피부 문제의 일시적인 증상으로 드러날 수 있다. 이러한 것들은 자연스런 재균형과 치유 노력의 일부분이다. 간혹 치료되고 있는 어떤 손상의 장소에서 반점이 나타난다. 붉은 반점은 멍 또는 상처의 다른 형태가 본래에 경험되었던 동일한 장소에서 전형적으로 보인다. 이러한 현상은 그 본래의 외상받았던 사건에서 존재한 요인의 재창조로부터 일어난다. 다수의 환자들은 출산 과정 중 받았던 겸자로 인한 손상이 존재한 장소인 머리의 양측면에서 이러한 붉은 반점을 드러낸다. 이러한 반점은 곧 사라지기 시작하며 며칠 이내에 완전하게 없어진다. 그렇지만 이러한 반응의 일부가 지나치게 강해진다면, 치료사는 치료 속도를 조금 늦춰야 할 것이다.

통합성 찾기(finding integration)

일단 비활성의 받침점이 해소되면, 일차성 호흡계 전반에서 이러한 변화가 통합되기까지 며칠이 소요될 수 있다. 만약 약간 오래된 또는 깊이 위치한 패턴이 이동되었다면 이것은 각별히 그 경우가 될 것이다. 그 중간에서, 이것은 움직이는 모래 위에 서 있는 것처럼 또는 마치 당신의 발아래에서 카펫이 제거된 듯이 느껴질 것이다. 이것 때문에 환자가 치료 직후에 어떤 강한 신체적 활동을 시작하거나 뛰어다니는 것은 좋은 생각이 아니다. 이것은 막 발생한 모든 변화가 보다 쉽게 통합하는 것을 허용한다. 더욱이 강하게 확립된 비활성 패턴은 그것들이 완전하게 해소되기까지 몇 차례의 치료가 필요할 것이다 이것은 그 재구성의 과정이 완결되기에 앞서 약간의 민감성 또는 불편함을 경험하는 것을 포함할 수 있다.

환자는 어떤 잔류되어 있는 불균형 안에서 균형을 찾도록 도와줄 수 있는 다수의 치료적 접근법이 존재한다. 가장 흔하게 이용되며 효과적인 것 중 하나인 스틸포인트의 촉진. 더욱이 서로 간에 조화로운 관계에서 작용하는 상이한 조직들의 균형을 이루는 것 또한 통합의 이러한 과정을 도와준다. 예를 들어, 천골과 후두골은 일차성 호흡의 각기 다른 패턴을 반영하는 경향을 보인다. 비활성이 이러한 뼈들 어느 하나에서 존재한

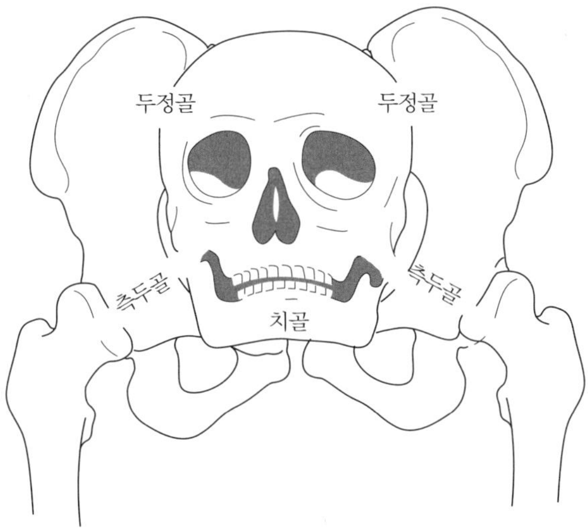

그림 7.7 두개골과 골반 사이의 조화로운 연관성

다면, 그것은 다른 것에 영향을 준다. 그러므로 만약 하나의 뼈가 다루어졌다면, 다른 곳의 작용을 살펴보는 것도 유용할 것이다. 이것은 인체 하부와 상부의 일차성 호흡을 통합하도록 도와준다. 두개골의 많은 뼈들은 골반 내에서의 뼈들과 조화를 이룬 방식에서 작용한다(그림 7.7 참조). 이러한 조화롭게 연관된 구조가 균형을 추구할 때, 그것은 하나의 전체로서 인체를 통한 작용의 더 큰 통합성으로 이끌린다.

금기증과 경고(contraindication and warning)

길을 건넌다든가 운전을 하는 생활의 많은 방식들처럼, 두개천골 요법도 그것이 올바르게 행해지는 한 안전하다. 치료의 황금률 중 한 가지는 최소한 손상시키지 말라는 것이다. 힘으로 일차성 호흡계를 교정하려는 모든 시도는 단지 싸움에 지나지 않을 뿐만 아니라 잠재적으로 해로울 것이다. 만약 치료법이 인체의 내재적인 배열순서 원리의 올바른 고려 없이 적용된다면 치료에 대한 부정적 반응이 발생할 것이다. 일차성 호흡 표현은 세심하고 예민하며, 아마도 힘이나 힘의 의도가 미세한 투사에 대하여도 반응할 것이다. 두개천골의 치료에서 이용된 부드러운 접촉일지라도 잘못 적용된다면, 각별히 환자의 잠재력에서 가용 할 수 있는 자원이 낮다면, 문제를 만들 수 있다.

그 환자의 본유의 치료계획을 따르는 것은 더 좋은 건강을 향한 움직임을 포함하며 결코 부적절한 치료에 의하여 만들어진 부정적인 반응으로 이끌리지 않는다. 그러므로 두개천골 요법의 전체적인 금기증이 존재하지 않는다고 말할 수 있을 것이다. 그렇지만 특정한 상황에서 어떤 치료과정 적용에 대하여 금기는 존재한다. 예를 들어, 매우 높은 고혈압, 최근의 뇌출혈 직후, 두개골 내부의 출혈 또는 동맥류 또는 머리 안에서 증가된 체액 압력이 존재하는 상태에서는 두개골로 미세한 압력조차도 사용하지 말아야 할 것이다. 비슷하게, 최근의 골절이나 급성 손상 후 주의점이 살펴져야 한다. 악성 종양의 전이 가능성으로 인해서, 악성 종양 부위에서 치료하는 것 역시 위험성을 보유한다. 또한 어떤 치료사들은 임신 삼 개월이 지나지 않은 환자에게서 CV4와 같은 치료방법을 사용하는 것에 대하여 우려한다. 이것은 이러한 시기 중 유산의 위험성이 높기 때문이다. 그렇지만 어떤 접근법이 금기시될 때보다 안전하게 적용될 수 있는 다른 방법이 존재할 개연성이 높다.

치료사를 선택하기

만약 치료가 잘못된 손으로 시행된다면, 좋은 것을 시행하기 위한 광범위한 잠재력을 보유한 치료도 해로울 수 있다. 결과적으로 환자는 개인적인 책임을 피할 수 없을 것이며 자신들은 치료사의 기술과 능력에 대하여 검증해야 한다. 두개천골 요법이 대부분의 나라에서 통제받지 않으며 최소한의 훈련만으로 이러한 치료를 시행하는 사람들이 존재한다는 것은 불행한 사실이다. 처음에 예약할 때, 치료사의 교육 경력에 관하여 질문하는 것은 좋은 생각이다. 이 책의 끝부분에 제시된 자료지침(resource guide)은 치료사 찾아보기에 도움이 될 것이다.

올바른 치료사를 찾는 것은 당연히 개인적인 문제이다. 두 명의 치료사가 절대로 똑같을 수 없다. 어떤 사람들은 뛰어나게 능숙하고 자격도 갖추었지만 당신을 돕기 위한 올바른 성격 또는 업보(karma)를 보유하지 못했다. Carl Jung은 다음을 주장한다. "'올바른 사람'이 '잘못된 방법'을 사용할 때 그는 그 방법이 작동하도록 어떤 방법을 찾아낼 것이며, 잘 작용할 것이다. '잘못된 사람'이 '올바른 방법'을 사용할 때, 전혀 어떤 좋은 것도 나오지 않는다." 두개천골 요법은 주관적인 과학이며, 치료사와 환자 사이의 특별한 관계에서 발생하는 어떤 것(심리적으로 친밀한 관계; rapport)을 기반으로 한다. 각각의 치료적 관계는 매우 개인적이며, 크든 적든 고통의 패턴을 탐색하기 위한 안정성을 만들 것이다. 이러한 관점에서, 치료사의 배려나 사려 깊음은 최소한 그의 자격만큼 중요할 것이다. 사실 '연민의 화학작용(chemistry of compassion)'은 치유에서 가장 강력하고 중대한 요소일 수 있다.

의뢰하기

만약 진단이 명확할 필요가 있다면 전통적인 의학적 검사 장비들은 가치 있는 자원이 된다. 더욱이 많은 심각한 사례에서는 전통적인(대증요법의) 의학이나 수술이 치료의 가장 좋은 선택일 수 있다. 두개천골 요법은 환자의 넓은 다양성을 다룰 수 있는 반면, 상이한 사람들은 상이한 접근법을 필요로 할 것이다. 예를 들어, 심리치료사나 상담사의 치료는 심각한 감정과 정신적인 문제를 갖고 있는 환자에게 이로울 수 있다. 심각한 척추 퇴행성의 많은 사례는 현대의 수술적 치료법 진보로부터 도움을 받게 된다. 동종요법, 한약 그리고 침술과 같은 다른 대체요법의 치료들 역시 가치 있는 자원이다. 내가 가진 주소록이 아마도 내 임상에서 가장 유용한 자원 중 하나일 것이다

두개천골 요법은 흔히 다른 치료적 접근법과 효과적으로 조합된다. Dr. Becker는 다음처럼 언급한다.

> 나는 내 자신을 그 환자의 주된 의사라고 생각지 않으며…… 나는 여전히 환자에게 스스로가 일차적인 의사라는 점을 강조한다. 내가 하는 모든 것들은 그 환자가 시행하고 있는 모든 다른 치료를 보충하는 것이다……. 나는 그들의 몸이 자체의 특별한 건강 패턴을 위하여 가용할 수 있는 그 자원을 이용하도록 도와주고 있는 것이다.

치료 자세

대부분의 두개천골 요법은 치료대 위에 바로 누운(얼굴을 위로 향한) 환자에게 먼저 시행된다. 그렇지만 측와위, 좌위 또는 **복와위**(얼굴을 아래로) 자세도 역시 사용된다. 이러한 자세들 모두는 편안함에 맞춰서 적용할 수 있다. 거기에 통증이 존재하는 곳, 또는 그 환자가 임신 후반기라면, 또 다른 방법도 항상 사용될 수 있다. 장애인 환자는 휠체어에 앉은 채 치료받을 수 있다.

대부분의 치료는 인체 표면의 가벼운 접촉을 포함하지만, 일부 치료과정은 구강 안쪽에서도 시행된다. 이러한 구강 내 치료법은 안면골, 턱 그리고 구개골을 다루도록 흔히 이용된다. 위생의 문제로 이러한 경우는 수술 장갑을 끼워서 시행한다.

다수의 손을 통한 치료

둘 또는 그 이상의 치료사가 동시에 한 환자를 치료할 수 있다. 한 명의 치료사 이상의 존재는 환자에 대한 접촉의 감각과 내용을 확대시킬 것이다. 만약 환자가 치료 중 이상한 자세로 움직인다면 신체적 안정을 제공하기 위하여 다른 사람의 손도 사용될 수 있다. 때때로 환자들은 현재 다뤄지고 있는 어떤 비활성의 받침점을 향하는 잠재력의 움직임을 도와주는 두 번째 치료사로부터 이점을 얻게 된다. 더욱이 어떤 심한 사례는 거기에서 동시에 치료하는 일곱 쌍의 손이 존재할 때 보다 빠르게 반응할 것이다.

자립(self-help)

두개천골 요법이 한 치료사의 기법을 사용하고 있는 동안, 우리가 행하는 모든 것이 우리의 건강을 북돋아주거나 그렇지 않을 것이다. 충분한 안정을 취하기와 올바른 식이법과 같은 건강 확립 방법은 우리 내부의 자원을 강화시키며 치료 과정을 도와준다. 즐거운 시간과 유머감각도 역시 도움이 된다. **건강은 궁극적으로 개개인의 책임이다.** 모든 이들은 스스로를 받쳐주는 것을 찾아야 하고 그들의 구성에 적합한 것을 따라할 필요가 있다. 이것은 자기 발견의 과정이다. 만약 우리가 질병의 기원을 다룰 수 있다면, 가장 치유가 어려운 사례조차도 해결할 수 있는 가능성이 존재한다. 자연요법에서 오랜 격언에 따르면, **"치료할 수 없는 질병은 존재하지 않으며, 다만 치료할 수 없는 사람만이 존재할 뿐이다."**

이것이 치료사의 도움으로 이루어진 것이든 아니든, 치유는 우리가 내부의 건강과 명료한 관계를 찾는 것이 가능해지면 곧 시작할 수 있다. 이러한 관계를 형성하는 한 가지 방법은 우리 내부의 자원(9장의 연습 참조)을 확인하는 것 그리고 재연결을 만드는 것이다. 생명의 호흡에 의하여 만들어진 우리들 내부의 그 미세한 움직임에 대하여 단순하게 조율하는 것은 우리의 건강과 이어지는 또 다른 방법이다(6장의 연습 참조). 이러한 리듬은 우리의 가장 깊은 생리학적 자원의 발현인 것이다.

궁극적으로, 모든 두개천골 치료는 그것이 인체의 자가 치유력과 협력해서 치료하므로 자립의 한 형태이다. 두말할 것도 없이, 건강문제의 대다수가 어떠한 외부의 도움도 없이 지극히 자연적으로 해소될지라도, 거기에서도 우리의 자가 치유력이 도움을 받아야 하는 어려움이 존재할 것이다. 치료사가 그 방법과 함께 가치 있는 도움을 줄 수 있는 것은 바로 그때이다. 많은 사례에서, 손의 위치와 섬세한 의도가 정확하게 적용될 필요가 있기에 스스로에게 두개천골 요법을 시행하는 것은 쉽지 않다. 무엇보다, 자기 자신의 비활성 패턴으로 분명하게 연결하는 것이 어렵다. 이것은 우리가 비활성을 해소하기 위하여 필요한 어떤 것을 구분하기 위한 하나의 문제의 근원에 지나치게 밀접하거나 관여되기 때문이다.

이것은 말했지만, 일부 두개천골의 자가 치료는 효과적일 수 있다. 예를 들어, 손상 장소로 체액과 잠재력의 측방 출렁임 촉진은 염증을 줄여주며 통증 완화를 가져올 수 있다. 우리는 또한 심신에서 안정 장소를 찾아봄에 의하여 균형의 장소나 스틸포인트에 접근할 수 있다. 더욱이 양말에 넣은 두 개의 테니스공 위로 후두골의 뒤쪽을 올려놓고 바로 눕기 때문에 스스로가 CV4를 도와줄 수 있는 방법도 존재한다. 만약 그 테니스공이 후두골 뒤쪽에서 튀어나온 융기부(외후두 융기)의 양쪽에 놓인다면, 스틸포인트를 만날 수 있다. 그렇지만 이러한 방법이 당신의 사례에서 도움이 될 것인가 확인하기 위하여는 자격을 갖춘 치료사의 조언이 반드시 필요할 것이다.

치료의 빈도

두개천골 치료는 단지 몇 차례의 치료만으로 깊은 변화를 촉진할 수 있거나, 지난 몇 년에 걸쳐 이어진 치료 과정일 수 있다. 치료 빈도는 그 개인의 필요와 치료받는 조건에 따라서 달라질 수 있다. 보다 만성적인 문제의 평균적인 사례에서, 분명한 호전을 볼 수 있을 때까지 치료는 일주일에 한 번 또는 드물게 두 차례 제공된다. 이러한 점에서, 치료는 이 주에 한차례, 한 달에 한 번으로 간격이 벌어질 수 있으며 가끔은 단지 확인만 하기도 한다. 아무튼 급성 문제에서 치료 프로그램의 관점에서 보다 집중적인 치료가 필요하겠지만, 그렇게 장기적이지는 않을 것이다. 이러한 일부 사례에서 치료는 급성 증상이 가라앉을 때까지 이틀이나 삼 일에 한 번 제공될 수 있다. 그렇지만 이것들은 모두가 일반론이다. 각 사례는 그 자체의 이로움에 맞춰 평가되어야 한다.

발달적 과정(evolutionary process)

건강에서 이동이 발생하기 위하여, 즉 변화를 위해서는 그 문제를 지속시키는 상태가 충분히 여물어야 한다. 건강을 위한 무르익음(딱 맞는 시기－역자 주)을 만드는 것은 어떤 특별한 사건이라기보다는 하나의 발달적인 과정이다. 두개천골 요법에서 인체는 하나의 단계적이고, 드러나는 방식에서 자체의 비활성 패턴을 해소하도록 북돋아져야 한다. 거기에서 필요한 더 이상의 단계가 존재하지 않고 치유가 완결될 때까지, 단계 일, 이, 삼, 사 등등이 이러한 과정 중 이루어져야 한다. 건강의 더 나은 호전은 항상 시행된 이전 단계를 기반으로 이루어진다. 만약 건강을 위한 그 기반이 확립되지 않았다면 그리고 우리가 약물, 외부적인 힘, 정신적인 훈련 또는 자세 바로잡기 등으로 인체를 속이려고 시도한다면, 멀지 않아 우리는 실패를 맞보게 될 것이다. 빠져 있던 단계는 건강이 유지되기 위하여 반드시 만들어져야 한다.

전체로 돌아가기(return to wholeness)

이러한 개념의 철학적인 내용은 비틀거리고 있다. 그것은 우리들 모두가 중요하다는 것을, 우리가 서로에게 이전에 결코 설명되지 않은 많은 너무도 많은 방식에서 영향을 미치고 있다는 것을 의미한다. 우리가 행하는 모든 것은 전체의 의미에서 중요하다. 우리가 행하고 생각하는 모든 것은 역시 다른 사람들에게도 영향을 미친다. 그것은 아마도 현재 이해되고 있는 것 이상으로 지구적인 의식 그리고 인간존재의 보다 광범위한 측면을 포함할 것이다.

－CARLISLE HOLLAND D.O.

기능의 핵심 단계(core levels of functioning)

사람들은 여러 가지 다른 이유와 많은 동기에서 두개천골 요법을 찾게 된다. 어떤 사람들은 특정한 신체적 장애에 대한 그 효과를 알고 있으며, 다른 사람들은 스트레스나 심리적인 문제에 도움이 되도록 그 방법을 사용하며, 또 다른 사람들은 마음, 몸 그리고 영혼의 광대한 통합성을 만들도록 이용한다. 이러한 치료의 멋진 부분은 그것이 이 모든 것을 포함할 수 있다는 것이다.

치료 결과는 다른 의료적이고 치료적인 방법이 실패했을 때조차도, 종종 경이로움 그 자체일 수 있다. 두개천골 요법의 심오함은 그것이 일차성 호흡 움직임의 치료라는, 우리의 가장 근원적인 생리학적 체계를 치료한다는 사실로 설명될 수 있을 것이다. 이러한 치료법은 우리가 전해 주게 될 모든 선택권 또는 정신적인 방어를 통해서 지나가거나 우회할 수 있는 능력을 보유한다는 것이다. 그것은 우리 몸 안의 지혜를 직접적으로 치료한다.

재연결 권한주기(empowering reconnection)

우리의 문제가 전체에 대한 관계에서 단편화될 때 그 문제들이 보다 어려워지는 듯 보인다. 이러한 관계가 재확립될 때, 생명과 움직임은 회복된다. 두개천골 요법은 생리학적이고 심리적인 패턴의 분명한 반영을 제공하며, 통합성을 유지하기 위하여 필요한 건강의 힘에 접근할 수 있게 해준다. 이것은 우리가 새로운 바탕을 깨뜨리며, 여전히 동시에 거대한 자유를 부여하므로 쉽지 않은 과정일 것이다. 비활성 패턴화의 여러 층이 해소되므로, 우리 자신의 본질이 더 깊은 연결로 점진적으로 진화한다.

일차성 호흡이 회복되며 건강을 위한 청사진이 다시 나올 때, 몸과 마음 모두에 명료함과 균형을 되돌려 주게 된다. 이것은 좋은 상태(OKness)의 깊은 감각으로 재연결을 가져온다. "이것이 진정으로 내가 존재하는 방식이군"이란 느낌이 나올 수 있는 것은 바로 그때이다. 치료사로서 이러한 전환의 긍정적인 과정은 항상 목격하게 되는 일종의 특권이다.

두개천골 요법의 깊은 리스닝로부터 나오는 치료의 한 가지 빈번하고 가치 있는 최종 결과는 몸의 상태와 그 의미를 추적할 수 있는 강화된 능력이다. 이러한 능력은 우리가 무엇인가 관심을 필요로 하는 것을 알아채기에 앞서 비명을 지르게 되는 고통스런 경험이 더 이상 필요치 않도록 우리가 어려운 문제나 위험의 초기 경고 징후를 확인할 수 있도록 만들어 준다. 이러한 방식에서, 우리는 자신의 인체 전문가가 될 수 있으며 우리에게 무엇이 올바른지 그리고 우리 자신의 건강과 행복에 대한 무한한 책임을 갖도록 권한을 부여받음을 느끼게 된다.

상당한 유연성

생명의 움직임은 지속적인 변화 주기를 만든다. 생명의 내재적인 움직임에 맞추기 위한 우리의 자유, 유동성 그리고 유연성은 건강함이 우리 감각에 직접적으로 관계된다. 두개천골 요법은 기능의 상당한 유연성을 도와주며 우리가 생명의 자연적 리듬에 맞춰 보다 쉽게 움직이는 것을 가능하게 만들어 준다. 우리들 각각의 내부에서 본질적인 지성이 가져오고자 원하고 있는 그 무한한 가능성을 경직시키거나 억압하지 않도록 충분히 열린 채 존재하는 동안, 이것은 치유의 심오함이 발생할 수 있는 조건을 제공한다. 이것은 물리적, 심리적인 그리고 영적인 수준에서 우리의 잠재력을 깨달게 되는 하나의 중요한 부분일 수 있다.

우리가 이러한 방식으로 우리 자신에게 치료하도록 실행하므로, 몸에 대한, 우리 느낌에 대한, 우리 친구나 배우자에 대한, 우리의 일과 생활 그 자체에 대한 우리의 관계는 보다 개방되며 창조적이게 된다. 건강 그리고 완전체의 길은 우리의 앞에 펼쳐져 있으며, 그 모든 길은 무한함으로 향한다.

우리가 사망하는 그 순간조차도
신선하고 보다 새로운 공간으로 우리를 재촉하며 보내 줄 것이다.
그리고 생명은 우리를 보다 새로운 인종(人種)으로 불러들일 것이다.

– HERMANN HESSE

제 8 장

전체론적 관점
(A holistic view)

인간의 몸은, 그 자체에서 평화가 깃든

그 어떤 보석보다도 소중하여라.

네 몸을 소중하게 여겨라, 지금 이 순간만 네 것이다.

그 모든 어려움을 이기고 인간의 모습을 입혀 주었다.

잃기는 너무도 쉽다.

모든 세속적인 것들은 너무도 짧다, 공중의 번개와도 같구나.

이 삶을 너는 빗방울의 작은 튀어오른 조각으로 여겨야 한다.

그것이 존재로 들어오듯 사라지는 아름다운 것으로

그러므로 목표를 설정하라.

그 목표를 이루기 위하여 모든 낮과 밤을 쏟아부어야 한다.

– TSONG KHAPA –

장애의 기원

인체의 모든 작고 더 작은 파편으로 집중해 들어감으로, 현대 의학은 아마도 완전한 인간 존재로서의 환자의 관점을 상실한 듯하며 기계적인 작용으로 건강을 잃어가므로 더 이상 치유의 현상을 다룰 수 없게 되었다.

– H.R.H PRINCE CHARLES

우리 몸의 중심에서부터 말단부까지 그리고 기능의 가장 심연으로부터 가장 표면적 수준까지, 비활성 패턴은 일차성 호흡 움직임을 제약하고 우리의 건강에 영향을 줄 수 있다. 신체적인 손상, 외상, 잘못된 영양, 환경의 공해 그리고 유전자와 심리적인 요소까지 광범위한 원인은 모두가 그것들의 영향을 보유할 수 있다. 흙에서부터 영혼까지 우리는 생명 과정의 한 부분이며 그것을 조건화하는 힘을 받게 될 것이다. 이 장에서 우리는 질병의 기원을 살펴보고 마음, 몸 그리고 영혼 사이의 중요한 연관성을 더욱 깊이 살펴볼 것이다.

물리적 외상

인체적 외상은 우리 몸에서 비활성 패턴화의 흔한 원인이다. 가격(외상 또는 충격), 베임, 넘어짐 그리고 사고와 같은 일들은 본래의 외상이 사라진 후에도 오랫동안 남게 되는 조직 내부에서 보호적인 수축을 만들게 된다. 손상의 이면에 놓인 힘이 해소되지 않는 한, 그 영향은 지속된다.

힘의 충격

우리 몸의 모든 근육, 골, 체액 그리고 장기는 일정한 밀도를 갖는다. 가격(외상 또는 충격)이나 넘어짐과 같은 물리적인 힘이 인체로 주어질 때마다, 그 힘은 이러한 조직들에 의하여 제공된 저항에 직면한다. 들어오는 힘의 생체운동학적 에너지가 이러한 저항에 직면하므로, 그 힘의 속도는 느려지며 궁극적으로 정지(stillness)하게 되는 어느 특정한 장소에 도달하게 된다(그림 8.1 참조). 만약 그 힘이 지극히 강하다면, 조직들은 그 경

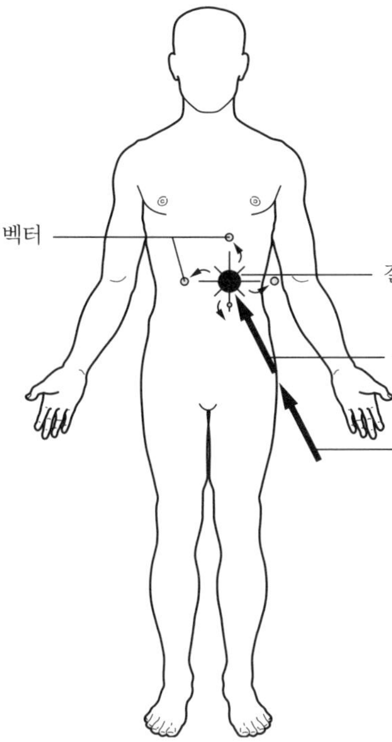

그림 8.1 걸린 힘의 벡터 형성

로를 따라서 손상이나 파열로 고통받게 될 것이다. 우리 몸의 자원이 그 힘을 처리하고 흩어 버릴 수 없다면, 들어오는 힘의 에너지가 정지(stillness)하는 지점은 그 힘이 머물러 남게 되는 장소가 된다. 이러한 에너지 걸림의 장소는 흔히 실재적인 충격 장소로부터 어느 정도 떨어져 존재한다. 강력한 운동학적 힘이 조직들을 통해서 즉시 지나가 버리며 반대편으로 빠져나오게 될 것이며, 그 인체의 바로 외부 영역에서 하나의 받침점을 형성한다.

걸린 힘 벡터(entrapped force vector)

만약 외상에서 전해진 힘을 분산시킬 인체의 능력이 압도당한다면, 들어오는 에너지는 일종의 외부 물질처럼 다뤄진다. 그와 같이 우리 몸 안의 생체역동적(biodynamics)인 힘은 이러한 장애를 한정하고 집중시키려고 노력하며, 그 결과 일종의 비활성 받침점을 만들게 된다. 그 주변 조직들 안에서 형성되는 결과적인 수축은 그것을 가두어 두도록 도와준다. 이러한 반응은 인접한 구조에서 영향을 최소화시켜 준다. 시간의 경과로, 조직은 한정된 생체운동학적 힘과의 관계에서 보다 영구적으로 구성되기 시작하며, 수축의 습관적인 패턴을 적응시킨다. 이러한 과정은 폐가 석회화된 낭포를 형성하면서 결핵성 박테리아의 감염을 가두는 방식과 유사하다. 결과적으로 생체운동학적 잠재력의 한정된 부위가 만들어지며, 그 주위로 일차성 호흡이 조직되어야 하는 하나의 받침점을 만들게 된다.

이러한 비활성 받침점의 특별한 유형은 **걸린 힘 벡터**(entrapped force vector) 또는 **에너지 낭포**(energy cyst)라고 부른다. **벡터**라는 용어는 인체 안으로 들어오므로 외상의 운동학적 에너지가 가지고 있는 경로를 말한다(그림 8.1 참조).

이러한 벡터의 경로는 인체로 들어오는 힘의 각도에 따라서 직선적이거나 굽어질 수 있을 것이다. 만약 인체가 외상 사고의 바로 그 시점에서 움직인다면(빈번한 사례이다), 그 벡터의 경로는 움직이는 조직을 통해서 지나가므로 휘어지는 경향을 보인다. 이것이 휘어지게 되는 벡터 경로를 만들게 된다.

만약 그 힘의 벡터가 뼈와 같은 무엇인가 단단한 것을 만나게 된다면, 그것은 종종 여러 분지로 갈라지며, 위성의 걸린 힘의 벡터를 형성한다. 이것은 여러 개의 더 작은 비활성 받침점들의 형성으로 나타난다(그림 8.1 참조).

하나의 걸린 힘의 벡터는 아마도 조직 유착, 체액 움직임의 방해, 순환저하, 독성물질의 생성 그리고 신경 자극으로 나타날 것이다. Franklyn Sills는 "이러한 보호적 반응은 아마도 그 경험(외상)의 초기 시점에서는 유용할 것이지만, 깊게 각인된 보호적인 패턴화로서 그 체계 안에서 걸리게 될 것이다"고 주목한다. 다수의 치료사들 또한 에너지 걸림의 장소와 종양 발달 사이의 상관성에 주목해 왔다. Dr. John Upledger는 다음처럼 관찰했다.

> 인체는 대체로 에너지 낭포의 존재에 적응하지만, 그 과정에서 정상적인 기능은 손상되며, 간섭 파장이 만들어지며, 관여된 인체 조직의 정상적인 전기적 전도성은 감소되고 경락을 따른 에너지의 흐름은 막히게 된다. 이것들 모두가 인체 에너지를 뺏어가며 통증과 기능장애를 만들게 된다.

간섭 파장

Dr. Upledger가 언급한 **간섭 파장**(interference wave)이란 활성화된 병소에서 방출하는 에너지의 삼차원적 패턴이다. 그것들은 연못 안으로 돌을 던질 때 만들어지는 수면의 출렁임과 비슷하다. 이러한 파장은 하나의 걸린 힘의 벡터(entrapped force vector)에서부터 방사해 나오는 에너지의 호(arc)로서 감지될 수 있다. 만약 치료사가 자신의 인식력에서 가볍고 공기와 같은 성질을 유지한다면, 이것들은 감지될 수 있을 것이다. 그러므로 그 원천으로 되돌아가는 간섭 파장의 패턴을 따라감으로 걸린 힘의 벡터(entrapped force vector) 장소를 찾아내는 것이 가능하다.

수술과 반흔들

조직 손상이나 수술 결과로 만들어진 반흔은 장애의 지속적인 받침점으로 작용할 것이다. 반흔은 주변 조직을 잡아당길 수 있으며 결과적으로 인체의 훨씬 멀리 떨어진 부위에서 움직임에 영향을 미치는 하나의 비활성 받침점으로 작용할 것이다. 더욱이 그 수술이 지나치게 침범적이며 섬세함이 없이 이루어졌다면, 수술의 칼날은 인체에 의해 침범하는 힘의 벡터의 한 형태로서 경험하게 된다.

신체적 외상의 또 다른 빈번하고 중요한 원인은 난산이 된다. 이것이 광범위한 영역의 주제가 되므로, 우리는 10장에서 보다 상세하게 살펴볼 것이다.

감정의 짝 형성(emotional coupling)

외상의 시점에서 강한 감정이 경험된다면, 이것들은 걸린 힘의 벡터(entrapped force vector)와 함께 감정의 짝 형성을 이루는 경향을 보인다. 예를 들어, 만약 누군가가 힘의 벡터가 들어올 때 분노나 두려움을 경험한다면, 이것은 그 패턴의 일부로 남게 될 것이다. 그들이 상해로 고통받을 때 대부분의 사람들에게서 강한 감정이 야기되기 때문에 이것은 빈번한 경우가 된다. 감정은 발달하는 비활성의 패턴을 조직하고 유지함에서 모두 중대한 요소가 될 수 있다(제 10장의 '마음-몸 연속성' 참조).

영양과 식이법

우리가 먹는 음식은 건강한 조직의 발달을 위한 필수적인 성분을 제공하며 생명력의 원천을 만드는 데 중대한 역할을 수행한다. 그렇지만 잘못된 영양은 조직 약화와 일차성 호흡계의 작용에 영향을 줄 수 있는 독성물질의 구성으로 이끌리게 된다. 건강한 인체의 세포들에 공급되는 단지 바르게 균형을 이룬 식이법의 섭취가 필요할 뿐만 아니라, 소화계 내부에서 이러한 영양소의 적절한 흡수와 모든 대사산물의 제거도 필요하다. 일차성 호흡을 표현하는 소화기관의 능력은 이러한 기능(영양소를 흡수하기, 대사산물을 제거하기)이 효율적으로 수행되기 위하여 절대적이다.

독성물질의 형성

만약 배설의 장기—주로 대장과 피부—가 과부하가 걸리게 된다면, 대사산물과 독성물질은 효율적으로 제거될 수 없게 된다. 이것들은 몸 안에 저장되며 독성물질 형성은 축적으로 이끌린다. 인체에 연관되는 한, 이러한 독성물질은 건강의 내재적인 힘이 반드시 그것을 처리하도록 노력해야 하는 생체운동학적 힘의 또 다른 형태가 된다. 일부 대사산물은 결합조직, 관절, 근육 그리고 체액 내부에 저장될 것이며 가동성의 저하, 조직 유착 그리고 비활성 패턴 발달을 유발한다. 관절염과 같은 다양한 퇴행성의 상태, 소화기관의 장애 또는 종양이 나타날 것이다. 독성물질의 형성은 또한 음식물 생산과정, 화학적 첨가물, 농약, 과도하거나 너무 미흡한 조리 그리고 약물의 사용 등을 포함하는 요소들로부터도 발생할 수 있다.

빈번하게도 잠재력 부족은 정크 푸드를 많이 먹는 사람, 흡연자 또는 과도한 음주자 등의 조직 안에서 촉지될 수 있다. 그러한 경우 일차성 호흡은 종종 지체나 정체의 특성과 함께 표현된다. 비활성 패턴의 이러한 형태를 다룰 때, 인체 내부에 저장된 독성물질은 없어지기 시작할 수 있다. 이러한 물질들이 조직에서부터 흩어지므로 이것은 종종 치유의 위기(명현 반응)로 이끌린다. 내가 치료한 다수의 사례에서 피부 발진, 급성 감기, 발열 또는 설사가 독성물질의 비활성 받침점의 해소에 뒤따랐다.

약물의 효과

약물은 빈번하게 우리 몸 안에서 영양 불균형의 원천이 된다. 흔하게 처방되는 많은 약물이 특정 비타민이나 미네랄을 파괴한다는 사실과는 별개로, 그것들 또한 독성물질의 주된 요인이 된다. 부작용이 없는 약물이란 존재하지 않는다. 인공적으로 특정 조직이나 계통에 특정한 영향을 만드는 어떠한 물질도 인체가 적응해야 한다. 이러한 부작용이 견뎌지거나 분산될 때조차도, 필요한 균형 조정은 일차성 호흡계의 내부적인 자원에 상당한 좌상을 주게 된다.

약물의 효과는 각별하게 체액의 출렁거림 특성에서, 일차성 호흡의 표현 시 가끔 명백하게 촉진 가능할 수 있다. 항생제는 체액 내부에서 진동과 점프(jumpiness)를, 항우울제는 느려짐의 특성을 유발하는 경향이 있다. 진통제의 장기 복용은 활기 없음과 전신적인 분산을 유발한다. 수술 이후 영향이 진행될 때처럼 마취제는 빈번하게 체액 내부에서 빠른 떨림과 차가움으로 촉지(觸知)된다.

기분전환의 약물도 심대한 영향을 갖게 한다. 예를 들어, 카나비스(cannabis, 마약의 일종으로 대마초의 잎과 꽃에서 얻어지는 물질)는 생명의 호흡의 배열순서 원리를 받아들이는 체액의 능력을 방해하며 일차성 호흡에 불분명하고 혼란된 특성을 준다. 이러한 이유에서 기분전환 약물을 사용하는 사람들을 치료하는 것은 지극히 어려울 수 있다. 이러한 일부 사례에서 잠재력의 원천을 세우려는 노력은 밑 빠진 독에 물붓기와 같다. 약물이 치료중인 조직으로부터 흩어지기 시작할 때, 위에서 언급된 특성—혼란과 같은—들은 종종 그 환자는 감지할 수 있는 감각으로서 경험된다. 드물지 않게, 약물은 이러한 과정 중 냄새가 나고 맛볼 수 있다.

적합한 식이법

통상적으로, 건강한 식이법은 적합한 비율로 만들어진 필수 영양소 모두를 담고 있다. 최고의 영양적 가치는 오염되지 않은 토양에서 자란, 가능한 한 최소 첨가물과 화학물질을 담고 있고 지나치게 가공되지 않은 식품들에 의하여 제공될 것이다. 이상적으로 신선한 식품의 음식을 높은 비율로 섭취해야 할 것이다. 대체로 전체 곡물, 씨앗, 싹, 견과류, 신선한 과일과 채소 등으로 이루어진 이러한 식품은 영양소가 풍부하며 건강한 기반을 만들도록 도와주는 생명력을 풍부하게 담고 있다.

건강한 식이법을 구성하는 것에 대한 상세함은 이 책의 범위를 벗어나지만, 이것이 개인적인 문제에서 필수적이므로, 당신은 당신 자신의 몸을 리스닝 함으로써 간단하게 더 많은 탐색을 시행할 수 있다.

당신의 몸이 무엇이 필요하고 필요치 않은가 말하도록 허락하라. 우리 몸이 당신이 먹는 것에 대하여 어떻게 반응하는가 관심을 기울인다. 당신의 음식에 의하여 만들어진 감각을 느끼도록 시간을 할애하며, 이러한 감각을 당신의 기준으로 이용한다. 예를 들어, 식사 후 어떤 불편함이나 복부 팽만감을 느끼는가 또는 쉽게 피곤을 느끼는가? 그때 당신은 다른 음식에 대한 경험을 통해서 자신에게 가장 적합한 식이법의 종류가 무엇인가 탐구할 수 있을 것이다. 당신의 구성이 개인적인 요구에 적합할 수도 그렇지 않을 수도 있는 습관을 만들거나 규칙을 정하기보다는 몸의 지혜를 신뢰하는 편이 더 좋을 것이다.

환경적인 영향

우리는 자신이 살고 있는 환경의 필수적인 한 부분이 되며, 우리의 건강 상태는 우리를 둘러싼 조건에 밀접하게 연관된다. 우리의 내부와 외부 세계는 최적의 건강이 생기도록 균형을 이룰 필요가 있다. 그렇지만 우리는 아마도 이러한 균형을 찾기 어려운 환경에서 살게 될 것이다. 물, 음식, 공기는 인체에서 생명력을 저하시키는 영향을 보유한 수준의 오염물질을 담고 있을 것이다.

내 자신을 포함해서 대도시에 살고 있는 사람들은 옆 건물 너머로 시야가 확보되지 않은 채 많은 시간을 지내게 될 것이다. 그때 감지적 위축이 습관적으로 만들어지며 감지력(感知力)이 잊히게 되므로, 자연의 수평선과 같은 시야를 쉽게 잃어버린다. 가끔씩 우리가 넓은 공간의 자연적인 상태를 상기하는 것은 단지 우리가 자연의 품으로 들어갈 때 뿐이다. 우리가 살고 있는 거의 모든 장소에서, 우리는 현대적 삶의 신속함과 혼란적인 영향 또는 날씨, 지나친 자외선 그리고 전자기적 방출에서 변화와 같은 기타 환경적인 요인들을 받게 될 것이다. 더욱이 사회적 압력, 가족 간의 긴장 그리고 관계 형성 문제와 같은 환경적인 영향도 역시 자체의 충격을 주게 된다. 그렇지만 우리 내부의 건강이 조건화의 모든 패턴의 포장 아래에서 찾아질 수 있는 것처럼 동일한 방식에서 아마도 자연의 대지가 여전히 모든 보도블록의 가공된 덮개 아래에서 존재한다는 사실로부터 안도 할 수 있을 것이다.

◐ 건강을 만들기

우리의 건강이 이미 저하되어 있을 때 외부의 스트레스가 최대로 충격을 갖게 한다는 것은 지극히 흔한 경험인 것 같다. 비록 그 무엇도 건강한 환경 안의 생활보다 좋을 수는 없겠지만, 우리 내부의 자원은 그럼에도 불구하고 유해한 영향에 대항해서 상당한 저항을 제공할 수 있을 것이다. 우리가 먹는 것을 구별하는 것, 할 수 있을 때마다 자연으로 나가는 것, 운동하고 적절한 휴식을 취하는 것에 대한 책임감을 갖는 것은 그 모두가 중요하다. 우리 건강의 내부적인 자원으로 접근할 수 있는 두개천골 요법은 체질상의 강인함을 만들고 부정적인 환경 조건에서조차도 이로움을 제공하도록 도와줄 수 있는 가치를 갖고 있는 것이다. 기본적인 수준에서, 우리의 내부의 건강은 상황이 어떠하든 하루 24시간 동안 이용될 수 있다.

선천적 요인과 유전자

나쁜 건강상태에 대한 특정한 성향이 후손에게 물려질 수 있다. 이러한 성향은 DNA 라고 하는 세포들 내부의 유전적 구성 벽돌을 통해서 유전된다. 그렇지만 이제 인간 유전자의 전체 모습이 완전하게 해석되었으며, 그것들이 생각보다 그렇게 복잡하지 않다는 것이 발견되었다. 인간의 유전자 암호는 쥐보다 약간 더 많은 유전적 정보를 전해 주며, 작은 날파리의 겨우 두 배 정도일 뿐이다. 결과적으로 많은 과학자들은 유전자가 유전된 성향의 발달에 관한 시나리오는 단지 일부분이라고 결론지었다.

유전적 질병 소인(predisposition)은 우리가 반드시 우리 조상들처럼 동일한 문제로 고통받게 된다는 것을 의미하지 않는다. 개인으로서, 우리 자신들은 항상 바로 그 평형 속의 요소인 것이다. 동양의학에서 수정의 바로 그 시점에서 인간 존재를 형성하도록 수렴하는 세 개의 핵심 에너지가 존재한다. 엄마의 생명력, 아빠의 생명력 그리고 육신을 갖추는 아이의 생명력. 이러한 모든 세 에너지의 상호작용은 인체의 체질상 발달에서 영향을 보유한다. 만약 우리 자신의 기본적인 생명의 표현이 방해받지 않는다면, 그것은 우리 부모로부터 전해진 성향을 압도할 수 있다.

우리의 선택사항

생명은 정적이지 않다. 비록 거기에서 선천적 문제가 있을지라도 우리 중심의 건강 표현은 여전히 좋아지며 강해질 수 있을 것이다. 나는 결코 거기에서 호전을 위한 여유 공간이 존재하지 않는 사례를 본 적이 없다. 우리의 내부적 건강의 존재는 유전보다 더 깊이 나간다. 사실 건강을 위한 우리의 청사진은 유전에 앞선다. 유전학은 그것을 통해서 생명의 호흡의 기본적인 배열순서 원리가 그 활동성을 전해 주는 물리적인 기전의 단지 하나에 지나지 않는 듯 보인다. 유전자 조작의 시대에서, 치료 시 이러한 보다 심오한 지성의 관점을 상실하기가 너무도 쉽다.

비록 특정한 선천적 질병소인이 존재할 수 있을지라도, 그것들은 흔히 질병으로 실제 드러내기 위하여 특정한 조건의 상태를 필요로 한다. 예를 들면, 천식(일반적으로 유전된 질병으로 생각되는)은 비활성의 패턴이 폐, 가슴 또는 횡격막의 움직임에 영향을 줄 때, 또는 우리 몸 안에서 잠재력 자원이 낮아질 때 발달한다. 비슷하게, 건초열(hay fever)의 급성 발병은 흔히 부비동과 눈물관으로 향하는 뇌신경이 자극받을 때 시작된다. 두개천골 요법은 종종 이러한 내재하는 조건의 해소를 도와줄 수 있을 것이다.

정신과 감정의 영향

의학의 많은 전통적인 형태에서, 인체와 정신은 한 사람의 분리될 수 없는 측면으로 간주된다. 불행하게도 현대의학에서 그것들이 거짓으로 분리되며 그에 따라서 치료되곤 한다. 그럼에도 불구하고, 우리의 건강을 조건 지어 줄 그 힘들 모두를 생각할 때, 정신의 역할은 그것들 전부의 구성에서 가장 강력한 것이다. 우리의 행위, 자세, 긴장, 식이법 그리고 생명의 경험에 대한 우리의 반응을 지배하는 것은 바로 그(정신) 요소이다. H.H. Dalai Lama의 말에 따르면, "마음과 몸은 깊은 단계에서는 동일하다."

물리적 외상, 환경적 스트레스 그리고 유전적 질병소인 등의 영향은 모두가 마음에 의하여 영향을 받을 수 있다. 더욱이 강한 감정 이나 고정된 태도는 그 주위에서 우리가 작용하는 중대한 받침점으로 작용할 수 있다. 이러한 심리학적 받침점은 비활성의 육체적 발현 근간을 이룰 수 있으며 질병 치료에서 다루어야 하는 절대적인 요소이다. 정신의 역할을 고려하지 않은 채 몸을 치료하는 것은 운전자의 능력을 무시한 채 자동차에서 기어를 제거하는 것과 유사하다.

마음–몸의 연속성

마음이 주체다.
모든 것들은 마음에서 만든다.
당신은 바로 당신이 생각하는 그것이며,
당신이 생각한 바로 그것이 될 것이다.

– *The BUDDHA*

마음과 몸은 우리가 죽는 그날까지도 이어져 있으며 밀접한 관계를 맺는다. 우리의 느낌과 태도는 우리가 자신을 유지하며, 움직이고 숨 쉬며 성장하는 방식에 너무도 직접적으로 영향을 미친다. 결과적으로 몸이란 그 사람 내부의 분명한 투영체이다. 그것의 긴장도, 자세, 제안, 긴장, 가동성, 움직임, 리듬 그리고 생명력 등 그 모든 것들은 이러한 관계를 표현한다. 우리는 우리의 즐거움과 우리의 고통을 실체화(實體化)한다.

몸은 이야기해 준다

몸은 결코 거짓말을 하지 않는다. 이것은 우리가 그 안에 놓여 있는 주변의 틀을 형성한다. 만약 우리의 머리를 내린다면, 긴장된 어깨와 무너진 가슴 그리고 무거운 발걸음을 보이게 된다면, 이러한 것들은 약화와 체념의 감정을 반영할 것이다. 반대로 우리가 머리를 바로 세우고, 어깨를 똑바로 그리고 유연하게, 가슴은 열린 채 호흡하며 탄력적인 발걸음으로 보행한다면, 이것은 확신과 생명력 모두를 나타내는 것이다. 만약 우리가 스스로를 세상 안에서 우리의 믿음, 두려움 그리고 감정들에서 기인하는 특정한 방식으로 자신을 지탱한다면, 바로 그 조직이 마음의 이러한 상태를 받쳐주는 어떤 형태를 취하게 된다.

우리의 사고, 감정 그리고 특성과 함께 신체적 그리고 정신적 외상은 우리 인체의 조직 안으로 반영되며 패턴화 된다. 모든 지나치게 압도하는 경험의 각인은 그것들을 해소할 자원에 접근하는 것을 불가능하게 만들며 거기에서 고착된 비활성의 형태에서 몸 안에 유지된 채 남게 되며 우리의 내부적인 건강 표현에 영향을 주게 된다. Marlyn Ferguson은 "세월이 지나면서 우리의 몸은 우리 삶의 크고 작은 스트레스를 낯선 이와 친구들에게 말해 주는 걸어 다니는 자서전이 된다."고 언급한다. 우리의 인체 언어는 진정한 세계적인 에스페란토어이다.

세포가 감정을 어떻게 기록하는가

생각과 감정이 인체 작용에 직접적으로 영향을 준다는 것이 의학 연구자들에 의하여 점점 더 받아들여졌다. '스트레스'는 위궤양, 종양, 피부 질환, 요통 그리고 불임 등을 포함한 질병의 다양한 범위에 연관되어 왔다. 정신신경면역학(PNI: psycho-neuro-immunology)의 영역에서, 마음이 몸에 영향을 줄 수 있는 다수의 기전이 확인되어졌다. 이전에 인식하지 못한 신경의, 호르몬의 그리고 면역계 사이의 의사소통 연결망이 발견되었으며, 우리의 심리적인 상태와 질병에 대한 반응이 이루어지는 방식 사이에서 어떤 연결성을 제공한다. 이러한 기전은 심리적인 경험을 생리학적 기능으로 바꿔 준다.

연구자들은 심각한 우울증에서 고통받는 환자가 그들의 혈액 안을 돌아다니는 코티솔 호르몬의 높은 수치를 보유한다는 것을 확인하였다. 코티솔은 우리 몸이 스트레스를 받을 때 부신의 분비선에 의하여 분비된다. 그렇지만 코티솔은 면역계의 작용을 억제하며 질병에 대항하는 능력을 감소시킨다. 그러므로 스트레스 또는 우울증의 상태가 질병으로 이끌리는 경향을 보유하게 된다.

더욱이 신경계와 면역계 사이에서 메시지의 양방향 전달을 허용하는 의사소통 연결망이 발견되었다. 면역계의 일부 조직들에서 신경 종말이 발견되었으며, 자체를 신경계와 직접적으로 의사소통하는 것을 가능하게 만든다. 이러한 연결은 면역계가 개별적으로 작용한다는 이전에 주장된 믿음을 반증했다.

감염에 대항하도록 인체를 도와주는 림프세포(면역세포)가 자체의 표면에 호르몬과 신경전달물질과 같은 물질들을 수용할 수 있는 수용체를 가지고 있다는 것 역시 밝혀졌다. 이것은 면역세포의 작용을 호르몬 및 신경계에 의하여 이용되는 이러한 화학적 전달자와 이어 준다. 림프 세포의 작용, 그리고 면역반응의 작용은 호르몬과 신경전달물질의 해리를 통해서 뇌로부터 상당한 영향을 받는다. 림프 세포가 림프운동

(lymphokines)이라고 불리는 화학물질을 만든다는 것 역시 밝혀졌다. 이러한 화학물질은 뇌로 되돌아가는 메시지 전달을 가능하게 만들며, 림프세포의 활동을 감시하는 것을 가능하게 만들고, 이러한 계통 사이에서 양방향의 피드백 기전을 제공한다.

놀랍게도, 림프세포가 신경계의 활동을 조절할 수 있는 호르몬을 만들 수 있다는 것이 발견되었다. 이것은 면역계, 신경계 그리고 호르몬계의 작용 사이에서 또 다른 연결고리를 제공한다. 뇌의 활동이 심리적인 경험과 밀접하게 연계되므로, 이러한 발견들은 그것에서 마음과 몸이 서로에게 영향을 미치는 일부 경로를 설명해 준다. 이러한 새로운 이해를 통해서, 면역계는 신경계 일종의 연장선에서 조절될 수 있으며, 그것이 인체의 내부 균형을 조절하도록 도와준다.

기대와 믿음

1975년에 로체스터 의과 및 치의과 대학에서 Drs. Robert Ader와 Nicholas Cohen은 쥐의 면역 반응이 파블로프의 개와 비슷하게 이전의 경험과 기대에 따라서 조건화될 수 있다는 것을 발견했다. 그들은 그곳에서 사카린 당분 음료를 면역계의 작용을 억제하는 어떤 약물과 함께 짝을 지어 제공한 몇 가지 실험을 실시했다. 놀랍게도, 그들은 쥐들에게 그 약물을 제거한 채 사카린 음료만 제공했을 때에도 쥐들의 면역 반응이 그 약물을 함께 받았을 때처럼 억제된다는 것을 알게 되었다. 이러한 소위 위약효과는 믿음과 기대가 면역계의 작용에서, 질병에 반응하는 인체 능력에서 갖게 되는 강력한 효과를 보여 준다.

협심증 환자를 대상으로 한 주요 미국병원의 심장병동에서 다른 흥미로운 연구가 시행되었다. 협심증은 심장으로 공급되는 동맥이 막히게 되므로 급성 가슴통증을 만드는 병변이다. Digitalis(전통적으로 foxglove라는 식물에서 파생되는)가 협심증 발작의 급성 증상에서 도움이 된다는 것은 잘 알려져 있다. 일단 이러한 약물이 처방되면 전반적으로 빠른 호전이 이어진다. 이러한 실험에서, 급성 협심증 발작으로 고통받는 환자의 50%에게 digitalis를 제공했으며 다른 50%는 위약을 제공했다. 비록 그 두 번째 그룹이 그냥 설탕 정제를 받았을지라도, 의미 있게 높은 비율에서 좋은 반응이 있었으며 그들의 증상이 가라앉았다.

훨씬 더 흥미로운 것은 위약을 처방했던 의사들의 절반만이 그것이 위약이라는 것을 알았을 뿐, 나머지 절반은 자신들이 환자에게 진짜 약을 처방한다고 생각했다. 놀랍게도, 자신들이 진짜 약을 처방하고 있다고 속고 있던 의사로부터 위약을 받은 환자들은, 자신들이 위약을 처방하고 있는 것을 알고 있던 의사에게서 약을 처방받은 환자들보다 훨씬 좋은 반응을 보였다. 그러므로 단지 스스로의 반응에서 환자의 암시에 대한 믿음뿐만 아니라, 역시 의사의 확신도 영향을 주는 것이다.

이러한 실험의 의미는 치료에 관하여 긍정적인 전망을 보유한 의사로부터 치료를 받는 환자들이 스스로의 진료에 대해 신뢰를 갖지 못한 의사들의 환자들보다 더 좋은 효과를 갖는다는 것이다. 이러한 것이 마음의 힘이다. 정통의학에서 이러한 위약 효과는 불편하고 부정적인 통계적 오류의 일종으로 취급할 것이다. 그렇지만 마음의 힘이 치료적 과정에서 능숙하게 조절될 수 있다면, 아마도 치료를 위한 가능성에서 한계를 벗어날 것이다.

경험은 고착된다

이른 나이로부터 인체의 구조적인 패턴화는 우리의 정신과 감정 상태라는 영향하에서 형성되기 시작한다. 조직 내부에서 비활성 받침점은 고착된 심리적 상태와 연관해서 발달한다. 이어서 감정 자체가 위축된 조직 내부로 갇히게 되므로 그 방식에 더 고착된다. 그러한 **심리-체성** 패턴은 우리의 생리학적 기능에 영향을 주며 우리의 몸과 마음에 자신만의 독창적이고 개인적인 확인 가능한 특징을 부여한다. Ida Rolf는 이러한 점을 다음처럼 설명한다.

> 일시적인 두려움, 슬픔 또는 분노를 경험하는 어떤 사람은 너무도 빈번하게 세상 사람들이 그 특정한 감정의 외부적인 발현으로 인식하는 어떤 태도를 자신의 몸에 전해 준다. 만약 그가 설정해 놓은 이러한 각색 안에서 지속적으로 생활하거나 지속적으로 그것을 재확립한다면, 그러므로 '습관 패턴'이라고 흔히 말하는 것을 형성한다면, 근육의 배열도 그에 걸맞게 설정된다. 실질적으로 말해서, 일부 근육들은 단축되고 두꺼워지며, 다른 것들은 결합조직이 침투되며, 여전히 다른 근육들도 관여된 조직의 경화에 의하여 가동되기 어렵게 된다. 일단 이것이 발생하면, 신체의 태도는 변하기 어려우며 그것은 불수의적이고, 이것은 정신적인 제

안에 의하든 또는 생각을 바꿈에 의하든 더 이상은 기본적으로 바뀔 수 없게 된다. 인체 반응의 그러한 설정은 또한 어떤 감정적인 패턴을 확립한다. 물리적인 육체를 통해서 자유로운 흐름을 확립하는 것이 가능하지 않기 때문에, 그 주관적인 감정의 긴장은 점진적으로 더 한정되며 좁게 한정된 부위에 제약되어 유지되는 경향을 보인다. 이제 개인이 느끼는 그것은 더 이상 감정, 어떤 임박한 상황에 대한 반응이 아니며, 지금부터는 그 사람이 어떠한 태도에서 생활하고, 움직이며, 자기만의 존재를 갖게 된다.

열린 마음(open mind)

스탠퍼드 대학의 Dr. Pritbin의 연구는 습관적인 정신적 패턴이 뇌의 피질에서 신경구(neural groove)를 만들 수 있다는 것까지 지적한다. 이러한 발견은 '일방적인 마음' 또는 '굳어진 생각'을 가지고 있다는 그 단어들에 완전히 새로운 의미를 부여한다. 패턴이 말 그대로 뇌 안에서 해부학적 구(groove)가 된다면, 아마도 중추신경계가 그것의 가동성을 표현하는 것을 가능하게 만드는 방식에도 영향을 줄 것이다. 내 경험에서, 열린 마음은 열린 머리를 반영하며—즉 일차성 호흡 표현에 대한 저항을 상당하게 벗어나는 것이 된다. 두개골과 안면의 움직임 안에서 긴장은 종종 굳어진 태도와 닫힌 마음을 갖고 있는 사람들에게서 흔히 볼 수 있다. 오래된 아프리카 속담은 "마음속에 존재하는 모든 생각은 얼굴에 나타난다"고 말한다.

물결 내부에서의 반영(refleted in the tides)

작용의 깊은 단계에서, 생명의 호흡에 의하여 만들어진 율동적 움직임은 정신과 감정의 과정에 분명하고 정확한 척도를 제공한다. 인체의 상이한 부분들에서 일차성 호흡 부족은 이러한 조직들의 기능과 연관된 특정한 감정을 반영할 것이다. 예를 들어, 입은 우리가 받고 있는 음식물에 관하여 보유한 감정에 연관되며, 후두는 자기 표현에 연관된다. 허리는 지지의 감정에, 골반은 성적인 면과 토대에 연관된다. Dr. John Upledger는 우울증으로 고통받는 환자에서 보이는 억압된 조직의 공통적 패턴을 설명한다. 이러한 패턴은 접형골 기저의 연결부(spenobasilar junction), 두개골 기저부(cranial base) 그리고 요천추 연결부(lumbesacral junction)에서 비활성 조직의 삼각형(삼각대)을 구성한다.

그것은 이러한 중요한 연결부에서 움직임이 제한될 때, 생명 창조력의 흐름은 심각하게 정체된다.

일차성 호흡 시기에 대한 분명한, 생생한 그리고 부드러운 특성은 평화, 행복 그리고 즐거움이 넘치는 장소에서 촉지될 것이다. 슬픔, 두려움, 실망이 존재하는 많은 사례에서, 느려짐, 막힘 또는 둔감함의 특성이 나타날 것이다. 확신 부족은 아마도 떨림으로 주저함, 걱정을 표현할 것이다. 일부 치료사들은 정신과 감정의 상태 그리고 흡기와 호기의 자체적인 율동적 움직임을 표현하는 방식 사이에서 상응성을 그려 준다. 두개천골의 흡기(측면으로 확장과 함께)는 활동과 외향성과 연관되며, 반면 호기의 시기는 수동성 또는 내향성과 연관된다. 인체가 패턴화되는 그 방식에 따르면, 사람은 흡기-형태 또는 호기-형태로 우세해질 것이다. 일차성 호흡의 리듬에서 흡기든 호기든 그 우세성은 연관된 정신적 상태와 함께 보일 것이다. 아무튼 이것이 과도한 일반화임을 충분히 인식하길 부탁한다.

순환성 되먹임(circular feedback)

일차성 호흡의 모든 단편화는 완전한 사람에게 영향을 주는 기능의 단편화와 관계된다. 생리학적 패턴과 감정적 경험은 상호 영속적이다. 물질에 대한 마음의 영향 또는 마음에 대한 물질의 영향은 서로 간에 영향을 미치는 일종의 순환적인 되먹임 체계로 보인다. 심리적인 경험은 실체화되며, 굳어진 인체 패턴은 그때 우리의 경험에 영향을 준다. 우리가 의식과 인체의 표현이라고 부르는 것은 하나의 연속체이다. 생명의 호흡이 통합 그리고 균형과 최적의 건강 결과로 드러나는 것이 가능한 것은 이러한 마음-감정의 이어짐이 조화로운 정렬로 들어갈 때 뿐이다.

감정의 경험(emotional experience)

앞서 우리는 물리적 손상이 특정한 감정과 짝을 이루는 방법을 살펴보았다. 우리는 단지 물질적인 존재만이 아니므로, 삶에서 겪는 모든 경험에 대하여 반응하는 방식은 자연스럽게 마음을 포함한다. 마음은 우리가 행하는 모든 것의 한 부분이다. 만약 조직이 스트레스나 외상에 대한 보호적 반응에 따라 수축한다면, 그 당시 우리가 가지고 있는 생각과 감정도 그 수축 내부의 중요한 요소가 된다. 각별히 테러나 절망 같은 강하고 지나치게 강한 감정은 비활성의 발달에 능동적으로 참여하는 경향을 보이며 그때 그 유지에서 중요한 역할을 수행할 수 있다. 이러한 사례에서, 하나의 받침점은 걸린 감정, 감정 긴장도, 자기 관점 그리고 신념 등과 함께 비활성 조직, 체액 및 잠재력을 구성한다. Dr. Viola Frymann은 다음처럼 결론지었다. "순수하게 물질적인 문제, 감정적인 문제 또는 정신적인 문제와 같은 것은 존재하지 않는 듯 보인다."

헬렌의 이야기

헬렌(Helen)은 자동차 사고 중 편타성 손상(whiplash injury)을 받은 후 치료를 위하여 찾아온 동안(boyish face)의 38세 여성이다. 그녀는 세월의 흐름에도 불구하고 우아함을 전혀 잃지 않은 스마트하고 활동적인 사람이었다. 그녀가 두개천골 요법의 이전 치료과정을 다 받은 후 몇 주 만에 뒤에서 또 어떤 차가 들이받았다. 그녀의 이전 증상들은 다시 심해졌다. 거기에 더해서 그녀는 핸들에 부딪친 장소인 가슴의 통증을 경험했다. 그녀는 그 사고에 대하여 매우 분노했으며 그녀가 통증을 느끼는 매순간마다 화내곤 했다.

헬렌은 처음 두 차례의 치료 직후 호전을 느꼈지만, 매번 통증은 다시 나왔다. 세 번째 치료에서 내 손이 부드럽게 그녀의 가슴 위에 놓여 있는 동안 그녀가 볼 수 있을 정도로 동요했다. 그녀의 눈이 벌어졌으며 주변을 흘깃거렸다. 나는 그녀의 상부 늑골이 그곳의 일차성 호흡 움직임에서 제한된 것을 느꼈으며, 그녀의 등 쪽으로 강한 당김이 보였는데 그것은 아마도 그녀가 부딪친 핸들의 충격에서 나온 듯했다. 비록 그녀의 몸이 일시적으로 어떤 해결을 향한 움직임을 만들었을지라도, 그 과정은 여전히 불완전하게 느껴졌다.

헬렌의 다음 번 치료에서 가슴 통증은 약간 개선되었지만, 목 통증은 그전과 같았다. 내 손이 그녀의 두개골 기저부에 놓여 있는 동안, 그녀의 목 조직들에서 강한 수축과 중단(shutdown)으로 진행되었다. Helen은 자신이 과식했으며 그 사고의 결과로서 다시는 통증에서 벗어나지 못할까 봐 걱정한다고 말했다. 그녀는 스스로를 모든 난관을 극복할 수 있는 사람으로 생각해 왔기에 이러한 느낌을 받아들이기 어렵다고 했다. 그녀의 눈가에 어쩔 수 없이 이슬이 맺혔다.

약간의 도움과 함께, 헬렌은 나약함에 대한 자신의 감정을 스스로 탐색해 보도록 시도했다. 그녀가 천천히 내부로 더 깊이 들어가기 시작했으며 점차로 더 많은 눈물을 흘렸다. 결과적으로 그녀의 가슴에 남아 있는 긴장은 가라앉을 수 있었으며, 일차성 호흡은 그녀의 목에서 다시 작동했고 율동적 움직임이 더 많은 가득한 느낌으로 전신을 통해서 느껴지기 시작했다. 2 주 후에 그녀를 다시 보았을 때, 헬렌의 증상은 극적으로 호전되었다. 일단 감정적인 받침점(에너지 낭포–역자 주)—이것이 그녀의 불행의 통합적인 부분이었던—이 해소된 후, 그녀의 외상에 대한 치유는 진척이 있는 듯이 보였다.

얼어붙은 경험(frozen experiences)

아마도 어느 정도의 고통은 자연스러운 것이며 우리 삶의 피할 수 없는 부분이 될지라도, 우리가 그것을 겪어 내도록 놔둘 수 없다면 그것은 몸 안에서 **얼어붙은 경험**으로 함정에 빠지게 된다. 그때 지속된 인체적 그리고 감정적 조건 설정은 우리의 일상생활에 남게 된다. 이것은 무의식 수준에서 빈번하게 발생한다.

우리의 이전 경험은 우리가 직면한 모든 새로운 스트레스에 대한 반응에 영향을 준다. 이러한 조건화된 반응은 우리가 더 이상 그 상황을 있는 그대로 볼 수 없으며, 다만 그것들이 우리 내부에서 작동한 어떤 의미를 통해 보게 됨을 의미한다. 우리가 새로운 상황을 처리하는 방식은 우리가 동일하게 설정된 반응을 따르므로 걸려 있는 레코드와 비슷할 것이다. 우리의 작동 스위치가 눌릴 때 우리는 즉각적인 상황보다 과거 경험을 통해 더 많은 것을 처리하는 방식으로 작동한다. 우리는 현재로 향해 열린 채 존재하기보다 과거에 걸려 있게 된다. 이러한 몇 가지 예는 자신의 오토바이에서 탈출해야 했던 그리고 어려움에 직면할 때마다 머리를 밖으로 내미는 습관으로 억압된 청년, 혼자 남겨질 때마다 울부짖는 아기 때 버려진 어린이, 그리고 친밀감을 보이는 사람이 접근할 때마다 얼어붙는 성적 학대의 희생자 등이 된다. 우리가 끼고 있는 안경의 색깔에 따라서 세상이 비춰지는 것이다. 게다가 이러한 심리–신체적 받침점은 우리 건강의 본질적인 의도의 표현을 단편화시킨다.

과반응(over-reactions)

이전의 외상은 종종 미미한 도발로도 다시 자극받게 된다. 만약 이러한 비활성 패턴의 내부에서 유지된 상당한 에너지나 잠재력이 존재한다면 우리의 반응은 더욱더 강력해질 것이다. 만약 격한 감정 역시 그 패턴과 짝을 이룬다면, 우리는 아마도 폭발이 임박한 시한폭탄과 같을 것이다. 이러한 외상들이 다시 자극받게 될 때, 감정적 반응은 아마도 천장을 뚫고 나갈 것이다. 과도한 민감성 그리고 빈번한 감정적 폭발의 발생은 이것의 공통적인 증상이다. 이러한 예에서, 원인이라기보다는 현재 시점의 상황이 단순하게 '밀짚 한 조각을 더 싣는 것이 낙타의 등을 부러뜨리는 것' 과 같을 것이다.

결합조직(connective tissue)의 역할

심리적인 근본을 가지고 있는 비활성의 패턴이 인체 내부 어디에서든 드러나는 한편, 결합조직은 **조직기억**(tissue memory)으로서 이러한 경험을 저장함에 중대한 역할을 수행하는 듯 보인다. 각별히 인체의 근막성 그물망(fascial network)은 걸려 있는 감정의 에너지 저장을 위한 공통의 매개물을 제공한다. 예를 들어, 억눌린 분노는 제한된 횡격막과 태양 신경총(명치－역자 주) 주변의 긴장으로 발현되며, 그것은 아마도 소화기 문제나 등의 통증으로 이끌릴 것이다. 패턴의 이러한 형태는 인체의 상이한 부분들을 이어 주는 근막의 상호연결에 의하여 여기저기에 빈번하게 지속된다. 여기저기에서 이러한 형태의 수축을 지속시키는 비활성 힘은 일반적으로 근육막 조직에서 균형 상태가 도달될 때 해소될 것이다. 이러한 해소가 생길 때 모든 연관된 감정이 종종 표면으로 드러난다.

나이테

선구적인 심리치료사인 Dr. Wilhelm Reich는 우리의 조직들이 다루기에는 너무도 고통스러워 둔해진 감정을 도와주기 위하여 어떻게 수축하는지 기록했다. 조직들은 우리의 취약한 감정을 보호하도록 작용하는 보호막의 층에서 정렬되기 시작한다. 그는 감정의 느낌에 대항하는 자가 보호적 완충기를 성격적 갑옷(character armor)으로, 그리고 조직 내부에서 그것의 발현을 신체적 갑옷(body armor)이라고 말했다. 인체 심리치료사인 Dr. Ken Dychwald는 다음처럼 주장한다.

> 성격적 갑옷의 육체적 파트너인 신체적 갑옷은 그 자신의 보호적 근육 층 내부에서 그 사람을 둘러싸는 기능을 한다. 이러한 층은 해로운 또는 고통스러운 자극을 들어오지 못하게 할 뿐만 아니라, 그 내부로부터 고통스럽고 두려운 감정의 경험도 막아 주도록 작용한다.

이러한 감정적 그리고 구조적 층별화는 수령(樹齡)과 경험에 따라서 발달하는 나무의 나이테와 비슷하게 조직된다. 예를 들어, 무시나 분노의 경험은 두려움과 고통을 둘러싸며, 두려움과 고통은 이어서 소심함과 실망을 덮어 준다. 패턴화된 경험의 이러한 고리들의 가장 중심에 우리의 기본적 건강, 우리의 근본적 기질 그리고 좋은 상태(OKness)와 사랑이 놓인다(그림 8.2 참조). 이러한 감정의 각 층은 인체 내부에서 어떤 구조적인 구성양식을 보유한다. 보다 바깥층은 경직되고 딱딱할 것이며, 보호적이며 움츠림과 위축을 덮어 주고 보호하며, 이어서 조직 내부에서 붕괴의 감각을 덮게 된다. 이것들 내부에는 절대적인 건강과 생명이 존재한다. 이러한 구조적 패턴을 사라지게 하는 것은 양파의 층을 까는 것과 유사하다(이것도 역시 종종 눈물을 흘리게 만들지 않는가!). 이러한 과정에서, 단편화된 경험의 각 층은 그 다음 것이 다뤄지기에 앞서 통합될 필요가 있다.

환자의 언어

나는 종종 사람들이 자신의 증상을 묘사하는 방식을 리스닝 하다가 그것이 지극히 폭로적임을 보게 된다. 통상 우리가 사용하는 단어나 어구는 우리의 패턴을 구성하는 내재한 심리학적 받침점을 보여 준다. 예를 들어, 우리는 무엇인가 또는 누군가를 '목 안의 통증' 으로 묘사하거나 어떤 것을 '직면하는 것' 이 불가능할 것이며, 결과적으로 목의 긴장으로부터 고통받게 될 것이다. 우리는 아마도 '우리를 아프게 만드는' 또는 우리가 '소화시킬 수 없는' 또는 우리가 '뻔뻔함' 을 가질 수 없는 어떤 상황에 대하여 말할 것이다. 우리는 아마도 '관절을 삐끗' 하거나 '우리 어깨 위에 뭔가를 짊어지고 있을' 것이다. 급성으로 수축된 허리 근육의 한 환자는 그가 자신의 삶에서 어떻게 '견뎌내고 있는지' 그 감정을 묘사한다. 내가 설사병이 있는 환자에게 어째서 그녀 자신의 내부에 담아 둔 그 불행의 일부라도 남편에게 말하지 않았는가 질문했을 때, 그녀는 자신이 "그럴 용기가 없었다"고 대답했다. 어린 시절 반복된 성적 학대로 고통받았던 또 다른 환자는 골반 주위에서 급성 발진이 일어났다. 그녀를 치료할 때, 다가오는 아빠에 대한 기억이 마음속으로 생생하게 들어오자 그녀는 아빠를 "마치 발진처럼 자신의 온몸을 더럽히는 존재"로 묘사했다.

때때로 어떤 것을 묘사하는 방식은 폭로적인 것과 마찬가지로 기분을 풀어 줄 수 있다. 나는 좌측 엉덩이까지 방사하는 좌골신경통으로 고통받다가 치료받으러 온 중년쯤

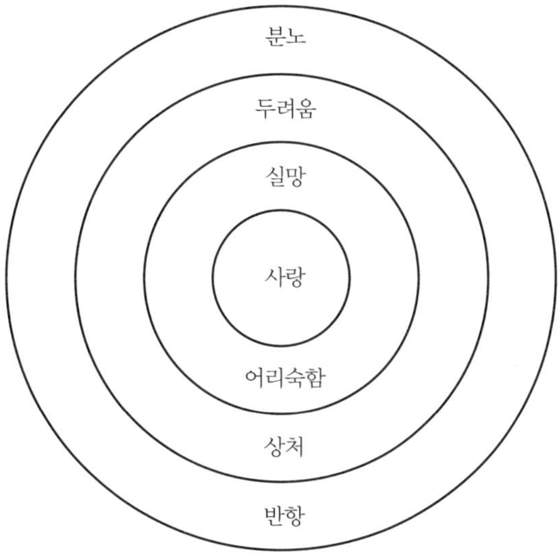

그림 8.2 경험의 나이테

된 이혼녀의 병력을 듣고 있었다. 내가 그녀에게 삶에서 어떤 일이 있었는지 질문했을 때, 그녀는 자신이 "훨씬 뒤쳐진 듯한" 느낌이라고 대답했다! 또 다른 환자는 그의 '정신병적(*psychiatric: sciatic[정신병의 발음상 좌골신경의 발음과 상당히 유사하여 표현한 듯-역자 주])' 신경을 갖고 있는 문제로 인해 다리로 내려가는 통증을 묘사했다! 요통 치료를 위하여 찾아온 한 남성의 병력을 리스닝하는 동안, 그는 자신이 밑으로 내려오지 않은 우측 고환을 갖고 태어났다고 말했다. 그가 열 살 되었을 때 이러한 고환을 바로잡는 수술을 하려고 병원을 찾아갔다. 그렇지만 수술 후 그 고환은 골반 안으로 더 깊이 올라갔다. 영국 사람으로, 그는 그 수술을 "완전한 엉터리(a right balls up[a complete screw-up: 완전히 엉망진창], 영국 사람은 축구를 좋아해서 위와 같은 표현으로 완곡하게 비틀어 말함-역자 주)"라고 묘사했다!

조직 기억(tissue memory)

요약하면 우리의 감정, 태도 그리고 인체 패턴은 서로 간에 각각 반영되며, 강화시키고 지속시킨다. **감정적인 경험과 심리적 믿음은 인체의 조직 모양을 형성하며 이어서 이것은 우리에게 특정한 감정에 기울도록 만들며 태도를 설정한다.** 마음과 몸의 패턴은 상호간에 지속적이 된다.

비활성이 존재하지 않는다면 생각, 감정 그리고 감각은 고착이나 방해가 없이 전신을 통해서 자유롭게 흐를 수 있다. 그렇지만 지나치게 강하거나 반복적인 경험은 조직 기억의 형태에서 생리학적으로 저장된다. Ken Dychtwald는 인체가 "감정과 믿음을 위한 창고"가 된다고 주장한다. 기초적인 수준에서 조직 기억은 걸려 있는 바, 활동성의 힘(육체적이고 심리적인 원인에서부터)에 의하여 지속된다. 이러한 힘이 몸 안에 남아 있는 한, 경험은 해소되지 않고 재발성 패턴에서 순환을 지속한다.

한 패턴의 심리학적인 측면은 종종 그것을 지속시키는 핵심 요소가 된다. 이러한 걸려 있는 감정과 태도는 오로지 우리가 그 근원과 그것들이 사라질 수 있는 공간과 방법을 찾았을 때만 없어지게 된다. 이것이 발생하기 위한 조건을 만들어 주는 것이 치료에서 꼭 필요한 요인이 된다.

인체와 에너지

생명력에 관한 나의 주장은 복잡한 형이상학이나 철학적인 주장에서 나오지 않는다. 그것은 단순한 관찰과 누구에게든 완전하게 접근 가능한 평범한 이해를 기반으로 한다.

– DR. ROBERT FULFORD D.O.

생명의 본성(nature of life)

모든 생명은 에너지로 이루어진다. 현대 물리학에서, 전자현미경은 우리에게 물리적 물질과 에너지라고 불리는 것들 사이에서 그 경계를 더 이상 정의할 수 없게 될 정도로 미세한 입자를 관찰할 수 있게 해준다. 당연히 물질은 특정한 형태로 결정화된 파동하는 에너지 덩어리로 볼 수 있을 것이다. 더욱이 이러한 에너지는 정적이지 않다. 그것은 매순간 발생하는 탄생, 쇠퇴, 사망 그리고 재생을 갖는 한 역동적인 과정의 일부이다. 결과적으로 우리의 물질적인 자신과 물질적인 우주는 아마도 우리가 생각하는 것처럼 안정되거나 실재적인 것이 아니다.

창조는 수억 년 전에 또는 우리가 수정되던 그 순간에 발생했던 단지 그 무엇이 아닌, 하나의 변함없는 과정이다. 인체의 세포들은 영원한 이동(ever-shifting)의 순환 안에서 지속적으로 변화한다. 매일 우리는 약 150억의 새로운 세포를 만든다. 소화관 내부에 존재하는 세포들은 평균적으로 약 3개월 생존하며, 반면 근육 세포들은 14개월을 생존한다. 위를 덮고 있는 세포들은 아마도 당신이 이 장을 다 읽을 때쯤 두 세대가 지나 있을 것이다. 골세포는 약 6년까지 생존한다. 7년째 들어서면 당신은 완전하게 새로운 몸으로 만들어졌을 것이다! 그 무엇도 고정되지 않았다. 인체의 형태는 시간의 어느 시점에서 하나의 특정한 방식으로 정렬된 그 무엇에 지나지 않는다. 이것은 매순간 우리가 치유와 긍정적인 변화를 위한 무한한 잠재력을 갖게함을 의미한다.

이러한 과정의 바탕은 무엇인가? 물론 이것은 가장 중요한 의문이다! 생명의 미스터리가 남아 있기는 하지만, 한 가지는 분명하다. 그러한 창조의 전반에 걸쳐 작동하는 일종의 지성적인 힘이 존재한다. 최소한 우리가 볼 수 있고 경험하는 것까지는 가능하다. 어떤 기본적이고 지성적인 힘의 존재는 우리가 자연 세상에서 구성의 비틀거리는 정도를 그저 살펴본다면 드러날 수 있을 것이다. 이러한 기본적인 힘은 하나의 우주 원리이며, 두개천골 요법에서 그것은 생명의 호흡이라고 불린다. 이러한 우주적 원리의 개인적인 표현은 개개의 사람들에서 보이는 독창적이고 독특한 리듬을 만들게 된다. 생명의 호흡에 조직하는 그 힘이 존재하지 않는다면, 세상은 건강도, 생명도 그리고 아무런 움직임도 존재하지 않을 것이다. Franklyn Sills는 다음처럼 설명한다.

> 창조는 매순간순간 우리들 각각의 내부에서 드러난다. 창조는 현재에도 지속적으로 생겨나고 있다. 매순간이 생겨나고 지나가므로, 거기에서 창조의 한 순간이 존재하는 것이다. 그리고 우리의 경험에 집중해 들어가는 것이 창조이다. 그것은 생명의 우리 경험을 뒷받침하는 우주의 창조력의 표현으로서, 바로 지금 이 순간에 보이는 인간 존재의 본유의 의도와 구성인 것이다.

우리의 생명력

생명의 바탕에 지성적인 생명력이 존재한다는 개념은 수천 년을 거슬러 올라간다. 좋은 상태의 건강에 대한 선제 조건으로서 에너지의 균형 잡힌 흐름은 세상의 다양한 문화권에서 인식된다. 아시아에서 아프리카, 호주에서 아메리카까지, 생명력에 대한 이러한 인식은 오랫동안 치료법에 녹아 있었다. 생명력이 의학으로부터 결별된 것은(물질로부터 정신이 떨어진 것처럼) 오로지 현대의 서양의학에서 만이다. 분명하게, 의학에서 생명력의 다른 접근은 전 세계의 80%에서 알고 있는 반면, 순수한 물질적인 접근법은 단지 20%에서만 이루어지고 있다는 것이 진솔한 견해이다.

그럼에도 불구하고, 서양에서도 의학의 바로 그 근간은 치료적 중계물로서 우리 생명력의 이해를 기반으로 건설되었다. 고대 그리스에서, 현대 의학의 아버지인 Hippocrates는 이러한 힘을 '자연의 치유력'으로 인식했다. 17세기 유럽에서, 위대한 화학자이며 의사인 Paracelsus는 인체와 함께 조화롭게 작동하는 자연 세계의 역동적인 힘의 중요성을 강조했다. 18세기 비엔나 출신의 의사인 Franz Mesmer는 '동물의 자기성(magnetism)' 이론을 설명했다. Mesmer는 모든 생명 형태를 둘러싸고 스며드는 액체 비슷한 에너지에 관하여 적었다. 그는 인간 인체가 극성(極性)을 그리고 자석과 유사한 기타 특성을 갖고 있다는 것과 이러한 자극(磁極)성 중계물을 통해서 사람은 치유의 과정을 촉발시키도록 또 다른 어떤 것에서 작용할 수 있다는 것을 확인했다.

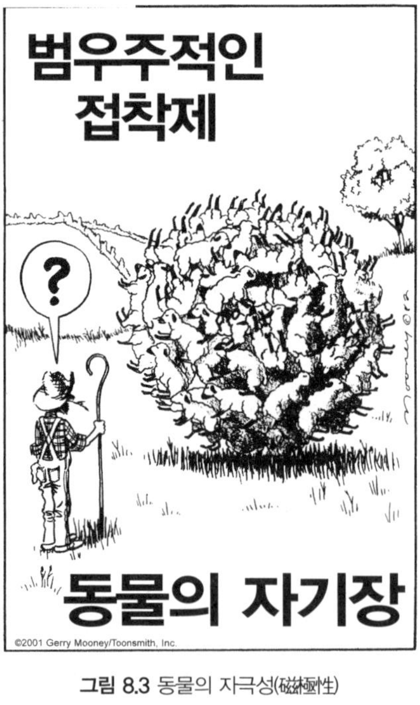

그림 8.3 동물의 자극성(磁極性)

현재 많은 치료사들은 물리적 인체의 이면에 놓이며 스며드는 에너지의 미묘한 실체의 존재를 인식하고 있다. **『자연 치유법의 철학』**이라는 책에서, Jocelyn Proby는 다음처럼 설명한다.

> 물리적 인체는…… 그 완전한 사람이 아니며 아마도 전적으로 근본적인 사람도 아닐 것이다……. 물리적 인체는…… 보다 큰 전체의 일부이며 그 위에서 작용하는 다른 실체에 연관되며 그것에 의하여 작용받게 될 것이다……. 물리적 실체는 그것에서 주어지도록 가져온 그리고 이러한 다른 실체와 외부로부터 그것 안으로 흘러온 에너지의 영향을 받게 될 것이다.

이러한 미묘한 실체는 물리적 인체의 한계를 넘어서 확장되며, 에너지 장이나 오라(aura)로서 외부 및 주변으로 방사할 것이다. 우리가 반드시 이것에 대한 인식이 없더라도 이러한 에너지 장에 대하여 반응한다는 것은 개연성이 있다. 예를 들어, 버스나 기차에서 누군가가 당신의 뒷좌석에 앉으면, 당신은 비록 실재로 그를 본 것은 아닐지라도 아마 어떤 특정한 반응을 느끼게 될 것이다. 비록 모든 오감을 통해서 아무런 접촉이 이루어지지 않았을 때조차도, 아마 그들이 당신의 에너지 장에 들어오므로 불편함 또는 끌림이 있을 것이다.

1935년에 Northrup과 Burr는 모든 생명의 존재에 대하여 하나의 전기자장의 기반이 존재한다는 이론을 발전시켰다. 그들은 모든 종(種)이 자신들이 L—또는 생명의—장(life-field)이라고 불렀던 어떤 내재하는 전기자기장에 의하여 통제되며 유지된다고 결론지었다. 그들은 L-영역을 인체의 세포들을 함께 유지시키며 그것에 생명력을 부여하는 하나의 틀로 연결지었다. 이러한 이론은 두개천골 치료사들에 의하여 알려져 온, 생명의 호흡의 역동적인 잠재력에 의하여 취해진 역할에 상당한 유사성을 보여 준다. 어떤 사람이 사망할 때, L—영역 또는 생명의—장은 거둬지며 인체 세포들은 분산되기 시작한다. Burr는 질병과 불균형의 근원이 첫째로 그리고 가장 먼저 우리의 에너지 장에서 장애가 존재한다는 것을, 그리고 이러한 것들은 반드시 정확한 진단과 치료를 위하여 알고 있어야 한다는 것을 주장한다.

일차적 에너지

인간의 시스템에서 존재하는 에너지의 상이한 측면 몇 가지를 살펴보자. 두개천골 개념에서, 생명의 호흡은 마음과 몸의 절대적인 배열순서의 힘으로 보인다. 생명의 호흡은 그것이 홀로그램의 기준 광선에 유사하게, 우리의 가장 분화되지 않은 형태이기 때문에 일차적 에너지라고 불려 왔다. 일차적 에너지 체계의 언급은 의학의 일부 다른 형태에서도 역시 알려졌다. 예를 들면, 극성 치료법의 설립자인 Dr. Randolph Stone은 이러한 기본적인 힘(생명의 호흡－역자 주)을 중립적 정수(neuter essence)라고 언급했다. 마치 Dr. Sutherland처럼, 그는 이것을 기본적인 배열순서 원리로 간주했다. 한 가지 유사한 생각이 동양의학의 전통적인 체계에서 보인다. Franklyn Sills는 다음처럼 지적한다.

> 동양의학에서는 인체에서 기(氣)의 균형과 정(精)의 잠재력을 강조한다. 흥미롭게도 정(精) 또는 정수(精髓)는 인체의 체액체계에 밀접하게 연관된 인간 인체 내부에서 본유의 배열순서 원리인 것으로 느껴진다. 아유르베다 의학에서 오자스(ojas)라는 한 세포적인 수준에서 인체의 체액 체계내부에서 역시 드러나는 필수적인 배열순서의 에너지인 것으로 느껴지는 유사한 개념이 존재한다. 마지막으로 티베트의 의학에서 그것은 인체의 중심 축을 따라서 그리고 뇌척수액과 중추신경계 내부에 위치한 것으로 전통적으로 경험된다.

기초적인 에너지(elemental energy)

일차적 에너지는 다시 **기초적인 에너지**의 여러 층으로 갈라진다. 에너지의 기초적인 표현은 일차적 에너지의 전환이나 강화가 된다. 그것들은 일차성 호흡계에 의하여 만들어진 패턴이나 일렁임과 유사하다. 기초적인 에너지는 다섯 가지 각별한 특질로서 표현된다. 지(地), 수(水), 화(火), 공기 그리고 에테르나 공간. 이러한 다섯 가지 특질은 우리 정신의, 감정의 그리고 육체의 상태 이면에 놓여 있는 에너지 패턴을 형성하도록 조직된다. 인체의 모든 장기들은 그것들의 기능을 지배하는 우세한 요소에 따라서 분류될 수 있다.

기초적인 요소는 경락 또는 나디(nadis; 프라나prana가 움직이는 경로)로 알려진 특정한 경로를 따라서 인체 전반에 분포된다. 전통적인 요가 이론에 따르면, 인체의 신경학적 그물망은 나디의 내재한 그물망을 반영 또는 그에 연관된다. Menninger 재단(財團)의 Dr. Elmer Green은 이러한 그물망이 "아직은 어떤 장비로도 감지될 수 없는 초물질적, 그렇지만 실재하는 물질의 미세섬유"로 이루어진다고 설명한다. 침술에서 사용되는 경락은 이러한 그물망의 중요한 부분인 것으로 믿어진다.

차크라

많은 이러한 경락들이 만나는 장소에서, 에너지의 커다란 출입구가 만들어진다. 이것은 바로 말 그대로 '핸들' 로서 번역되는 산스크리트어로 차크라이다. 인체에는 그것을 통해 미묘한 에너지가 출입하는 주된 받침점으로 작용하는, 인체의 중심부를 따라서 위치한 여섯 개의(어떤 책에서는 일곱 개의) 주요 차크라가 존재한다(그림 8.4). 각각의 주요

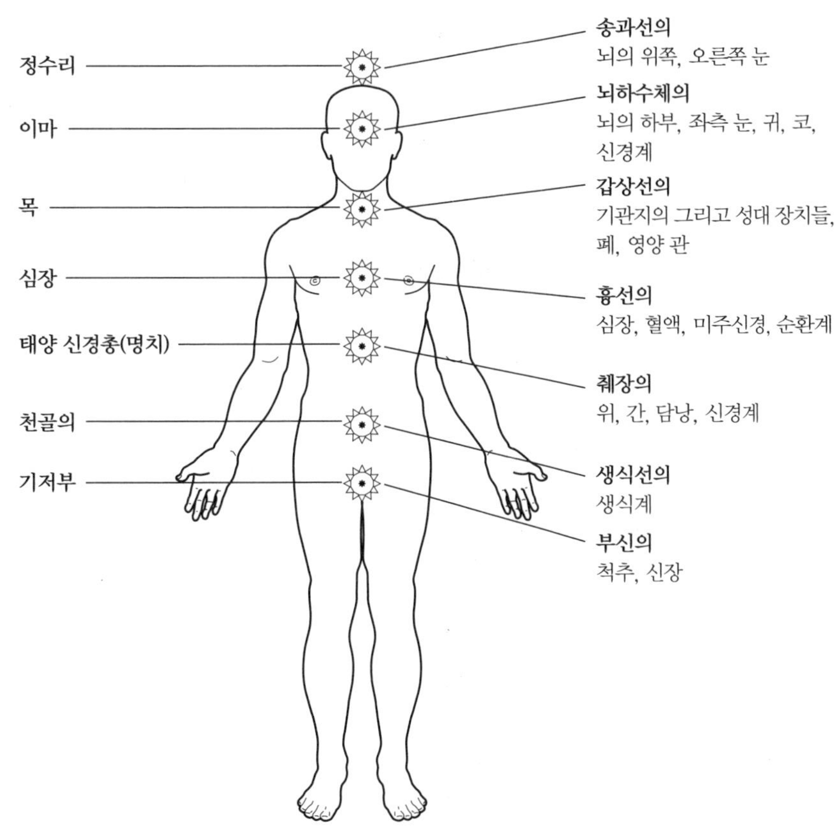

그림 8.4 주요 차크라와 연관된 장기들

차크라는 신경절이나 신경총의 형태에서 그리고 내분비선의 일종으로서 물리적인 실체로 구체화된다. 이러한 장기(臟器)들의 작용은 그것들과 일치하는 차크라를 통해서 지나가는 에너지의 균형과 직접적으로 연계된다. 모든 차크라가 열리고 균형을 이룰 때, 그것은 바로 그 사람이 몸과 마음 모두에서 완전하게 통합된 것을 나타낸다.

정골의인 Dr. Biola Fraymann은 각 차크라 내부에서 움직임 패턴으로 조절해 들어가는 것 그리고 그것에 의하여 인체 기능에서 모든 불균형을 인식하는 것이 가능하다고 제안한다. 더욱이 그녀는 이러한 소용돌이(차크라－역자 주)의 기능이 치료사 손의 사용을 통해서 건강한 상태를 향하도록 영향을 받을 수 있다고 주장한다. Dr. Fraymann이 설명했듯, 이러한 미묘한 에너지 그물망의 존재는 다음을 의미한다.

> 인간은 오로지 물리적으로 인체, 감정 그리고 마음에만 존재하지 않는다. 이러한 것들은 단순하게 그가 신체적인, 감정적인 그리고 정신적인 영역에서 작용하는 것을 가능하게 만들어 주는 도구에 지나지 않으며, 우리가 인간을 하나의 완전체로서 다룰 수 있다면 이것은 우리에게 이러한 도구들의 해부학과 생리학을 연구하고 이해하는 것을 의무로 만들게 될 것이다.

그녀는 다음처럼 결론지었다.

> 이러한 것들의 개별적인 측면—몸, 에너지, 감정 또는 마음—의 어느 것도 진정한 당신이 아니며, 당신이 걸치고 있는 옷에 지나지 않는다. 그보다 당신은 하나의 영원한 정신이며 이러한 측면은 어떤 특정한 영역에서 일하도록 당신이 걸치고 있는 복장과 유사할 뿐이다.

일차적 에너지와 함께 머무르기

기초적인 에너지 그물은 생명 호흡의 상이한 특질에 분포하며, 몸과 마음의 개별적인 특성을 만들고 유지한다. 그렇지만 그 기반에 인체의 중심 축 주위에서 정렬되고 율동적인 물결의 발현으로 표현된 생명의 호흡 자체의 절대적인 에너지가 존재한다. 우리의 배열순서 원리, 건강의 본질적인 바탕이 분포되는 것은 에너지의 이러한 절대적인 표현

내부에 놓인다. 그러므로 일차성 호흡으로 치료하는 것은 그 전체 체계에 심대한 영향을 갖게하며, 아마도 차크라나 경락을 통해서 분포된 기초적인 에너지의 상이한 특질과 함께 치료해야 할 필요성을 없애 줄 것이다.

두개천골 요법에서 치료의 핵심은 환자 자신의 일차성 호흡계의 내부적인 힘을 적용하는 것이지, 치유의 일부 다른 형태에서처럼 치료사나 어디 다른 곳에서부터 에너지를 통하게 만들려고 시도하는 것은 아니다. Dr. Becker는 다음을 지적한다. "그 유일한 목적은 그 환자 자신의 생리학적 구조의 전체 자원(資源)을 각성하도록 만드는 것이다."

치유와 함께 예방(prevention as well as cure)

일차성 호흡계는 인체 내부로 가장 미세한 생명의 호흡을 가져오며, 우리의 세포나 조직의 작용을 기초적인 수준에서 조직하는 내부적인 힘을 전해 준다. 필수적인 생명 에너지와 물리적 형태 사이에서의 이러한 대립면은 우리 건강을 위하여 가장 중대한 의미를 갖게한다. 기능 장애는 먼저 일차성 호흡의 물결적인 표현에서 드러나며 이러한 장애는 이어서 신체적인 질병에 대한 전조로서 작용한다. 다르게 말하면, 일차성 호흡계는 그것들이 신체의 질병으로 드러나기 이전에 기능의 불균형을 반영한다. 그러므로 일차성 호흡계 내부에서 비활동적인 패턴을 치료함으로, 그것들이 몸 안에서 구조적이고 기능적인 변화로서 드러나기에 앞서 문제를 치료하는 것을 가능하게 만든다.

이러한 방식에서 두개천골 요법은 상당히 예방적이며, 많은 질병 이전의 상태가 보다 만성적이거나 심각한 어떤 질환으로 발달하기에 앞서 그것들을 다루게 된다. 만약 어떤 문제가 기능의 이러한 기원에서 다뤄진다면, 많은 다른 합병증은 피할 수 있을 것이다. 더욱이 우리가 좋지 않은 상태로 느끼지만 정통적인 의학적 검사가 아무런 이상 소견을 보여 주지 않는 상황에서, 그 원인들은 일차성 호흡계 내부에서 불균형 문제로 흔히 찾아질 수 있다.

일차성 호흡의 건강하고 균형 잡힌 표현을 확립하고 유지하는 것은 좋은 건강의 기반이 된다. 생명의 호흡은 질병의 바로 그 핵심을 다룰 수 있는 열쇠가 된다.

과학적 방법

알버트 아인슈타인은 한때 다음처럼 언급했다. "나는 나의 이성(理性)적인 마음을 통해서 아무것도 얻은 것이 없습니다." 그렇지만 현대 의학적 접근에서, 모든 것은 과학적인 장치로 분석되고 측정되어야 하며, 이어서 이중 맹검의 실험으로 검증되어야 받아들여진다. 두개천골 치료와 같은 그처럼 경험적이고 전체적인 치료에 대하여, 이것은 현미경으로 장미꽃을 측정하는 것과 같다. 흥미롭게도 아인슈타인은 다음과 같은 말도 언급했다. "우리가 경험할 수 있는 가장 아름다운 것은 바로 신비입니다. 그것은 모든 진정한 예술과 과학의 근원에 존재합니다." 비록 생명의 호흡에 의하여 만들어진 많은 미묘한 현상들이 아직은 정통적인 과학적 방식에 의하여 검증되지 않았지만, 이것이 그 발현이 존재하지 않음을 의미하는 것은 아니다. 다르게 말해서 모든 증거의 부재가 존재하지 않음을 증명하는 것은 아니다.

최첨단(cutting edge)

이것은 이성적인 조사를 피하고자 함이 아닌 현재 측정할 수 있는 영역을 넘어서는 어떤 영역이 존재한다는 것을 인정함이다. 생명 호흡의 많은 기능은 아마도 그것의 존재가 우리를 앞서갈 정도로 그렇게도 밀접하고 내재적일 것이다. 두말할 것도 없이, 이러한 미묘한 현상은 경험되며 그 분야에 종사하는 많은 치료사들에 의하여 검증되었으며, 생명의 실험실에서 그것들의 결과를 확인했으며 두개천골 요법의 효과에 대한 일화적인 증거의 상당 부분을 만들었다. 그 방법의 개발 이래로 약 60년 이상 지난 후까지도, 두개천골 개념은 여전히 우리가 작용하는 방식을 전체적으로 이해하는 최첨단 방식을 차지한다.

제 9 장

스트레스와 외상

인체의 생명은 감각과 감정의 생명이다.

인체는 진정한 배고픔을, 진정한 갈증을,

태양이나 눈 속에서 진정한 기쁨을,

장미의 향기에서 또는 라일락의 숲을 바라봄에서

진정한 즐거움을 느낄 것이다.

진정한 분노를, 진정한 슬픔을, 진정한 아픔을,

진정한 따스함을, 진정한 열정을, 진정한 미움을,

진정한 고통을 느낄 것이다.

그 모든 감정은 인체에 속하는 것이며

다만 마음에 의하여 알게 될 뿐이다.

– D.H. LAWRENCE –

스트레스와 외상의 본질

세상은 모든 사람들을 깨뜨리며 그 후에 많은 사람들은 그 깨진 곳에서 강해진다.

– ERNEST HEMINGWAY

그것이 삶에서 빠질 수 없는 부분이기 때문에 스트레스는 우리들 모두에게 익숙한 경험이다. 우리 모두는 스트레스를 어떻게 느끼며, 우리가 그것을 신경질, 긴장, 화남, 걱정, 좌상 또는 압박 등으로 부른다는 것을 알고 있다. 우리가 그 한계치에 직면할 때, 더 이상 지불할 수 없을 때, 우리가 교통정체에 걸렸을 때, 성질이 고약한 사장이 우리 이름을 호명할 때 우리는 그것을 알게 된다. 스트레스란 단어는 많은 다양한 방식에서 사용된다. 펭귄 의학 백과사전은 스트레스를 '인체의 자연적인 평형을 방해하는 모든 영향'이라고 언급한다. 스트레스의 또 다른 정의는 '구속 또는 재촉하는 힘'이다. 우리의 생리학이 반응하고 적응해야만 하는 요구들이 우리에게 주어질 때 스스로가 스트레스를 받음을 보게 된다.

긍정적 스트레스

모든 변화는 잠재적으로 스트레스가 되지만, 권태나 정체도 그러할 것이다. 그렇지만 그것은 스트레스가 가득한 사건 자체만은 아닌, 그보다 우리가 스트레스에 반응하는 방식이 그 결과를 결정하게 된다. 스트레스는 우리에게 상당한 이득을 제공할 수 있다. 어느 정도의 스트레스는 삶에 대한 열정에 동기를 부여하기 위해 필요하다. 많은 사람들은 어려운 일에 직면함과 능숙해짐의 성취감과 기쁨을 열정적으로 추구한다. 중국어에서 '위기(危機)'라는 단어의 각 글자는 '위험'과 '기회'라는 두 단어의 의미를 조합한 것이다.

스트레스 가득한 일의 어려움을 통해서 우리는 능력과 확신 속에서 성장할 수 있다. 스트레스는 우리가 선택한 전문분야에서 진보할 수 있도록 우리를 밀어 주는, 더 나은 생활 조건을 요구하게 되는, 관계를 선별하는 그리고 우리 주변을 세상에서 창조적인 변화를 만드는 추진력을 제공하는 점화 불꽃일 수 있다. 스트레스는 진주를 만드는 굴 내부의 상처(자극)로 볼 수 있다. 실패와 좌절의 스트레스와 기타 이로운 종류의 스트레스의 차이는 바로 어떻게 우리가 그러한 힘을 처리할 수 있는가에 놓이게 된다.

외상

외상은 그 모두가 스트레스의 보다 심각한 형태이며 그것은 항상 불쾌하다. 비록 외상도 삶의 피할 수 없는 부분이 될지라도, 그것 역시 그 영향이 해소될 수만 있다면 상당한 이로움으로 이끌릴 수 있다. 외상은 강력하고 압도적인 한 가지 사건으로서 또는 반복적인 스트레스성 경험의 연속으로서 발생할 수 있다. 자동차 사고, 떨어짐, 감정적으로 냉정한 부모, 발치 또는 난산 등이 흔한 예이다.

우리가 외상에 반응하는 방식도 역시 개인적인 문제이다. 우리가 오래 지속하는 결과로부터 고통을 받게 되는 것은 단지 우리의 자원(資源)이 압도될 때이다. 이어지는 페이지는 외상성 패턴화의 발달과 두개천골 접근법을 사용하는 외상 치료 원리를 요약하여 설명한다. 외상을 다루는 보다 깊은 치료법은 Dr. Peter Levine의 『**호랑이를 깨우기**』와 Babette Rothschild가 쓴 『**몸의 기억들**』이란 뛰어난 저서에서 볼 수 있을 것이다.

몸의 기억들(body memories)

외상의 기억은 단지 심리적일뿐만 아니라, 생리학적 경험으로서 몸 안에 남겨지기도 한다. 외상을 받은 상태에서, 자율신경계는 과도한 각성이 지속되는 상태에 놓이는 경향이 있다. 이것은 외상을 받은 사람들이 흔히 긴장된 근육을 보유하며 그들의 심박동이 아주 미미한 자극에도 그렇게 심해질 수 있으며, 위험을 감지할 때 오한을 나타내며 꼼짝하지 못하고 '얼어붙게' 되는 이유인 것이다.

스트레스 또는 외상성 사건에 직면할 때 인체의 원초적인 자극은 수축하는 것이다. 조직들의 수축은 우리의 보호적 반응의 통합적인 부분이다. 이러한 수축은 그것을 유발한 힘(충격)이 해소되지 않는다면 지속된다. 혼란을 최소화하려는 인체의 노력에서, 해소되지 않은 외상성 충격은 특정한 장소들에 집중된다. 그러므로 외상의 각인은 비활성 받침점의 형태로 집중되며, 이것은 일차성 호흡 움직임에 영향을 미치며 혼란의 패턴을 조성한다. 이러한 방식에서 우리는 외상성 경험과 우리의 내부적인 건강이 그것에 반응할 수 있는 방식에 의하여 패턴화 된다. 이러한 외상의 생리학적 근거를 다룸에 의하여, 두개천골 치료사는 고통의 습관적인 패턴에서 중대한 이동의 촉진을 도와줄 수 있다.

재외상화(retraumatization)

1960년대와 1970년대에 다양한 치료 분야에서 억압된 경험을 제거하기 위하여 그것들의 표현을 적극적으로 격려하는 것이 유행했다. 거기에서 환자들이 자신들의 고통 또는 분노, 아픔 또는 공포를 연극화하도록 요청되었던 치료에 대한 카타르시적(배출적) 접근법이 발달했다. 카다르시스 또한 외상과 고통의 자체 패턴을 역추적하며 재현하도록 격려된 바로 그 몸(인체)을 포함할 것이다. 그렇지만 많은 치료사들은 카다르시스가 외상을 해소하는 대신 종종 그 환자에게서 재외상을 유발하는 결과를 목격했다. 더욱이 고통의 패턴이 재발생됨은 빈번하게 그 외상을 더욱더 강화시키곤 했다. 그러므로 그 이래로 외상을 다루는 방식들이 외상의 해소(그 역겨움을 파들어 가고 직면하는 방법을 사용함 보다는)를 안전하고 효율적으로 도울 수 있는 방식에서 인체의 내적인 지혜를 따르는 것을 발전시켜 왔다. 이러한 접근법이 어떻게 작용하는지 이해하기 위하여, 처음에 외상이 어떻게 발생하는가에 관하여 어떤 인식이 요구되었다. 이것은 외상의 생리학적 바탕의 이해를 포함한다.

스트레스와 외상의 생리학

외상은 단순하게 완결되도록 허용될 수 없었던 하나의 자연적인 생리학적 과정의 일부분이다.

– DR. PETER LEVINE

외상을 해소하는 열쇠는 전적으로 우리의 생리학 내부에 있다. 이것은 외상에 대한 우리의 반작용과 반응이 주로 신체적인 것이기 때문이다. 당신이 정글 속에서 길을 만들면서 걸어갈 때, 자신의 바로 앞 수풀에서 으르렁거림을 들었다고 생각해 보자. 당신은 길을 멈춘다. 당신이 풀 더미를 주의 깊게 살펴보고 더 많은 소리를 리스닝 하기 위해서 귀를 기울이면 당신의 감각들은 극도로 예민해질 것이다. 이것은 **능동적 경계**(active alert)의 상태이다. 만약 당신이 아무것도 보거나 듣지 못한다면, 그때 아마도 안도의 상태로 돌아오며 즐겁게 길을 재촉할 것이다.

투쟁 도피 반응(fight or flight response)

아무튼 당신이 더 시끄러운 으르렁거림을 들었으며, 이어서 수풀을 통해 움직이는 무엇인가를 보았다고 가정하자. 당신의 생리학적 반응은 능동적 경계 상태에서 유지될 것이다. 만약 수풀 속에서 사자가 나타나 앞을 가로막는다면, 당신은 어떤 종류의 인체 반응을 느끼게 될 것이라고 생각하는가? 아마도 당신은 몸으로 더 많은 혈액을 보내기 위하여 심박동이 증가할 것이며, 혈압도 올라갈 것이고, 근육들은 긴장하고, 호흡은 더 많은 산소를 공급하도록 빨라질 것이고 눈이 커질 것이다. 더욱이 당신의 피부가 충돌에 의하여 유발된 모든 과도한 발열에 대비하여 쉽게 체온을 내릴 수 있도록 아마도 땀을 흘릴 것이다. 당신의 근육으로 혈액이 향하고 그 결과 아마도 피부는 창백해지는 경향이 있을 것이다. 타액선이 침 생산을 중지 했으므로 입은 말라갈 것이며, 소화 작용과 같은 즉각적인 생존에 중요치 않은 기타 기능들은 느려지거나 멈추게 된다. 당신의 몸은 능동적인 경계에서부터 투쟁 도피(fight or flight)의 상태로 이동할 것이다.

투쟁 도피 반응은 인체가 지닌 생명의 신진대사적 기능보다 우선 순위를 갖는다. 이것은 우리가 생존이라는 가장 중대한 일로 즉각적으로 인체의 자원을 돌려놓음으로써 위험에 직면할 때 투쟁이나 도피로써 돕게 된다.

성공적 성과

만약 그 사자가 당신을 보고 숲 속으로 달아난다면, 지극히 짧은 순간에 당신의 투쟁이나 도피 반응은 감소될 것이며 능동적인 경계 상태로 되돌아갈 것이다. 이러한 단계는 당신이 위험에서 완전히 벗어났다고 느끼고, 다시 이완할 수 있을 때까지 지속될 것이다. 그렇지만 마치 사자가 달아나지 않고 그 길 앞쪽에 웅크리고 앉는다면, 당신의 투쟁이나 도피 반응은 이어질 것이다. 당신의 모든 에너지가 작동될 것이다. 사자를 상대로 싸우려는 시도가 무모할 것이므로, 당신은 최선을 다해서 몸을 돌려 달아나기 쉬울 것이다. 우리가 바로 집 밖에 있었고 안전하게 집으로 다시 들어올 수 있다고 가정하자. 일단 집 안에서 안전해진 후, 금방 투쟁이나 도피 반응은 다시 줄어들 것이며, 당신은 능동적인 경계 상태로 되돌아왔다가 이어 이완할 것이다. 당신의 몸 안에서 가동되었던 에너지는 엄청난 효과로 사용되었던 것이다. 당신은 위험을 벗어났다. 이것은 아무런 외상을 입지 않을 것이며, 당신은 그보다도 성취와 힘이 솟는 감각을 느끼기도 할 것이다.

충격(shock)

이번에는 당신이 달아나려고 시도할 때 사자가 바로 뒤쫓아 온다고 가정하자. 만약 당신이 잡힌다면, 더 이상 싸우거나 도주 반응의 한 부분으로서 몸 안에서 작동되었던 그 강력한 생리학적 에너지 전부를 표현할 수 없을 것이다. 결과적으로 이러한 에너지 전부는 분출할 곳을 잃어버리고 몸 안에 걸리게 되며, 충격 상태를 유발한다. 충격은 위험에 대한 우리의 자연적인 생리학적 반응이 압도될 때 발생한다.

충격 상태를 구성하는 두 가지 기본적인 요소는 **얼어붙음**(freezing)과 분리(dissociation)이다. 얼어붙음은 우리가 빠져나갈 수 없음을 알게 될 때 발생한다. 우리는 도망칠 곳이 없으면 굳어지게 된다. 두개천골 요법에서 이것은 **중단**(shutdown)이라고 부르는 두개골의 율동적 파동의 갑작스러운 멈춤에 의하여 알게 된다('중단' 참조). Dr. Peter Levine은 다음처럼 설명한다. "그리스 메두사의 신화에서처럼, 얼굴에서 죽음을 응시했을 때를 확신하게 되는 인간의 혼란은 우리를 돌로 바꿀 수 있다. 우리는 말 그대로 공포로 얼어붙으며, 이것은 외상성 증상의 창조로 결과한다." 분리작용은 그 상황으로부터 우리의 의식의 갈라짐 또는 벌어짐을 포함하므로 우리가 상해로 고통받을 때 우리의 통증 경험은 감소될 것이다. 이것은 지성적이며 유용한 반응이다. 괴롭히는 선생을 피할 수 없는 어린이도 동일한 방식에서 반응할 것이다. 그러므로 폭력, 강간 또는 외상성 사고의 피해자도 그러할 것이다.

동물의 왕국

이제 외상 반응이 동물의 왕국에서 어떤 생존의 기전으로서 작용하는지 살펴보자. 야생에서, 많은 맹수들은 썩은 고기를 먹지 않도록 배웠다. 경험은 그들에게 죽은 고기를 소화시키는 과정이 심한 복통을 유발했으며, 그러므로 그들은 단지 신선한 음식만을 먹어야 한다고 가르쳤다. 그러므로 포식자에게 걸렸을 때 죽은 채 하는 것은 유용한 전략이 될 것이다.

만약 당신이 영양을 뒤쫓는 치타에 대한 야생동물 프로를 본적이 있다면, 당신은 영양이 제압되었을 때 얼어붙고 분리작용 상태로 빠져드는 것을 보았을 것이다. 그것은 그 영양이 죽은 것처럼 보인다. 치타는 그때 그것이 살았는지 살펴보도록 영양을 찔러볼 것이고 아무런 반응이 없다면, 아마도 나중에 자기 새끼들과 먹기 위해 끌고 갈 것이다.

재연합(reassociation)

그렇지만 그 영양에게 행운이 따를 수 있다. 무엇인가 치타를 방해했다면 치타는 달아날 것이다. 그때 영양은 **재연합**으로 돌아오기 시작할 것이다. 인체에 걸렸던 충격의 에너지는 드러나고 떨어지기 시작하며, 영양을 떨게 만들 것이다. 그 떨림은 일반적으로 영양의 다리에서 시작하며 전신으로 퍼질 것이다. 영양은 이어서 일어서며, 자신의 발을 몇 번 흔들고 난 후 탈출을 시도할 것이다. 영양은 투쟁이나 도피 상태로 재진입할 것이다. 그 영양이 위험이 사라졌음을 감지할 때, 능동적 경계 상태로 되돌아가게 될 것이다. 영양은 거기에서 즉각적인 위협이 될 것이 없다는 안전함을 느낄 때 이완상태로 돌아가게 된다. 이러한 예에서 그 영양은 외상을 받지 않을 것이다. 영양은 외상의 경험을 거쳐 왔지만, 그 충격을 일소시킬 수 있었다. 그렇지만 어떤 이유에서 영양이 자신의 몸 안에 관계된 에너지를 처리하면서 방해를 받는다면 **외상화**(traumatization) 상태가 발생할 수 있다.

사회적 그리고 문화적 영향

우리 인간은 충격의 영향을 다룸에서 일부 야생 동물들처럼 효율적이지 못한 듯 보인다. 고도의 두뇌 중추에 의하여 전해진 사회적 그리고 문화적 영향은 우리가 반응하는 방식에도 영향을 미친다. 우리의 본능적인 반응을 따라가는 대신, 두뇌 피질은 그 상황을 억압할 것이다. 우리는 종종 충격의 생리학적인 영향을 자연적으로 떨어 내는 것을 금지시키며 그것들이 내부에 걸린 채 놔둘 것이다. 예를 들어, 누군가가 당신의 차 뒤를 받았을 때, 당신은 기분이 나쁘겠지만, 길거리로 나가서 기분을 쏟아냄으로 충격의 집중된 에너지를 떨어 내는 대신 아마도 보험 서류를 점잖게 교환할 것이다. 만약 스트레스가 넘치는 사무실에서 일하며 상관이 당신의 이름을 크게 소리치면 같은 원리가 작동할 것이다. 당신은 아마도 투쟁이나 도피 반응으로 들어서겠지만, 투쟁과 도피하는 것이 당신의 일자리를 잃게 만들게 될 것이므로 두 가지 모두는 성공적인 전략이 되지 못한다. 그러므로 당신의 몸 안에서 작동된 그 에너지는 어디로 향할 곳이 없다. Dr. Peter Levine은 이것을 당신이 동시에 가속페달과 브레이크 모두를 강하게 누르는 것에 비유했다.

압도당하게 되는 것(getting overwhelmed)

반드시 외상성 경험의 각인은 그것을 흩어버릴 우리의 능력이 압도당하거나 방해될 때 남아 있게 된다. 우리가 투쟁 도피 반응으로 들어설 때 도달하게 되는 엄청난 에너지가 존재한다. 근력이나 지구력의 엄청난 발휘가 있을 수 있다. 예를 들어, 차에 깔린 아이를 구하려고 그 차를 들어 올린 엄마의 이야기가 보도된 적이 있다. 그렇지만 만약 모든 이러한 에너지가 좌절된다면, 그것은 집중되며 몸 안에서 걸린 채 유지된다. 우리는 그때 아마도 우리가 할 수 있는 것이라고는 이러한 에너지를 담아 두는 것 외에 없을 것이다. 중요하게도 우리의 외상적인 경험이 미래의 어느 시점에서 다시 자극받게 된다면, 그것을 해소시킬 자원을 발전시키지 않는 한, 우리는 다시 그대로 압도될 것이다. 흔히 우리가 그 본래의 외상을 연상하는 상황에 놓일 때 이러한 재외상화(retraumatization)가 발생한다.

외상의 증상(symtoms of trauma)

해소되지 않은 외상적인 경험의 각인은 아마도 다양한 임상적 증상으로 이끌릴 것이다. 먼저 외상을 받은 사람은 극도의 민감성, 당시의 재현, 머뭇거림, 무력감, 신경증, 불신, 기분의 급반전 또는 공황성 발작 등으로부터 고통받게 된다. 인체가 외상의 존재와 관계해서 구성되기 시작하므로 소화 장애, 두통, 턱의 긴장, 만성 피로, 천식, 배뇨장애 그리고 요통 등 다른 증상들도 발달할 것이다.

누적되는 과정(accumulative process)

새로운 사건이 이전 사건에 겹쳐지면서 스트레스와 외상의 영향은 누적될 수 있다. 얼어붙음 또는 분리작용의 보호적인 반응을 유지하기 위하여 상당한 에너지가 필요하므로, 쓸 수 있는 인체의 생체역동적(biodynamics)인 힘은 그에 따라서 감소하며, 새로운 사건을 처리할 우리의 자원은 감소된다. 이것으로 인해서, 외상을 받은 사람은 보다 쉽게 압도되는 경향을 보인다. 많은 연구자들은 어떻게 반복적인 만성 스트레스가 어떤 장래의 스트레스 반응의 효율성을 약화시키는지 주목했다. Peter Levine은 다음을 관찰했다. "우리가 외상과 완전한 본능적인 반응을 통해 자연스럽게 흘러갈 수 없을 때, 이러한 불완전한 작용은 우리 삶의 근거를 침해한다."

장기적인 영향(long-term effects)

스트레스와 외상에 대한 생리학적 반응은 우리가 진정한 위험에 직면하든 단지 상상된 위험 상황에 직면하든 동일하다. 예를 들어, 우리가 풀 위를 걷고 있다면, 바닥에서 뱀 비슷한 것을 보았는데 잘 살펴보니 단지 밧줄 조각이었다고 하자. 그럼에도 불구하고, 동일한 생리학적 반응이 발생한다. 우리가 이완하는 것은 거기에 더 이상의 위험이 존재하지 않는 다는 것을 알게 될 때 뿐이다. 어떤 사건이 스트레스성인 것으로 감지되는 한, 우리의 투쟁 도피 반응은 작동된다. 만약 그 실재적이거나 감지된 스트레스가 지속된다면, 그때 투쟁 도피 반응은 이어지며, 아마도 한동안 지속될 것이다.

장기간의 스트레스나 외상화로부터 고통받는 사람들의 인체에서 그 영향은 실질적일 것이다. 만약 우리의 투쟁이나 도피 반응이 오랫동안 지속적으로 각성된다면 생리학적으로 무슨 일이 발생할지 생각해 보자. 근육 수축은 지속될 것이며, 혈압도 높게 유지되며, 호흡은 빠르고 소화기능은 감소된 채 유지될 것이며 스트레스 반응의 통합적인 부분이 되는 호르몬 변화 전체가 지속될 것이다. 조만간 지속된 스트레스에 대한 적응 기전이 압도될 것이다. 건강이 무너지기 시작하는 것은 바로 그때이다. 더욱이 이러한 반응이 수의적 조절에 놓이지 않으므로, 위험이나 위협에 직면하거나 자신들이 그렇다고 생각하는 사람들에게 이완하라고 당신은 요청할 수 없을 것이다!

감정 짝 형성(emotional coupling)

외상에 직면할 때, 그러한 두려움, 분노, 비탄 또는 실망과 같은 감정들이 동시에 생겨날 것이다. 만약 우리가 거기에 압도된다면, 이러한 감정들 역시 어떤 결과적인 비활성 패턴화 내부에 남겨질 것이다(8장 '마음–몸의 연속성' 참조). 그럼으로써 외상의 보유된 각인은 빈번하게 강한 감정들과 결합된 생리적인 패턴을 포함할 것이다. 만약 그 외상이 장래에 어떤 시점에서 다시 자극받게 될 때, 외상에 연관된 두려움, 슬픔 또는 분노가 다시 불붙게 될 것이다.

우리의 반응은 그러므로 이전의 외상에 의하여 조건화된다. Sigmund Freud는 조건화 된 채 남게 되는 이러한 성향의 생리학적 기반을 인식했다. 그는 다음처럼 주장했다. "몇 차례의 충격 후…… 꿈속의 삶은 그 환자를 지속적으로 새로워진 공포로 잠을 깨게 되는 그의 불행 상황으로 돌아가게 만든다……. 그 환자는 외상으로 물리적인 고착을 진행한다." 그러므로 이러한 경험의 해소를 위하여 치유 메시지가 직접적으로 우리 세포 안으로 도달해야 한다.

중단과 분리작용(shotdown and dissociation)

난 죽음이 두렵지 않다, 난 다만 죽음이 발생할 때 거기에 존재하고 싶지 않을 뿐이다.

– WOODY ALLEN

기능의 단편화(fragmentation of function)

'압도(overwhelm)'의 외상화의 주된 특징 중 한 가지는 감각으로부터 바로 본능의 단절이 된다. 이러한 분리는 아주 유용한 단기 전략이지만, 아마도 시간 경과와 함께 지속된다면 그렇게 도움이 되지 못할 것이다. 그것은 우리가 대항하도록 도와주지만, 외상의 해소에는 도움이 되지 못한다. 분리된 채 남아 있는 어떤 사람은 아마도 멍한 듯, 부주의한 듯 또는 분리된 듯 보이며 통합되고 유연한 흐름의 감각으로 기능할 수 없다. 이것은 빈번하게 일차성 호흡의 자연적인 정중선 배열에 영향을 미치며, 이러한 섬세한 인체 리듬에서 왜곡과 비활성에 의하여 표시된다.

끊어내기(cutting off)

분리될 때 우리는 자신의 특정한 부분들과 함께 현재에 머무를 수 없게 된다. 그러므로 누군가와 접촉을 유지한 채 생활하는 것은 너무도 어렵게 된다. 우리는 눈을 맞추는 것이 매우 어렵거나, 조용히 있는 것에 어려운 경험을 할 것이다. 아마도 우리가 느리게 살 때 표면으로 나오는 그 고통스러운 감각을 피하도록 지속적인 활동으로 삶을 채우도록 반응하거나, 다 포기하고 동면에 빠질 것이다. 우리 모두가 완전하게 확립하지 못한 우리 자신의 영역을 보유하고 있을 것이므로, 아마도 우리 모두가 어느 정도 분리되어 있을 것이다.

분리는 항상 육체적 감각으로부터 어느 정도 분리되어 존재함을 포함한다. 분리될 때 우리는 몸 안을 완전하게 점유하지 못하며 완전하게 실현시키지 못할 것이므로 완전한 잠재력을 통해 작동할 수 없을 것이다. 예를 들어, 우리는 "사회적으로 한 자리를 차지할 수" 없거나 "생각 속에서만 생활 할" 것이거나 "실망"하게 될 것이다. 분리가 통증과 어려움으로부터 어느 정도 이완을 제공하는 반면, 그것은 해결된 문제로부터 결과하는 진정한 자유와는 상당히 다르다. 만약 어떤 감각이 나중에 분리를 경험했던 인체의 어느 부위에 자극을 준다면, 그들은 아마도 위협적인 것 또는 재외상을 받는 것으로 느낄 수 있다.

나는 오랜 수감 생활 동안 복부를 반복적으로 차이고 전기 충격을 받았던 고문 희생자를 치료했다. 그는 자신의 복부에서 어떤 텅 비고 마비된 느낌을 호소했다. 이러한 무감각한 감정은 자신의 고통스런 경험의 감각을 끊어 내기 위한 그만의 방식이다. 그렇지만 그는 결과적으로 소화 장애, 두통 그리고 우울증을 겪었다. 허리 손상을 받은 한 여성은 자신의 차가 다른 차에 받혔을 때 어떻게 그녀가 인도로 나가떨어졌는지 그리고 그녀가 그때 이래로 몸에 불편한 느낌을 갖고 있었는지 설명했다. 그녀의 분리는 자신이 말 그대로 그 사고의 외상적인 힘으로부터 한 옆으로, 밖으로 밀려나가게 되면서 만들어진 것이다.

부정(denial)

무의식적 부정의 어느 정도는 거의 항상 분리와 함께 존재한다. 일반적으로, 그 사람의 분리된 부분은 그러한 상태를 알지 못한다. 만약 당신이 그들에게 그들이 어떻게 느끼는가 물어본다면, 그들은 아마도 당신에게 자신들은 괜찮다고(흔히 그들의 정상적인 목소리보다 더 높은 톤으로) 말할 것이다. 그들은 자신들이 지금처럼 좋았던 적이 없다고도 말할 것이다! 이것은 인체가 외상을 입을 때 행복감을 만들기도 하는 상당량의 **아드레날린과 엔돌핀**(자연의 마약)을 분비하기 때문이다. 비록 어떤 사람들이 행복한 그리고 우주적 경험을 묘사할지라도, 그들이 실재로는 깊이 외상을 받거나 자신의 몸에서 분리된 것으로 보인다. 동일한 방식에서, 자상을 입거나 총에 맞은 희생자는 상처에서 나오는 피를 볼 때까지 그 손상을 인식하지 못할 것이다. 전장에서 이러한 경험을 했던 병사들의 더 많은 이야기가 존재한다.

공통적인 경험

외상을 받는 것은 실재로 정상적인 것으로 폭넓게 인정되는 사건에서부터 흔하게 발생하는, 공통적인 경험이다. 그것은 아마도 난산, 감정적인 무시(neglect) 또는 수술 등의 결과로서 발생했을 것이다. 내가 치료했던 어느 아가씨는 맹장 수술로부터 외상을 받은 후 수개월 동안 계속된 악몽을 꾸었다. 82세의 은퇴한 한 의사는 스스로에게 압도되는 두려움을 경험하고 있었기에 치료를 받으러 왔다. 반복되는 꿈에서, 이러한 두려움은 모든 감각을 소실시키는 주사를 그의 척추에 놓는 얼음같이, 차가운 여성의 모습으로 그에게 다가왔다. 흥미롭게도, 그는 약 50년 전쯤 검사를 위해서 뇌척수액을 추출한 요추천자를 수행했던 한 간호사를 기억하고 있었다. 마취제는 수술의 외상적 충격으로부터 벗어나게 만들지 못했으며, 그것들은 단지 인체 내부에서 독성 수치를 증가시킴과 함께 그 영향을 그저 둔감하게 만들었다. 이러한 이유에서, 비록 수술이 흔히 필요한 치료일지라도 Dr. Becker는 그것을 "조직화된 외상"이라고 한다.

영구화와 재강화(perpetuation and re-enactment)

오래된 외상은 우리 삶의 여정에서 영속화되거나 재강화되기도 한다. 우리는 이전 경험과 함께 공명하는 경험들을 끌어당김에서 놀랍고도 신비로운 능력을 갖게 하는 것으로 보인다. 어릴 때 신체적으로 학대받았던 한 여성은 아마도 폭력 성향의 학대자와 결혼할 것이다. 그 폭력적인 학대자 자신도 아마 폭력의 희생자였을 것이며 그렇게 이어진다. 폭력 행위가 폭력 희생자에 의하여 지속되는 것이 얼마나 흔한가?

종종 외상이 그 자체의 해소를 추구하기 위한 시도의 한 부분으로 자체를 반복하는 것을 볼 수 있다. 나는 반복적인 요통으로부터 고통받던 한 환자를 치료하고 있었다. 치료 중 그녀는 몸을 웅크리며 떨기 시작했다. 그녀는 나중에 자신이 뒤집힌 자세(발이 먼저)로 태어났으며 삶이 그 이래로 "고난의 연속"이었음을 말해 주었다. 그 치료를 받은 후 그날 저녁에 그녀는 높은 계단에서 발이 먼저 바닥으로 떨어졌다. 다행스럽게도 그녀는 자신의 재외상을 받은 영향을 통해 치료할 수 있는 자원에 접근할 수 있었다.

중단(shutdown)

두개천골 치료사는 외상의 영향으로 들어가는 분명하고 직접적인 손잡이를 가지고 있다. 언제든 압도(overwhelm)와 얼어붙음(freezing) 상태가 경험될 때마다 두개골의 율동적 파동이 갑작스럽게 멈추며, 때때로 보다 심한 사례에서는 중간 물결(mid-tide)도 갑자기 멈춘다. 이것을 **중단**(shutdown)이라고 한다. 이것은 치료사에 의하여 율동적인 움직임이 갑작스런 멈춤으로 향하는 것으로 느껴지는 현상이다. 중단은 그 체계 내부에서 유지된 해소되지 않은 충격에서 발생하며, 종종 어떤 외상의 기억에 접촉될 때 나타난다. 중단이란 삶에서부터 일종의 본능적인 움츠림을 포함하는 보호적 반응이다. 이것은 일반적으로 수초에서 수분간 지속된다. 그렇지만 어떤 사람의 자원이 보다 심각하게 압도되었을 때, 그것은 훨씬 더 오래 지속될 수 있다. 중단에서, 조직과 체액은 생명의 호흡이 지닌 잠재력을 받기가 어려워진다. 이것은 그들 건강의 본질적인 바탕으로부터 단절로 이끌린다.

생리학적 중지 징후(physiologocal stop sign)

치료 중 중단이 발생할 때, 그것은 중시(重視)될 필요가 있는 일종의 생리학적인 멈춤 징후로 간주될 것이다. 중단 상태에 놓여 있는 동안 외상이 해소되기란 실제로 불가능하다. 이것은 생명의 호흡이 표현될 수 없으며 어느 정도 분리가 항상 존재하기 때문이다. 모든 종류의 문제에서처럼, 만약 그 사람이 실제로 거기에 존재하지 않는다면 그 문제는 치료될 수 없을 것이다! 더욱이 그 외상에 대한 연관성이 압도되는 장소보다 건강의 장소로부터 찾아진다면, 외상의 문제는 자원이 현재 존재할 때만 진정으로 치유될 수 있다.

오로지 우리를 현재에 머물 수 있게 해주는 자원이 만들어지고 접근될 때만 율동적인 움직임은 중단에서부터 벗어나 다시 시작한다. 그 움직임이 다시 시작 될 때, 이것은 외상을 통한 치료 과정이 계속될 수 있다는 것을 보여 준다. 한동안 중단에 빠진 누군가를 대면하는 것이 아마도 그들의 자원을 더욱더 압도하게 될 것이다. 만약 압도와 재외상 받음의 상태를 피하고자 한다면 자원의 존재는 절대적이다.

자원(resources)

인간에 대한 사랑이 넘치고 지혜로운 창조자가 모든 허약함을 치유할
수 있도록 넉넉하게 그의 몸속 어딘가에 또는 전체 체계에
걸쳐 약품을 저장에 두었음을 믿으므로, 내가 논박할 수 없는
진실의 보따리를 되가져 올 수 있었던 탐구의 모든 여정에서,
건강에 필요한 모든 약품이 인간 몸속에 존재한다는 것을 믿는다.

– *DR. A.T. STILL*

만약 환자들이 압도된 상태에 놓여 있다면, 두개천골 요법의 우선 순위는 그들의 자원을 만들고 개발하는 것이 된다. 그때 이러한 자원은 외상에 의한 힘의 해소를 위한 확고한 바탕과 결과적인 건강의 표현을 제공한다.

자원이란 우리의 건강을 받쳐 주는 모든 것으로 정의될 수 있다. 거기에서부터 우리가 그 받침을 끌어오는 한 장소나 내부의 능력이 될 수 있으므로, 좋은 경험도 자원이 될 수 있다. 자원은 인체 내부에서 생리학적인 반응을 만들게 된다. 자원에 접촉될 때, 우리는 아마도 재연결, 정렬, 안정 또는 확장의 감각을 느낄 것이다. 자원은 우리가 현재에 머무르는 것을 도와주며 압도됨이 없이 외상에 연결되는 능력을 제공한다.

내부와 외부의 자원

우리는 우리 삶의 많은 측면에서 자원을 찾을 수 있다. 자원은 신체적, 감정적, 심리적, 영적 또는 환경적일 수 있다. 그것들은 흔히 우리가 하는 운동, 댄스 또는 취미와 같은 활동에서부터 전해진다. 환경적인 자원은 우리가 원기를 회복하도록 가는 장소, 믿어 주는 친구, 시인 또는 우리에게 영감을 불러주는 음악 한 곡 등을 포함한다. 이러한 것들은 내부의 자원에 접근하는 것이나 건설하는 것을 도와준다. 내부의 자원은 좋은 상태, 행복한 기억, 신뢰, 지혜, 경험, 우리 자신의 근력의 느낌, 내부적인 반응은 물론 생명의 호흡을 감지하는 우리 몸 안의 장소들을 포함할 것이다. 우리가 압도될 때 대처하도록 도와주며, 분리가 비교적 편안함을 제공하기 때문에 분리도 일종의 자원으로 볼 수 있다. 기타 자원은 가족, 집, 웃음, 명상, 좋아하는 옷, 보석류, 좋은 음식, 접촉, 책,

치료, 나무 그리고 공간 등을 포함한다. 자원은 각각의 개인들에게 매우 개별적이다.

말기 암으로 진단된 한 남성이 자신에게 남은 시간이 별로 없다고 들었다. 이 이야기를 듣고 그는 일을 그만두고 남은 날들을 무엇이든 자신이 행복하게 느끼는 것을 하기로 결정했다. 그는 비디오 가게에 가서 그의 우상인 Marx Brothers의 영화 모두를 빌려 왔다. 이 영화들은 항상 그의 즐거움의 가장 큰 원천이었다. 그는 만약 자신이 곧 죽는다면, 아마도 웃으며 죽을 것이라고 생각했다. 그다음 주에도 그는 웃음을 머금고 TV 앞에 앉아 있었다. 그가 두 달 후 의사를 찾아갔을 때, 그의 모든 암의 증상들은 사라졌다.

사회적 지원

긍정적인 사회적 지원이 많은 질병 예방과 치료에 중요한 자원이라는 것은 의심의 여지가 없다. 심리치료사인 Dr. David Spiegel에 의하여 1970년대 중반에 스탠퍼드 대학에서 실행된 한 연구는 이러한 사실을 지적한다. Dr. Spiegel은 진행된 종양을 갖고 있던 여성들을 위한 지원 그룹을 이끌었다. 그의 의도는 거기에서 그 여성들이 일상의 소소한 문제에 관하여 이야기할 수 있는 지원 시스템을 제공하는 것이었다. 그는 얼마나 이것이 그들의 삶의 질을 개선시킬지 증명하는 것을 목표로 삼았다. 십여 년이 지난 후 그가 이러한 여성들을 살펴보러 다시 갔을 때, 그 지원 그룹이 해산된 그토록 오랜 후까지, 그녀들이 다른 종양 환자들보다도 두 배나 오래 생존한 사실을 발견했다. Dr. Spiegel 실험의 대상들은 동일한 지원을 받지 않았던 여성들보다 평균 18개월을 더 살았다. 이것은 종양을 치료하는 어떠한 약품이 제공했던 것보다 더 긴 기간이다.

발리의 소

현대 사회에서 기술적인 진보에 의하여 제공된 다양한 이로움에도 불구하고 고립, 소외 그리고 사회적 지원 결핍을 경험하는 많은 사람들이 존재한다. 인도네시아의 발리를 여행하고 있을 때 나는 일부 전통적인 문화권이 문제를 다루는 방식에서 보여 주는 상당한 차이를 생생하게 경험했다.

내가 해변에 누워 있을 때(자원 확보 중!) 모래밭을 따라서 마을 사람들의 행렬이 이어졌다. 그들은 앞서 가는 소가 물가로 내려가는 동안 북을 치고 노래하고 있었다. 그들은 큰 소리로 소리치며 휘파람을 불면서 겁먹은 소를 때리면서 물 안으로 들어가게 이끌었다. 나는 누군가에게 무슨 일이냐고 물었다. 그는 저 사람들 마을의 한 젊은이가 저 소가 아름다운 여성이라는 환상에 빠져 실제로 소와 관계하다가 들켰다고 설명했다. 그 마을의 관습은 그 젊은이가 자신의 무지와 고통으로부터 벗어날 수 있도록 이러한 끔찍한 망상의 주문을 깨뜨리도록 돕는 것이었다. 마을 사람들이 모두 나와서 그들의 도움과 지원을 빌려 주었다.

나는 당연히 서양에서는 수치심과 죄책감으로 숨겼을 이러한 문제가 그 소년의 전체 가족들과 마을 사람들 모두에게 관여된다는 사실에 깊이 감동받았다. 그 사람들은 아무런 질책도 하지 않는 듯 보였으며 마을의 모든 사람들이 그 상황을 치료하도록 도와주는 긍정적인 방식에서 행동해야 한다는 책임감을 느끼는 듯 보였다.

동일화(identification)

치유 과정은 결코 그저 문제를 확인하는 것이 아닌, 이러한 문제를 해소할 수 있도록 도울 수 있는 그 자원에 대한 접근을 포함한다. 얼마나 많은 외상이 발생했는가에 관계없이, 진실은 우리가 절대로 그저 외상의 자신의 패턴에만 놓여 있지 않는다는 것이다. 다르게 말하면, 우리는 단지 자신의 경험 이상에서 존재하며, 거기에서는 항상 그 경험을 가지고 있는 존재가 있다는 것이다. 그렇지만 각별히 경험이 압도적일 때, 우리는 하나의 경험에 고착되곤 한다. 이것이 발생할 때, 그 외상 패턴을 통해서 우리가 확인하고 그것으로 우리의 삶을 형성하는 하나의 주된 받침점이 된다. 이것은 아마도 우리가 확인할 수 있는 어떤 유사한 경험의 다른 희생자들과 함께하는 지원 그룹에 가입하는 것으로 나타날 것이다. 이것이 진정으로 가치 있는 자원일 수 있는 반면, 그 외상에 대한 우리의 동일화는 강하게 유지될 것이다.

당신의 삶에서 당신은 무엇과 동일화하고 있는가? 당신은 세상에서 모든 잘못된 것들과 동일화하는가? 당신은 자신의 건강과 좋은 상태와 동일화할 수 있는가? 잠시 생각해 보자.

자원 확보 연습(1)

일이 분 정도 자신의 삶에서 당신이 가지고 있는 자원을 생각해 보자. 눈을 감고 안정되도록 잠시 기다린다. 이어서 당신 마음속에서 어떤 긍정적이고 행복했던 경험이 떠오르기 시작한다. 당신은 스스로를 견디게 해주었던 어떤 경험을 생각할 수 있는가? 당신은 아마도 당신이 존재했던 어떤 장소나 어떤 특별한 상황을 생각할 것이다. 이러한 목적에서 어떤 사람의 이미지를 사용하는 것은 아마도 별로 좋은 생각이 아닐 것이며, 이것이 모호한 감정을 만들기 때문이다. 정말 전적으로 도움이 되는 어떤 자원을 찾으려고 노력하라. 스스로를 자신에게 자원을 공급하는 이러한 장소나 상황에 놓였다고 또는 당신을 기분 좋게 만드는 좋아하는 물건을 가졌다고 연상한다.

당신이 이러한 자원을 그려 보므로, 몸 안에서 어떠한 감각이 느껴지기 시작하는가?

부교감신경 반응(parasympathetic response)

우리 신경계의 불수의적인 부분은 통상적으로 소화, 호흡, 체온 그리고 순환과 같은 의식적 조절을 벗어나는 인체의 기능을 조절한다. 자율신경계는 상호 조화로운 관계에서 작동하는 두 가지를 갖고 있다. 이러한 것들이 **부교감신경계**와 **교감신경계**이다.

자원 확보는 부교감신경계를 작동시키는 경향이 있다. 이러한 기능을 이완 반응과 연관되며 우리가 휴식 상태에 놓일 때 주로 작동한다. 그 영향하에서 심박동과 호흡 같은 인체의 생리학적 체계는 느려지며 편안한 상태를 찾게 된다. 그렇지만 교감신경계는 스트레스를 처리하도록 요구된 인체 활동을 작동시키는 것과 연관된다. 그러므로 위협이나 위험은 교감신경계 기능을 작동시킨다. 우리의 투쟁 도피 반응은 교감신경계를 통해서 전해진다.

부교감신경계 및 교감신경계는 그것들의 작용이 번갈아 나온다. 교감신경의 기능이 활성화되는 정도는 딱 그만큼 부교감신경계가 작동하지 못하는 정도이다. 이상적으로 우리는 교감 및 부교감적 반응 모두의 사이에서 매끄럽게 작동할 수 있어야 한다. 그렇지만 Dr. James Jealous에 따르면, 질병의 80%나 그 이상이 이러한 상호교환에서 불균형과 직접적으로 연관된다고 한다. 자원이 교감신경의 반응을 도와주는 경향이 있으므로, 자원은 모든 지나친 교감신경의 활성화의 균형을 잡아주는 하나의 도구로서 사용될 수 있다. 두개천골 요법에서 스틸포인트의 도움은 이러한 관점에서 매우 가치 있는 것으로 증명되었다.

치유 받침점(healing fulcrum)

우리의 자원이 무엇이든, 그것들은 외상의 패턴에 대한 보다 건강한 연결에서 우리를 도울 수 있다. 자원들은 거기에서부터 우리가 피난처와 균형 감각을 보유한 채 더 진행할 수 있는 건강의 장소를 확보해 준다. 이것들은 일종의 **치유의 받침점**을 제공한다. 만약 자원이 확보되었다면, 어떤 외상도 재외상을 만들지 않은 채 다시 찾아올 수 있으며, 처리되고 배출되는 패턴을 가능하게 만든다.

우리의 가장 근본적인 자원은 내부에서 찾을 수 있는 것들이다. 두개천골 개념에서, 생명의 호흡은 인체의 생리학적 기능을 조절하며 몸과 마음으로 통합성을 가져오는 동요되지 않는 배열순서 원리인 것으로 생각된다. 생명의 호흡의 표현이 비활성의 장소에서 회복될 때, 우리 건강의 본질적인 기반의 재출현이 발생한다. 비틀즈의 노랫말처럼, 당신은 "한때 당신이 속했던 곳으로 돌아간다." 이러한 기본적인 자원이 접촉되고 도와질 수 있다면, 외상의 분산은 훨씬 쉽게 이어진다. 치료 중 하나의 시작점으로서, 생명의 호흡의 보다 깊은 물결로 그리고 그것들이 가져오는 조직하는 힘으로 향함으로 이러한 도움이 발생할 수 있을 것이다.

충격과 외상 치료법

환자들과 그들의 문제는 건강을 회복하기 위해서 단계를 역으로 따라가지 않는다.
건강은 지금(NOW)이다.

– DR. ROLLIN BECKER

신경계의 역할

우리가 외상화의 흩어짐과 덜어냄 과정을 완결 짓기 위한 자원으로 접근할 수 없는 한 외상은 지속된다. 반드시 외상 받음이 과거의 기억은 아니며, 그보다 현재에 전해지고 있는 경험이며, 그 뿌리만 과거에 두고 있을 것이다. 완결지음과 해결함의 만족스런 지점에 도달하지 못한 외상의 경험은 생리적인 패턴으로서 영속화될 것이며, 순환을 지속한다. 어떤 외상을 받은 사람의 해소되지 못한 에너지 대부분은 신경계 내부에서 걸리게 되는 것으로 귀결되는 듯 보인다.

중뇌(각별히 변연계)와 뇌간이 스트레스와 외상에 대한 생리적인 반응의 많은 부분을 조절하는 것으로 밝혀졌다. 이러한 부위는 압도의 영속적인 상태로 **촉진**(facilitated: 자극된, irritated)될 수 있는 신경핵과 신경 중추를 포함한다. 신경계가 지속적인 각성 상태로 유지되며, 동시에 여전히 이러한 에너지가 향해야 하는 특정 장소도 보유하지 못하므로, 외상을 받은 사람의 신경계는 그때 이상하게 느껴질 것이다. 이러한 외상 받음의 영향은 이와 같은 중요한 중추에서 일차성 호흡 움직임의 상실로서 촉지(觸知)될 수 있다. 흡기와 호기의 순환주기에서 자연적인 가동성을 표현하는 것이 불가능한 채, 중추신경의 영역에서 비활성화 된다.

생리학적 스위치들

뇌의 작용에서 일차성 호흡의 중요성에 대한 이해를 통해서, 두개천골 요법은 외상 받음의 바로 그 기원에 접근할 수 있다. 뇌의 중추에서 특별한 외상 스위치가 여전히 켜져 있는 곳에서, 그것들은 자체 에너지를 흩어 버리도록 그리고 정상적인 일차성 호흡의 표현으로 복귀하도록 도움받을 수 있다. 이러한 해소 과정 중, 중추신경계와 인체의 체액 내부에서 진전(tremors) 또는 떨림이 흔히 경험된다. 이것이 촉지될 때, 그것은 신경계 내부에 걸려 있던 외상의 작용력이 배출되기 시작한 것을 나타낸다.

현재에서

과거의 외상이 그것들의 통제 사슬을 깨뜨리기 위하여 재경험될 필요가 있다는 것은 일반적인 오해인 것이다. 이러한 주장은 외상의 뿌리가 잘려질 수 있는 것이 단지 그러한 회귀를 통할뿐임을 제안한다. 그렇지만 외상 패턴의 재생이 반드시 그 해결을 도와주는 것은 아니다. 대체로 과거 외상의 기억들이 모두 잡아 올려진다면 이것들은 다만 재활성화되거나 심해질 뿐인 듯 보인다. 나는 이러한 방식에서 외상을 풀어내려는 자신들의 시도에서 스스로의 외상 패턴에 더 깊이 고착될 뿐이었던 많은 사람들을 치료했다. 달라이 라마가 최근의 대화에서 언급했듯이 "당신이 생각이나 감정에 빠져들수록,

그것들은 보다 강하게 된다." 외상은 그것을 조직하는 힘이 이동하는 것이 가능할 때만 해소된다. 이것은 자원의 존재를 절대적으로 요구한다.

외상이 유지되는 것은 바로 현재 시점이기 때문에, 그것은 현재에만 효율적으로 치유될 수 있다. 더욱이 건강의 우리 자원은 오로지 현재에만 찾아진다. 현재와의 접촉을 유지하는 능력은 외상 해소를 향한 열쇠 중 하나이다.

그것을 실연시키기(acting it out)

외상을 치료하는 것이 가능하기 위하여 고통의 패턴을 인지함과 확인함에서 분명한 유용성이 존재한다. 이것은 외상과 연관된 상황, 감정 그리고 기억들에 대한 재경험을 포함할 수 있다. 그렇지만 치유를 만드는 것은 이러한 패턴의 외부적인 표현은 아니다. 그것을 없애기 위하여 어떤 외상을 실연하는 것은 압력밥솥에서 증기를 빼도록 도와주는 것이지만 반드시 그것이 밥솥의 스위치를 내린 것을 의미하는 것은 아니다. 스위치를 끄는 것은 실제로 외상의 생리학적인 힘을 풀어 주는 것을 포함한다.

완성(completion)

두말할 것도 없이, 그것들이 자체의 완성 과정을 시작하므로 외상의 패턴은 흔히 자연적으로 표면화된다. 이것이 발생할 때, 외상과 연관된 신체 감각이 나타날 것이며, 가끔씩 '치유의 위기'라고 설명되는(7장 참조) 예전 증상의 재경험이나 기존 증상의 악화가 존재할 수 있다. 그 걸려 있던 외상의 힘이 해소 과정에 놓여 있는 동안 통증, 두려움, 분노 또는 실망의 감정들도 역시 표면화된다. 이러한 해소가 완결 짓도록 허용하기 위하여, 이러한 경험들은 격려되지도 않고 저지되지도 않는 것이 최선이며, 그냥 치유 과정의 일부분으로서 알고 수용한다. 외상 패턴은 우리가 관여나 거부 없이 그것들과 함께 존재하는 방법을 찾을 때 가장 쉽고 안전하게 흩어질 수 있다. 이러한 과정과 함께 머무르기 위한 안전하고 넓고, 침착한 방식을 찾아봄은 외상 치료의 열쇠이다.

외상 치료를 위한 기본 원칙

외상 패턴에서 관여된 종종 강력한 힘의 안전하고 성공적인 해소를 가능하게 만드는 몇 가지 기본원칙이 존재한다. 이러한 원리는 다음처럼 폭넓게 분류될 수 있다.

- 중단에서 기다리기
- 자원을 만들기
- 자원에 접촉하기
- 신체 감각과 함께 머무르기
- 현재에 존재하기
- 느리게 만들기
- 공간의 감각을 보유하기
- 충격의 배출을 촉진하기

여기에서는 두개천골 요법에서 적용되는 것으로 이러한 원리의 간략한 요약을 제공한다.

중단에서 기다리기(waiting at shutdowns)

비록 치유법을 찾아보기 위하여 우리의 외상을 재생시키지 말아야 할지라도, 아마도 외상과 연결되는 방법을 찾아볼 필요는 있을 것이다. 우리가 압도(壓倒)와 분리(分裂)의 단절된 상태에 놓일 때 이러한 연결은 확립될 수 없을 것이다. 더욱이 모든 외상화의 처리과정을 위하여 요구된 자원은 압도의 상태에서 이용될 수 없다. 압도됨의 상태가 존재한다면, 그것은 두개골의 율동적 파동 그리고 가끔은 중간 물결(mid-tide) 중단의 심각한 징후로 보일 것이다. 이것은 치료사가 외상 패턴이 표면으로 나오고 있는지 리스닝해야 하는 그 무엇이며—인체의 이러한 지혜가 수용될 수 있도록 하는 중요한 것이다. 중단이 발생할 때 치료사의 우선순위는 환자의 내부에서 자원을 만들도록 도와주는 것(다음 단락에서 자세히 설명하는 방식으로), 그리고 외상 해소의 과정이 이어지기 위하여 율동적 파동이 다시 시작할 때까지 인내심을 갖고 기다리는 것이다.

자원 만들기(building resources)

충분한 자원의 확보는 외상 해소의 과정에서 기본적이다. 무엇보다 그 자원이 압도될 때 외상만 발생할 수 있을 뿐이다. 외상이 다시 나올 때 만약 그것들을 이용할 수 없다면, 이로움보다 재외상이 나타날 것이다. 자원은 사람이 위협적인 상황에 직면했을 때

끌어올 수 있는 힘이 된다.

자원이 적다면, 그것들은 개발되고 강화될 수 있다. 이것은 전체론적인 건강 확보의 접근법을 포함할 것이며, 균형 잡힌 생활양식, 적절한 식이법 그리고 충분한 휴식의 확보를 포함한다. 치료하기 위한 연결 안에서 제공될 수 있는 공간과 안전성 역시 또 다른 중요한 자원이 될 수 있다.

두개천골 요법을 통해서 생리학적 자원을 건설하기 위한 중요한 방식은 스틸포인트 치료과정의 촉진(促進)을 통해서이다. 정지(stillness) 내에서, 생명의 호흡이 잠재력으로 더 깊은 연결로 경험될 수 있다. 스틸포인트는 인체의 '배터리 액'(뇌척수액)을 잠재력으로 충전시킴으로 생명력의 저장고(貯藏庫)를 강화시키도록 도와줄 수 있다. 그때 더 많은 자원이 외상의 해소에 도움을 줄 수 있게 된다.

스틸포인트은 일차성 호흡의 흡기 주기(EV4)든 또는 호기 주기(CV4)에서든 도움받을 수 있다(7장 '스틸포인트' 단락 참조). CV4와 EV4 모두가 깊은 생리학적 안정과 자원 확보의 기회를 제공하는 반면, 일반적으로 CV4의 촉진(助長)이 과도 각성의 상태(즉 교감신경계 활동)를 다루기 위하여 각별히 유용하다. CV4의 정지(stillness) 내부에서 환자의 신경계는 안정될 기회를 부여받으며 그동안의 잠재력은 몸의 중심부에서 확보될 수 있다. EV4의 촉진(助長)은 그것이 인체의 정중선과 인체하부 내부에서 유지된 잠재력을 표현할 수 있도록 도와줄 수 있으므로, 분리된 상태에 놓인 사람들을 치료할 때 가치 있는 것으로 증명되었다. EV4는 인체의 중심에서부터 곧바로 말단부를 향하는 잠재력의 표현을 격려하므로 구체적인 표현의 더 좋은 감각과 재연합을 받쳐 주도록 돕게 된다. 외상을 받은 환자를 치료할 때, 스틸포인트에 실제로 도달하기까지 몇 차례의 치료가 필요할 것이다.

자원에 접촉하기(contacting resources)

많은 예에서 우리는 이미 충분한 자원을 보유했지만 다만 그것에 접근하는 것이 불가능할 뿐이다. 기존의 자원에 접촉을 돕도록 사용될 수 있는 몇 가지 방법이 존재한다. 인체의 체액 안에서 전해지는 생체역동적(biodynamics)인 잠재력은 건강을 위한 우리의 일차성 자원으로서 생각될 수 있다. 그렇지만 이러한 잠재력의 대부분이 비활성의 받침점에 묶일 수 있으며, 그것을 다른 곳에 사용할 수 없게 만든다. 비활성 패턴을 해소함에 의하여, 이러한 잠재력이 자유롭게 되며 우리의 이용할 수 있는 자원은 힘을 얻을 수 있다. 더욱이 우리가 외상의 패턴 이면에서 작동하는 중간 물결(mid-tide)이나 긴 물결(long-tide)과 접촉하고 조절하는 것이 가능하다면, 그것은 이러한 보다 깊은 건강의 표현과 함께 공명(共鳴)하며 배열할 수 있도록 우리의 생리학을 도와줄 수 있다.

우리가 내부적인 능력, 어떤 물건, 어떤 경험이나 감각 등에서 자원을 찾게 된다면, 우리는 그것을 필요한 시기에 끌어다 쓸 수 있다. 어떻게 좋지 않은 것들을 얻게 되는가와 관계없이 거의 항상 우리를 위해서 좋은 상태를 느끼는 그 무엇, 어떤 장소가 존재한다. 이러한 좋은 상태의 감정은 우리가 좋은 감각을 접촉할 수 있는 장소로 몸 안에서 즐거운 기억 또는 장소들을 연상할 때 경험될 수 있을 것이다. 그러므로 압도됨의 상태에 도달할 때, 찾아보면서 유용할 수 있는 한 가지 질문은 다음과 같다. "모든 느껴지는 것들 가운데에서, 바로 지금 당신에게 괜찮다고 말해 주는 그 무엇이 느껴집니까?"

자원 만들기 연습(2)

자원에 접촉하는 한 가지 방법은 당신의 인식력을 자신의 몸 안으로 가져가며 자신이 좋은 감각을 느끼는 모든 곳을 찾을 수 있는가 살펴보는 것이다. 이러한 장소가 당신의 새끼손가락 끝이나 발가락 끝에 있을지라도, 당신은 아마도 좋은 상태를 느끼는 어떤 곳을 찾을 수 있을 것이다. 이러한 연결을 확보한 후, 당신은 그때 안전하게 어떤 불편함이나 통증을 느끼는 장소를 당신의 몸 안에서 안전하게 탐색하는 것이 가능할 것이다.

조용히 의자에 앉으며 자신의 주의력을 몸의 감각들로 가져가도록 1~2분 정도 사용한다. 당신은 아마도 자신의 발에서 시작해서 몸 위쪽으로 진행하며 자신의 몸을 샅샅이 살펴본다. 당신이 불편함을 느끼는 장소들과 좋은 상태를 느끼는 장소들을 감지하기 시작한다. 당신은 감지하는 그 무엇이든 열려 있어야 한다. 어떤 해석이나 판단을 만들지 말고 그것이 무엇이든 수용하려고 시도한다.

당신의 몸 안에서 어떤 좋은 또는 괜찮은 감각을 느끼는 장소들을 골라본다 당신의 인식력이 거기서 머물도록 1~2분 집중한다. 몇 차례의 깊은 호흡을 이러한 장소로 가져가며 당신이 느끼는 감각을 그대로 즐긴다. 당신이 여기서 좋은 연결을 확보했을 때, 천천히 자신의 주의력을 어떤 통증 또는 어떤 불편함을 느꼈던 몸의 장소로 끌고 간다. 거기에서 당신은 어떤 감각을 느끼는가? 당신에게 이것은 어떤가? 당신이 잠시 동안 이러한 감각과 함께 머무를 수 있는가 살펴보겠지만, 휩쓸리지 않도록 주의한다. 만약 당신이 그것이 지나치게 어렵다는 것을 느낀다면, 그때 당신의 주의력을 좋은 상태를 느꼈던 몸의 장소로 다시 가져간다.

그 불편함과 1~2분 정도 함께한 후, 다시 당신의 주의력을 좋은 감각을 느꼈던 그 장소로 다시 가져간다. 이 장소에서 공명하도록 약간 더 시간을 소요한다. 이어서 다시 당신의 주의력을 불편함의 장소로 가져간다. 당신은 무엇을 감지하는가? 당신의 불편함의 장소와 자원의 장소 사이에서 몇 번 왕복한다. 당신은 발생하고 있는 어떤 변화를 눈치챌 수 있겠는가?

이러한 연습의 목적은 몸 안에서 우리가 자원으로 갈 수 있는 장소를 확보하도록 돕는 것이다. 이러한 장소는 다른 시간마다 달라질 수 있을 것이다. 압도됨이 없이 외상의 패턴과 연결하는 것이 그때야 가능할 것이다. 그렇지만 당신이 이 과정의 어느 단계에서든 "경계를 넘어서려고" 하는 것을 느낀다면, 이것을 멈추거나 자원에 더 오래 머물러야 한다. 만약 이것을 당신이 경험한다면, 당신은 자신을 도와줄 수 있는 자격을 갖춘 치료사의 도움을 찾아보는 것이 좋겠다.

신체 감각과 함께 머무르기(staying with body sensations)

외상이 필수적인 하나의 생리학적 과정이지 단지 심리학적인 것만은 아니기 때문에, 몸 안에서 감각을 따라감은 우리가 모든 경험과 접촉을 유지하며 분리를 막을 수 있도록 도울 것이다. 감각과 함께 머무르기는 그것들을 따라가는 것이 가능할 수 있도록 우리의 본능적인 반응에서 깊은 신뢰감 그리고 안전함과 견제의 충분한 느낌을 포함한다. 그렇지만 심하게 분리된 사람은 이것을 시행함에 상당한 어려움을 갖게 된다. 분리란 인체 감각의 인식으로 되돌아갈 준비에 앞서 탐색될 필요가 있는 지성적인 보호적 반응이기 때문에, 이것은 아무 상관이 없다.

감각과 접촉한 채 머무르기는 Eugene Gendlin 교수(초점 맞추기[focusing]의 개발자)가 우리의 "느껴진 감각"이라는 것을 개발함으로써 길러질 수 있다. 이것은 우리가 무언가를 경험하는 방식의 신체 감각이다. 그것은 신체적인 감각을, 감정적인 긴장과 이미지를 구성하는 하나의 느낌이다. Franklyn Sills은 "우리가 어떤 제현된 방식에서 의미를 갖게 하는 방식으로 접근을 허용하는" 내부 영역으로서 그것을 묘사한다. Gendlin은 자신들의 느껴진 감각에 접근할 수 있었던 심리치료의 환자들이 자신이 느끼고 있는 것에 관하여 그저 이야기만 한 사람들보다 훨씬 빠르게 호전되었던 것을 발견했다.

이러한 종류의 탐색 과정 중 불편함, 떨림, 이완, 저릿함, 신경질적임, 수축, 졸림, 메스꺼움, 목에 뭔가 걸림, 따뜻함, 뜨거움 또는 차가움 등의 감각이 생겨날 것이다. 에너지가 가동되기 시작하므로, 어떤 충동이 경험되기 시작할 것이다. 환자들은 아마도 주먹을 꽉 쥐고 싶은, 자신들의 발을 걷어차고 싶은, 자신들의 양팔을 쭉 뻗고 싶은, 박차고 일어나 문밖으로 나가고 싶은 충동들을 느낄 것이다. 이러한 충동을 아는 것은 재연합의 과정에서 하나의 중요한 과정일 수 있다. 사람들이 자신들의 가용적인 힘과 선택을 경험하기 시작하므로 이러한 선택사항들을 감지하고 인식하는 것은 힘이 솟는 것을 느낄 수 있다. 이러한 방식에서 인체 감각은 외상 해소의 과정에서 하나의 자원이 될 수 있는 것이다.

어떤 사람이 자신의 느껴진 감각과 접촉하고 있는 동안, 외상성 증상의 전환이 쉽게 진행될 수 있다. 만약 이러한 과정 중 어떤 사람이 분리적인 상태로 진행한다면, 그 사람은 느껴진 감각과 다시 한 번 부드럽게 연결하도록 도움을 받을 수 있다. 이러한 재연합 과정은 외상의 해소를 지속시키며 완성 짓게 도와준다. Dr. Peter Levine이 확언했듯, "강렬한 감정들보다도 신체감각은 외상을 치료하는 바로 그 열쇠이다."

재연합하기(re-associating)

약 7피트 정도 높이의 사다리에서 떨어지며 어깨와 등을 다친 환자가 두개천골요법 세션 도중에 몸 안에서 어떤 떨림을 경험하기 시작했다. 이러한 떨림은 처음에 그의 명치에 이어 양 다리에서 감지할 수 있었다. 그렇지만 그는 그것이 자신에게 상당한 분노를 일으키므로 이러한 감각에 머무르는 것이 어렵게 보였다. 그는 자신이 중단으로 들어갔을 때 이 지점에 도달했으며 사라지는 듯 보였다. 나는 그에게 "지금은 당신이 어디에 있는 느낌인가요?"라고 질문했다. 그는 "전 판자 위에서 어디론가 둥둥 떠가고 있다고 느껴집니다"고 대답했다. "거기에서 느낌은 어떻습니까?"라고 물었고 그는 "꽤 괜찮네요!"라고 답했다. 나는 그에게 자신이 필요한 만치 그곳에 머물러 있으라고 제안했으며, 그 떨림이 자신의 신경계로부터 덜어지는 충격의 한 자연적인 과정이라는 것을 확신시켰다. 비록 그가 분리되었을지라도, 그는 이러한 사실에 지극히 현존하고 있었다.

몇 분 후, 그는 자신의 몸의 인식으로 다시 들어갈 준비를 느끼기 시작했다. 그는 몇 차례의 심호흡을 취한 후 한 번 더 자신의 양 하지에서 떨림을 감지하기 시작했다. 조금씩 그가 충분하게 자원을 만든 것을 느낀 후, 그는 이러한 감각이 자신을 통해서 나오도록 허락했다. 그가 이렇게 하자, 그 떨림이 심해졌으며 그는 이러한 과정을 완성 시키도록 허용할 수 있었다. 일단 이러한 충격이 몸으로부터 덜어지자, 그의 등과 어깨의 증상들은 이틀 만에 사라졌다.

현재에 존재하기(being present)

현재 시점의 인식을 갖게하는 능력은 외상 치유 과정에 있어서 중대한 것으로 보인다. 비록 두개천골 요법 중 외상이 다시 자극받게 될지라도, 이것은 주로 진정한 위험이 현재에 존재하고 있는 사례가 아님을 인식하는 것이 중요할 것이다. 그렇지만 어떤 외상 패턴에 직면할 때, 유발될 수 있는 어려운 감각으로 인해서, 멍해지든 그 외상의 소용돌이에 휘말리든 우리가 존재하는 장소의 감각을 잃게 되는 경향이 존재한다. 현재에 존재하기는 우리의 감각과 접촉하고 있는 것과 우리가 현재 존재하는 장소의 감각을 갖게 하는 것을 포함한다. 우리가 살펴본 대로 우리의 건강이 존재하는 것, 그러므로 치유가 발생할 수 있는 장소도 오로지 현재에 놓여 있을 뿐이다.

예를 들어, 두개천골 치료과정 동안, 내 환자 중 한 사람의 경우 자신의 방으로 들어와 학대한 계부의 이미지를 떠올릴 때 공포감을 느끼던 것을 인식하도록 현재시점을 가지고 있게 만들었다. 그녀는 또한 자신이 현재 시점에 나의 치료실에 존재하며, 치료실 안에서 그녀 주변으로 사물이 정돈돼 있는 것을 충분히 인식했다. 이러한 인식에서 그녀는 공포 자체에 빠져들기보다는 자신의 공포와 함께 있을 수 있었다. 그녀는 그것들에 의하여 미혹되거나 분리됨이 없이 자신의 몸 안에서 스스로가 느꼈던 그 감각에 머무르는 것이 가능했다. 공포의 감각은 이어 역겨움으로, 분노로 그리고 마지막에는 자신을 통해서 나오는 강한 힘으로서, 그녀는 해소 과정이 완성될 때까지 그것들과 머무를 수 있었다.

현재에 있을 때, 우리의 감각에 압도되지 않고 그것과 함께 머무름의 섬세한 균형을 다루는 것이 가능하다. 치료사의 존재의 질적인 면은 이러한 균형을 위한 가치 있는 지원일 것이며, 그 환자의 경험에 대하여 견제와 안전을 제공하도록 도와줄 것이다.

느리게 만들기(slwing things down)

외상 패턴이 다시 자극될 때, 생겨나는 그 감각, 느낌과 이미지는 일반적으로 매우 강력하며 또다시 쉽게 압도 될 수 있다. 마치 곧 터질 댐처럼, 너무도 많은 것들이 너무도 빠르게 발생하고 그 사람이 과도한 각성 상태로 미끄러져 들어가는 경향이 존재한다. 그렇지만 댐의 수문이 천천히 열린다면, 채워진 물은 그때 아무런 문제없이 흘러갈 수 있다.

이러한 원리를 설명하자면, 당신이 탄산음료 한 병을 들고 강하게 흔들 수 있다. 만약 그때 마개를 딴다면, 음료는 터져 나오며 사방으로 흘러넘칠 것이다. 그렇지만 뚜껑을 살짝 열었다 다시 닫는다면, 병 속 압력이 음료의 넘침 없이 배출될 것이다. 당신이 이러한 열고 닫기를 몇 차례 반복한다면, 그 압력 모두가 조금씩 어떠한 넘침이나 압도됨의 발생 없이 배출될 것이다.

어떤 외상이 다시 경험될 때, 다시 그 압도함이 발생하는 것을 막아 주기 위하여 느린 재협상 과정을 만들 필요가 있다. 이러한 재협상은 약간 그리고 다룰 수 있는 정도에서 그 외상과의 관계로 살짝 다시 들어감을 포함한다. 이것은 아마도 일의 진행이 너무 빠를 때 브레이크를 살짝 밟아 주는 것을 포함할 것이다. 만약 우리가 일의 진행을 약간 늦춰 준다면, 조금씩 점진적인 방법으로 외상의 더 실질적인 정도까지 진행할 수 있을 것이다. 과도한 각성 상태가 일반적으로 빠르고 얕은 호흡으로 표시되므로, 느리고 깊은 호흡을 취하는 것은 그 과정을 늦춰 주는 한 가지 효율적인 방법이다. 이것은 분리된 상태에서 통제의 혼란을 막아 주도록 도울 것이다.

공간의 감각을 보유하기(having asense of space)

외상과의 관계에서 공간의 감각은 역시 환자가 그것에 빠지지 않고 외상을 다루기 위하여 요구된다. 이것은 재외상화와 압도됨의 순환으로 빨려 들어가려는 모든 성향을 막아줄 것이다. 그러므로 어떤 외상 패턴에 접근했을 때 그 외상 안으로 뛰어들기보다는 경계선에 머무르는 것이 도움이 된다. 그 경계부에서, 그때만이 한 번에 조금씩 다루는 것이 가능하다. 이것이 이루어지므로 그 경계선이 옮겨질 수 있으며 외상과 연관된 힘의 좀 더 많은 정도가 다뤄질 수 있을 것이다.

거기에서부터 우리가 자신의 감각 안으로 지나치게 끌려들어가지 않고 스스로의 감각을 관찰할 수 있는 어떤 장소에 접근함은, 우리가 공간의 감각을 보유한 채 그 일들을 목격할 수 있도록 만들어 준다. 이러한 **내부 목격자**는 감정이나 태도가 아닌, 감각이나 감정을 공평하게 그리고 아무런 판단 없이 기록할 수 있는 인식 상태이다. 내부 목격자를 발달시키는 것은 그렇지 않다면 압도 될 수 있는 강력한 힘에 연결되도록 도와줄 것이다.

충격의 배출을 촉진하기(facilitating the discharge of shock)

외상 받는것과 연관된 집중된 에너지는 상당할 것이다. 두말할 것도 없이 그것들은 단순하게 우리 인체의 내적 지혜와 그것의 요구를 따라감으로 효율적이고 안전하게 전환될 것이다. 그 조건이 충분히 여물었다면(자원이 존재할 때), 우리의 내부적인 반응은—아마도 이것이 훼방 놓고 압도하게 될 것인—완성의 한 지점을 향해서 진행할 수 있다. 이것은 모든 내부에 각인된 충격의 배출을 포함한다.

몸에서부터 충격이 덜어질 때 그것은 진전, 연축 또는 떨림 형태로 나오는 경향이 있다. 전형적으로 이러한 떨림은 환자의 뇌척수액과 중추신경계 내부에서 촉지될 수 있다. 보다 큰 움직임이 이어서 시작될 것이며, 흔히 사지에서 그리고 아마도 전신에 걸쳐 퍼질 것이다. 이러한 떨림은 인체가 자신의 충격을 해소시키는 징후이다. 이것이 발생하는 동안, 조직 기억도 역시 표면으로 나온다. 이러한 과정을 허용하고 사라짐만으로도 그것이 완성되는 것이 가능하다.

성취감

우리가 외상을 지나올 수 있을 때, 당연히 성취감을 느낄 것이다. 우리가 아마도 얼굴에서 죽음을 응시해야 하고, 가장 깊은 두려움에 직면해야 하며, 우리 자신의 내부의 능력과 이러한 과정에서 잠재력 감각을 발견하게 될 것이다. 그때 우리는 습관과 조건화된 반응을 변화시킬 수 있는 위치에 놓일 것이며 삶의 요구—외상화의 영구적 패턴에 의하여 알려지지 않은 방법—에 맞출 새로운 방식을 찾게 될 것이다. 더욱이 우리들 각각이 외상화를 경험하며 약간의 모양과 형태에서 고통받기 때문에, 이것은 우리 모두가 참여할 수 있는 전체의 여정이다.

제 10 장

임신, 출산 그리고 어린이

이 배들은 동쪽으로 가고 저 배들은 서쪽으로 가는구나.

모두가 같은 강풍으로 밀리우도다.

그 배들이 나아가는 길을 정해 주는 것은

바람이 아닌 바로 돛의 모양이구나.

– ELLA WHEELER WILCOX –

생명의 시작

생명의 호흡이 불어넣어진다.
신성한 어머니의 영원한 자궁 안으로
모든 존재들에서 신과의 약속에 맞춰
그 누가 출생을 받아들이고 제공하는가.
그러므로 우리의 건강함이 영원하구나.
생명의 호흡이 우리를 채우도다.
다시 또 그리고 또 다시

– HAVEN TREVINO

출산의 영향

출산과정은 우리의 삶에서 가장 형성(形成)적인 사건의 하나이다. 그것은 부모와 아기들에게 어려움과 스트레스의 시기인 동시에, 무한한 즐거움과 기회의 시기도 된다. 우리는 태어나기 위해 어머니의 골반을 통한 여행에서 상당한 압박력을 견뎌야 한다. 이것은 이로운 방식에서든 그리 이롭지 못한 방식에서든 일차성 호흡계의 작용에서 엄청난 충격을 갖게 할 수 있다. 출산 과정은 우리에게 성인이 되어도 남는 패턴화를 만들게 될 것이다. 만약 당신이 한쪽에서만 몰아치는 두드러진 바람을 맞고 자라는 어린 나무를 생각해 본다면, 나무 전체가 그 방향에서 기울어지게 될 것이다. 동일한 현상이 사람 몸에서도 발생한다. 우리가 출산될 때 해소되지 못한 스트레스와 좌상을 겪는다면, 우리의 모든 구조는 이러한 영향과 관련해서 성장한다.

출산 중 만들어진 좌상의 보유는 실재로 흔하게 발생한다. 두개골 정골의학의 Dr. Viola Frymann이 샌디에이고에서 조사를 실시했을 때, 조사한 1,250명의 아기들 중 80%가 출산 외상의 증거를 보여 주고 있음을 발견했다.

초기 의식

역사적으로, 대체로 아기들이 자신들의 감정을 기록하거나 기억하기가 불가능하다는 통상적인 믿음이 존재했다. 20세기 초반까지도 마취제를 사용하지 않고 아기들에게 빈번히 수술을 했으며 어떤 곳에서는 이러한 방식에서 포경과 같은 수술이 여전히 시행된다. 그렇지만 아기들이 그들의 경험에 대하여 반응하는 방식을 관찰할 기회를 가졌던 모든 사람들은 아기들이 실재로 얼마나 민감한지 이해하게 된다. 산부인과 의사인 Dr. Frederick Leboyer는 다음처럼 설명한다, "맹목적으로, 미친 듯이, 우리는 신생아가 아무것도 느끼지 못한다고 가정한다. 사실 신생아는…… 모든 것을 느낀다. 우리가 상상조차 할 수 없는 민감성으로 모든 것을, 전체적으로, 완전하게 그리고 철저하게……."

더욱이 수정 직후 발달하는 세포의 작은 덩어리조차도 의식의 도구를 갖고 있다는 인정이 이제 확산되고 있다. 이러한 지극히 이른 시기에, 이러한 세포들은 그들의 환경에서 자극들에 대한 반응으로 수축하는 것을 보여 준다.—그리고 이 시기 훨씬 이전에 의식(意識)이 시작될 것이다. 최면 하에서 자신들의 수정의 정확한 기억을 떠올릴 수 있었던 다수의 사람들에 의하여 최초의 놀라운 정도의 인식(認識)이 지적되었다. 두개천골요법에서도 역시, 초기 배아기의 경험에 대한 기억에 접근하는 환자들의 많은 예가 존재한다. 발달하는 배아와 태아가 오감의 수준에서 자기 주변의 특성과 질적인 면을 정확하게 인식하는 섬세하고 반응적인 존재임은 거의 의심할 여지가 없다.

출생 이전(pre-birth)

고향은 거기에서 내가 온 곳이고 내가 돌아갈 장소이다.
고향은 내가 항상 존재했던 곳이다. 모든 상황은 무도회에서 내게 새로운 스텝을 밟도록 요청한다. 모든 질병은 나를 그곳으로 데려간다. 모든 병들은 향수병이다. 모든 치유는 고향으로 돌아오는 것이다.

– DIANNE M. CONNELLY

자원 확보하기(resourcing)

초기 경험이 우리의 삶에 영향을 주는 몇 가지 방식을 더 깊이 살펴보기 전에, 만약 외상이 거기에 존재한다면 이러한 주제가 우리 자신의 모든 스트레스나 외상의 패턴을 얼마나 쉽게 다시 자극할 수 있는가 살펴보는 것이 가치 있을 것이다. 이러한 주제를 다루고 교육한 오랜 시간동안, 단지 이른 외상에 관하여 이야기하는 것만으로도 우리 자신의 상황에 연관된 감각과 감정을 가져올 수 있는 것이 보다 분명해졌다.

우리가 생길 수 있는 상이한 문제들의 일부를 지나가므로, 당신 자신의 몸 안에서 감각을 감지하도록 약간의 시간을 가져 보자. 만약 당신이 활성화되는 것을 느끼기 시작한다면, 그것은 아마도 논의되고 있는 무엇인가와 당신이 공명하고 있는 것이다. 그때 당신은 중단하길 원하거나 자원을 찾기 위하여 눈을 감고 자신의 몸 안에서 좋은 감각과 연결하는연습을 해야 할 것이다(9장 '자원 확보의 연습(2)' 참조). 이어서 스스로에게 자원을 확보하도록 약간의 시간을 갖는다.

정위 운동 연습(an orientating exercise)

당신이 정위를 상실하거나 불안정한 느낌이라면 이어지는 연습 또한 도움이 될 것이다. 이러한 정위 운동 연습은 치료 도중 두개천골 치료사에 의하여도 제공될 수 있다. 나는 청소년과 성인을 치료할 때 모든 출산의 외상이 재 자극 되기 시작한다면 그 방법이 유용한 것을 보아 왔다. 그것은 또한 내부 목격자를 발달시키도록 도와줄 것이며 우리가 현재 시점에서 어디에 존재하는가를 상기시키는 것으로 작용할 것이다.

편하게 등을 받치고 앉는다. 이러한 자세로 안정한다. 당신의 눈은 뜨든 감든 괜찮다. 만약 당신이 자신의 정중선의 감각을—자신의 몸의 중심을 통해서 머리 꼭대기에서부터 바닥까지 이어지는 구성되는 축—얻을 수 있는가 살펴본다. 이어서 당신의 주의력을 몸의 앞부분으로 가져가며 스스로에게 이것이 당신의 앞쪽이라고 상기시킨다. 당신 몸의 뒷부분을 느껴 보며 이것이 당신의 뒤쪽이라고 기억한다. 이어서 당신의 머리 꼭대기를 느끼고 양발로 이어진다. 당신의 좌측 면을, 이어서 우측면을 느낀다. 마지막으로 당신의 주의력을 당신 몸의 안쪽으로 그리고 이어서 바깥쪽으로 가져간다. 당신이 각 방향에 대하여 다시 방향을 설정할 수 있도록 각 장소에서 몇 초간의 정지와 함께 그 과정을 반복한다. 정중선, 앞-뒤, 위-아래, 좌-우측, 안-밖.

당신은 이러한 연습을 당신이 원하는 만큼 자주 할 수 있다. 당신이 그 방법에 익숙해질 때 이 과정은 불과 1분이면 충분하다.

패턴화의 수준(levels of patterning)

우리의 이른 삶의 경험이 우리의 나중의 감정적인 발달에서 주된 충격을 갖게 한다는 것이 심리치료 분야에서 오래전부터 인정되어 왔다. 이제 많은 심리치료사들은 출생 이전의 시기역시 상당한 중요성이 있음을 인정하고 있다. 출생 이전의 외상에 관하여 세계적인 권위자인 Dr. Williams Emerson은 우리 삶의 바로 그 시작점으로 되돌아가는 그리고 마음과 몸 모두의 패턴화에 영향을 주는 핵심 경험을 확인했다.

가장 형성적인 것이 우리의 처음 몇 년이라는 이전 이론의 연장선에서, 그는 이러한 생각을 우리의 수정 시점으로 끌고 갔다. 수정부터 출생까지의 시기를 **일차적 패턴화**의 시기라고 불렀다. 거기에서 우리가 발달하고 기능하는 방식의 설정 근거가 놓이는 곳은 바로 여기이다. 이러한 시기 중 경험은 조건화의 핵심 층이 된다.

이차적 패턴화는 출생 시점부터 약 5세까지의 시기에 발생한다.

마지막으로, **세 번째 패턴화**는 5세 이후부터 지속적으로 발생하는 것이 된다. 우리의 생리학적 심리학적 성향이 일차적 패턴화 시기 중 처음으로 조직되므로, 모든 나중의 패턴화는 기껏해야 이것에 대한 반응이나 덮어 쓰는 것이 될 뿐이다.

경험의 뿌리

우리의 조건화의 뿌리는 이른 경험에서 찾아진다. 우리의 패턴화 대부분이 우리가 말할 수 있게 되는 시기에 완결되므로, 이러한 경험의 기억은 주로 말을 통해서 접근될 수 없지만, 신체의 언어와 그 감각에서는 가능하다. 비록 생각과 감정이 이러한 경험들과 연관될지라도, 그것들은 주로 우리의 조직(tissue) 내부에서 기억된다. 그러므로 이러한 패턴의 해소를 위한 도구는 우리의 심리학보다는 생리학에서 찾을 수 있을 것이다.

임신 중 생길 수 있는 보다 흔한 경험 몇 가지는 다음 단락에서 살펴보게 된다.

수정과 점화(conception and ignition)

수정 시점에서, 생명의 불꽃이 수정된 난자로 들어가므로 하나의 마법 순간이 발생하며, 생명의 발생을 형태로 만들어 준다. 그것을 통해서 생명의 호흡의 조직하는 잠재력이 처음 표현되는 **최초의 받침점**이 수정 직후 즉각 형성된다. 우리의 일차적 에너지 중추 장소인 이러한 최초의 받침점은 나중에 제 3 뇌실에 위치하는 것으로 생각된다.

일차적 점화로 언급되는 생명의 첫 불꽃은 그 수정체의 체액 내부에서 표현되는 긴 물결(long-tide)의 작용에 의하여 반드시 만들어져야 하며 하나를 구성짓는 청사진을 심어 준다. 이러한 청사진은 세포의 분화와 배아의 발달을 조직하며 평생에 걸쳐 체액을 통해 작용하는 너무도 지성적인 배열순서의 힘을 제공한다. 점화 과정은 발달하는 아기의 건강에 기반이 된다. 만약 그것이 어느 시점에서 축축해지거나 완만해진다면, 발달적 문제의 다양한 유형이 생긴다. 이것은 외상이나 독성물질로 인해서 흔히 발생한다. 점화 과정과 연관된 많은 문제들이 제 3 뇌실에서 치료를 통하여 접근 할 수 있다는 것은 주목할 만한 가치가 있다.

비록 생명의 호흡을 조직하는 힘으로 체액 점화가 평생에 걸쳐 지속적일지라도, 이러한 과정 내부에서 어떤 중대한 단계가 존재한다. 일차적 점화 후 다음 번 중대한 단계는 출산 시 발생한다. 첫 호흡의 들이마심으로, **두 번째 점화**가 발생하며 신생아의 생존, 성장 그리고 독립된 존재로의 발달을 위하여 아기에 의하여 요구된 더 많은 잠재력으로 체액에 생명력을 제공한다.

외상의 영향

배아기라고 불리는 수정 후 첫 8주는 자궁 내부에서 빠르게 발달하는 시기이다. 이러한 시기의 말기에, 모든 인체의 장기와 계통이 이미 형성되었다. **태아기**라고 하는 임신의 나머지 시기는 이러한 계통의 성장과 다듬기에 연관된다. Dr. Emerson의 임상 연구는 임신 중 발생하는 모든 스트레스나 외상이 그 시기에서 가장 빠른 발생 시기에 놓인 인체 계통 또는 그 특별한 장기에 영향을 준다고 지적한다.

예를 들어, 임신의 세 번째 주 동안 겪게 되는 어떤 외상에서 심장의 문제가 기원할 수 있다고 주장하는 몇 가지 증거가 존재한다. 그 아기의 심장은 이 시기에 만들어지기 시작한다. 전신성홍반성낭창(Systemic Lupus Erythmetosus)[14]이라고 하는 면역계에 영향을 주는 어떤 상태는 임신의 네 번째 달 중 겪게 되는 어떤 외상으로부터 비슷하게 기원한다. 이형성증(malformation)과 같은 더 심각한 상태도 흔히 배아기 중 발생하는 문제와

14) 결합조직의 염증을 일으키는 만성적 질환의 일종. 정확한 원인은 아직 모름.

관계되며 배아 조직의 실재적 형성에 영향을 준다. Dr. John Upledger는 다음처럼 고찰했다.

> 첫 8주 동안 무엇인가 잘못된다면, 그것은 결함을 갖고 설계된 구조와 계통으로 결과하는 반면, 그 문제가 수정 후 8주 이후에 발생한다면, 그것은 그 관여된 구조나 계통의 성장, 발단 또는 정교함의 실패로 결과하기 쉬울 것이다.

비록 모든 경우에 건강을 위한 우리의 배아적인 청사진은 절대 사라지지 않을지라도, 임신 중 나중에(즉 태아기 동안) 발달하는 그 문제들은 일반적으로 두개천골 치료에 잘 반응하게 된다.

임신 중 어머니의 경험의 모든 것 그리고 아마도 아빠의 것 역시 그 발달하는 아기에게 느껴질 수 있다. 만약 이것이 넘어짐, 자동차 사고, 감정적인 스트레스 또는 독성물질 등과 같은 외상라면, 발달하는 아기는 그들의 충격 역시 기록할 것이다. 결과적으로 그 아기는 임신을 즐거움과 환영의 시기로서 또는 위험과 불확신의 시기로서 경험할 것이다.

삶의 진술(life statements)

아기가 생존에 연관된 외상을 겪게 된다면, 수축성 반응이 자체의 조직들 내부에서 형성되기 쉬울 것이며 일차성 호흡에 영향을 주는 비활성의 패턴으로 이끌린다. 이러한 치명적 경험은 아기의 몸과 마음이 이어서 나중의 삶에서 정해지는 방식에 대한 씨앗을 뿌리게 되며, 기본적인 **삶의 진술**의 형성으로 이끌릴 것이다.

삶의 진술이란 우리가 자신과 세상에 대하여 가지고 있는 핵심적인 신념이다. 이러한 시기에서 기원하는 보통의 삶의 진술은 이러하다. "인생은 항상 투쟁의 연속이다", "아무도 날 사랑하지 않는다" 그리고 "세상은 위험이 가득해" 보다 긍정적인 기록에서, 다른 삶의 진술은 다음을 포함한다. "인생은 항상 내 요구를 충족시켜 줘", "사람들은 정말로 훌륭해" 또는 "난 정말 나인 게 행복해" 이러한 믿음은 삶의 전반에서 유지되며, 그것에서 우리가 모든 우리의 상호작용과 관계에서 작용하는 방식에 영향을 준다.

착상(implantation)

우리의 초기 발달의 각 단계는 잠재적인 위험과 난관을 가져올 수 있다. 엄마의 자궁벽으로 배아가 착상함은 그러한 한 가지 중대한 사건이다. 일부 의견들은 임신의 약 80% 정도가 착상에서 살아남지 못하며, 엄마도 모르게 사라진다는 것을 주장한다. 만약 거기에서 착상과 함께 어려움이 있었다면, 그것은 발달 중인 배아의 초기 세포 안에서 외상 반응을 만들게 될 것이다. 이것은 그것의 계통 내부에서 일종의 패턴화로 이끌릴 것이며, 이것은 "난 관계해야 할 아무것도 찾을 수 없어!" 또는 "내가 어디에 속해야 할지 모르겠어!" 또는 "죽을까 봐 너무도 겁나!"와 같은 삶의 진술과 연관될 것이다. 엄마의 자궁으로 착상한 그 특별한 세포들이 결국 머리의 이마 주변에서 조직을 형성하도록 이동된다는 것이 발견되었다. 그것은 이상한 듯이 보이지만, 착상 경험과 연관된 삶의 진술의 이러한 유형이 이러한 부위의 두개천골 요법 중 발생한다.

발달적 패턴(developmental patterns)

형성의 놀라운 정도가 임신 초기 단계 중 엄청난 속도로 발생한다. 긴 물결(long-tide) 안에서 전해진 배열순서의 힘의 작용으로 인하여, 수정 후 약 2주 정도에 발달하는 배아 내부에서 정중선이 형성된다. 중추신경계는 이러한 정중선의 축 주위에서 조직된 바로 직후 형성되기 시작한다. 척추 경막을 포함하는 상호 긴장막 체계가 수정 후 약 3주 정도에 형성되기 시작한다. 네 번째 주 동안 남은 뇌가 완성되며 척수(脊髓)와 함께 척주(脊柱)도 대부분 형성된다. 만약 외상이 이러한 초기 단계에서 경험된다면 그것은 이러한 조직의 작용에 직접적인 충격을 보유할 수 있다. 척주의 성장 중추 내에서 왜곡을 만들 수 있는—수정 후 약 3주부터—모든 경험이 나중의 삶에서 비정상 척추 만곡의 어떤 유형의 원인이 될 수 있다는 것은 가능한 듯 보인다. 더욱이 척추에서 결함과 척추이분증은 초기 신경관의 발달에서 합병증으로부터 나타날 수 있다. 언청이의 형성과 같은 다른 상태는 임신 7주째에 무엇인가 입술의 융합에 영향을 줄 때 결과하며, 갈라진 구개는 8에서 9주 중 경구개의 융합 문제로부터 나타날 수 있다.

환경에 대한 반응(responsive to the environment)

물리적인 사건에 대하여 민감한 것과 마찬가지로, 발달하는 아기는 부모의 감정에도 역시 반응한다. 이러한 감정은 아기가 세상으로 들어가는 전체 과정을 경험하는 방식을 결정한다. 아기들은 제공된 안전성과 안전함을 감지하는 것이 가능하며 이러한 감각을 안으로 가져오고, 그것이 항상 주변으로 전해지도록 내부화시킨다. 전형적으로 행복하고 안전한 가정환경이 존재하는가, 아빠가 존재하며 도움을 주는가 또는 논쟁, 갈등, 또는 스트레스가 존재하는가와 같은 것들은 중요한 영향이 된다. 그 부모의 걱정 수준이 임신하고 있는 그리고 세상으로 나오는 그들 자신의 경험에 영향을 주는 것으로 보인다는 것은 흥미롭다.

아기가 받아들여지는가 또는 원했던가는 하나의 감각적인 생리학적 경험으로서 체현될 수 있다. 수락이나 거부에 관한 깊이 뿌리내린 신체적 그리고 심리적인 패턴이 그때 발달되며, "누구도 내게 관심이 없어", "난 세상에서 필요 없는 존재야!" 또는 역으로 "난 정말 사랑받고 있어" 또는 "세상이 모두 내 발밑에 있어"와 같은 삶의 진술로 이끌린다. 만약 그 아기가 절대적으로 원하는 아기였으며 각별히 임신에 어려움을 겪거나 유산이 있었다면, 부모가 그 아기를 잃을까 봐 근심하고 있을 것이다. 이것도 역시 아기에서 불안의 체현된 패턴으로 이끌릴 것이다.

임신 6개월쯤, 발달하는 아기는 소리를 들을 수 있다. 그때 부모의 목소리는 아기를 안심시키는 또는 편안하게 하는 영향으로 작용하며 또는 스트레스를 받는다면 염려나 긴장의 근원이 될 수 있다. 거기에서 아기들이 부모의 목소리 상태에 반응하는 정도는 언어 발달 연구에 의하여 지적된다. 이러한 연구는 만약 부모가 아기들이 여전히 자궁 안에 있는 동안 그 아기에게 말을 건다면, 그들은 말하는 방법을 더 빠르게 습득할 것임을 보여 준다.

교감신경의 긴장도(sympathetic tone)

아기의 근육계 긴장도는 환경 특성에 따라서 설정된다. 만약 엄마의 삶의 환경이 그녀를 근심하게 만들고 스트레스 받게 한다면, 그녀는 정상수치보다 높은 아드레날린을 분비한다. 이것은 태아의 혈류 안으로 전해지는 것으로 보이며 태아 근육 수축 빈도를 높아지게 만드는 원인이 된다. 그러므로 아기의 근육 작용은 엄마가 스트레스를 받는다면 증가할 수 있다. 더욱이 작용에서 이러한 증가는 엄마 자신의 아드레날린 수치가 내려간 한참 후까지 이어진다.

아드레날린 호르몬은 교감신경계의 작용을 증가시킴으로 투쟁 도피 반응을 작동하도록 도와준다. 만약 아드레날린의 높은 수치가 지속된다면, 아기의 교감신경계의 긴장도는 상당한 흥분성의 한 지점에서 설정될 것이다. 이것은 아기에게서 지속된 투쟁 도피 반응을 만들게 된다. 교감신경 작용 증가는 아기를 자신이 직면하는 새로운 스트레스를 다루는 데 여유가 없는 상태로 남게 된다. 과민성, 과잉행동성, 과자극성과 아마도 천식 또는 편두통(migraine) 같은 상태가 나타날 수 있다.

캐서린의 이야기

이 시점에서, 개인적으로 캐서린(Catherine)이라는 42세 여성의 두개천골 요법 중 생겼던 경험을 연관지어 보고 싶다. 그녀는 처음 치료받으러 왔을 때 약간의 천식 성향을 제외하고는 신체적으로 좋은 건강상태를 보였다. 그렇지만 그녀의 불안증은 빈번하게 발생했으며 남성들이 자신을 떠날 것이라는 두려움으로 남자와 긴밀한 관계를 형성하는 데 어려움을 겪었다. 내 손을 그녀의 전두골 위에 올렸을 때, 나는 아래 놓인 상호 긴장막으로부터 어떤 당김을 느끼기 시작했다. 캐서린은 자신이 별로 기분이 좋지 않으며 아직 차가운 익숙한 감각이 몸의 우측면으로 내려간다고 묘사했다. 이러한 감각이 보다 분명해지면서 그녀는 마치 전신이 안쪽에서부터 아래로 당겨지고 있는 듯 느끼기 시작했다.

자신의 몸 안에서 이러한 감각을 따라가므로, 캐서린은 울고 싶은 충동을 느끼기 시작했다. 나는 그녀에게 이러한 감각과 감정이 자신을 그저 지나가도록 공간을 제공했다. 몇 분 후 내가 그녀에게 뭘 느끼는지 물었을 때, 그녀는 단지 "내 우측에서 아래로 뭔가 빠져나가는 느낌이 있네요"라고만 대답했다. 그녀는 이러한 감정을 이해할 수 없었거나 그것이 왜 거기에 있는지 이해할 수 없었지만, 스스로가 그것 안으로 더 깊이 진행하도록 허용하기에 충분하게 안전함을 느꼈다.

다시 그녀는 더 많은 눈물과 몸의 떨림에 이어 "뭔가 잃어버린 것이 있네요!"라고 소리쳤다. 다음으로 그녀는 "어디에 가 있었어? 왜 날 떠난 거야?"라고 울며 소리쳤다. 그녀는 계속해서 이러한 질문을 반복하고 있었다. 그녀의 절망은 심해졌으며 그녀는 그때 압도되기 시작했다. 나는 그녀에게 몇 차례의 깊고 느린 호흡을 취하도록 했고 몸 안에서 자원의 어떤 장소를 찾도록 격려했다. 그녀의 다음 진술은 확실한 울음이었다. "그가 떠났어요!" 이것은 다시 훌쩍임과 "어디 가 있었어? 왜 날 떠났어?"라는 반복된 질문으로 이어졌다.

Catherine은 자신이 쌍둥이였고 그녀의 동생이 임신 초기 단계 중 유산되었던 이미지를 얻었다. 그녀는 결과적으로 자기 혼자만 남겨졌다. 마음속에서 이러한 이미지로, 그녀는 비탄의 단계와 가벼운 훌쩍거림으로 들어갔다. 그녀의 내부로부터 좋아진 모든 이러한 감정을 스스로 인식하게 한 후, Catherine은 쌍둥이 동생이 죽었음을 수용할 준비가 된 것을 느꼈다. 이러한 받아들임으로 그녀는 그에게 사랑스럽게 잘 가라고 말할 수 있었다.

Catherine은 삶을 통해서 자신이 무엇인가 잃어버린 것에 대한 강한 감정을 가지고 있었고, 그것이 자신의 몸의 우측 면 아래로 내려가는 차가운 감각과 함께 나왔다는 것을 내게 말해 주었다. 자연스럽게, 모든 최초의 외상은 Catherine이 무엇이 발생했는지 말할 수 있고 이해할 수 있기 전에 발생했다. 그렇지만 아마도 그 기억이 여전히 그녀 몸 안에 담겨 있었을 것이다. 그녀 동생의 유산이 실재로 발생했든 아니든, 최소한의 수준에서 이러한 경험은 그녀에게 진실이다. 더욱 중요하게도, 이러한 치료과정 이후 Catherine의 천식은 극적인 호전을 보였다. 그녀는 더 이상 자신의 우측을 내려가는 차가운 감각을 경험하지 않았고, 그것은 그 후 그녀가 자기 확신으로 크게 성장하기 시작한 하나의 전환점을 의미했다.

아기의 크기와 위치

스트레스의 다른 원인은 그 아기의 크기와 위치에 연관될 수 있다. 만약 아기가 자궁 안에서 커다란 크기로 자란다면, 또는 엄마의 골반이 비교적 작다면, 아기는 공간의 협소함을 알게 될 수 있다. 이것은 흔히 쌍둥이나 그 이상이 존재하는 경우도 된다. 골반 내에서 모든 경련도 아기가 비대칭적인 패턴으로 성장하는 원인이 될 수 있으며, 아마도 아기의 머리나 인체 한쪽의 수축으로 이끌릴 것이다. 때때로 아기가 거꾸로 위치했을 때 역시 유사한 것이 발생한다. 이러한 경우, 아기의 머리는 엄마의 늑골들로 위에서 눌리며, 팔과 다리는 비틀린다. 이러한 패턴이 출생 후 남게 된다면 두개천골 치료는 도움이 될 것이다.

배꼽의 영양공급(umbilical nourishment)

발달하는 아기는 자신의 건강한 성장과 발달을 위하여 지속적이고 잘 균형 잡힌 영양을 공급받을 필요가 있다. 탯줄은 그것을 통해서 아기가 영양을 받고 대사산물을 제거하는 자궁 안의 생명선이다. 이러한 조직(tissue)은 아기에게 영양을 제공하도록 혈액이 풍부하게 공급된다. 태반도 역시 유해한 물질을 걸러내며 그것들이 아기의 혈액으로 들어가지 않도록 해준다. 두말할 것도 없이 일부 형태의 독성물질은 그것을 통해 전해질 수 있다.

아기에서 영양결핍은 다양한 원인으로부터 발생할 수 있다. 자연적으로, 산모는 건강에 좋고 영양적으로 균형을 이룬 음식을 먹는 것이 중요하다. 각별히 피임약 중단 후 즉시 임신한 엄마는 일부 비타민에서 결핍에 놓일 것이며, 이것은 그 발달하는 아기의 건강에 영향을 줄 수 있다. 영양결핍의 또 다른 원인은 태반이 완전하게 작용하지 못할 때이다. 태반이 임신 말기에 자연적으로 퇴행되기 시작하기 때문에 아기가 너무 늦게까지 나오지 않는다면 영양결핍이 발생할 것이다. 때때로 태반이 임신의 종결 이전에 그 능력의 일부를 상실하기도 한다. 이것은 아기의 성장을 늦추는 산소 부족과 영양의 문제를 일으킬 수 있으며 오래 지속된다면 더 심각한 문제로 이끌린다.

자궁 안에서 영양 공급과 연관된 경험의 각인은 일반적으로 배꼽 주변의 조직(tissue) 안에 들어간다. 아기가 자궁 안에서 자신의 삶을 즐겁든 또는 중독(中毒)으로든 경험하는 것은 배꼽을 통한다. 만약 적절한 영양이 전해지지 않는다면, 아기는 자신의 요구가 맞춰지는 것이 불가능하거나 자신이 보호받거나 사랑받지 못한다는 감각으로 남겨진다. 이러한 경험은 체현될 수 있으며 "누구도 날 사랑하지 않아!", "난 절대로 원하는 것을 갖지 못할 거야!" 또는 "세상은 정말 불결한 장소야!"와 같은 삶의 진술과 짝을 이룬다.

약물(drug)

항생제, 살충제, 일부 호르몬, 알콜 그리고 니코틴과 같은 많은 화학물질과 약물은 아기에게 독성물질로 증명되었으며 성장과 발달에 나쁜 영향을 줄 수 있다. 흡연은 작은 아기의 출생과 영아 사망의 높은 유병율과 연결되었다. 아기 때 발달하는 천식과 같은 호흡 질환의 발생 가능성은 부모 어느 쪽이 흡연을 하든 증가된다. 임신 중 알코올 남용 역시 아기의 이형성(異形成)을 유발할 수 있고 학습장애와 연계될 수 있다는 것은 잘 알려져 왔다. 엄마가 코카인이나 헤로인 같은 약물을 복용하는 사례에서, 그 아기는 이러한 중독으로부터 고통 받으며 태어난다.

임신 중 두개천골의 치료(craniosacral work during pregnancy)

두개천골 치료과정은 산모에게 상당한 이로움이 될 수 있으며, 체질상의 강도를 증진시키도록 그리고 모든 스트레스나 외상의 기원을 다루도록 도움이 될 수 있다. 두개천골 치료사가 자궁 내에 있는 아기의 건강을 촉진(促進)시키고 그것의 진행을 부드럽게 도와주는 것 역시 가능하다. 아기의 일차성 호흡계를 조율함으로, 치료사는 정렬과 발달의 가장 근원적인 힘(건강의 청사진–역자 주)에 연결시킬 수 있다. 더욱이 치료는 엄마에서 임신 중 흔한 증상인 요통도 완화시키고 골반을 이완하도록 도와줄 것이다. 잘 균형을 이룬 그리고 이완된 골반은 출산 과정을 지극히 쉽게 만들 수 있다.

만약 그 아기가 거꾸로 선 자세라면, 두개천골 요법의 부드러운 격려가 출산을 위하여 가장 편한 모습으로 아기가 돌아오게 도와줄 수 있다. 예를 들어, Linda는 그녀가 만삭일 때 치료받으러 왔다. 아기는 거꾸로 선 위치였으며 그녀는 많이 걱정하고 있었다. 내가 그녀의 복부로 손을 올렸을 때, 그녀의 횡격막 내에서 스트레스 패턴과 골반의 우측에서 조직들의 일부 수축을 감지했다. 그녀의 아기 역시 이러한 비활성에 의하여 영향을 받는 듯 보였다. 부드러운 손을 댄 격려 후, 그 부위에서 표현되고 있는 일차성 호흡의 더 꽉 찬 감각이 존재했다. 다음 주에 나는 Linda에게서 전화를 받았다. 그녀가 치료받은 그날 밤에, 아기가 정상 자세로 돌아왔으며 Linda는 바로 출산하러 간다고 했다. 그녀는 어떤 합병증도 없이 3kg의 건강한 사내아이를 분만했다.

엘리자베스와 그녀의 아기 이야기

엘리자베스(Elisabeth)의 아기 출산은 약 10일 정도 예정일을 지났다. 그녀의 양수는 36시간 전에 터졌지만, 출산을 위한 주요 수축은 아직 시작하지 않았다. 엘리자베스와 그녀의 아기는 내가 그녀에게 두개천골 요법을 제공할 수 있었을 때 위험한 시점에 이르렀다. 만약 몇 시간 이내에 분만 징후가 시작되지 않는다면, 그들은 유도분만을 위해서 병원에 입원해야 했을 것이다. 나는 엘리자베스의 복부 위로 손을 올렸고 그녀의 긴장과 불안을 느꼈다. 몇 분 이내에 약간의 리스닝과 함께 조직의 리듬을 따라 부드럽게 조장(encouragement)을 하고, 그녀의 배에서 전해진 긴장이 이완되면서 그 부위가 열어짐을 느꼈다. 약 이삼 분 정도 만에 그녀의 수축이 시작되었고, 약 아홉 시간 후 그녀는 아름다운 여자 아기를 분만했다.

유익한 예

1930년대에 현대 인류학의 개척가 중 한 사람인 Margaret Meade는 파푸아뉴기니아의 정글에서 살고 있던 한 부족과 마주쳤다. 이 부족은 우리 삶의 틀을 이루는 임신과 출산의 중대한 영향을 각별하게 인식하고 있었다. 그들은 '평화로운 사람들' 로 알려졌으며, 다른 보다 호전적인 부족들도 그들이 아무런 위협이 되지 않았기에 그대로 내버려 두었다. Margaret Meade는 이 부족의 한 여성이 임신하게 되면, 여왕의 자리에 오르는 것을 보았다. 그 부족은 그녀가 스트레스나 좌상으로 고통받지 않도록 모든 요구를 살뜰히 살펴주었다. 한 산모는 자신의 자궁 안에 그 부족의 씨를 담고 있기 때문에 상당히 사회적으로 중요한 사람으로 간주되었다. 더 놀랍게도 이러한 부족이 아무런 외상을 받지 않은 아기를 출산하는 듯 보였으며, 그들의 모든 사회적 상호작용에서도 너무도 조화로웠다.

세상으로 나가기

새로운 기술적인 진보는 산모와 아기에게 덜 위험스러운 출산환경을 만들었다. 그렇지만 안전성에서 진보가 어느 시점에서 중단되므로 기계나 약물의 지나친 남용은 산모와 아기의 정상적 생리학에 대한 방해로 문제와 합병증을 일으킨다.

– DR. YEHUDI GORDON

아기의 두개골

세상을 향한 여정에서 산도(産道)를 통해서 이동하는 것은 모든 강한 물리적 저항을 만나게 되는 우리의 첫 경험이다. 태어나기 위하여, 아기는 말 그대로 엄마 골반의 좁은

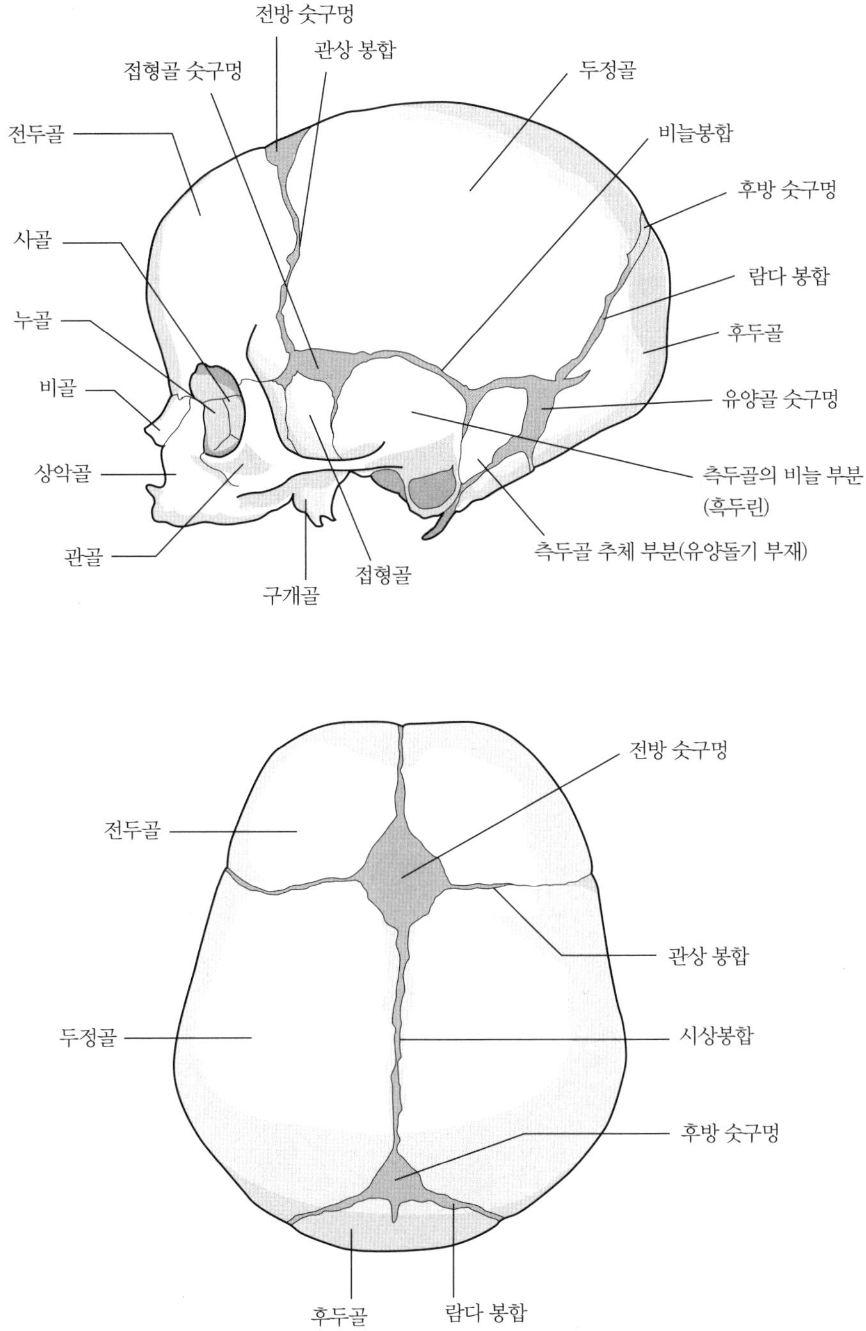

그림 10.1 아기의 두개골

터널을 통해서 쥐어짜내져야 한다. 이러한 단계에서, 아기의 두개골은 오직 부분적으로 형성되며 보호 작용과 유연성의 뛰어난 균형을 제공한다. 이러한 유연성은 산도를 통한 통과를 가능하게 하고 만나게 될 모든 강한 힘에 맞출 수 있도록 절대로 필요하다.

출산 시, 아기 머리 꼭대기의 지붕 뼈들은 주로 아직 융합되지 않은 막으로 이루어지며, 이것은 모양의 무한한 변화를 허용할 것이다 .이러한 막들이 부드럽게 남게 되는 골들 사이의 장소는 숫구멍이라고 불린다(그림 10.1 참조). 전방에서 커다란 **숫구멍**이(앞 숫구멍), 뒤에서(뒷 숫구멍) 그리고 옆에서(접형골과 유양 숫구멍) 존재한다. 두개골 기저부인 두개골의 바닥에서 골들은 대부분 융합되지 않은 연골로 이루어진다. 이러한 연골도 또한 상당한 정도의 유연성을 허용하며, 동시에 뇌의 바닥에서 섬세한 장기를 보호한다.

아기 두개골의 융합되지 않은 많은 부분은 분리된 부분을 구성한다. 이러한 골들의 융합은 약 7세경까지 완결되지 않는 하나의 과정이었다. 융합이 발생할 때까지, Dr.

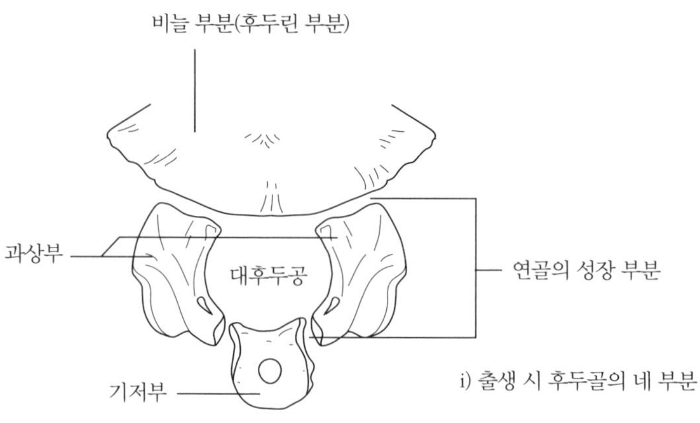

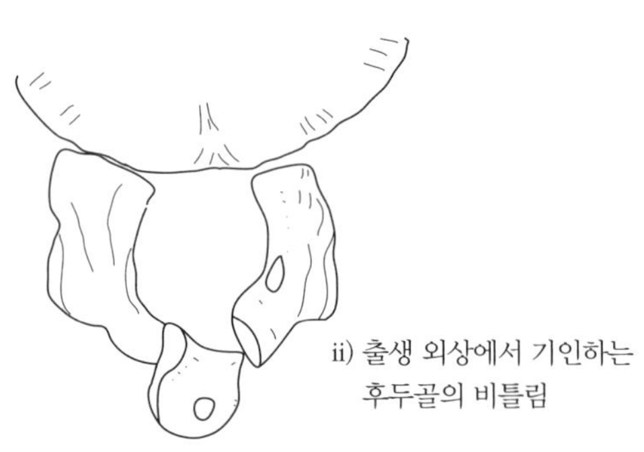

그림 10.2 i) 출산 시 후두골의 네 부분, ii) 후두골의 비틀림

Viola Frymann은 "이러한 골들의 각 부분은 기능적으로 하나의 분리된 골들로 간주되며, 그 이웃한 골들과의 관계에서 움직일 수 있다"고 주목했다.

분만 시, 전두골은 두 부분으로 존재하며, 측두골은 세 부분으로, 접형골도 세 부분으로 그리고 후두골은 네 부분으로 존재한다(그림 10.2 참조). 골반 역시 세 부분으로 놓인다. 이러한 골들이 출산 과정 중 저항과 만나므로, 그것들은 비틀림을 피하기 어렵다. 이것은 종종 단지 그 골들 자체만이 아니라 밑에 놓인 조직들까지 영향을 주는 압박의 패턴으로 이끌린다. 예를 들어, 만약 그 후두골의 상이한 부분이 압박된다면, 대후두공의 직경은 감소될 것이다(그림 10.2 참조). 이것은 두 가지 모두가 이러한 구멍을 통해 지나가는 뇌간과 척수의 윗부분에서 압박을 줄 수 있다. 비틀림 또한 두개골의 골들 사이에서 또는 그 안의 보다 작은 구멍들을 통해서 나오는 뇌신경의 자극을 유발할 수 있다('신경계에서의 영향' 참조).

두개골의 주형(cranial molding)

아기의 머리가 산도를 통해서 지나가므로, 그것은 그 엄마의 골반 모양에 의하여 결정된 모양으로 짜내어진다(squeezed). 이러한 압박의 강한 힘은 종종 수시간 이어진다. 아기 두개골의 골들은 그것들이 함께 짜내어 지므로 **두개골의 주형**이라고 불리는 한 과정에서 굽어지고 중첩된다. 더욱이 아기의 신체가 그 주위에서 회전되어야 하며, 출구를 확보하기 위하여 약 90도 회전을 만들어야 한다. 이러한 과정이 잠재적으로 외상이 되므로, 그것도 역시 지극히 자극적인 것이다. 세상을 향한 이러한 힘든 아기의 진출을 준비함에서 그리고 이차적 점화의 과정을 착수시킴에서 아기를 깨우는 데 중요하다.

우리의 출산 방식이 우리가 직면하는 가장 큰 도전의 하나이며 가장 중요한 경험의 하나가 된다. 당연히 전부는 아니지만 대부분의 아기들은 이러한 시기 중 어느 정도 외상을 받음을 느낀다. 두말할 것도 없이, 아기의 자가 치유력이 작동하므로, 이러한 스트레스의 많은 부분이 처음 10일 이내에 고쳐진다. 빨기와 울기 작용으로 도움을 받는 일차성 호흡의 내재한 영향은 압박의 심하지 않은 결과의 대부분을 골라낼 수 있으며, 아기의 머리가 다시 확장되며 재균형을 이루도록 허용한다.

해소되지 못한 비활성(unresolved inertia)

그렇지만 분만에서부터 스트레스는 아기, 어린이 그리고 성인의 건강에 영향을 주는 심리적이고 생리학적인 많은 문제의 뿌리가 되는 비활성의 패턴화를 만든다. 그 어려움은 뇌손상, 간질, 자폐증과 같은 보다 심각한 형태로부터 흔히 정상으로 간주되는 심하지 않는 문제까지 펼쳐질 수 있다. 흔한 증상은 먹기 곤란, 복통, 지나친 울기, 자극성, 좋지 못한 수면, 발달 문제, 감정적인 고통 또는 귀나 부비동의 문제 등을 포함한다.

출산 외상은 또한 영구적으로 적응될 수 있는 움직임의 초기 패턴에 영향을 준다. 이것은 먼저 움직임의 비대칭성 또는 자세에서 강한 선호도를 보여줄 수 있다. 예를 들어, 아기가 오직 한 자세에서만 먹기를 좋아한다면, 그것은 일종의 목 좌상을 추측케 한다. 또는 부모가 아기가 한쪽으로 누울 때 불편해하는 것을 눈치챌 것이다. 많은 예에서, 이러한 선호는 아기의 성장 패턴에서 변화를 유발하기에 충분하다. 이것들 모두는 일차성 호흡 리듬에서 비활성과 왜곡으로 촉지(觸知)될 수 있다. Dr. Ray Catellino에 따르면, 한 아기에 의하여 적응된 움직임 패턴은 그 아기의 출산 중 발생한 사건을 반영한다. 출산의 패턴도 역시 아기의 움직임 과정과 아기가 스스로 견지하는 방식에 방향을 제시한다.

엠마의 이야기

엠마(Emma)는 내가 처음 보았을 때 세 살이었다. 그녀는 반복된 귀의 감염, 'glue ear' 그리고 부분적인 청각장애로 고통을 받았다. 그녀의 수면 패턴 역시 매우 잘못되었으며, 마치 공황상태처럼 갑자기 깨곤 했다. 엠마는 장시간에 걸쳐 난산으로 태어났다. 그녀는 산도에서 걸렸으며 불행스럽게도 탯줄이 그녀의 목을 감고 있었다. 결국 그녀를 꺼내기 위하여 머리 양쪽으로 겸자를 적용했다. 그녀의 엄마는 통증을 완화해주도록 경막하 주사를 맞았다.

엠마의 머리는 매우 단단하게 느껴졌고 그녀의 미세한 율동적 움직임은 불규칙한 성질을 보여 주어, 그녀의 조직 안에서 여전히 유지된 충격을 표시한다. 그녀의 두개골막 안과 그녀의 좌측 측두골의 압박에서 상당한 긴장과 민감성이 존재했다. (청각 기관은 측두골 내부에 담겨 있다.) 이러한 소견을 바탕으로, 나는 치료를 시작했다. 엠마는 두개천골의 치료적 접촉의 부드러움을 좋아하는 듯 보였으며 내 손을 잡고 자신의 머리 측면으로 가져가기도 했으며, 마치 "여기가 나한테 필요한 부분이에요"라고 말하는 듯 하였다.

처음 두 번의 치료 후, 내가 그녀의 두개골 막과 측두골에서 치료하는 동안, 엠마의 수면 패턴이 약간 좋아진 징후를 보여 주었다. 그녀의 엄마도 엠마가 귀의 불편함을 덜 호소한다고 말해 주었다. 그렇지만 그녀는 그때 또 다른 귀의 감염에 걸렸기 때문에 카타르(catarrh, 조직파괴를 일으키지 않는 점막성 염증)가 지나치게 축적되지 않도록 내가 엠마의 식단에서 유제품을 줄이도록 권고했다.

세 번째 치료 중, 엠마는 내 손으로 자신의 머리를 밀기 시작했으며, 마치 자신의 두개골 안의 긴장의 일부를 해소하려는 시도와 비슷했다. 내 손은 그녀에게 대고 밀 수 있도록 약간의 저항을 제공했으며, 기쁘게도, 그녀는 바로 그쪽으로 밀었으며 내 양팔에서 끝냈다. 그것은 그녀가 자신의 분만 중 발생했던 동일한 움직임을 재현하는 것처럼 보였다. 엠마는 그 후 몇 시간 잠들었다. 내가 다음 번 치료에서 그녀를 봤을 때는 보다 밝고 총명하게 보였다. 2~3 주 지난 후 실시한 검사에서 그녀의 청력이 약 80%의 호전을 보여 주었다. 우리는 그녀의 머리를 통하여 일차성 호흡 표현을 더욱 회복시키도록 도와주는 치료를 3번 더 했다. 이러한 치료 과정의 끝에서, 엠마는 모든 증상에서 완전하게 회복되었다.

갇혀 버리다(getting stuck)

한 아기가 산도에서 걸렸으며 아기가 경험하는 그 압박이 해소되지 않는다면, 걸린 감정의 감각이 나중의 삶에서도 반복된다. 이것은 그들 스스로가 스트레스 하에 놓인 것을 또는 폐쇄된 공간에 놓인 것을 알게 될 때 흔히 발생한다. 이러한 상황은 그들의 출산 과정의 기억(일반적으로 무의식적인)에 의하여 다시 자극받게 될 수 있다. 아마도 "빠져나갈 곳이 없네!" 또는 "어디로든 갈 곳이 없구나!"와 같은 삶의 진술이 결과적으로 나오게 된다. 일반적으로 말해서, 이러한 비활성 패턴이 일찍 다루어질수록, 그것들은 쉽게 치료된다.

브렌다의 이야기

삼십 대 초반의 성공적인 비즈니스 우먼인 브렌다는 폐쇄공포증으로 고통받았다. 그녀는 종종 멀리 가야 하는 일을 했으므로 증상은 악화되곤 했고, 비행에 상당한 두려움이 있었다. 그녀는 통제할 수 없는 떨림, 너무 많은 발한, 쿵쿵거리는 심박동, 급한 호흡과 긴장된 목 근육과 함께 공황상태에 빠져들곤 했다. 종종 그녀는 구토를 하기도 했다. 그녀는 자신의 출생이 오래 걸리고 어려웠으며, 산도에 걸려 거의 죽을 뻔했다고 말했다.

난산이 그녀의 고통의 근원이었는가? 아마도 이러한 외상은 언제든 그녀가 걸렸다고 느낄 때마다 반복되었을 것이다. 촉지에서, 나는 그녀의 두개골 바닥을 통해서 비틀림과 그녀의 후두골과 목뼈의 맨 위쪽 추골 사이에 압박의 패턴이 존재하는 것을 알았다. 이것은 그녀의 신경계에 일부 자극을 만들었을 것이며, 아마도 미주신경이 포함되었을 것이다(그러므로 빠른 호흡과 구토가 있었다). 우리는 이러한 패턴을 약 1년에 걸쳐서 통상적인 두개골 치료방법으로 치료했다. 어떤 치료 시기는 매우 조용하고 매끄럽게 진행된 반면, 다른 때는 그녀의 체계 안에 담겨진 충격의 층이 벗겨지면서 그녀 몸의 강한 불수의적인 움직임을 포함했다. 그녀는 조금씩 두개골의 조직들에서 재구성이 발생했으며 점차로 폐쇄된 공간에 대한 동일한 공포 반응으로 고통받지 않게 되었다.

비대칭성(asymmetries)

출산 패턴화의 영향은 종종 머리와 안면 비대칭으로 나타난다. 사실 자신들의 출산으로 인해서 얼굴 좌측과 우측 사이에서 일부 표시 나는 차이를 가지고 있지 않은 사람들은 거의 없다. 당신 자신의 두개골 내에서의 어떠한 이상도 아세테이트 두 장의 깨끗한 종이로 당신의 사진을 복사하고 이어서 각 사진을 중간에서 자른다면 쉽게 볼 수 있을 것이다. 이것은 당신에게 자신의 좌측 두 장과 우측 두 장의 사진을 제공한다. 만약 당신이 자신의 좌측 사진 한 장을 뒤집은 후 남은 좌측 사진과 붙여 본다면, 당신은 자신의 두 좌측면 사진을 비교하게 될 것이다. 역시 우측 사진 두 장도 그렇게 붙이면 당신은 단지 우측 얼굴로만 된 사진을 만들게 된다. 그때 당신은 자신의 얼굴이 좌측이든 우측이든 어느 한쪽으로 만들어진다면 얼마나 많은 차이가 있는지 명백하게 볼 수 있을 것이다.

삶과 죽음의 패턴

우리는 출산의 본질이 우리의 삶에서 가질 수 있는 극적인 영향을 설명함에 있어서, 스웨덴의 연구에서 자살과 출산 외상 사이의 강한 상호 연관성을 보여 주었다. 약물 남용, 알코올 중독, 또는 자살로 사망한 환자들을 보유한 여섯 개의 스톡홀름 병원들에서 연구가 시행되었을 때, 어떤 다른 위험 요소보다도 출산 외상이 가장 높은 것을 보여 주었다. 더욱이 스웨덴의 카로렌샤 연구소에서 청소년 자살 희생자에 관한 연구는 출산 시 고통받은 외상의 유형이 자살 방법과 연관되는 것을 보여 주었다. 예를 들어, 설문에서 질식으로 사망한 2,900명의 사례가 출산 시 일종의 질식으로 고통받았던 것이다. 겸자에 의하여 손상받는 것과 같은 출산 시 기계적인 외상을 경험했던 이들의 대다수는 기계적인 장치로 자살했다. 약물 중독으로 사망한 자살 희생자들은 그들의 출산 시 진통성 마약과 바비트루(진정제)의 처방과 강한 상관성을 보유했다. 이러한 연관성이 보다 널리 알려졌다면, 나는 그렇게도 많은 의사들과 부모들이 그런 출산 방법(intervention)을 그리도 쉽게 선택할 것인지를 생각해 본다.

충분히 좋은

임신, 출산, 이른 어린이 시기 중 발생할 수 있는 어려움의 복잡성과 다양성으로 인해서, 모든 부모가 "그 과정을 올바르게 지나간다"는 것은 어려울 것이다. 만약 그들이 난산을, 각별히 많은 의료적 개입이 이루어진 난산을 경험한다면, 깊이 사랑하고 사려 깊은 부모는 무력함과 실패의 감각을 종종 느낀다. 더욱이 단지 발달하고 있는 아기가 얼마나 의식적이며, 반응적이고 민감한지 발견하게 되는 것은 너무도 냉정한 폭로일 수 있다. 그럼에도 불구하고, 좋은 부모가 되는 것 그리고 아이에게 삶에서 좋은 출발을 제공하는 것은 완벽해지고 실수하지 않는 것이 아닌, 그대로 충분히 좋은 상태로 남는 것에 관한 것이다. 대부분의 부모들에게 임신, 출산 그리고 부모의 시기는 지속적인 학습의 과정이다!

자연 출산(natural childbirth)

지난 20년 동안, 출산에 대한 보다 자연적인 접근에 대해 관심이 증가하며 재유행이 있어 왔다. 이러한 접근은 산모와 아기 모두를 위하여 가능한 한 편안하고 즐겁게 만들도록 어떤 환경을 만들려는 의도였다. 가장 중요하게, 자연 출산은 또한 그들의 자연적인 본능을 신뢰하는 모두를 도와준다. 이것은 산모가 출산하기 위하여 정해진 대로 자신의 등을 받치고 눕는, 약물이 처방되고 아기가 강한 힘으로 꺼내지는 장소인 많은 병원들에서의 출산 과정과는 반대가 된다. 거기에서 신생아는 분만실의 밝은 조명의 눈부심과 시끄러운 소란 속으로 들어가며 오로지 곧바로 잘려질 자신의 탯줄만을 의지한다. 신생아가 이러한 무신경함에 대하여 방어하려고 수축하는 것은 거의 놀라운 일이 아니다.

산부인과 의사인 Dr. Frederick Leboyer와 Dr. Michel Odent에 의하여 아기의 출산에 대한 보다 보호적인 접근법이 개척되어져 왔다. 의사에게 모든 책임을 전가시키는 환자로 인식하는 대신, 산모는 출산 과정의 책임을 부여받고 그들과 그들의 아기가 필요한 모든 것을 따라가도록 지원되었다. 산모들은 등을 받치고 눕도록 당연히 정하는 대신에, 자신의 자세를 선택하도록 권해진다. 사실 그러한 자세에서는 천골과 골반의 가동성이 줄어들기 때문에, 등으로 눕거나 반쯤 앉은 자세에서 출산하는 것은 일반적으로 보다 어렵다. 이것은 아기가 산도를 빠져나오는 것을 더욱 어렵게 만든다. 천골과 골반이 보다 자유롭게 열리며 중력의 영향이 유용하게 도와주기 때문에, 쪼그려 앉은 자세가 출산을 보다 수월하게 만든다.

러시아에서 처음으로 시도되었던 수중 분만은 출산의 고통을 덜어 주고 아기가 자궁의 양수 속을 떠나서 세상으로 들어오므로, 아기에게 보다 부드러운 전환을 만들도록 상당히 도와주었다. 물이 제공하는 도움은 분만 중 주변으로의 움직임에서 산모에게 상당한 자유로움을 제공하며, 그러므로 통증을 줄일 수 있는 최선의 자세를 보다 쉽게 찾도록 만들어 준다. 더욱이 수중 분만의 아기들이 보다 침착하고, 보다 총명하며, 보다 민첩하다는 것을 주장하는 많은 일화적인 증거들이 존재한다. 분만 욕조는 이제 많은 병원들에서 이용할 수 있거나 가정 출산을 위하여 임대할 수 있다.

부드러운 조명, 평온하고 부드러운 소음, 따뜻한 공기 그리고 감지 있는 아기 다루기는 신생아에게 꼭 맞는 환영을 제공하며, 후원 분위기를 만들도록 도와준다. 산모가 더 많이 이완하는 것이 가능할수록, 그녀가 자신의 자연적인 본능과 접촉에 머무를 수 있는 더 많은 개연성이 있으며 의료적 도움이 없이도 보다 쉽게 분만할 수 있다. 아버지나 출산 도우미의 역할 역시 후원과 안전감 유지를 제공함에서 상당한 중요성을 갖는다.

출산 시 아버지의 존재와 개입은 그 환경의 숭고함에 상당히 기여할 수 있다. 주의 깊게 다루어질 때, 즐거운 흥분, 행복 그리고 축복의 경험이 산모와 아기가 직면하는 그 모든 난관처럼 출산의 과정에서 한 부분을 차지할 것이다.

합병증의 원인

이러한 출산의 성스러운 순간은 쉽게 망가질 수 있는 것으로, 순간 속으로 사라지는 것으로, 새벽의 여명처럼 미묘한 것으로 존중하도록 배웁시다. 우리의 아기들은 거기에서 어디로 가야 할지 망설이고, 주저하며, 확신하지 못하고 있습니다. 그 아기는 두 개의 세상 틈에 서 있는 것입니다.

– DR. FREDERICK LEBOYER

두개천골 요법에서 다룰 수 있는 몇 가지 흔한 문제를 설명하기 위하여, 이 단락에서의 설명은 잘못될 수 있는 다양한 요인들의 개략적인 설명을 포함한다. 그렇지만 이것은 이 방법이 반드시 그렇게 되어야 하는 방법이라는 것 또는 지극히 긍정적인 임신과 출산의 경험이 그렇게 빈번히 발생하지 않는다는 것을 의미하지도 않는다. 결국 우리의 몸은 이러한 목적을 위하여 설계된 것이다.

아기가 세상으로 외상과 함께 진입하고 외상을 받은 채 남아 있는가는 다수의 요인에 의하여 감지될 수 있다. 이러한 몇 가지는 부모나 양육자의 통제하에 놓일 것이며 일부는 그렇지 못할 것이다. 정상적으로, 임신과 출산에 관하여 언급할 때, 어떤 관점이나 의견이 부모나 의학적 전문가의 경험이나 관점을 따르게 되는 성향이 있다. 이것이 반드시 그 아기의 경험과 일치하는 것은 아니라는 것은 주목할 가치가 있다. 이어지는 요약부에서, 그 많은 설명들이 아기들이 세상으로 들어오면서 그들이 아마도 경험하게 될 것들을 살펴보기 위하여 아기의 관점에서부터 좀 더 많은 것들을 풀어 보려고 시도할 것이다.

엄마 골반의 모양과 크기

일부 골반 모양은 그곳을 통해 나오기가 쉬운 반면, 다른 골반은 더 많은 어려움을 주게 된다. 만약 산모의 골반이 매우 좁거나 보다 삼각형 모양을 이룬다면, 아기는 그 길을 통해서 나오기가 쉽지 않을 것이다. 골반의 크기 역시 지극히 중요하다. 일부 골반 모양에서 합병증을 막기 위하여 출산 징후에 앞서 제왕절개가 시행되곤 한다(313쪽 제왕절개술 참조).

아기의 크기

아기는 크기에서 상당히 다양하며, 물론 보다 큰 아기가 산도의 한계를 통해서 아기가 이동할 수 있는 더 많은 어려움을 갖게 된다. 자연적으로 산모의 골반도 역시 크다면, 이것은 별로 중요하지 않다. 평균적인 아기의 무게는 3kg를 약간 상회하며(약 7파운드), 4kg(약 9파운드)이 넘는 아이들이 통상적으로 큰 아기라고 간주된다. 큰 아기는 산도에 보다 걸리게 되기 쉽고, 일단 머리가 빠져나와도 자신의 어깨를 밖으로 빼내는 데 어려움을 갖게 된다.

아기의 위치

아기가 산도를 통해서 지나가므로 아기의 위치 역시 출산의 용이함을 결정한다. 특정한 위치는 보다 손쉬운 출산을 만드는 반면, 다른 자세는 어려움을 만들 수 있다. 출산하게 될 아기의 가장 편안한 자세는 머리가 먼저 나오는 것이다. 이것은 가장 일반적인 모습이다. 아기가 소위 **전방 태위**(anterior presentation)라고 불리는 자세로 산도를 통해서 이동할 때 가장 적은 좌상이 유발된다. 이것은 아기가 출구에 진입하므로 아기의 얼굴이 엄마의 천골을 지나 아래로 이동할 때 아래로 움직이는 것이다(그림 10.3 참조). **후방 태위**(posterior presentation)란 그 아기의 뒤통수가 엄마의 천골을 지나서 이동할 때이다. 이러한 자세에서 놓일 때 아기가 걸리게 되는 것이 보다 흔하다. 출산의 시점에서 아기의 머리가 골반을 만나는 각도도 역시 중요하다. 아기의 머리는 자신의 가슴 쪽을 향해 이상적으로 당겨지며, 이것은 아기가 산도 안으로 통과해야 하는 가장 적은 직경을 만들어 준다. 만약 아기가 내려가기 시작하므로 아기의 머리가 바로 향하는 것보다는 약간의 각도에 놓이는 것이 도움이 된다.

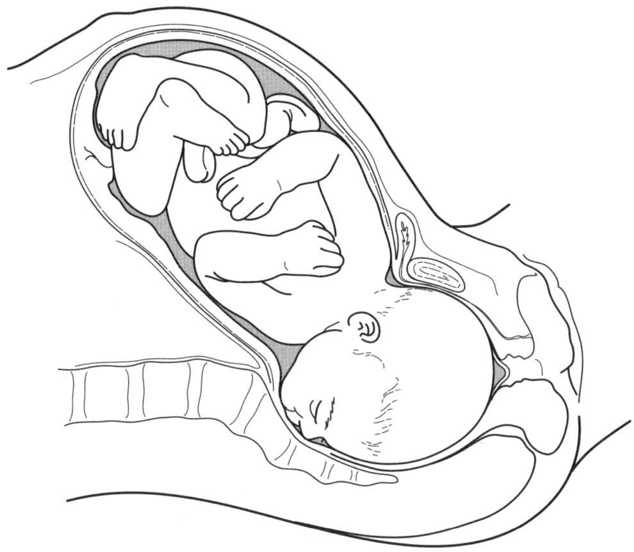

그림 10.3 전방태위 – 아기의 얼굴이 엄마의 천골을 지나며 이동한다.

아마도 빠져나오는 데 가장 어려운 방법은 그 아기가 발 먼저 나오는 거꾸로 선 자세에서 일 것이다. 이러한 예에서, 압박의 힘은 아기의 몸에 아래에서부터 위쪽으로 들어가는 경향이 있으며, 아기의 고관절과 골반은 종종 좌상을 받게 된다. 더욱이 그 아기의 머리는 적절한 주형(modeling)의 충분한 이로움을 받지 못한다. 어깨가 먼저 나오는 것과 같은 출산의 다른 자세들은 흔하지는 않지만, 역시 좌상이나 손상의 패턴을 만들 수 있다.

분만 시간

지나치게 긴(종종 15시간이 넘는) 장시간의 분만은 아기가 압박의 힘을 지속적으로 받게 만들며, 이것은 종종 아기가 출산 도중 걸려 있다면 압력을 증가시킨다. 이것은 아기를 압도할 수 있으며 외상의 기회를 증대시킨다. 자신의 골반에 의하여 제공된 그 저항과 함께 엄마의 수축하는 힘은 아기의 연약한 조직 내에서 국소적인 부위—특히 머리의 뼈들에서—의 압박과 비틀림을 만들 수 있다. 이러한 패턴은 두개천골 치료를 위하여 찾아오는 성인들에게서 빈번하게 볼 수 있다.

너무 빠른 출산(6시간 이내)에서 산모의 골반 수축의 힘은 흔히 지나치게 강하고 빠르다. 결과적으로 아기의 머리는 부드럽고 천천히 주형으로 틀을 형성할 시간을 갖지 못하며, 이것은 그 조직 내부에서 유지된 충격의 경험으로 이끌린다. 더욱이 아기가 상당한 공포를 느끼게 될 것이다. 이것은 아마도 과자극성, 안정의 어려움 그리고 기타 증상의 여러 범위를 유발할 것이다.

탯줄의 문제(umbilical difficulties)

일부 사례에서 탯줄은 분만 동안 아기의 몸 주위를 감게 되며, 이것은 산도를 통한 아기의 진행을 지체시킨다. 만약 탯줄이 압박된다면 또는 태반이 너무 일찍 떨어진다면, 그것은 태아의 산소 공급을 중지 시켜 버릴 수 있다. 산소 공급이 잠깐이라도 중단되면 아기는 고통이나 충격 상태로 몰린다. 이것은 바로 분만의 매 단계마다 아기의 심박동이 살펴지는가의 주된 이유 중 하나이다. 지속적인 산소 공급은 뇌의 생존을 위하여 필요하며, 수분이 넘는 모든 산소 공급 중단은 손상과 뇌성마비 발생으로 이어질 수 있다. 이것은 또한 아기의 두개골과 중추신경계에서 가동성의 심각한 상실로 흔히 표시된다.

탯줄은 때때로 아기의 목 주위를 감게 되며, 그 아기가 완전히 빠져나오는 것을 어렵게 만든다. 목 문제와 후두 부위에서 민감성이 종종 이어진다.

내가 29세 된 청년의 배꼽 주위 부위를 치료하고 있을 때, 그는 자신이 이상해지는 것을 느꼈다. 그가 이러한 감각을 약간 더 깊게 탐구했을 때, 버둥거리고 싶은 욕구를 느꼈지만, 그때 더 많이 버둥거릴수록 그러고 있는 자신의 감정이 더욱 싫어지게 되었다. 비록 이러한 사건과 연계할 증거는 없지만, 그의 경험은 그가 태어날 때 자신의 탯줄이 목 주위에 감기는 방식에 꼭 들어맞았다.

탯줄의 충격(umbilical shock)

일반적인 출산 과정에서, 탯줄은 아기가 태어난 직후 잘라진다. 그렇지만 대략 출산 후 5분이나 그 이상 지속되는 탯줄의 맥동이 멈출 때까지 그대로 놔두는 것이 이상적이다. **탯줄이 맥동을 정지한 그때만이 그것이 더 이상 필요 없는 것이다.** 그제야 아기는 충격이나 위험이 없이 자신의 호흡으로 안정 될 수 있다. 만약 탯줄이 지나치게 일찍 잘린다면 그것은 외상을 유발할 것이며, 이것은 신생아의 배꼽 주위 조직 안에 담겨지게 된다. 이것은 이차적 점화와 관계된 문제의 주된 원인 중 하나이다. 아기가 바깥 세상에 나와 첫 호흡을 취하므로 거기에서 생명의 호흡의 잠재력이 아기의 계통으로 점화의 불꽃을 불어넣어 주는 그 점화 단계의 두 번째 주된 단계. 이러한 생명의 불꽃의 표현은 탯줄의 충격으로 인해서 누눅해지거나 느려질 수 있다.

탯줄의 충격에 대한 내 자신의 경험은 정말 하나의 그림 같았다. 두개천골 치료 중 나의 치료는 자신의 배꼽 부위 안에서 비활성의 한 장소를 감지하기 시작하였다. 그녀가 이러한 부위를 접촉했을 때, 마치 내가 배를 두드려 맞은 듯—내가 신음소리를 내고 싶은 느낌—강한 감각을 경험했다. 치료사가 균형 상태를 향해 내 조직들에서 그 패턴을 따라가는 동안 이러한 감각은 나와 함께 머물렀다. 내 복부 안에서 몇 차례의 맥동과 연축 후, 모든 것은 안정하는 듯 보였으며 상당히 졸음이 몰려오기 시작했다. 이러한 시점에서 그 치료사는 내가 안정을 취하고 잠에 빠져드는 동안 나의 머리를 감싸 잡았다. 이러한 움직임이 내가 태어날 때 만들어지지 않았던 움직임이었듯, 나는 이것이 너무도 편안한 것을 알게 되었다. 나는 깊이 치유되어 보다 에너지에 넘쳐서 매우 조용히 깨어났다.

제왕절개술(caesarean section)

이러한 방식으로 태어난 줄리어스 시저 이후, 수술 출산법은 제왕절개술이라고 불린다. 제왕절개술이란 자연분만을 하는데 어떤 어려움이 있다면 의사들이 흔히 권한다. 제왕절개술에 의하여 태어난 아기는 전통적인 출산의 압박적인 힘 전부를 겪지 않는 반면, 이러한 과정은 그럼에도 불구하고 그 자체의 문제를 갖고 있다. 그 결과는 그것이 선택 되었는가 또는 응급의 제왕절개술인가에 달린다. 선택된 제왕절개술은 산모가 산통을 시작하기에 앞서 이루어지는 수술이다. 산모가 자연적인 분만을 어렵게 만드는 질병을 갖고 있거나, 그녀의 골반이 아기의 진행에 맞추기에 지나치게 작거나 좁을 때 시행될 것이다. 응급의 제왕절개술은 일단 산통이 시작된 후 산모든 아기든 위험에 놓이는 어떤 어려움이 발생한다면 시술된다.

선택된 제왕절개술로 태어난 아기는 산도를 통해서 빠져나오므로 갖게 되는 주형의 틀 형성의 과정에서 제공되는 긍정적인 이로움을 박탈당한다. 이러한 아기들은 종종 결과적으로 반응성이 떨어진다. 그들은 나중에 치마끈을 놓지 않거나 지속적인 약속이나 무언가 강요하는 것을 필요로 하는 듯 보인다. 제왕절개술은 또한 자궁의 환경으로부터 외부 세계로 향하는 압력에서 갑작스러운 변화를 만들게 된다. 이것은 아기의 충격 경험으로 나타날 것이며 아기의 조직에서 수축성 반응을 만들게 된다. 결과적으로 제왕절개를 한 아기들의 머리는 비교적 단단하고 고정된 듯 느껴진다.

응급의 제왕절개술에서, 아기는 그 수술을 필요하게 만들었던 합병증의 영향으로부터 외상을 받을 수 있다. 이것은 위에서 설명한 압력 변화의 영향에 더해진다. 더욱이 아기가 이미 엄마의 골반 안으로 깊이 박혀 있다면 아기를 꺼내는 것 역시 쉽지 않을 것이며, 의사들은 종종 아기를 꺼내기 위하여 강하게 당길 것이다. 두말할 것도 없이, 제왕절개술의 현명한 시술은 종종 우리의 생명을 구할 것이다.

출생 시 아기의 월령

개월수를 채우고 태어난 아기는 일반적으로 쉬운 분만의 더 좋은 기회를 갖게 된다. 이러한 시점에서 아기의 두개골은 매끄러운 출산을 위하여 유연성의 최적 지점까지 발달했으며 뇌를 보호할 수 있을 정도로 충분히 강하다. 그렇지만 40주가 넘은 아기의 두개골은 더 많이 발달되었으므로 더 단단하다. 결과적으로 아기의 두개골은 출산의 힘에 맞추기 어려울 것이다.

의과학의 진보로, 아기들은 매우 미숙한 상태로 일찍 태어나도 생존할 수 있다. 최근에 비록 상당한 의료적 처치가 필요하긴 하지만, 27주밖에 안 된 미숙아가 출산되는 경우도 드물지 않다. 30주 미만의 아기들에게는 산소를 공급하기 위하여 환기장치가 필요하며, 음식물은 정맥으로 제공해야 할 것이다. 몇 주 모자란 미숙아의 경우에도 폐는 아직 충분하게 발달되지 않았기 때문에 바깥세상에서 좌상을 받게 될 것이다. 이것은 가슴에서 일차성 호흡의 상실로서 가끔 촉진된다. 미숙한 아기의 골들은 여전히 매우 연하므로 분만 중 보호력을 제공하기 어렵다. 더욱이 분만 후 중력의 영향은 아기들이 잘 때 그들의 두개골을 평평하게 만드는 이유이며, 이러한 현상은 미숙아들의 두개골에서 자주 보인다.

각별히 아기가 사랑 가득하고 애정이 넘치는 보호자에 의하여 양육될 때, 난산으로부터 나타날 수 있는 많은 합병증이 자연적으로 해소된다는 것을 반드시 기억해야 한다. 모든 합병증의 잔류된 영향은 빈번하게 두개천골 치료에 잘 반응할 것이다.

사용된 의료적 처치(interventions used)

집의 익숙한 환경에서, 어떠한 의료적 처치도 없는 자연 출산은 분명히 이상적이다. 이러한 형태로 출산한 아기들은 보다 총명하고, 보다 조화롭고 더 행복하게 될 성향을 보인다. 두말할 것도 없이, 출산 중 합병증이 있다면, 의료적 처치를 이용하는 빠른 반응이 절대적인 생명의 수호자가 될 것이다. 그렇지만 현대의 병원에서는 실재로 발생하지 않았을지라도, 혹시라도 어떤 일이 발생할 것에 대한 두려움에서 빈번하게 방어적으로 개입한다. 이러한 생각은 우리의 자연적인 본능과 능력에 대한 뿌리 깊은 불신에서부터 그리고 출산이 기본적으로 자연적인 과정이라는 인식의 부족에서부터 나오는 것으로 보인다. 불행하게도 산모와 아기가 그들의 자연적인 본능을 따르지 못하고 꺼내지기 시작하므로, 한 가지 유형의 처치가 사용될 때, 그것이 또 다른 처치의 사용으로 이끌리는 것이 흔한 사례이다. 소송에 대한 의사의 염려는 무언가가 잘못되어 간다면 그러한 집중적인 치료를 하고픈 동기를 증대시킨다.

임신 중이든 출산 중이든 산모에게 처방된 약물은 역시 아기의 혈류로도 들어갈 것이며 깊은 영향을 갖게 될 것이다. 더욱이 그것들이 출산 후에도 여러 해 동안 아기의 계통 내부에 머물 수 있다. 페티딘(미국에서는 데머롤)은 분만 중 빈번하게 처방되는 그러한 진통제의 하나이다. 이러한 약물과 함께 태어난 아기는 잠을 많이 자고 자극적인 성향을 보이며 그들의 조직은 종종 촉지에서 늘어짐을 보인다.

경막하 주사는 비교적 아기에게 덜 해롭겠지만, 엄마의 골반이 결과적으로 둔감해지므로 아기가 나오려면 겸자와 같은 더 많은 의료적 개입의 도움이 필요할 것이다. 경막하 주사는 또한 산모에게 장기간의 요통을 유발할 수 있다.

통증 완화를 위한 가스나 공기 사용은 덜 심각한 반응을 만드는 것으로 보이지만, 여전히 아기에게서 작용의 단편화로 그리고 분리로 향하는 성향으로 이끌린다.

분만의 시작이 실제로 준비가 되었을 때, 엄마의 몸에 옥시토신 호르몬 분비를 작동시키는 아기에 의하여 시작된다는 것을 주장하는 많은 증거가 존재한다. 옥시토신의 주된 기능은 자궁의 수축을 유발하는 것이며, 이것이 산도를 통해서 아기를 밀어내 준다. 그렇지만 종종 아기가 예정일을 넘길 때 인공적으로 수축을 만들기 위하여 약물이 처방된다. 결과적으로 이러한 아기들은 말 그대로 너무도 일찍 밖으로 밀려나오는 것이다.

흥미롭게도, 출산 중 통증은 산모의 엔돌핀(자연의 진통제)과 옥시토신 분비를 증가시키는 것으로 보인다. 옥시토신은 그것이 산모와 아기 사이에서 사랑의 감정을 만들고 유대감을 형성하도록 도와주기 때문에 '사랑의 호르몬'이라고도 불린다. 이것은 "통증 없이는 얻을 수 없는 것!"인 듯 보인다. 또한 일반적으로 자궁경부가 완전하게 확장되었을 때인, 출산 말기에서 아드레날린의 자연적인 증가가 존재한다. 이것은 산모가 아기를 밖으로 나오도록 돕기 위한 에너지의 상당한 필요만큼 분출한다.

만약 아기가 출산의 말기 중 산도에 걸린다면, 겸자나 진공흡입 장치가 사용될 것이다. 겸자는 일반적으로 아기의 머리 양 측면으로 적용되지만, 때때로 그 조직에서 당겨지는 상당한 압력으로 멍들게 만든다. 그렇지만 요령 있게 사용한다면, 겸자는 불행을 건져 주며 어떤 문제를 야기하지도 않을 것이다.

진공장치는 아기의 머리 꼭대기에 부착되는 흡입판을 이용하며 상당한 압력으로 아기를 산모의 골반 밖으로 빨아내도록 사용된다. 이것은 빈번하게 아기의 머리에 심각한 스트레스와 비틀림을 만든다.

합병증 재현하기(repalying complications)

케이트는 우울증과 재발성 요통으로 두개천골 요법을 위해 찾아온 25세의 남성이었다. 그는 종종 자신의 삶에서 성취하기 위하여 투쟁했지만, 그때마다 포기하게 되었고, 성공하지 못할 느낌을 갖고 있었다. 이것은 자신의 출산 외상의 재생일 것이다. 그의 어머니는 케이트가 약 1주일 예정일을 넘겼을 때 산통을 유도하기 위하여 약을 처방받았다. 결과적으로 그는 밖으로 밀려 나왔으며, 진통제를 복용했으며 마지막으로 겸자로 잡아 당겨졌고 그러므로 그는 자신의 노력하에 어렵게 태어났다. 나중에 케이트는 삶에서 반복적으로 스스로를 어려운 일에 밀어넣었지만 약한 감정과 확신 부족으로 압도 되었으므로 그 일들을 완성할 수 없었다. 슬프게도 케이트는 이러한 패턴을 겪어 낼 수 있는 자원을 찾기도 전에 치료를 포기했다.

부모의 건강

수정 시점에서 부모의 건강은 발달하는 아기의 체질상 강도에 중요한 영향을 보유하는 것으로 생각된다. 임신과 출산 중 엄마의 건강이 각별하게 중요하다. 대부분의 급성 질병은 일반적으로 아기에게 문제가 되지 않지만, 엄마가 심각한 질병이나 감염으로부터 고통받는다면, 아기의 발달에 영향을 줄 것이다. 예를 들어, 임신 중 풍진(rubella) 감염의 결과는 잘 알려져 있으며 아마도 아기에게서 청각장애를 유발할 것이다. 임신 초기 단계에서 입덧은 흔한 증상이지만, 이것은 아기에게 어떠한 부정적인 영향을 갖게 하지 않는다. 그렇지만 임신 전반에 걸쳐 이어지는 지속적인 구토는 아기의 가용적인 영양 공급에 영향을 줄 것이며 아기의 성장이 느려짐으로 결과한다.

출산의 순서(order of birth)

일단 산도가 첫 아이에 의하여 확장되었다면, 뒤따르는 출산에서 산도가 다시 늘어나는 것은 일반적으로 보다 쉽다. 그러므로 동생은 그들의 형이나 누나에 의하여 개척된 경로로부터 종종 이점을 얻게 된다. 엄마는 첫 번째 출산 때 골반이 덜 유연하기 때문에 보다 불안할 것이므로 합병증은 보다 빈번하게 첫째 아이에게 영향을 주게 된다. 그렇지만 이전의 출산으로부터 어떤 상흔이 존재한다면, 그것은 아마도 동생의 경로에도 저항을 제공할 것이다.

유대감 형성(bonding)

아기와 부모 사이에서 유대감의 과정은 임신의 출발선상에서 바로 시작할 것이다. 자연적으로 흘러넘치는 유대감의 형성과정으로부터 부모와 아기에게 영향을 줄 수 있는 그 깊은 즐거움을 누가 설명할 수 있겠는가? 아기가 경험하는 환영, 받아들임 그리고 양육함의 감정은 아기의 자가 치유의 가능성의 작용을 상당하게 강화시킨다. 일단 아기가 나온 후, 출산 과정의 덜 심한 결과의 대부분은 아기가 받게 되는 사랑과 후원에 의하여 그대로 자연스럽게 해소된다. 그렇지만 이러한 유대감이 발생하지 않는다면, 아기는 아마도 잘 자라기가 어려울 것이다.

생명의 처음 며칠 동안의 좋은 유대감이 아기의 건강한 발달에 절대적이라는 증거가 점점 더 많이 존재한다. 신생아는 자기의 모든 필요에 대하여 공급받기 위하여 보호자에게 의존한다. 신체 심리치료사인 Babette Rothschild에 따르면, 좋은 신체적 그리고 감정적인 후원을 받은 아기들이 폭넓은 좋은 자원을 보유하고 삶의 어려움과 난관에 대처할 수 있는 어린이와 성인으로 자라는 경향을 보인다. 아기들의 요구의 중요한 부분을 맞춰 주지 못하는 보호자에 의하여 길러진 아기들은 보다 활기가 없고 삶의 요구에 맞추는 데 더 많은 어려움을 갖는 성인으로 자랄 위험에 더 많이 노출된다. 그들은 또한 스트레스를 처리함에서 보다 더 많은 어려움을 갖는 것으로 보이며, 심리학적인 장애를 보다 쉽게 받게 된다.

모유 수유는 엄마와 아기 사이에서 유대감의 중대한 부분이 되며 아기가 잘 양육됨과 편안함을 느끼게 되는 핵심 방식의 하나이다. 흥미롭게도, 만약 아기들이 출산 직후 엄마의 배 위에 그대로 놓인다면, 자연적으로 젖꼭지를 향해서 찾아갈 것이며 그들의 첫 수유를 파악할 것임을 여러 연구가 보여 주었다. 그들은 선천적으로 무엇을 해야 할지 알고 있다. 이러한 자연의 본능을 신뢰하는 것은 아기가 자신이 필요한 것을 향해가도록 허용한다. 그렇지만 출산 후 엄마에게서 신생아가 잠깐이라도 떨어지면 그 첫 번째 수유의 성공에 상당히 영향을 미친다는 것이 설명되었다. 약물 또는 기타의 의료적 개입 사용은 아기의 흡인(빨기) 능력을 억제한다는 것을 보여 주었다.

아기와 어린이 치료하기

너무도 흔하게 감지되지 않는 그리고 너무도 빈번하게 유아기, 아동기, 청소년기 동안의 발달과 성장 문제의 원인이 되는 아무런 외견상의 임상적 징후가 없는 소위 미미한 손상은 보다 모호하다.

– DR. A.G. CATHIE

아기 또는 어린이의 두개천골 요법 상담 중, 그들의 임신과 출산의 세밀한 내용은 치료사에게 각별하게 흥미를 줄 것이며 아마도 어떤 증상의 기원에 관하여 가치 있는 단서를 제공할 것이다. 아기나 어린이가 현재 보이는 가능한 증상의 범위는 지극히 광범위하겠지만, 대부분의 공통적인 어려움의 일부는 아래에서 개략된다. 이른 외상으로부터 결과하는 많은 문제들이 치료 가능하므로, 두개천골 치료사에 의하여 단지 모든 아기들이 검사될 수 있다면, 많은 어려움들이 뿌리를 내리기 전에 제거될 수 있을 것이다.

외상화(traumatization)

먼저 두개천골 치료사는 외상화의 모든 증상에 대하여 살펴본다. 이것은 아마도 눈 맞추기(eye contact) 유지에서 어려움, 회피반응(withdrawal), 분리(dissoiation), 스트레스, 지나친 울음 또는 과민성 등의 징후로서 나타날 것이다. 극단적인 사례에서 아기는 저긴장 상태에 들어갈 것이다. 이것은 그 조직의 무기력함과 일차성 호흡의 리듬에서 잠재력 부족으로 표시된다. 그것은 아기의 생리학이 상당한 정도의 압도됨과 외상화로 고통받는 상황에서 발생한다. 결과적으로 아기는 말 그대로 포기한 것이다. 이러한 상태는 종종 감정적인 억압, 나중의 삶에 관한 확신 부족과 포기로 향하는 성향을 바탕으로 한다. 많은 이러한 사례에서, 그것이 아이에게 자신의 계통 내부에 여전히 남아 있는 그 고통을 상기시키기 때문에 접촉의 모든 종류는 통증으로 경험될 것이다. 이러한 형태의 상황은 또한 자폐증의 근원이 된다.

잠재력의 자원을 만드는 것이 이러한 아기들의 치료에서 첫 단계가 된다.

신경계에서의 영향

분만 시, 비록 인간의 뇌가 완전하게 형성되었을지라도, 그것은 단지 성인 뇌 무게의 약 1/4에 지나지 않는다. 그러므로 뇌 성장의 대부분은 일단 우리가 자궁 밖으로 나온 후 발생한다. Babette Rothschild가 관찰했듯이, 신생아의 두뇌는 신형 컴퓨터와 상당히 유사하다. 이것은 장래의 발달과 프로그래밍, 메모리 파일 그리고 확장 등을 위하여 필요하게 될 모든 것을 담아 두는 기본적인 작동체계는 갖추었지만, 그 기본적 체계의 요구를 넘어서는 많은 것들이 아직은 불가능하다. 더욱이 두뇌가 외부적인 영향에 지극히 민감하게 반응적이면서 상당히 유연하며, 그것의 구성에서 프로그램과 재프로그램이 가능하다. 그러므로 신생아의 환경과의 초기 경험과 상호작용의 특성이 뇌 기능에 강력하게 영향을 준다.

머리의 뼈들과 상호 긴장막은 뇌가 자라면서 그것의 모양을 결정하도록 도와준다. 만약 비활성 패턴이 이러한 조직 내에 남아 있다면, 그것은 뇌가 성장하고 작용하는 방식에 영향을 줄 것이다. 주변의 뼈들과 막들 내부에서 압박이나 어떤 비활성의 결과로서, 신경계의 일차성 호흡은 방해를 받을 수 있으며, 뇌와 뇌신경의 작용에 영향을 주게 된다. 그것이 장시간이 걸렸거나 어려웠던 출산 후 충격 상태에 남아 있다면 신경계의 작용은 또한 영향을 받게 될 것이다.

심박동 불규칙성, 호흡 또는 기타 소화의 혼란은 미주 신경이 압박된 결과로 흔하게 발생한다. 더욱이 봉합 내부에서 동일한 구멍인 경정맥공(jugular foramen)은 후두의 근육들의 일부와 가장 큰 타액선으로 공급되는 설인신경을 담고 있다. 만약 이 신경이 자극받는다면, 연하작용과 수유에서 어려움이 나타날 것이다.

비슷하게, 흡인 행동에서 문제는 설인신경이 통과해서 지나가는 후두골 내부의 작은 구멍에 영향을 주는 비활성 패턴으로 인해서 자극받게 된다면 발생한다. 만약 아기의 빨기가 약하다면, 더 많은 공기가 끌려들어가는 경향이 있으며, 이것은 위 안의 가스와 대장 통증에 더욱 기여할 수 있다.

기타 뇌신경에서 압박은 수의적인 움직임 또는 사시와 같은 눈의 문제를 유발할 수 있다. 귀의 감염, 난청 그리고 '중이염(glue ear)' 등은 측두골을 포함하는 비활성과 결과적인 전정신경 자극에서부터 나타날 것이다. 대부분 측두골 내부에 담긴 유타스키오관도 막히게 될 수 있다. 이러한 경로는 귀 내부의 압력을 조절하며, 만약 막힌다면 압력 증가로 이끌리며 귀는 감염의 성향으로 이어질 것이다. 이것들 모두는 촉지에 의하여 감지할 수 있으며 치료에 잘 반응할 것이다.

두개골의 압박(cranial compression)

출산에서부터 유지된 모든 지나친 두개골의 주형(molding)은 아마도 아래 놓인 신경 조직을 압박하거나 손상시키기도 한다. 뇌성마비는 여러 원인을 갖게 한다. Dr. John Upledger에 따르면, "경막의 비정상적인 긴장 그리고, 또는 두개골의 봉합의 일부 압박"이 이러한 원인에 포함된다. 이러한 압박은 빈번하게 전두골과 두정골 사이에서 머리의 맨 위에 위치한 관상봉합을 포함하며, 종종 출산 외상의 결과가 된다. 이러한 사례의 일부는 두개천골 요법의 사용으로 호전될 수 있다. Dr. Upledger는 또한 자폐아에서 흔히 보이는 "두개천골 계통의 심각한 막성(경막의) 제약"을 설명한다.

수면 장애, 두통 또는 머리 충격까지도 아기의 머리에 영향을 주는 압력에서부터 나타날 것이다. 엄지 빨기는 종종 경구개를 포함하는 제한을 자유롭게 풀려고 노력하는 무의식적인 시도일 수 있다. 턱과 경구개 안에서 유지된 비활성은 치과 문제의 발달과 덧니의 원인일 수 있다. 부비동 문제는 머리의 전면에 위치한 뼈들을 포함하는 압박에서부터 나타날 것이다. 접형골구개 신경절은 접형골과 경구개 사이에 위치한 신경섬유속이다. 코흘리개, 누선과 연관된 문제, 꽃가루 알러지 또는 안면 통증은 이러한 신경절이 자극받을 때 나타날 것이다.

협응력과 연관된 문제(problems with coordination)

아기가 예를 들어 기저귀를 갈 때 자신의 양발을 올리는 것을 좋아하지 않는다면 외상화의 기타 징후는 갑작스럽고 조화를 이루지 못한 움직임을 포함한다. 때때로 아기들은 방향감각의 부족으로 발달하며, 이것은 그들이 자신들의 주의력을 한 측면으로 집중하는 것이 불가능할 때 나타난다.

아기의 정상적인 발달 단계가 성취되지 못했다면 외상이 지적될 수 있을 것이다. 예를 들어 아기는 앉기, 기기, 걷기 또는 말하기에 대한 능력에서 뒤처질 것이다. 또는 나중에 학습장애, 난독증 또는 과잉행동성 등과 같은 다른 증상이 발달할 것이다.

인체 패턴(body patterns)

척추 만곡은 출구를 확보하도록 산도를 통해 아기가 비틀려지므로 발생한 압박에서부터 나타날 수 있다. 가슴과 늑골에 영향을 주는 비활성은 면역계의 중요한 부위인 림프액 배출과 흉선의 작용을 제약한다. 이것은 아기가 재발성 감염의 원인이 된다. 천식이 있는 아기와 어린이는 종종 가슴의 압박 또는 출산 중 산소의 부족을 포함하는 출산외상 징후를 보인다. 폐를 조절하는 신경 중추는 뇌의 뒤쪽을 향해서 위치하며 역시 압박에 영향을 받을 수 있다. 복부와 횡격막 내부에서 유지된 긴장은 아기들이 겪는 배앓이의 또 다른 원인이다. 두개천골 요법은 종종 이러한 부위들에서 일차성 호흡을 촉진함으로써 배열순서와 균형을 회복하도록 도와준다. 이것은 가슴을 통한 림프액의 순환을 개선시킬 수 있으며, 근육, 뼈, 그리고 내부의 장기에서 더 많은 유연성을 도와주고, 신경 자극의 원인을 제거할 것이다.

독성물질(toxicity)

부모의 흡연 또는 약물 복용의 영향도 아기의 일차성 호흡 리듬에서 촉지 될 수 있다. 이러한 아기들은 흔히 움직임에서 완만함, 체액 추진력에서 부족함을 보이며 이러한 조직들은 불편한 느낌을 갖게 될 것이다. 그렇지만 생명의 호흡이 완전한 균형 잡힌 표현의 회복으로 도와질 수 있을 때, 모든 독성물질의 배출로 순환계를 도와 줄 수 있다. 중국의 오랜 격언은 "흐르는 물이 깨끗하다"고 말한다.

제임스의 이야기

그의 엄마가 그를 두개천골 치료 센터에 데리고 왔을 때 제임스는 거의 7세가 다 되었다. 그는 조용히 앉아 있지 못하였고, 움직임은 불안정하였으며 최근에 소아과 의사로부터 약한 근육 긴장도(floppy muscle tone)라고 진단받았다. 그의 우측 눈썹은 내려갔고 머리는 울퉁불퉁했다. 긴 울음과 간헐적인 분노를 보이며 매우 과민했다. 나는 그가 도착하자마자 받은 첫 인상은 대기실로부터 나오는 지속적인 비명과 소란이었다.

제임스는 유도 분만 후 5일 늦게 태어났다. 게다가 그의 엄마는 통증을 덜려고 페치딘을 복용했다. 비록 임신 중 특별한 문제가 없었을지라도, 그의 엄마는 자신의 질병으로 인하여 상당한 불안함을 경험했다. 내가 검사하는 동안, 제임스는 그를 달래려는 모든 노력에도 불구하고 얼굴이 새파래질 때까지 비명을 지르면서 간헐적으로 화를 내고 있었다. 비록 그가 소동을 떨기에 앞서 내가 겨우 신체적인 접촉을 할 수 있었을지라도, 그의 머리 전체가 매우 긴장된 듯 느껴졌고 신경계가 충격 상태에 놓여 있고 두개골 기저부(바닥면)에서 골과 막들이 비틀려져 있는 것은 분명했다.

두 번째 치료에서, 나는 다시 제임스와의 접촉에 애를 먹었으며 겨우 약간 더 감지할 수 있었다. 나는 전두골을 포함하는 어떤 특정한 좌상 패턴을 감지했으며, 그 뼈가 비틀린 위치에서 걸려 있었다. 그가 또 다시 비명을 지르기 시작했을 때, 나는 다시 치료를 멈춰야 했다. 제임스가 접촉을 참아 내기 어려워 보였으며, 나는 천천히 그리고 조심스럽게 치료해야 한다는 것을 알았다.

우리는 그 다음 주에 다시 만났으며 이때 나는 약간 더 오래 접촉할 수 있었고, 그의 전두골에 약간 더 많은 공간을 만들어 줄 수 있었다. 이어서 그의 엄마도 그의 성질이 일부 좋아지고 있으며 그의 내려간 눈썹이 약간 덜 두드러진다고 했다. 한편, 그의 신경과 의사의 보고서는 제임스의 상태에 대하여 어떤 이상도 감지되지 않았으며 아무 이상이 없다고 했다. 이것은 그의 두개천골 치료에서 고통 원인을 탐구할 수 있는 힘을 주었다.

이어진 치료 역시 제임스의 전두골에서 거의 소비됐으며, 이러한 부위의 약간 더 많은 압박해소가 촉진되었다. 그의 엄마는 그가 앉아 있기 시작했으며 체중도 늘어가고 있다고 보고했다. 그 다음 치료 도중, 나는 제임스의 접형골과 우측 눈의 안와에서 치료를 시작했다. 그렇지만 몇 분 이내에 역시 얼굴이 파래질 때까지 비명을 지르기 시작했으므로 그가 안정될 때까지 그저 같이 놀아 주었다. 두말할 것도 없이, 이러한 방법 후 그의 눈꺼풀의 처짐도 훨씬 개선되었다.

이 주 후에 나는 제임스의 막체계 내부에서 그 자체로 보이는 비활성의 강한 패턴과 씨름하고 있었다. 그의 대뇌겸(falx cerebri)은 비틀려 있었으며, 이것이 두개골 기저부에서 자체의 움직임을 표현하는 능력을 방해하고 있었다. 치료 도중, 제임스는 약간의 떨림을 보였으며 이러한 조직은 열리기 시작했다. 이것에 이어 그는 꽤 행복한 듯 보였다. 그는 단지 다리를 쭉 펼 수 있을 뿐만 아니라, 다리 위로 체중을 싣는 것도 시작했다. 치료 한 달 후 제임스는 첫 발자국을 딛었으며 다른 어린이들과 놀기 시작했다.

아기와 어린이들의 치료

아기나 어린이의 일차성 호흡계는 매우 섬세하게 균형을 이루며 지극히 지성적인 것과 함께 미묘하다. 그러므로 치료는 상당한 주의와 민감성을 갖고 적용할 필요가 있다. 아기와 어린이는 두개천골 요법에 신속하게 반응하는 성향이 있으며, 아마도 그들이 그 방식에서 얻을 수 있는 조건화의 보다 적은 층으로 싸여 있기 때문일 것이다. 그렇지만 그들은 긴 시간 동안 조용히 유지하기 어려우므로, 치료는 조금만 적용될 수 있을 것이다. 종종 치료사에 대한 신뢰가 발전될 필요가 있으므로 접촉에 있어 교감신경적 협상이 중요하다. 놀이를 위하여 사용할 수 있는 몇 가지 장난감을 가지고 있는 것도 도움이 된다. 때때로 놀이하며 동시에 치료를 제공하는 동안 치료실 주변으로 아이를 따라다닐 필요도 있다. 신생아는 그들이 젖 먹는 동안 치료하는 것이 더 쉬울 것이다.

아기나 유아의 두개골을 치료할 때 좌상 패턴의 반대 방향에서 움직임을 도와주는 치료의 직접적인 방법만이 유일하게 일반적으로 사용된다(7장의 '직접 접근법' 참조). 이것은 그들의 봉합이 아직 충분하게 형성되지 않았기 때문이다. 봉합이 두개골의 허용될 수 있는 움직임을 결정하도록 도와주므로, 봉합이 형성되기 이전에 두개골이 얼마나 움직일 수 있는지 그 한계가 불명확하다. 그러므로 봉합의 선호된 방향으로 좌상 패턴을 따라가는 것과 같은 간접 치료법에서, 조직은 이러한 움직임에서 분명한 경계선이 없이 자체의 외상 패턴을 계속 따라갈 것이다. 이것은 아기의 재외상화를 보다 쉽게 유발할 것이다. 그러므로 잠재력, 체액 그리고 공간을 도와줌 그리고 압박된 조직의 풀어줌 등으로 치료하는 것이 신생아와 유아들을 위한 가장 효과적인 접근법이다. 이러한 방식에서, 두개골 내부의 비틀림은 부드럽게 재형성되며 그것들의 모양이 점진적으로 정상화된다.

산모에 대한 치료

출산 후 재균형을 도와주기 위한 두개천골 요법으로부터 산모들 역시 상당한 이로움을 얻는다. 치료는 골반과 천골 내부에서 좌상을 정상 위치로 돌리고 잔류한 모든 요통을 편하게 만들도록 도울 수 있다. 더욱이 산모의 신경계에 영향을 주는 당김이나 좌상은 피로감과 출산 후 우울증 감정의 원인이 될 수 있다.

때때로 자궁이 출산으로부터 잘못된 위치로 갈 수 있다. 골반 내부에서 질질 끄는 통증. 이러한 패턴은 흔히 두개천골 치료에 의하여 도움을 받을 수 있을 것이다.

반복적인 주기를 전환하기(transforming repetitive cycles)

산모, 아기 그리고 어린이를 치료함은 아마도 두개천골 요법의 가장 효과적인 측면 중 하나일 것이다. 신생아가 통합성, 현재 그리고 생동감의 증대된 수준을 찾게 되므로 아기의 발달을 보는 것은 진정한 즐거움이다. 문화적으로 우리가 임신과 출산의 해소되지 않은 경험에서 자체의 기원을 갖는 조건화와 고통의 반복적인 순환에 걸려들게 되는 것으로 나타난다. 이것은 아마도 우리의 부모들과 그 부모들 이전에 그들 역시 지나온 동일한 과정인 듯 보인다. Dr. Leboyer는 다음처럼 감지한다.

> 얼마나 순진하고, 얼마나 무지한가. 더 이상 추적해 갈 것이 남지 않았다고 생각하다니.
>
> 우리는 그러한 경험으로부터 무사히 빠져나올 수 있다는 것.
>
> 그 상처는 여기저기에 있는데. 우리의 살 속에, 우리의 뼈에, 우리의 등에,
>
> 우리의 악몽에, 우리의 광기에, 그리고 모든 그 미친 짓, 이 세상의 그 모든 어

리석음에

– 세상의 고문에, 세상의 전쟁에, 세상의 감옥에.

우리는 기술적이고 물질적으로 엄청난 진보를 만들어 온 반면, 우리가 기능하는 방식에서 단절과 질병의 정복은 여전히 바로 우리 삶의 많은 부분이 된다. 그렇지만 갈등, 질병 그리고 고통을 주는 많은 것들은 삶의 이른 시점에 스트레스와 외상의 순환주기를 전환시켜줌으로써 막을 수 있다. 그러면 우리가 살게 될 세상은 어떤 세상이 될 것인가?

부록

그래서 당신은 두개천골 치료사가 되고 싶습니까?

BY CANDICE MARRO R.C.S.T.

먼저 말해 보세요, 어떤 요구사항이 있습니까?

당신 존재의 움직이는 물결을 탐색하고 싶습니까? 미지의 세계로 뛰어들고 싶습니까? 무엇인가 당신이 명명할 수 없는 것에 대한 마음속 깊은 향수를 갖고 있습니까?

그러면 이제 눈을 뜨세요. 심호흡을 한 번 하고, 당신의 주의력, 리스닝 능력, 느낌, 감각, 미각, 후각을 넓히고 스스로를 준비하세요. 신비가 당신을 기다립니다. 무엇인가 당신과 연결되길 기다립니다. 당신이 상상할 수 없는, 당신이 창조할 수 없는, 당신이 오로지 탐구할 수밖에 없는 그 무엇이. 당신은 아마도 이러한 부름에 답하기가 두려울 것입니다. 당신은 아마도 불편하지만 익숙한 출렁임과 그것의 예측 가능함에서 수면 위에 떠 있기를 선호할 것입니다. 당신은 아마도 자신의 증상, 저항, 실체 그리고 복잡함에 머물길 선호할 것입니다. 최소한 당신은 그것에 익숙할 테니까. 당신은 아마도 이것이 어쨌든 당신이 할 수 있는 최선이라고 논박할 것입니다. 그것이 당신이 할 수 있는 최선입니다. 왜냐하면 당신이 심오한 탐구를 위한 준비를 갖추지 않았기 때문입니다.

그러면 그 밑에는 무엇이 있을까요? 뛰어드는 것이, 그 위험이 그리고 그렇게 진행하는 것이 가치 있을까요? 당신은 이러한 미지에, 이러한 어둠에 매력을 느끼겠지만, 자신의 익숙한 환경으로 되돌아오곤 할 것입니다.

그것은 익숙하겠지만 당신은 외로움, 고립, 분리됨을 느끼며 전혀 그것의 감각을 알아 보려는 노력 없이 하나의 파장에서 또 다른 것으로 밀려가며, 한 가지 경험에서 또 다른 경험으로 이어짐에 지쳐 있을 것입니다. 당신 스스로가 어느 정도 안정성을 겨우 확보했다고 느낄 때, 당신이 자신의 삶을 통제하고 있다고 생각할 때, 당신이 모든 것을 설명하고 고칠 수 있다고 생각할 때, 그것의 큰 물결의 힘과 작용이 그 모든 것을 당신에게서부터 쓸어 갈 것입니다. 그러면 당신은 자신이…… 그 공허함을 잡으려고 노력하므로 갈등, 상실, 얻음 그리고 또다시 상실함으로 점점 더 지쳐갈 것입니다. 당신은 얼굴에 미소를 띠겠지만, 절망과 두려움은 당신의 마음을 채웁니다. 당신은 그것을 인정하지 않겠지만, 당신은 길을 잃었습니다. 당신이 소중하게 여기며 믿고 있는 이 세상의 이러한 모습이 오로지 무상함에 의하여 지배되는 것을 볼 수 있습니까?

그러면 당신의 탐구를 시작하세요. 새로운 층을 탐구하도록 그 힘을 찾기 위하여 당신의 슬픔과 분노를 사용하세요. 호흡을 깊게 하고, 자신의 보조를 늦추며, 역시 주어진 대답을 갈망하고 더 깊이 파고들어가길 원하는 동료 탐험가와 짐을 나누고 당신의 여행을 시작합시다.

무상함의 바다로부터 대양의 고요한 심장까지

시도해 보겠습니까? 당신은 자기 마음의 하인으로서 양손을 사용하게 될 것입니다. 당신의 양손은 마음의 눈과 귀, 그리고 중계자가 될 것입니다. 단지 자신의 혼란되고 감정적인 마음뿐만이 아닌 당신 마음의 마음이, 당신의 고요한 마음이, 당신의 모두 알고 있는 그리고 모두를 포함하는 마음이. 당신 자신에게서 이러한 장소로 향하는 입구는 무엇입니까? 먼저 중립 장소를 찾으세요. 당신 안에서 균형, 정지(stillness), 가능성을 보유한 어떤 장소를. 그곳은 항상 그러한 장소이지 항상 동일하게 존재하는 것은 아닙니다. 그 장소를 찾으면 그 안에 정착하세요. 이러한 중립성이 당신의 계통 모두로 점차 퍼지도록 하세요. 그러면 이러한 여행을 당신의 친구에게, 아마도 당신의 환자나 당신의 지도자가 될 그러한 친구에게 열어 주세요. 당신은 안정성의 감각을 찾았으며 자신의 받침점을 확보했으며, 자신의 여행에서 안정성을 제공할 그 닻을 내립니다. 이제 당신의 감지적인 영역을 당신 모두와 함께 있을, 당신에게 오게 될 그 관계에 의해 만들어진 제3의 존재에게 열어 주세요. 그러면 당신은 자신의 탐구를 시작한 것입니다.

숨을 깊이 들이마시고, 내쉬고, 들이마시고, 내쉬세요. 자신의 두려움과 불확실성을 뒤에 놓고 떠나서, 자신이 보다 깊고 보다 느린 흡기와 호기인 그 호흡을 만나고, 그가 당신을 만날 때까지 자신의 호흡에 집중하세요. 그 호흡은 당신을 통해서 호흡합니다.—실재로 그것이 당신을 호흡합니다. 느낄 수 있습니까?

그것과 함께 머무르세요. 당신은 이제 일차적인 또는 우주 호흡의 순환을 따르도록 초대됩니다. 당신은 생명의 호흡을 믿도록 초대받았습니다. 그렇습니다. 생명을 전해 주는 그 호흡이 하나의 움직임으로 당신에게 표현되었습니다. 이러한 일차성 호흡은 당신을 생명력과 원리 영역으로 이끕니다. 스스로가 일차성 호흡의 그 긴 불변의 리듬을 따라서 흔들리도록 놔두세요. 그것은 당신의 근본적인 자원, 항상 그곳에 존재했고 단 한 번도 멈춘 적 없는 생명의 존재입니다.

어떤 전환이 발생하는 것을 느낄 수 있습니까? 이제는 저 멀리 떠내려가는 자신의 혼란, 자신의 소란스러움 그리고 자신의 두려움을 느낄 수 있습니까? 기능의 상이한 층이 하나의 단위로서 작용하고 있고 서로 의존하고 있는 하나의 장소인 자원의 장소를 향해서 그 관계맺음이 당신 모두의 앞에 놓여 있는 것을 느낄 수 있습니까? 아무튼 이것은 아직은 당신이 하나가 된 바로 그 장소는 아닙니다. 그렇지만 최소한 여기에서 당신은 더 이상 분리되지 않습니다. 당신은 여전히 조직(tissue) 기억, 증상 그리고 모습과 접촉하고 있지만 조금 더 얻어야 할 무엇인가가 있습니다. 바로 조직화(organization)하는 힘이 그것입니다.

이러한 영역에서 당신은 내부의 체액과 잠재력과 동맹을 맺었습니다. 그렇습니다. 당신은 체액, 그 바다 안에서 잠재력을 느끼기 시작할 수 있습니다. 체액은 어디든 통과하고, 모든 장애물을 돌아가며 그리고 특히 경계를 허물어 줍니다. 그리고 거기에 금빛으로 빛나며, 미묘하고, 잠재력이 충만한 당신을 연금술사로 만들어 줄 모든 체액의 핵심인 바로 그 체액(뇌척수액–역자 주)이 존재합니다. 당신은 이제 자신의 양손이 마치 안테나처럼, 보다 감지적(感知的)이며, 보다 힘을 전해 주며 잠재력이 충만해지는 것을 느낄 수 있습니까? 당신은 한 부분이 전신에 반향을 갖는 것을, 그 계통 안에서 가장 작은 단편이 전체에 절대로 중요한 것임을 그리고 균형을 유지함에서 핵심 역할을 수행하는 것을 알겠습니까?

그렇지만 이러한 체액은 당신이 이제 막 느끼기 시작한 그 깊은 힘—창조의 깊은 힘, 건강의 힘 그리고 비활성의 힘—에 의하여 작동하도록 움직여지고 전해진다는 것을 기억하세요. 당신이 그것의 언어를 배운다면, 그것과 함께 작용하는 법을 안다면 그리고 그것을 움직이는 이러한 힘의 본성을 알고 있다면 그 체액은 아마도 당신의 동맹군이 될 것입니다.

정지가 정지를 끌어당기기 때문에

당신이 이루어야 하는 또 다른 발견이 존재합니다. 이것은 증상과 모양이 조직되는 것을 벗어나 생체역동성과 생체운동학 사이의 작동을 관찰할 수 있는 바로 그 장소입니다. 동시에, 당신은 이제 당신 내부 의사와 당신 친구의 의사와—즉 지속적으로 최선으로 가능한 역동적인 평형을 추구하는 당신의 내재적인 지성—함께 협동하며 의존할 수 있습니다.

만약 당신이 정체나 병변의 장소를 찾는다면, 그것을 고치려고 노력하지 마세요. 살펴보고, 내부 의사와 그 중계물인 체액을 보고, 느끼고, 물어보려고 시도한다면 그것들은 무엇이 그 좌상을 유발했는지 보여 줄 것입니다. 만약 당신이 자신의 의문을 폭넓게 그리고 기대 없이 견지한다면, 당신이 겸손하지만 생명의 호흡의 정력적인 하인으로 작용한다면, 그때 체액(또는 무엇인가 다른 것)이 당신을 비활성의 중심으로 데려갈 것입니다. 그러한 부위가 단단하고, 어둡고, 잠겨 있으며, 거의 모든 생명이나 빛이 없는 곳으로 보일 수 있기에 이것은 아마도 당신을 불안하게 할 수 있습니다. 그렇지만 당신이 가까이 가므로 당신은 어떤 패턴을 표현하고 있도록 작용하는 깊은 힘을 느낄 것입니다. 이것은 당신이 체액에서 자체의 측방 출렁임을 부드럽게 지원하며 격려하도록 다룰 수 있는 그때입니다. 당신은 또한 공간을 만들어 주는 방법을 배울 수 있습니다. 그렇지만 절대로 중요한 것은 당신 자신의 정지(stillness)안으로 깊이 들어가는 것입니다. 왜냐고요? 그 정지(stillness)만이 정지(stillness)를 끌어당기며 이러한 받침점의 중심에서, 정지(stillness)와 건강함이 자유롭게 되길 기다리고 있기 때문입니다. 그렇습니다. 비활성과 다투지 마세요. 그러면 당신은 오로지 그것을 강화시킬 뿐입니다. 그보다 정지(stillness)

와 자원을 넓혀 주세요. 다시 당신이 그곳을 통해서 지나갈 어떤 입구나 어떤 길을 느낄 때까지 중립점을 찾아보고 그 힘들 사이에서 균형을 제안하세요. 이러한 중립점과 이러한 역동적인 평형으로 깊이 들어가며 얼마나 깊이까지 이러한 힘들이 재구성되길 원하는가 볼 수 있도록 기다리세요. 만약 너무 이르다면, 그 부위 안에서 보다 평화로운 조건만 확보하고 다음에 다시 오세요.

그러므로 당신은 리스닝 위한 방법 그리고 당신이 찾은 것과 함께하는 그 영역을 알게 되는 경험을 기반으로 감지력을 개발하는 방법들을 학습하기 위하여 시간을 내어야 합니다. 그 체현된 힘과 그것들의 상이한 특질에 익숙해지세요. 어두움, 밝음, 반짝임, 무거움, 두꺼움, 깨끗함, 정체된 또는 압박된 등등. 당신에게 있어 주요한 위험은 그저 어떤 형상들을 따라가다가 끝나는 것입니다; 당신은 아마도 유령을 쫓아다니고 있을 것입니다. 중세시대 기사의 예를 기억하세요. 항상 용의 심장을 노린다. 만약 당신의 칼이 조각난다면, 당신은 중심에 도달했을 때 스스로가 그 문을 볼 수 없을 정도로 그렇게 지쳐 버릴 것입니다. 당신은 그 싸움에서 친구의 배터리도 다 닳게 함은 물론 자신의 모든 자원을 소모했을 것입니다. 그 받침점의 중심에서조차도 항상 잠재력과 함께 작용하세요. 그 영향을 찾기보다 항상 그 기원을 추구하세요. 혼란을 바로잡으려고 시도하기 보다는 당신에게 우선 순위을 드러내는 본유의 계획과 함께 일하는 것을 배웁시다. 당신이 혼란의 중심에 존재하는 내부의 원리를 발견하지 못한다면…… 혼란은 항상 궁극적으로 그 우세함을 재작동시킵니다. 그러므로 당신의 양손 사이에서 드러나게 될, 어떻게 균형과 통합성을 성취할 것인가 완전하게 알려 줄 이러한 빛나는 어둠을 믿으세요.

당신이 초대받을 때까지 기다리기

당신은 지금 무엇을 해야 합니까? 나이 든 사람의 충고를 따르세요. 그는 이전에 거기에 존재했으며, 자신이 무엇에 관하여 말하는지 알고 있습니다. "물결을 믿고 그 길에 벗어나 있어라!" 과감하게 참여하고 명상을 유지하라. 겸손한 하인은 항상 참여할 준비가 되어 있다. 그것이 항상 당신을 건강으로 이끌어줄 것이므로, 비활성을 두려워하지 마라. 그리고 미지로 향하는 신비의 통로가 열릴 때까지 기다리고 기다려라. 그렇습니다. 당신은 자신이 스스로의 심장이 만들어 줄 더 많은 무엇을, 사랑받음의 존재에 대하여 갈망하고 있을 시점인 어느 지점에 도달했을 것입니다. 그러면 당신은 자신의 호흡에 고통과 즐거움 모두를 실어 보냅니다.

그렇지만 기다리고, 기다리고, 기다리세요……. 당신이 초대받을 때까지. 안정을 취하세요. 반드시 경계하며, 열정을 유지하고 자신의 탐색을 견지하며 마음 깊숙이 스스로의 신념을 견지합니다.

그 통로는 지극히 이례적이며, 그것은 바늘구멍 만큼 작겠지만 전체 환경에서 정지(stillness)를 만들 수 있는 힘을 보유하고 있습니다. 이제 모든 것들이 숨을 참는 듯 잠깐의 정지(stillness)가 존재합니다. 무엇인가 발생합니다, 신속하게! 잠재력과 체액과 함께 진행하고, 심호흡을 취하고, 듣고 있으며 눈을 감습니다. 이제 그것들을 열어 줍니다. 이러한 극미량의 국소화된 장소를 통해서 당신은 드디어 무한의 영역으로 도착했습니다. 당신은 생명을 구성하는 힘의 정수에, 세포성 정보의 중심에 존재합니다. 거기에 정지(stillness)하지 않는 움직임이 존재하고 그곳은 정지(stillness)입니다. 이것은 거기에서 공기 같고, 무한한 공간이 어둡고 깊은 바다와 만나는 장소입니다. 이러한 만남을 통해서, 형태가 창조됩니다!

당신은 어디로 향할지 모릅니다. 당신은 길을 잃고 압도되었습니다. 그렇지만 당신은 이 장소를 알고 있고 그것을 기억합니다. 정보는 당신 내부 본래의 청사진이 우주 내부에 존재하는 그 청사진을 만나므로 당신의 세포들의 중심에서 정보가 폭발해 나옵니다.

현재로 돌아오라, 존재가 당신의 손을 잡습니다. 많은 존재들이 당신을 환영하며 당신과 함께합니다. 그들은 당신이 여기에 존재함에 그렇게도 기뻐합니다! 그들은 당신이 앉아 있는 그 중심에서 연꽃으로 당신을 이끌어 줍니다. 이러한 지점에서, 당신은 자신이 마치 그 시작과 끝에 존재하듯 옷 벗고 있음을 알게 됩니다. 당신은 이러한 영역, 그것의 무한한 공간을, 그것의 소용돌이와 그것의 단일 방향의, 구심성의 그리고 원심성의 힘을, 그것의 진공을, 그것의 장엄한 어둠을, 그것의 음악적인 조용함을, 그것의 어둡고 어둡지만 역동적인 정지(dynamic stillness)를 탐구합니다. 이러한 정지(stillness)에서부터 당신은 생명의 시작을, 모든 모양과 형태로 물질화함을, 잠재력으로 그것들을 채워줌을 보게 됩니다. 당신은 또한 이러한 모양, 형태, 체액 그리고 잠재력이 정지(stillness)의 중심 안으로 다시 흡수되고 있음도 보게 됩니다. 당신은 모든 것들이 완벽한 균형에 놓인 듯한 이러한 정중선을 볼 수 있습니까? 당신은 발현의 상이한 리듬을, 생명과 죽음의 순환을 그리고 미묘한 액체성 물질인 투명한 기질에 의하여 모든 형태가 함께 결합하는 방식을 관찰합니다. 그렇습니다, 이것은 형태를 유지하고 그것을 분해시키는 이러한 미묘한 그물입니다. 그리고 이것은 당신의 탐색의 시작에 지나지 않습니다.

내게 말해 주세요, 당신이 진행하길 두려워하는 이러한 장소에서 고독을 느끼나요? 당신의 귀를 여세요, 당신을 위해 헌정된 그 수많은 노래를 들을 수 없나요? 당신은 존재에 의하여 둘러싸임을 느낄 것입니다. 당신이 자신의 두려움을 포위하므로 보다 가깝게 다가오는 그 존재. 이제 바라보세요. 모든 곳에 존재하는 당신을 직면하세요. 그녀는 여기에 있으며 당신의 마음의 중심이기도 한 그녀의 손바닥 안에서 당신을 들고 있습니다. 이제 당신은 그녀가 당신에게 그리고 당신 내부에게 모두를 바라보고 있음을 알 것입니다. 당신은 웅대함, 아름다움, 고요함을 봅니다. 당신은 자신이 절대로 설명하는 것이 불가능한 것을 볼 것입니다.

간접적 접근법(indirect approach) : 비활성 패턴이 자체의 좌상의 방향을 향해서 따라가는 치료 방법.

간질(epilepsy) : 발작이 특징인 일시적 증상의 집합. 뇌의 비정상적인 전기적 활동성에 의하여 유발된다.

간질(interstitial) : 조직들 사이 또는 조직 내부에서 공간 안쪽.

감압(decompression) : 구조물들이 서로 멀어지는 움직임. 구조물들 사이에 공간을 만든다.

감지(perception) : 현상이나 경험의 감각적, 직관적 그리고 본능적 인식.

견인(traction) : 어느 한 개의 구조물을 다른 한 개의 구조물이 잡아당기는 힘이나 현상.

결합(coupling) : 우리 몸에서 생리적인 반응과 함께 나타나는 감정이나 태도의 결합.

결합조직(connective tissue) : 우리 몸의 상이한 부분들을 둘러싸며 이어 주는 조직들. 근막은 결합조직의 한 가지 중요한 형태이다.

경계(boundary) : 환자와 치료사 사이의 설정 경계.

경락(meridian) : 동양의학에 따르면 생명력 또는 '기'가 지나가는 경로.

경막(dura mater) : 중추신경계를 둘러싸는 막성 층의 단단하고 비교적 비탄력적인 바깥쪽 층. 이것은 대체로 함께 융합된 조직들의 두 층으로 이루어진다.

경정맥공(jugular foramen) : 측두골과 후두골 사이의 봉합 내부의 두개골 기저에 위치한 작은 구멍(양측에서)으로, 이것을 통해서 내경정맥, 미주신경, 설인신경 그리고 척추 부신경 등 모두가 빠져나온다.

경험의 패턴(pattern of experience) : 스트레스나 외상으로 인해 인체 내부에 고착되는 조건화된 패턴.

계관(crista galli) : 대뇌겸이라는 부분의 앞에 부착하는 부분을 제공하는 사골의 돌출 부분에 존재하는 작은 돌출부. 수탉의 벼슬과 닮았다.

골막(periosteum) : 골 표면에 견고하게 붙어 있는 결합조직의 층.

과활동성(hyperactivity) : 안절부절, 흥분, 충동성, 과민성 그리고 짧은 주의력으로 나타나는 지나친 활동성.

과장(exaggeration) : 비활성 패턴을 향하도록 조직들을 더욱 더 촉진함.

관골(zygomace) : 안와의 외측 벽과 뺨의 융기부를 형성하는 쌍을 이룬 뼈.

교감신경계(sympathetic nervous system) : 척수의 흉추부와 요추부 안에서 기원하며 스트레스나 일상움직임의 상태 중 인체 작용과 연관되는 자율신경계의 한 가지.

구개골(palatine bones) : 입천장에서 경구개의 뒤쪽 부분과 비강의 벽 일부와 안와의 작은 부분을 구성하는 쌍을 이룬 뼈.

굴곡(flexion) : 두 구조물 사이의 각도가 감소하는 움직임. 이러한 용어는 두개골의 율동적 파동의 흡기 주기 중 단일한 중심부 골들의 움직임을 설명할 때 사용된다.

균형 이룬 긴장점(point of balanced tension) : 비활성 받침점 주변의 긴장이 평형과 중립의 균형에 도달하는 국소화된 지점. 두개골의 율동적 파동 내부에서 치료할 때 비활성이 해소되기 위한 최적 지점이 된다.

균형의 상태(state of balance) : 중간 물결(mid-tide) 또는 긴 물결(long-tide)을 경유해서 접근한 비활성 받침점의 존재를 조절하는 힘들의 균형 이룸. 하나의 특정한 비활성 받침점 주위에서 역동적인 체계적 평형의 상태이며, 비활성 힘의 해소와 기능의 심오한 수준으로 들어가는 입구를 위한 최적의 기회를 제공한다.

극성 치료법(polarity theraphy) : Dr. Randolph Stone에 의하여 개발된 치료 시스템으로, 한 환자의 체질적 에너지의 균형을 추구한다.

근막(fascia) : 인체의 모든 상이한 구조물들을 덮고 받쳐주며 이어 주는 결합조직의 한 형태로, 전신에 걸쳐 연속적인 그물망을 형성한다.

기저 핵(basal ganglia) : 운동 협응력과 함께 포함된 상부 뇌간과 대뇌반구 내부에 있는 신경세포체의 모임.

기준 광선(reference beam) : 홀로그램을 만들어내도록 현상판 위로 비춰지는 레이저 빛의 순수한 광선.

긴 물결(long tide) : 100초에 한 번 주기로 율동적으로 움직이는 생명의 호흡으로부터 초기에 오는 아주 작은 물결의 펼침이다. 이것은 깊은 단계의 기능과 우리의 형태를 결정짓는다.

나디(Nadi) : 아유르베다 의학에 따르면 인체 주변으로 생명력이 전송하는 연결관.

난독증(dyslexia) : 글자를 읽고 이해하는 데 어려움을 보이는 장애.

내경정맥(internal jugular veins) : 한 쌍의 정맥으로, 이것을 통해서 혈액의 95% 정도가 두개골로부터 배출 된다. 경정맥공(jugular foramen)을 통해서 지나간다.

내골(intraosseous) : 뼈 내부의.

내분비(endocrine) : 호르몬계의 분비선과 분비에 속하는.

내측(medial) : 정중선을 향하는 방향.

내회전(internal rotation) : 정중선으로 향하는 회전. 두개골의 율동적 파동의 호기(날숨) 시기에 쌍을 이룬 구조물의 움직임을 묘사하도록 사용된다.

뇌 감각 난장이(homunculus) : 인체의 특정 영역으로부터 전해진 정보(감각)를 받아들이도록 또는 인체의 특정 부위의 작용을 지배하도록 사용되는 뇌의 비율적인 담당 부위 크기를 보여 주도록 자주 사용되는 일종의 사람 그림.

뇌막(meninges) : (중추신경계의 막성 층), 경막, 지주막 그리고 연막으로 이루어진다.

뇌성마비(cerebral palsy) : 움직임(즉, 운동 기능)을 만들거나 영향을 주는 뇌의 영역들에 대한 손상에 의해 유발된 일단의 장애.

뇌실(ventricle) : 뇌의 내부에 있는 공간으로 뇌척수액이 담겨 있다.

뇌척수액(cerebrospinal fluid) : 중추신경계를 담아두는 투명한, 약간 노란빛의 체액. 이것은 생체역동적(biodynamics) 잠재력의 필수적인 전달자로서 작용하며 Dr. A.T. Still에 의하여 "인체에서 가장 알려진 요소"라고 불렸다.

뇌하수체(pituitary gland) : 호르몬계의 '마스터 분비선' 으로 간주되는 작은 분비선으로, 접형골의 터어키안 내부에 담겨 있다.

누골(lacrimal bones) : 안와의 내측 경계부에 위치한 조그만 쌍으로 된 뼈. 눈물관을 포함한다.

능동적 각성(active alert) : 위험 가능성이 존재할 때 촉발된 고도로 의식적인 상태.

대뇌(cerebrum) : 뇌의 주된 부분으로 피질로 이루어져 있다. 이것은 중간에서 이어진 두 개의 외측 반구로 형성되고 의식적인 사고와 행위를 담당한다.

대뇌겸(falx cerebelli) : 경막으로 이루어지고 풀 베는 낫 모양인 상호 긴장 막 체계의 큰 격벽으로 대뇌의 두 반구를 구분한다.

대후두공(foramen magnum) : 후두골 내부에 위치한 두개골 기저부의 큰 구멍으로, 뇌간의 하부와 척수의 상부가 지나가는 경로를 제공한다.

동종요법(allopathic) : 치료중인 질병에 의하여 만들어진 것들의 반대되는 상태를 만들도록 치료법이나 약물이 처방되는 의학의 한 분야.

두개골(cranium) : 머리의 뼈들.

두개골 개념(cranial concept) : 생명의 호흡에 의하여 만들어진 율동적 움직임 감지와 균형 및 건강 유지를 위한 일차성 호흡의 중요성을 포함해서 Dr. Sutherland가 개발한 철학과 행위들이다.

두개골 기저부(cranial base) : 발생학적으로 연골에서부터 형성된 두개골의 바닥 부분. 이러한 용어는 종종 접형골과 후두골을 나타내도록 사용된다.

두개골 정골의학(cranial osteopathy) : 정골의에 의하여 시행되는 정골의학적 건강관리의 한 부분으로 간주되는 두개골 개념의 연구 행위이다.

두개골의 율동적 파동(cranial rhythmic impulse (C.R.I.)) : 생명의 호흡의 가장 외적인 표현. 분당 6~12회 주기의 율동적인 움직임을 하며 전신을 통해 촉지 될 수 있다. 이러한 용어는 종종 '두개골 리듬' 이라고 간략하게 표현된다.

두개천골 리듬(craniosacral rhythm (CSR)) : '두개골의 율동적 파동' 과 같다.

두개천골 시스템(craniosacral system) : '일차성 호흡 기전' 과 같다.

두개천골 요법(craniosacral therapy) : 일차성 호흡 움직임의 표현을 북돋아주는 것을 강조하는 전인적인 건강관리의 체계.

두개천골 움직임(craniosacral motion) : 두개골의 율동적 파동의 결과로 인체의 체액과 조직들 안에서 만들어지는 상이한 움직임.

두개천골(craniosacral concept) : '두개골' 개념과 같다.

두정골(parietal bone) : 두개골의 측면과 뒤쪽 천장의 대부분을 구성하는 쌍을 이룬 뼈.

림포카인(lymphokine) : 면역 반응을 작동시키도록 도와주는 림프구에 의하여 분비되는 한 가지 물질. 중추신경계로 메시지를 전해 준다.

림프구(lymphocyte) : 림프계 내부에서 전해지는 세포의 한 형태로, 감염에 대항하도록 도와준다.

림프의(lymphatic) : 관 조직에 속하는 그리고 그 안의 림프액에 대한. 이것은 우리 몸의 면역계의 한 부분이 된다.

맥락총(choroid plexus) : 뇌척수액을 생산하며 그것을 뇌실 안으로 분비하는 뇌의 모세혈관계 내부의 돌출부.

면역계(immune system) : 감염에 대항해서 싸울 수 있는 인체 능력에 관여하는 장기들의 집합.

모양형성(shape) : '경험의 패턴' 과 같다.

물결(tide) : 흡기와 호기의 주기에서 표현되는 체액의 불수의적인 율동적 움직임 그리고 잠재력.

미골(coccyx) : 척추의 아랫부분에서 작은 꼬리뼈들, 일반적으로 융합되어 있는 둘에서 네 개의 골들로 구성된다.

미주신경(vagus nerve) : 몸 안으로 들어가며 기도, 심장, 폐, 그리고 대부분의 소화기기를 포함하는 많은 내부 장기로 공급되는 '광범위한' 뇌신경. 부교감신경계의 거의 95%를 구성한다.

받침점(fulcrum / **복수**: fulcra) : 움직임이 발생하는 한 지점. 비활성 받침점(inertial fulcrum)—생명의 호흡이 표현되는 것을 볼 수 없는 정체된 장소이며 몸 안에서 제한을 만드는 패턴을 조직하는 해소되지 못한 힘을 담고 있다. 근원적 받침점(original fulcrum)—수정 시점에서 만들어지는 첫 번째 받침점이며 이것을 통해서 생명의 호흡의 잠재력이 체현 과정을 작동시키도록 수태물이 체액 안으로 전달된다. 이것은 나중에 제 3 뇌실의 장소가 된다. 치료사의 받침점(practitioner fulcrum)—그 주위에서 치료사가 시술할 수 있고 정렬시킬 수 있는 구심점.

발생 판(embryonic disc) : 배아의 첫 자취가 보이는 수정된 난자 내부의 평평한 부위.

발생학적인(embryological) : 배아의 발달 시기에 속한.

배꼽(umbilicus) : 아기가 엄마와 탯줄로 연결되었던 장소에 남겨진 흔적.

배아(embryo) : 수정 후 대략 2주에서 8주 사이에 발달하는 인간 존재로, 그 시기에 모든 주요한 인체 구조들이 형성된다.

변연계(limbric system) : 주로 자율적 기능과 감정 및 행위 특정 측면과 연관된 뇌의 부분.

병리학(pathology) : 질병의 발현, 질병 과정을 연구하는 학문.

복통(colic) : 급성 복부 통증. 가끔 미주신경의 자극에 의하여 유발될 수 있다.

본유의 치료 계획(inherent treatment plan) : 환자 자신의 생리학적 치료 우선 순위.

본질적인 기질(original matrix) : 우리의 건강을 위한 청사진. 결코 잃어버리지 않을 건강을 위한 본질적인 의도.

봉합(suture) : 두개골의 뼈들 사이의 특수화된 관절.

부교감신경계(parasympathetic nervous system) : 자율신경계의 한 가지로 뇌간과 척수의 천골 부위로부터 나온다. 휴식과 이완 상태에서 인체의 기능을 유지하도록 관여한다.

분리(dissociation) : 보호적 반응의 한 부분으로 압도된 상태에서 발생하는 기능의 단편화. '접촉을 벗어난' 상태.

불수의적 기전(involuntary mechanism) : '일차성 호흡 기전' 과 같다.

비골(nasal bones) : 코의 아치 일부분을 형성하는 쌍을 이룬 뼈.

빗각(bevel) : 각을 이룬 표면을 가지며 주로 활주 움직임을 허용하는 관절이나 봉합의 형태.

사골(ethmoid bone) : 이마 뒤에 위치하며 안와와 비강의 벽들 중 일부를 구성하는 가볍고 열은 뼈.

상방(superior) : 인체의 위쪽을 향함.

상악(maxillae) : 위쪽 턱, 안면의 일부분 그리고 안와의 하부를 구성하는 쌍을 이룬 뼈들

상호 긴장막계(reciprocal tension membrane system) : 중추신경계를 둘러싸며 구획하는 막성 체계이며 두개골로 부착하며 천골을 이어준다. 이것은 비교적 비탄력적이며, 그 움직임 중 항상 상호 긴장 상태로 유지된다.

생리학(physiology) : 인체 기능 방식을 연구하는 학문.

생명의 진술(life statement) : 우리가 우리 자신과 세상에 대하여 가지고 있는 핵심적인 신념.

생명의 호흡(breath of Life) : 우리의 절대적인 생명력을 설명하도록 Dr. W.G. Sutherland에 의하여 사용된 용어. 본유의 지성을 담고 있는 '체액 내부의 체액.' 반드시 긴 물결이라는 느린, 물결—비슷한 리듬으로 표현되어야 하며, 이어서 중간 물결(Mid-tide)과 두개골의 율동적 파동 등의 보다 빠른 리듬으로 드러난다.

생물권(biosphere) : 우리 몸 주변 바로 인접한 영역을 포함해서 한 개인의 육체적 그리고 에너지적인 작용의 전체 범위

생체역동적인 잠재력 / 힘(biodynamic potency / force) : 건강의 기본 에너지, 우리 몸의 체액 안에서 전해지는 생명의 호흡에 의하여 만들어진 내부적인 힘.

생체운동학적 잠재력 / 힘(biokinetic potenty / force) : 스트레스가 몸에 주고 있는 힘 그리고 생체역동적(biodynamics)인 힘이 조화시켜야 하는 상태.

서골(vomer) : 접형골과 경구개의 하면 사이에 위치한 가는 삼각형 모양의 뼈.

선호된 방향(direction of preference) : 조직들이 여전히 비활성 받침점의 주위로 가장 손쉽게 움직일 수 있는 방향.

설인신경(glossopharyngeal nerve) : 경정맥공을 통해서 두개골을 빠져나오는 뇌신경. 인후의 근육들 중 일부, 미뢰 그리고 가장 큰 타액 분비선으로 공급된다.

설하신경(hypoglossal nerve) : 후두골 안의 작은 구멍을 통해서 두개골을 빠져나오는 뇌신경으로, 혀의 근육에 공급되며 아기의 빠는 능력에 관여한다.

소뇌(cerebellum) : 뇌의 한 부분, 두개골의 아래쪽 뒤쪽 부분에 위치한다. 이것은 중심부를 구성하며 두 개의 외측 반구로 이루어지며 주로 균형, 움직임 그리고 근육 긴장도에 관여한다.

소뇌겸(falx cerebellum) : 상호 긴장 막 체계에서 경막으로 이루어진 작은 수직의 격벽으로 소뇌의 두 반구를 분리시킨다.

소뇌천막(tentorium cerebelli) : 상호 긴장막 체계의 한 부분으로, 경막으로 이루어지며 천막 모양이다. 뇌의 상부와 하부 사이에서 수평의 격벽을 제공한다.

송과체(pineal gland) : 제3 뇌실 후벽에 있는 호르몬 분비선으로 수면과 생식에 관련되어 있다.

수슘나(sushumna) : 척추의 중심부 기둥을 따라서 나 있는 에너지의 연결선. 요가 전문가에 따르면 카두세우스의 중심 막대기가 된다.

수태물(conceptus) : 수정시 난자와 정자의 합체로부터 나온 배아의 단일세포 또는 세포들의 집단.

숫구멍(fontanelle) : 아기 두개골의 둥근 천정 부분 안에 있는 막으로 아직 뼈로 단단해지지 않은 부분들을 덮고 있다.

스틸포인트(stillpoint) : 두개골의 율동적 파동의 그리고 가끔 중간 물결(mid-tide)의 일시적 정지(stillness), 깊은 생리적인 안정시기로 표현되며 그동안 체액이 잠재력으로 다시 충전될 수 있다.

시상봉합(sagittal suture) : 두개골의 꼭대기를 따라서 두 개의 두정골 사이의 관절.

시상하부(hypothalamus) : 자율신경계와 호르몬계를 포함하는 인체의 많은 기능들을 조절하고 통합하는 뇌의 작지만 너무도 중요한 부위. 종종 '뇌 안의 뇌' 라고 언급된다.

신경관(neural tube) : 배아 내부에서 만들어진 속이 빈 구조물로, 여기에서부터 중추신경계가 성장한다.

신경전달물질(neuro-transmitter) : 신경세포에 의하여 분비되는 화학성 물질이며 하나의 신경 세포로부터 다른 세포로 신호를 전해 주도록 사용된다.

신전(extension) : 두 구조물 사이에서 각도가 증가하는 움직임. 이러한 용어는 두개골의 율동적 파동의 호기 주기 중 단일한 정중선의 움직임을 묘사하도록 사용된다.

(신경)총(plexus / **복수**: plexi) : 혈관이나 신경의 그물망.

(신경)절(ganglion / **복수**: ganglia) : 신경세포체의 묶음 또는 집합(또한 근육의 힘줄 내에 위치한 양성 종양의 한 형태).

2) 어떠한 좌상이든 그것에 더 많은 움직임 만들어 주기 위하여 움직임이 더해지기 이전의, 한 움직임에 대한 조직이 보여주는 패턴의 생리적인 끝부분.

실비우스의 수도관(aqueduct of Silvius) : 뇌의 제 3번과 4번 뇌실을 이어주는 길고 가는 관.

아유르베다(ayurveda) : 인도 대륙에서 시행되었던 전통적인 의학 시스템.

아치형 천장(vault) : 발생학적으로 막에서 형성되는 두개골의 상부를 이루는 뼈.

안와(orbit) : 눈을 담아두는 뼈들의 벽.

알츠하이머 질환(alzheimer's disease) : 치매를 유발하는 중추신경계의 퇴행적 상태.

압박(compression) : 구조물을 서로 간에 보다 가깝게 만드는 움직임이나 힘.

양자물리학(quantum physics) : 쪼개질 수 있는 가장 작은 단위들에 관한 학문.

에너지 낭포(energy cyst) : 인체가 그 힘을 분산시키는 것이 불가능한 인체적 외상에 대한 반응으로 만들어지는 운동 에너지가 갖춰진 부위.

에너지 전송 브이 스프레드(V-spread) : 봉합이나 관절에서 사용되는 치료방법. 체액과 잠재력은 한 손에서 비활성의 받침점으로 향하며, 그동안 다른 손의 두 손가락을 벌려 줌으로 풀어짐(해방)이 촉진된다.

엔돌핀(endorphin) : 뇌에서 분비되는 진통의 화학물질.

엘라스틴 섬유(elastin fibers) : 단백질 섬유로 이루어진 결합조직 구성요소의 한 가지. 다양한 정도에서 상이한 결합조직에서 보이며, 다양한 유연성과 탄력성을 제공한다.

역동적 정지(daynamic stillness) : 생명과 움직임의 모든 표현이 생겨나는 정지(stillness)의 내부적인 기반.

연골(cartilage) : 섬유성 연결조직의 한 형태. 이 외부에서 골성 골격 대부분이 형성된다. 이러한 탄성적인 조직은 우리 몸을 자유롭게 움직일 수 있는 많은 관절들을 덮어 준다.

연막(pia mater) : 뇌막계의 가장 안쪽 층으로, 중추신경계의 모양에 맞춰 견고하게 붙어 있다.

영양성(**상태**, trophism) : 영양공급.

외상(trauma) : 인체의 보호 기전을 작동시키는 위험 또는 손상에 의하여 만들어진 사건 또는 연속적인 사건.

외상화(traumatization) : 외상에 의하여 압도된, 그리고 그 영향을 분산시킬 자원을 보유하지 않은 결과.

외측의 출렁임(lateral fluctuation) : 비활성 받침점의 존재로 만들어진 모든 측방의 또는 원형의 체액 움직임.

외측의(lateral) : 한쪽 외측면으로 향하는.

외회전(external rotation) : 정중선에서 멀어지는 회전. 두개골 율동적 파동의 흡기 주기에서 짝을 이룬 구조물의 움직임을 묘사하는 데 사용된다.

요천추 연결부(lumbosacral junction) : 마지막 요추(L5)와 천골 사이의 관절.

요추(lumbar) : 천골 바로 위 허리의 다섯 요추에 연관됨.

운동학적(kinetic) : 움직임이나 힘의 특성에 연관되는.

원시적 정중선(primal midline) : 배아의 성장과 발달을 위한 축을 제공하는, 그리고 일차성 호흡의 표현을 위한 구성 축으로 작용을 이어주는 중심부에 배열된 힘.

위약(placebo) : 약물을 검증하도록 통제된 연구에서 종종 사용되는 효과 없는 물질. 그럼에도 불구하고 치료적 이로움을 제공할 것이다.

위염(gastritis) : 위장의 염증.

유스타키오관(eustachian tube) : 중이와 연구개 바로 위에서 구강의 뒤쪽 부분을 이어 주는 연결관. 귀의 압력을 조절한다.

율동적 균형의 상호교환(rhythmic balanced interchange) : 정지(stillness) 사이에서 율동적인 상호교환을 묘사하도록 Dr. Rollin Becker에 의하여 고안된 용어이며 치유과정의 핵심에서 형성된다.

이마 봉합(metopic suture) : 전두골의 좌측과 우측 부분을 나누고 있는 봉합. 출생 시 존재하며 일반적으로 7세경 융합된다. 인구의 약 10%는 평생 봉합되지 않는다.

이차성 호흡(secondary respiration) : 폐의 호흡.

이탈(disengagement) : 압박되었던 2개의 골의 벌어짐.

인대(ligament) : 하나의 뼈를 다른 뼈와 이어 주는 결합조직의 한 형태. 관절의 안정성을 도와준다.

일차성 호흡 기전(primary respiratory mechanism) : 일차성 호흡을 표현하는 중심부 조직, 뇌척수액의 본유의 출렁임, 중추신경계의 가동성, 두개골 내부와 척수 내부 막들의 자동 운동성, 두개골들의 움직임 그리고 골반의 장골 사이에서 천골의 불수의적 움직임 등으로 이루어진다.

일차성 호흡(primary respiration) : 생명의 호흡에 의하여 발생된 율동적 움직임. 처음에는 긴 물결(long-tide)로 표현되며 이어서 중간 물결(mid-tide) 그리고 두개골의 율동적 파동으로 드러나게 된다.

일차성 호흡계(primary respiratory system) : 생명의 호흡에 의하여 만들어진 율동적 움직임의 전체 시스템, 긴 물결(long-tide), 중간 물결(mid-tide), 두개골의 율동적 파동 그리고 거기에서부터 이러한 리듬들이 생겨나는 정지(stillness)의 바탕 등을 포함한다.

자동운동성(motility) : 하나의 통합 내부에서부터 생겨나는 움직임. 그 내부의 율동적 맥동.

자원(resource) : 건강과 균형을 받쳐 주는 어떤 것.

자율신경계(autonomic nervous system) : 인체 장기들(심장근육, 평활근과 분비선을 포함하는)의 작용을 조절하며 전형적으로 의도적인 조절을 벗어난 신경계의 한 부분. 교감신경과 부교감신경의 가지로 이루어진다.

자폐증(autism) : 의사소통의 장애, 다른 사람과 접촉의 회피 그리고 자기 전념 등으로 두드러진 질환(일반적으로 출생 시점에 시작됨).

잠재력(potency) : 강도, 힘이나 파워. 순서와 균형을 유지시키는 그리고 인체의 체액계 내부로 전해지는 지성적인 생체역동적(biodynamics)인 힘. 비활성 잠재력—비활성 받침점에서 묶이게 된 힘의 집중.

장골(ilium / **복수**: ilia / **형용사**: iliac) : 골반의 위쪽과 옆쪽을 구성하는 뼈.

저긴장(hypotonic) : 조직 내부에서의 긴장력 상실.

전두골(frontal bone) : 이마와 안와의 상부를 구성하는 뼈.

전방(anterior) : 인체의 전면을 향함.

전신적 홍반성 낭창(systemic lupus erythematosus) : 면역계의 손상된 기능과 연관된 결합조직 염증의 한 가지 질환.

전인적 이동(holistic shift) : 단편화와 손상된 움직임 패턴의 감각으로부터 완전함과 자원으로 연결된 느낌으로 향하는 생리적인 이동.

점화(ignition) : 생명의 호흡의 잠재력이 인체의 체액 안으로 전해지면서 만들어진 생명의 불꽃. 일차적 점화는 수정 시점에 체액 안으로 들어가는 생명의 첫 불꽃을, 이차적 점화는 그 아기가 자신의 첫 삶의 호흡을 내쉬므로 더 많은 불꽃이 체액으로 들어갈 때인 출생 시점에 발생하는 점화 과정 내부의 두 번째 주된 단계를 의미한다.

접형 기저 연결부(S.B.J. / spheno-basilar junction) : 아동기에 융합되지만 그럼에도 불구하고 작은 각도의 움직임을 허용하는 연골로 이루어진 접형골과 후두골 사이의 관절. 우리 몸 안의 모든 다른 골들의 일차성 호흡을 위한 본질적 받침점인 것으로 생각된다.

접형골(sphenoid bone) : 두개골 바닥의 전면, 안와의 뒤쪽 그리고 관자놀이의 일부를 구성하는 뼈.

접형구개 신경절(sphenopalatine ganglion) : 접형골과 구개골 사이에서 놓인 신경세포의 한 묶음. 여기에서 신경가지들이 누선관과 코의 점막에 공급된다.

정골의학(osteopathy) : 골성 구조와 기능 사이의 관계를 강조하며 그 구조와 기능이 올바른 정렬에 놓일 때 스스로를 치유하는 것이 가능한 완전한 통합체로서 인체를 바라보는 건강관리의 한 체계. Dr. Andrew Taylor Still에 의하여 개발되었다.

정골의학적 질환(osteophthic lesion) : 제한된 움직임과 손상된 기능의 장소를 묘사하는 정골의학적 용어.

정맥 동(venous sinus) : 머리로부터 멀리 뇌척수액과 산소가 고갈된 혈액을 배출시키는 관. 많은 정맥 동이 두개골의 경막 사이 주름 내부에서 형성된다.

정신신경면역학(PNI / psycho-neuro-immunology) : 마음, 신경계 그리고 면역계 사이에서 의사소통의 기전 생리적인 연관성에 관한 학문.

정중선(midline) : 우리 몸을 균등하게 좌측과 우측으로 나누는 인체의 중심 축. 원시적 정중선(primal midline)—수정 후 약 2주경에 배아 내부에서 나오는 첫 번째 정중선으로, 이것을 따라 척삭이 형성되며 모든 인체 계통의 발생학적 발달을 위한 정렬의 축을 제공한다. 또한 생명의 호흡의 리듬을 위한 정렬의 축도 제공한다. 체액성(후방의) 정중선(fluid (posterior)midline)—발달하는 신경관 내부에 형성된 정중선으로, 원시적 정중선의 바로 뒤에 놓여 있다. 나중에 척수의 중심관과 뇌의 뇌실들을 형성하며, 뇌척수액을 담고 있다.

제왕절개(caesarean section) : 복부를 절개하여 엄마의 골반으로부터 아기를 꺼내는 것.

조직 기억(tissue memory) : 경험의 각인, 아마도 조직 내부에 유지된 감정적인 또는 정신적인 측면을 담고 있을 것이다.

조직(tissue) : 세포들의 집합. 공통의 기능을 위하여 함께 모인다.

종말판(lamina terminalis) : 제3 뇌실의 전벽에 형성하는 조직의 층. 이것은 중추신경계의 일차성 호흡 움직임을 위한 본성적 받침점에 대한 구실을 한다.

종방향의 출렁임(longitudinal fluctuation) : 일차성 호흡의 주기 중 발생하는 인체의 종방향의 출렁임을 따라가는 체액과 잠재력의 움직임. 이러한 용어는 일반적으로 뇌척수액의 본유의 움직임을 묘사하도록 사용된다.

주형(molding) : 두 가지 의미가 있는데 첫째는 출생 중 태아에 주어지는 힘의 결과로 아기의 두개골을 형상화하는 것이고, 둘째는 치료적 접근법으로 치료사가 두개골의 정상적 모양을 촉진하면서 부드러운 회복을 도와주는 것이다.

중간 물결(mid-tide) : 생명의 호흡이 실현(몸으로 나타난)된 힘의 표현. 분당 약 2.5회의 율동적인 움직임을 한다. 우리 몸의 체액 안으로 생체역동적(biodynamics)인 잠재력을 전해 주며 잠재력, 체액 그리고 조직을 포함한 움직임의 통합장으로 작동한다.

중단(shutdown) : 두개골의 율동적 파동의, 그리고 가끔 압도된 상태에서 발생하는 중간 물결(mid-tide)의 갑작스런 정지(stillness).

중립(neutral) : 긴장력이나 비활성 받침점 주변에 내재한 힘들이 균형에 도달하게 되는 한 지점(즉, 균형을 이룬 또는 균형 상태의 지점). 치료사 중립은 두개천골의 촉진과 치료를 위한 이상적인 주의력의 상태로, 여기에서 치료사의 주의력은 '나오고 사라짐' 사이에 놓이며, 기대나 필요성이 배제된다.

중배엽(mesenchym) : 배아 내부에서 흔적성 조직의 세 층의 중간에 위치하는 결합조직의 기질.

중심부(core link) 연결 : 두개골로부터 천골을 이어 주는 척추의 경막을 나타내도록 Dr. Sutherland가 고안한 용어.

중이염(glue ear) : 아기들에 가장 흔하게 영향을 주는 귀 안에 체액과 콧물이 차는 증상. 유스타키오관의 막힘 때문에 발생한다.

지주막 융모(arachnoid villi) : 뇌막 체계의 지주막 층 안 조직들의 미세한 손가락 모양의 돌출부. 뇌척수액은 정맥 동 안으로 지주막 융모를 통해서 재흡수된다.

지주막(arachnoid) : 중추신경계를 둘러싸는 뇌막 체계의 중간 층. 거미줄을 닮았다.

지주막하 공간(subarachnoid space) : 지주막과 연막 사이의 공간으로 뇌척수액이 담겨 있다.

직접적 접근법(direct approach) : 비활성 패턴이 좌상 방향(에서부터 멀어지게)을 벗어나게 움직이도록 도움을 받는 치료방법.

직정맥동(straight sinus) : 대뇌겸과 소뇌천막 사이의 연결부에서 형성된 배출관. 약 35도 정도로 후방과 하방으로 휘어 있다.

챠크라(chakra) : 이것을 통해서 에너지나 생명력이 분포되는 중심부 또는 통로를 말하는 산스크리트어. 문자 그대로 '바퀴' 로 번역한다.

척삭(notochord) : 원시적 정중선을 따라 만들어진 막대 모양의 세포 기둥으로 발생학적 발달을 위한 축으로 정의된다.

척추 부신경(spinal accessory nerve) : 목과 견갑대로 공급되는 뇌신경, 경정맥공을 통해서 두개골로부터 나온다.

척추이분증(spina bifida) : 발생학적 발달 중 척주가 폐쇄됨이 실패, 그곳을 통해서 척수와 막이 돌출하게 되는 공간을 남겨둔다.

천골(sacrum) : 양쪽 장골 사이에 위치한 척추의 바탕에 놓인 뼈. 5개의 융합된 추골로 구성된다.

천식(asthma) : 기관지 관의 수축으로 두드러진 호흡 부족과 쌕쌕거림을 유발하는 호흡기 질환. 이러한 환자들은 들숨보다 날숨에서 어려움을 느낀다.

천장골(sacro-iliac) : 골반의 장골과 천골 사이에 놓인 관절에 속하는 뼈.

체액 추진력(fluid drive) : 뇌척수액의 종방향 출렁임(longitudinal fluctuation). 이면의 힘이나 발생력. 뇌척수액으로 전해진 잠재력의 크기에 따라 달라진다.

촉지(palpation) : 손을 통해 감지하는 행위.

촉지하다(palpate) : 접촉으로 검진하기.

추골(vertebra) : 척추의 뼈.

추체 융기(petrous rigde) : 측두골의 내측을 따라서 각을 이룬 융기부로, 소뇌천막의 외측면을 위한 부착부를 제공한다.

축(axis / **복수**: axes) : 주위에 특정 구조가 움직이게 되는 가상의 연결선. 수평 또는 횡단 축 — 양 측면을 이어주는 축. 전후 축—앞에서부터 뒤쪽으로 이어지는 축. 수직 축—위에서부터 아래로 이어지는 축.

충격(shock) : 효과적으로 반응할 수 있는 우리의 능력을 압도하는 사건.

측두골(temporal bone) : 두개골의 측면과 바닥 일부를 구성하는 쌍을 이룬 뼈, 청각과 균형의 장기를 담고 있다.

측두하악관절(T.M.J. / temporo–mandibular joint) : 측두골과 하악골 사이의 관절. 즉, 턱관절.

치유 위기(healing crisis) : 인체가 질병을 유발하고 지속시키는 요소들을 쓸어내려고 시도할 때 치유 과정의 한 부분으로 발생하는 급성 반응. (명현반응, 호전반응, 치료합병증과 같다. – 역자 주)

침상돌기(clinoid processes) : 소뇌천막을 위한 전방 부착부를 제공하며 뇌하수체를 보호하는 터어키안을 둘러싸는 접형골의 상면 위쪽에서 뼈의 작은 돌출부.

카두세우스(caduceus) : 의학계의 상징으로 사용되는 척추의 중심 '기둥'을 따라서 휘감고 있는 에너지.

코티졸(cortisol) : 스트레스에 대한 우리 몸 한 부분의 반응으로 부신의 분비선에 의하여 분비된 호르몬. 에너지를 공급하도록 도와주며 항염작용을 한다.

콜라겐 섬유(collagen fibers) : 단백질로 만들어진, 현미경으로 볼 때 속이 빈 섬유. 결합조직 내부에 들어 있으며, 소량의 뇌척수액이 흐르도록 한다.

큰 파도(**쓰나미**, groundswell) : 생명의 호흡이 역동적 정지(stillness)의 기저로부터 작게 생겨나면서 만들어지는 원심성과 구심성의 큰 움직임.

태아(fatus) : 임신 중 배아기 종료 시점부터 출산 때까지 성장하는 아기.

터어키안(sella turcica) : 접형골 상면 위에 놓인 오목한 말안장 모양의 결절. 뇌하수체가 앉아 있다.

투쟁–도피 반응(fight of flight response) : 위험이나 위협에 대한 생리적인 반응으로, 그 사이 인체는 각성상태가 되며, 그 자원들은 투쟁이나 도피를 위하여 작동된다.

피질(cortex) : 말 그대로 '바깥 층'을 의미. 종종 뇌의 반구를 이르는 데 사용된다.

하방(inferior) : 인체의 아래쪽 부분을 향함.

하악(mandible) : 턱 관절의 아랫부분.

함정에 빠진 힘 벡터(entrapped force vector) : '에너지 낭포'와 같다.

항상성(homeostasis) : 인체의 다양한 기전에 의하여 유지된 내부 생리적인 균형 상태.

해부학(anatomy) : 우리 몸의 구조.

핵(nuclei / nucleus) : 신경세포의 집단. 일반적으로 중추신경계 내부에 놓이며, 특정한 신경의 작용과 연관된다.

호기(**날숨**, exhlation) : 일차성 호흡 시기이며, 인체의 하부를 향해서 몰려 내려가고 양 측면에서부터 좁아지는 움직임이 존재한다. 두개골의 율동적 파동 내부에서는 신전/내회전의 시기와 일치한다.

호르몬(hormone) : 주로 호르몬(내분비)계의 분비선들에 의하여 만들어지는 인체 내부에서 어느 특정한 조절 영향을 가진 화학성 분비물.

홀로그램(hologram) : 레이저가 현상판을 통해 쏘아질 때 만들어지는 삼차원적 영상. 전체 영상이 그 현상판의 각 부분 안에 기록된다.

횡단의(transverse) : 수평의 또는 양 측면으로.

후각신경(olfactory nerve) : 사골 내부에서 작은 구멍을 통해 전해지는 뇌신경으로, 후각과 연관된다.

후두골(occipital bone / occiput) : 두개골의 바닥과 뒤쪽 부분을 구성하는 뼈이다. 대후두공을 포함한다.

후방(posterior) : 몸의 뒤쪽을 향해서.

흉선(thymus gland) : 가슴의 중앙에 위치한 분비선으로 림프세포를 성숙시키며, 특히 아기와 어린이의 면역기능에 있어 중요하다.

흉추(thoracic) : 늑골에 대한 부착부를 제공하는 열두 개 추골로 이루어진 척추의 중간 부분. 종종 '등(dorsal)' 이라고도 불린다.

흡기(**들숨**, inhalation) : 일차성 호흡 움직임의 시기로 이 시기 중 인체의 상부 쪽으로 올라가고 양 측면으로 넓어진다. 두개골의 율동적 파동에서 외회전/굴곡 시기와 일치한다.

흡인 장치(ventouse appliance) : 산도로부터 밖으로 아기를 꺼내도록 사용되는 흡인 장치.

힘 벡터(force vector) : 신체적 외상의 결과 운동학적 에너지가 인체로 진입하는 경로.

DNA(deowyribomucleic acid) : 우리의 본유의(유전적) 성향 정보를 가진, 세포의 핵 내부에 고인 단백질 끈.

Sutherland**의 받침점**(Sutherland's fulcrum) : 상호 긴장막 체계의 중립적 받침점, 직정맥동의 전방 끝부분에 위치한다(대뇌겸과 소뇌 천막 사이의 연결부 내부에서 형성됨). 이러한 받침점은 자동적으로 일차성 호흡의 흡기와 호기 주기 동안 직정맥동의 각도를 따라서 이동한다.

참고 문헌

〈소개의 글〉

In this context, the term "biodynamic" was coined by Dr Rollin Becker D.O.

This idea is found in Indian culture, some Native American traditions and esoteric Judaism.

〈제1장〉

Dr. A.T. Still, *Autobiography of A.T. Still* (A.T. Still; reprinted by American Academy of Osteopathy, 1981).

Dr. H. Magoun D.O., *Osteopathy in the Cranial Field* (3rd ed. Sutherland Cranial Teaching Foundation, 1976).

Dr. Harold Magoun D.O., *Osteopathy in the Cranial Field* (1st ed. Sutherland Cranial Teaching Foundation, 1951).

Dr. John Upledger D.O., "Differences Separate CranioSacral Therapy from Cranial Osteopathy," *Massage and Bodywork* (Autumn 1995).

Dr. John Upledger D.O., *Your Inner Physician and You* (North Atlantic Books, 1991).

Dr. W.G. Sutherland D.O., *Contributions of Thought* (Sutherland Cranial Teaching Foundation, 1967).

Dr. W.G. Sutherland D.O., *Teachings in the Science of Osteopathy* (Rudra Press, 1991).

Emmanuel Swedenborg, *The Cerebrum and Its Parts (The Brain Considered Anatomically, Physiologically and Philosophically,* vol. 1; Swedenborg Scientific Association, 1938).

Hugh Milne, Heart of Listening (North Atlantic Books, 1995).

Professor Guiseppe Sperino, *Anatomia Umana,* vol. 1.

Sutherland, *Contributions.*

Sutherland, *Science of Osteopathy.*

N.B. This concept is found in traditional Chinese, Ayurvedic and Tibetan systems of healing and also referred to by Hippocrates as "the healing power of nature."

〈제2장〉

"Is It Done with Mirrors?," *Rhythm and News* (Spring 1997); originally published in *Brain/Mind,* Marilyn Ferguson (Interface Press, 1996).

"Shape-shifting" is a term used to denote an ability of Native American shamans to change their form.

Anecdote from Colin Perrow R.C.S.T.

Becker, *Life in Motion.*

Callum Coates, *Living Energies* (Gateway Press, 1996).

Case history from Colin Perrow R.C.S.T.

Dr. David Bohm, in *The Holographic Paradigm,* ed. Ken Wilber (Shambhala Publications, 1982).

Dr. James Jealous D.O., "Around the Edges," *The Tide* (UK Sutherland Society, Spring 1996).

Dr. James Jealous D.O., "Healing and the Natural World," [interview by Bonnie Harrigan] *Alternative Therapies* 3.1 (January 1997).

Dr. James Jealous D.O., "Healing and the Natural World."

Dr. Karl Pribram, *Languages of the Brain* (Prentice-Hall 1971).

Dr. Mae Wan Ho, presentation at the "Breath of Life Conference" (London, May 2003).

Dr. Michael Shea, *Somatic Cranial Work* (Shea Educational Group, 1997).

Dr. Ray Gottlieb, *Brain/Mind Bulletin* 21.6 (March 1996).

Dr. Rollin Becker D.O., *Diagnostic Touch: Its Principles and Application, Part 4: Trauma and Stress* (Academy of Applied Osteopathy Yearbook, vol. 2, 1965).

Dr. Rollin Becker D.O., *Life in Motion* (Rudra Press, 1997).

Dr. Rollin Becker D.O., *The Stillness of Life* (Stillness Press, 2000).

Dr. V.M. Frymann D.O., "A Study of the Rhythmic Motions of the Living Cranium," *JAOA* 70 (May 1971). Reprinted in *Clinical Cranial Osteopathy,* ed. Richard Feely D.O. (The Cranial Academy).

Dr. W.G. Sutherland D.O., *Contributions of Thought* (Sutherland Cranial Teaching Foundation, 1967).

Dr. W.G. Sutherland D.O., *Teachings in the Science of Osteopathy* (Rudra Press, 1991).

E. Blechschmidt and R. Gasser, *Biokinetics and Biodynamics of Human Differentiation* (Charles C. Thomas, 1978).

Franklyn Sills M.A., R.C.S.T., *Craniosacral Biodynamics* (draft version; North Atlantic Books, 2001).

Franklyn Sills M.A., R.C.S.T., *The Polarity Process* (Element Books, 1989).

Genesis 2:7 (King James version).

Grahame Whitehead, "Living Water," *Positive Health* (March 2000).

Henry Lindlahr M.D., *Philosophy of Natural Therapeutics,* vol. 1 (Maidstone Osteopathic Clinic, 1975).

Hugh Milne, *The Heart of Listening* (North Atlantic Books, 1995): xviii.

Itsuo Tsuda, *The Dialogue of Silence, trans. Giorgio Capra* (Luni Editrice, 1992).

Jealous, "Around the Edges."

John E. Upledger and Zvi Karni, "Mechanical Electric Patterns during Craniosacral Osteopathic Diagnosis and Treatment," *JAOA* 78 (1979).

John M. McPartland D.O., M.S., and Eric A. Mein M.D., "Entrainment and the Cranial Rhythmic Impulse," *Alternative Therapies* 3.1 (January 1997).

Ken Wilber, *The Holographic Paradigm* (Shambhala Publications, 1982)" 2.

Melicien Tettambel D.O., Allen Cicora B.S., and Edna Lay D.O., F.A.A.O., "Recording of the Cranial Rhythmic Impulse," (Kirksville College of Osteopathic Medicine); originally published in *JAOA* 78 (October 1978); reprinted in Clinical Cranial Osteopathy, ed. Richard Feely D.O. (The Cranial Academy).

Milne, Heart of Listening.

Phrase coined by Franklyn Sills M.A., R.C.S.T.

Rabindranath Tagore, *Gitanjali* (Macmillan, 1913).

Sills M.A., R.C.S.T., *Craniosacral Biodynamics.*

Sills, *Craniosacral Biodynamics.*

Sills, *The Polarity Process.*

Sutherland, *Contributions.*

Sutherland, *Science of Osteopathy.*

The Buddha, *Prajnaparamita Heart Sutra (The Heart of Understanding,* trans. Ven. Thich Nhat Hanh/Parallax Press, 1988).

Vera Stanley Alder, *From the Mundane to the Magnificent* (Rider, 1988).

Wilber, *The Holographic Paradigm.*

William Seifriz, *Protoplasm of a Slime Mold* (film documentary).

Z. Karni, J. E. Upledger, J. Mizrahi, L. Heller, E. Becker, and T. Najenson, "Examination of the Cranial Rhythm in Long-Standing Coma and Chronic Neurological Cases," *Craniosacral Therapy,* John Upledger and Jon Vredevoogd (Eastland Press, 1983).

N.B. Some practitioners also refer to an even slower motion, which arises as a kind of wellspring with each outgoing upsurge, occurring about every 20-25 minutes. This motion keeps rising and spreading out into space until a new "tide" arises.

〈제3장〉

A.M. Lassek, *The Human Brain* (C.C. Thomas, 1957).

After Franklyn Sills M.A., R.C.S.T.

After Paul Vick R.C.S.T.

Becker, *Life in Motion.*

Burton, from "Anatomy of Melancholy," in *Man: Grand Symbol of the Mysteries* (The Philosophical Research Society, 1972).

Claire Dolby D.O., R.C.S.T, *Connective Tissues* (unpublished).

D. Feinberg and A. Mark, "Human Brain Motion and Cerebrospinal Fluid Circulation

Demonstrated with MR Velocity Imaging," *Radiology* 163 (1987).

Don Cohen D.C., *Introduction to Craniosacral Therapy* (North Atlantic Books, 1995).

Dr. A.T. Still, *Autobiography* (Dr. A.T. Still, 1897); quoted in Sutherland, *Contributions.*

Dr. A.T. Still, *Philosophy of Osteopathy* (A.T. Still, 1899).

Dr. A.T. Still, quoted in Sutherland, *Science of Osteopathy.*

Dr. H. Magoun D.O., *Osteopathy in the Cranial Field* (3rd ed. Sutherland Cranial Teaching Foundation, 1976).

Dr. James Jealous, "Around the Edges," *The Tide* (UK Sutherland Society, Spring 1996).

Dr. John Upledger D.O., *The Brain Is Born* (North Atlantic Books, 1996).

Dr. John Upledger D.O., and Jon Vredevoogd, *Craniosacral Therapy* (Eastland Press, 1983).

Dr. R. T. Lustig in *Cranial Field,* Magoun.

Dr. Randolph Stone D.O., *Polarity Therapy—Complete Collected Works,* vol. 1 (CRCS Publishers, 1986).

Dr. Rollin Becker D.O., *Life in Motion.*

Dr. Rollin Becker D.O., *The Stillness of Life* (Stillness Press, 2000).

Dr. Rollin Becker D.O., *Life in Motion* (Rudra Press, 1997).

Dr. W.G. Sutherland D.O., *Contributions of Thought* (Sutherland Cranial Teaching Foundation, 1967).

Dr. W.G. Sutherland D.O., *Teachings in the Science of Osteopathy* (Rudra Press, 1991).

Dr. Will Wilson R.C.S.T., "The Mystery of Craniosacral Therapy," *The Fulcrum* (Craniosacral Therapy Association, Winter 1998/99).

Erlinghauser, *The Circulation of Cerebrospinal Fluid.*

Franklyn Sills M.A., R.C.S.T., *Craniosacral Biodynamics* (draft version; North Atlantic Books, 2001).

H. Frohlich, *International Journal of Quantum Chem* 2 (1968).

Harish Johari, *Chakras: Energy Centers of Transformation* (Destiny Books, 1987).

Hugh Milne, *Heart of Listening* (North Atlantic Books, 1995).

J. Hilton, *Rest and Pain* (J. B. Lippincott Co., 1950).

John Nolte, *The Human Brain* (3rd ed. Mosby, 1993).

Keleman, *Emotional Anatomy*. Also, see Wilhelm Reich, *Character Analysis* (Farrar, Straus and Giroux, 1949).

M. Hall, *Man: Grand Symbol of the Mysteries.*

Magoun, *Cranial Field.*

Magoun, *Cranial Field* (1st ed., 1951).

Magoun, *Cranial Field* (3rd ed., 1976).

R.F. Erlinghauser, *The Circulation of Cerebrospinal Fluid through the Connective Tissue System* (Academy of Applied Osteopathy Year Book, 1959).

Reynold Spector and Conrad Johanson, *"The Mammalian Choroid Plexus"* [quoting experiments by Volzhina and Klovosky], *Scientific American* (November 1989).

Robert Ornstein and David Sobel, *The Healing Brain* (Macmillan, 1989).

See L. C. Clark, "Discussion of Evidence for the Participation of Serotonin in Mental Processes," *Annals of the New York Academy of Sciences,* Part 3 (14 March 1957); H. Hyden, "Satellite Cells in the Central Nervous System," *Scientific American* 205 (December 1961); R.O. Becker, "Bioelectricity: A New Frontier," [report on research at the Veterans Administration Hospital, Syracuse, NY], *Modern Medicine* (11 November 1963).

Sills, *Craniosacral Biodynamics.*

Stanley Keleman, *Emotional Anatomy* (Center Press, 1985).

Still, *Philosophy of Osteopathy.*

Sutherland D.O., *Science of Osteopathy.*

Sutherland, *Contributions of Thought.*

Sutherland, *Contributions.*

Sutherland, *Science of Osteopathy.*

This analogy has been adapted from an original idea by Dr. W.G. Sutherland D.O., author of *Contributions*; and also Joseph Goodman D.O., N.D.

Upledger and Vredevoogd, *Craniosacral Therapy.*

Upledger, *The Brain Is Born.*

N.B. Chi Kung is an ancient Chinese system of exercises to help balance energy flow in the body.

N.B. Detailed descriptions of the primary respiration of each bone can be found in various textbooks. For example, see Magoun, *Osteopathy in the Cranial Field;* Sills, *Craniosacral Biodynamics,* vol. 1; Upledger and Vredevoogd, *Craniosacral Therapy;* Milne, *The Heart of Listening;* Brookes, *Lectures on Cranial Osteopathy.*

N.B. The axis of rotation for the curling and uncurling of the central nervous system passes through the two Foramina of Monro, the channels that connect the lateral ventricles with the third ventricle.

〈제4장〉

Carter H. Downing D.O., *Principles and Practice of Osteopathy* (Tamor Pierston, 1981).

Charles Bowles, D.O., quoted in Dr. Rollin Becker D.O., *The Stillness of Life* (Stillness Press, 2000).

Dianne M. Connelly, *All Sickness Is Homesickness* (2nd ed. Traditional Acupuncture Institute, 1993).

Dr. A.T. Still, *Autobiography of A.T, Still* (A.T. Still; reprinted by American Academy of Osteopathy, 1981).

Dr. I.M. Korr, *The Biological Basis for the Osteopathic Concept* (American Academy of Osteopathy Yearbook, 1960). Reprinted from the *Journal of Osteopathy* LXI.4 (April 1954).

Dr. James Jealous D.O., “Around the Edges,” *The Tide* (UK Sutherland Society, Spring 1996).

Dr. James Jealous D.O., “Healing and the Natural World” [interview by Bonnie Harrigan] *Alternative Therapies* 3.1 (January 1997).

Dr. Rollin Becker D.O., *Life in Motion* (Rudra Press, 1997).

Dr. Viola Frymann D.O., *Collected Papers of Viola Frymann* (American Academy of Osteopathy, 1998).

Dr. W.G. Sutherland D.O., *Contributions of Thought* (Sutherland Cranial Teaching

Foundation, 1967).

Elizabeth Hayden D.O., *Osteopathy for Children* (Elizabeth Hayden, Churchdown Osteopaths, 1997).

Franklyn Sills M.A., R.C.S.T., *Craniosacral Biodynamics* (draft version; North Atlantic Books, 2001).

Henry Lindlahr M.D., *Philosophy of Natural Therapeutics,* vol. 1 (Maidstone Osteopathic Clinic, 1975).

Hugh Milne, *The Heart of Listening* (North Atlantic Books, 1995).

Jealous, "Healing and the Natural World."

Jelaluddin Rumi, *The Essential Rumi,* trans. Coleman Barks with John Moyne (Harper Collins, 1995).

Lindlahr, *Philosophy.*

Rev. Martin Luther King, Jr., *The Ethical Demands for Integration* (7 December 1962), and A *Testament of Hope, ed. James M. Washington* (Harper, 1991).

Stephanie Hiller, *Stop, Listen, Act* (Brainwave/Holistic London Guide, Summer 1999).

Still, *Autobiography.*

Surya Das, *The Snow Lion's Turquoise Mane,* [inscription] (Harper, 1992).

Sutherland, quoted by Dr. Rollin Becker in foreword of *Teachings in the Science of Osteopathy* (Rudra Press, 1991).

Ven. Sogyal Rinpoche, talk in London (1998).

Dorland's Pocket Medical Dictionary (23rd ed. W.B. Saunders, 1982).

N.B. Dr. John Upledger uses this term to denote our inner wisdom, which can be contacted to provide guidance in the process of treatment; *Your Inner Physician and You* (North Atlantic Books, 1991).

〈제5장〉

Becker, *Diagnostic Touch.*

Concept developed by Franklyn Sills M.A., R.C.S.T.

Dr. A.T. Still, *Philosophy of Osteopathy* (A.T. Still, 1899).

Dr. James Jealous D.O., "Healing and the Natural World" [interview by Bonnie Harrigan], *Alternative Therapies* 3.1 (January 1997).

Dr. John Upledger D.O. and Jon Vredevoogd, *Craniosacral Therapy* (Eastland Press, 1983).

Dr. John Upledger D.O., *The Brain Is Born* (North Atlantic Books, 1996).

Dr. Michael Shea, *Somatic Cranial Work* (Shea Educational Group, 1997).

Dr. Rollin Becker D.O., *Diagnostic Touch: Its Principles and Application* (Academy of Applied Osteopathy Yearbook, 1963).

Dr. Rollin Becker D.O., *life in Motion* (Rudra Press, 1997).

Dr. W.G. Sutherland D.O., *Contributions of Thought* (Sutherland Cranial Teaching Foundation, 1967).

E. Blechschmidt and R. Gasser, *Biokinetics and Biodynamics of Human Differentiation* (Charles C. Thomas, 1978).

Franklyn Sills M.A., R.C.S.T., *Craniosacral Biodynamics* (draft version; North Atlantic Books, 2001).

Franklyn Sills M.A., R.C.S.T., *Lecture on the Tides* (unpublished, June 1998).

Gabrielle Roth, *Sweat Your Prayers* (Jeremy P. Tarcher, 1997).

Jelaluddin Rumi, *Love's Fire,* trans. Andrew Harvey (MOTH).

Katherine Ukleja D.O., R.C.S.T, personal communication.

Mae Wan Ho, *The Rainbow and the Worm: The Physics of Organisms* (World Scientific Publishing Co., 1993).

S. Suzuki, *Zen Mind, Beginner's Mind* (Weatherhill, 1991).

Sills, *Craniosacral Biodynamics.*

Sutherland, *Contributions.*

N.B. The work of Dr. William Emerson, one of the world's leading psychologists working in the field of pre-natal trauma, provides much "anecdotal" evidence of the responsiveness of cells from the very beginnings of life. Also, see John Rowan, "Major Categories of Early Psychosomatic Traumas" [paper] (1978); Ronald Laing, *Facts of Life* (Penguin, 1976); Nandor Fodor, *In Search of the Beloved* (University

Books, 1949).

〈제6장〉

A. Guggenbuhl-Craig, *Power in the Helping Professions* (Spring Publications, 1971).

Analogy devised by Katherine Ukleja D.O., R.C.S.T.

Anecdote from Colin Perrow R.C.S.T.

Anecdote told by Franklyn Sills M.A., R.C.S.T.

Becker, *Diagnostic Touch, Part 1* (1963).

Becker, *Life in Motion.*

Chaitow, *Integrated Medicine, Cranial Influence.*

Diagram based on an original idea by Ged Summer R.C.S.T.

Dianne M. Connelly, *All Sickness Is Homesickness* (Traditional Acupuncture Institute, 1993).

Don Cohen D.C., *An Introduction to Craniosacral Therapy* (North Atlantic Books, 1995).

Dr. H. Magoun D.O., *Osteopathy in the Cranial Field* (3rd ed. Sutherland Cranial Teaching Foundation, 1976).

Dr. James Jealous D.O., "Healing and the Natural World," [interview by Bonnie Harrigan], *Alternative Therapies* 3.1 (January 1997).

Dr. John Upledger D.O., *Craniosacral Therapy 2, Beyond the Dura* (Eastland Press, 1987).

Dr. John Upledger D.O., *Your Inner Physician and You* (North Atlantic Books, 1991).

Dr. Rollin Becker D.O., *Diagnostic Touch, Part 1.*

Dr. Rollin Becker D.O., *Diagnostic Touch: Its Principles and Application, Part 4: Trauma and Stress* (Academy of Applied Osteopathy Yearbook, 1965).

Dr. Rollin Becker D.O., *Diagnostic Touch: Its Principles and Application,* Part 2 (Academy of Applied Osteopathy Yearbook, 1964).

Dr. Rollin Becker D.O., *Life in Motion* (Rudra Press, 1997).

Dr. W.G. Sutherland D.O., *Contributions of Thought* (Sutherland Cranial Teaching Foundation, 1967).

Dr. Will Wilson R.C.S.T., "The Mystery of Craniosacral Therapy," *The Fulcrum* (Winter 1998/99).

Franklyn Sills M.A., R.C.S.T., *Craniosacral Biodynamics* (draft version; North Atlantic Books, 2001).

From a lecture by Katherine Ukleja D.O., R.C.S.T. (London, 1999).

Gabrielle Roth, *Sweat Your Prayers* (Jeremy P. Tarcher/Putnam, 1998).

H.H. the 12th Gyalwang Drukpa, "Teachings on the Bardo" (England, 1995). The term "lama" refers to someone who is an accomplished spiritual practitioner.

Hugh Milne, *The Heart of Listening.*

Hugh Milne, *The Heart of Listening* (North Atlantic Books, 1995).

Instruction from H.H. the 12th Gyalwang Drukpa, head of the Drukpa school of Tibetan Buddhism.

Jealous, "Healing and the Natural World."

Jelaluddin Rumi, *The Essential Rumi,* trans. Coleman Barks with John Moyne (Harper Collins, 1995).

Lao Tzu, extract from *Tao Te Ching.*

Magoun, *Osteopathy in the Cranial Field.*

Milne, *Heart of Listening.*

Nelson Mandela, Presidential Inaugural Speech (South Africa, 1994).

S. Suzuki, *Zen Mind, Beginner's Mind* (Weatherhill, 1991).

Sills, *Craniosacral Biodynamics.*

Strogatz S, Stewart I., "Coupled Oscillators and Biological Synchronization," *Scientific American* 269 (1993). Quoted by Leon Chaitow N.D., D.O., "Integrated Medicine, Cranial Influence—becoming a heavy pendulum?" *Positive Health Magazine* (March 1999).

The term "biosphere" was coined by Becker, *Diagnostic Touch, Part 4.*

This story was told by Jack Kornfield during a talk, "A Path with Heart" (London, May 1999).

This story was told to me by Franklyn Sills M.A., R.C.S.T.

Upledger, *Craniosacral Therapy* 2.

W. Heisenberg, *Physics and Philosophy: The Revolution in Modern Science* (Harper, 1958).

Wendy Webber, "Relationships," *London and S.E. Connections* 24 (August/November 1999).

Smithsonian Magazine (July 2000) [Studies at Massachusetts Institute of Technology], quoted by Dr. James Jealous D.O. in *The Biodynamics of Osteopathy: The Ignition System* 1, C.D. series (2000).

〈제7장〉

Adapted from a story told by Ven. Sogyal Rinpoche (London, 1996).

After Franklyn Sills, *The Polarity Process* (Element Books, 1989).

Ambrose and Olga Worral, *The Gift of Healing* (Harper and Row, 1965).

Anecdote from Colin Perrow R.C.S.T.

Becker, *Life in Motion.*

Becker, *The Stillness of Life.*

C. G. Jung, *The Secret of the Golden Flower,* trans. Carey Baynes (Arkana, 1984).

Carlisle Holland D.O. and J. H. Holland, *Perceptual Transference, a Scientific Basis for Intuition and Other Paranormal Experiences* (unpublished), quoted in Shea, *Somatic Cranial Work.*

Carlos Castaneda, *The Teachings of Don Juan* (Penguin Books, 1976).

Carole Manheim and Dianne Lavett, *Craniosacral Therapy and Somato-Emotional Release* (SLACK Inc., 1989).

Dianne M. Connelly, *All Sickness Is Homesickness* (2nd ed. Traditional Acupuncture Institute, 1993).

Douglas Janssen R.C.S.T., R.P.P., *Training Prospectus* (Craniosacral Institute, 2000).

Dr. A.T. Still, *Autobiography of A.T. Still* (A.T. Still, 1908; reprinted by American Academy of Osteopathy, 1981).

Dr. A.T. Still, quoted in Dr. Rollin Becker, *Life in Motion* (Rudra Press, 1997).

Dr. H. Magoun, *Osteopathy in the Cranial Field* (3rd ed. Sutherland Cranial Teaching Foundation, 1976).

Dr. James Jealous D.O., "Around the Edges." *The Tide* (UK Sutherland Society, Spring

1996).

Dr. James Jealous D.O., *Healing and the Natural World* [interview by Bonnie Harrigan], *Alternative Therapies* 3.1 (January 1997).

Dr. John Upledger and Jon Vredevoogd, *Craniosacral Therapy* (Eastland Press, 1983).

Dr. Rollin Becker D.O., "Using the Stillness," Scientific Section of *The Cranial Letter: The Teachings of Rollin E. Becker D.O.* 51.2 (May 1998).

Dr. Rollin Becker D.O., *Diagnostic Touch: Its Principles and Application Part 4: Trauma and Stress,* vol. 2 (Academy of Applied Osteopathy Yearbook, 1965).

Dr. Rollin Becker D.O., *Diagnostic Touch: Its Principles and Application, Part 3* (Academy of Applied Osteopathy Yearbook, 1964).

Dr. Rollin Becker D.O., *Life in Motion* (Rudra Press, 1997).

Dr. Rollin Becker, "The Cerebrospinal Fluid as a Mechanism," *The Cranial Letter* 47.1 (Winter).

Dr. Rollin Becker, *The Stillness of Life* (Stillness Press, 2000).

Dr. Viola Frymann D.O., *Collected Papers of Viola Frymann* (American Academy of Osteopathy, 1998).

Dr. W.G. Sutherland D.O., *Contributions of Thought.*

Dr. W.G. Sutherland D.O., quoted in Dr. H. Magoun, *Osteopathy in the Cranial Field* (3rd ed. Sutherland Cranial Teaching Foundation, 1976).

Dr. W.G. Sutherland, *Teachings in the Science of Osteopathy* (Rudra Press, 1991).

Dr. Will Wilson R.C.S.T., "The Mystery of Craniosacral Therapy," *The Fulcrum* (UK: Craniosacral Therapy Association, Winter 1998/99).

Franklyn Sills M.A., R.C.S.T., *Craniosacral Biodynamics* (draft version; North Atlantic Books, 2001).

Franklyn Sills M.A., R.C.S.T., *Karuna Institute Prospectus* (1999).

Frymann, *Collected Papers.*

Hermann Hesse, *Magister Ludi, The Glass Bead Game* (Bantam Books, 1980).

Hugh Milne, *The Heart of Listening* (North Atlantic Books, 1995).

John Upledger, *Your Inner Physician and You* (North Atlantic Books, 1991).

Katherine Ukleja D.O., R.C.S.T. and Claire Dolby D.O., R.C.S.T., training course notes.

Lao Tzu, *Tao Te Ching,* excerpt from *The Enlightened Heart,* Stephen Mitchell (Harper and Row, 1989).

Magoun, *Osteopathy in the Cranial Field.*

Manheim and Lavett, *Craniosacral Therapy and Somato-Emotional Release.*

Matthew Appleton R.C.S.T., "Every Body Tells a Story." *South West Connection* (Wessex Connections Ltd., April/July 2000).

Michael Burghley, *The Heart of the Healer* (Aslan Publishing, 1987).

Michael Shea, *Somatic Cranial Work* (Shea Educational Group, 1997).

R. Smoley, "Exploring Craniosacral Therapy," *Yoga Journal* (May/June 1991).

Shea, *Somatic Cranial Work.*

Sills, *Craniosacral Biodynamics,* vol. 2 (North Atlantic, 2004).

Sills, *Craniosacral Biodynamics.*

Sills, *Lecture on the Tides.*

Steve Haines D.C., R.C.S.T., personal communication.

Sutherland, *Contributions of Thought.*

Sutherland, *Teachings in the Science of Osteopathy.*

Sutherland, *Teachings in the Science of Osteopathy* (Rudra Press, 1991).

Sutherland, quoted in Dr. Rollin Becker, *Life in Motion* (Rudra Press, 1997).

T. S. Eliot, excerpt from "Burnt Norton." *Four Quartets* (Faber and Faber, 1986).

The term "relational field" was coined by Maura Sills.

Ven. Gyetrul Jigme Rinpoche, "The Teachings and Practices of King Gesar of Ling" [talk in London] (September 1999).

〈제8장〉

Albert Einstein, in *The Heart of Healing,* Caroline Latham (Findhorn Press, 2000).

Albert Einstein, in *The Stillness of Life,* Becker.

Albert Vorspan, *I'm OK, You're a Pain in the Neck* (Doubleday and Co., 1976).

Bland J. M. and Altman D. G. (1986).

Dr. Elmer Green, in *Craniosacral Therapy,* John Upledger and Jon Vredevoogd (Eastland Press, 1983).

Dr. James Jealous D.O., "Around the Edges." *The Tide* (UK Sutherland Society, Spring 1996.)

Dr. John Upledger D.O. and Jon Vredevoogd, *Craniosacral Therapy* (Eastland Press, 1983).

Dr. John Upledger D.O., *Craniosacral Therapy 2, Beyond the Dura* (Eastland Press, 1987).

Dr. Randolph Stone D.O., *Polarity Therapy—Complete Collected Works* (C.R.C.S. Publishers, 1986).

Dr. Robert Ader and Dr. Nicholas Cohen, "Behavioural Reconditioned Immunosuppression," *Psychosomatic Medicine* 37 (1975).

Dr. Rollin Becker D.O., *The Stillness of Life* (Stillness Press, 2000).

Dr. Viola Frymann D.O., *The Collected Papers of Viola Frymann* (American Academy of Osteopathy, 1998).

Dr. Viola Frymann D.O., *The Law of Mind, Matter and Motion—Scott Memorial Lecture* (American Academy of Osteopathy Yearbook 73, 1973).

Dr. Wilhelm Reich, in *Bodymind,* Dr. Ken Dychtwald (Jeremy P. Tarcher, 1986).

Dychtwald, *Bodymind.*

Endorphins are the type of neuro-transmitter that carry out this function.

Franklyn Sills M.A., R.C.S.T., *Craniosacral Biodynamics* (draft version; North Atlantic Books, 2001).

Franklyn Sills M.A., R.C.S.T., *Lecture on the Tides* (unpublished, June 1998).

Franklyn Sills M.A., R.C.S.T., *The Polarity Process* (Element Books, 1989).

Frymann, *Collected Papers.*

H.H. the 14th Dalai Lama (London, May 1999).

H.R.H. Prince Charles, quote from a speech given to the British Medical Association (14 December 1982).

Harold Saxton Burr, *Blueprint for Immortality* (London: Neville Spearman, 1972).

Hollis Pecora and Paul Benson, *Noni News 5* (Resonance, 1999).

Ida Rolf, "Structural Integration," *Systematics* 11 (June 1963).

Jocelyn Proby D.O., in *Philosophy of Natural Therapeutics,* vol. 1, Henry Lindlahr M.D. (Maidstone Osteopathic Clinic, 1975).

Ken Dychtwald, *Bodymind* (Jeremy P. Tarcher, 1986).

Kurtz and Prestera, *The Body Reveals.*

Linda Lazarides, *Principles of Nutritional Therapy* (Thorsons, 1996); Elizabeth Lipski M.S., C.C.N., *Digestive Wellness* (2nd ed. Keats Publishing, 2000).

Marilyn Ferguson, foreword in *Bodymind,* Ken Dychtwald (Jeremy P. Tarcher, 1986).

Mij Ferrett R.C.S.T., "Retrieving Innocence via Experience," *Caduceus* 33 (Autumn 1996).

Robert Fulford D.O., *Dr Fulford's Touch of Life* (Pocket Books, 1997).

Ron Kurtz and Hector Prestera, *The Body Reveals* (Harper and Row, 1976).

Sills, *Craniosacral Biodynamics.*

Sills, *The Polarity Process.*

The Buddha, excerpt from the *Dhammapada.*

The term "energy cyst" was coined by Dr. John Upledger D.O.

Tsong Khapa, in *Tibet, Its History, Religion and People,* Thubten Jigme Norbu and Colin Turnbull (Penguin/Pelican, 1972).

N.B. Many sources describe seven chakras, including a crown chakra at the top of the head. However, in the Ayurvedic and Tibetan tradition this seventh chakra is not considered to be a "true" chakra, as it is only activated when all the others are fully open.

N.B. The famous experiments by Pavlov showed how the physiological responses of dogs could be conditioned. A bell was rung just before the dogs were fed, and after a short while the dogs would automatically salivate just at the sound of the bell.

〈제9장〉

Arthur Janov, *The Primal Scream* (Abacus, 1973).

Axelrod and Reisine, *Stress Hormones.*

Babette Rothschild, *The Body Remembers: The Psychophysiology of Trauma and Trauma Treatment* (W.W. Norton, 2000).

Babette Rothschild, presentation at the "Breath of Life Conference" (London, 2003).

Dr. A.T. Still, *Autobiography of A.T. Still* (A.T, Still, 1908; reprinted by American Academy of Osteopathy, 1981).

Dr. Hans Selye, *The Stress of Life* (McGraw-Hill Book Co., 1956).

Dr. James Jealous D.O., "Accepting the Death of Osteopathy: A New Beginning" [Thomas Northrup Lecture] (reprinted in *A/O Journal,* Winter 1999).

Dr. Peter Levine, *Waking the Tiger* (North Atlantic Books, 1997); Babette Rothschild, *The Body Remembers* (W.W. Norton, 2000).

Dr. Rollin Becker D.O., *Diagnostic Touch: Its Principles and Application Part 4, Trauma and Stress,* (Academy of Applied Osteopathy Yearbook, 1965).

Dr. Rollin Becker D.O., *Life in Motion* (Rudra Press, 1997).

Dr. Rollin Becker D.O., *The Stillness of Life* (Stillness Press, 2000).

Ernest Hemingway, *A Farewell to Arms* (Scribner, 1929).

Eugene Gendlin, *Focusing* (Bantam Books, 1981).

Franklyn Sills M.A., R.C.S.T., *Craniosacral Biodynamics* (draft version; North Atlantic Books, 2001).

Franklyn Sills M.A., R.C.S.T., *Focusing* Notes (unpublished).

H.H. the 14th Dalai Lama (London, May 1999).

J. Axelrod and T.D. Reisine, "Stress Hormones, Their Interaction and Regulation," *Science* 224 (1984). Quoted in *The Body Keeps the Score: Memory and the Evolving Psychobiology of Post-traumatic Stress,* Bessel van der Kolk M.D. (Harvard Medical School, 1994).

Lecture by Scott Zamurut R.C.S.T. (Boston, 1999).

Levine, *Waking the Tiger.*

Levine, *Waking the Tiger,* Rothschild, *The Body Remembers,* Franklyn Sills, *Craniosacral Biodynamics, vol. 1* (North Atlantic Books, 2001).

Norman Cousins, *Anatomy of an Illness* (Bantam, 1984).

Research quoted in *Mind Body Medicine,* ed. Daniel Goleman and Joel Gurin (Consumer Reports Books, 1993).

Sigmund Freud, *Introduction to Psychoanalysis and the War Neurosis,* trans. and ed. J. Strachy (standard ed. Hogarth Press, 1919/1954).

Sills, *Craniosacral Biodynamics.*

Concise Oxford English Dictionary (7th ed. Oxford University Press, 1982).

Diagnostic and Statistical Manual of Mental Disorders (4th ed. American Psychiatric Association 1994).

Penguin Medical Encyclopaedia (Penguin, 1972).

〈제10장〉

A. Schore, *Affect Regulation and the Origin of the Self.*

A. Schore, *Affect Regulation and the Origin of the Self* (Lawrence Erlbaum, 1994); D. J. Seigal, *The Developing Mind* (New York: Guilford, 1999); van der Kolk, *Neurobiology, Attachment and Trauma* [presentation at the annual meeting of the International Society for Traumatic Stress Studies] (November 1998); Rothschild, B., *The Body Remembers* (W.W. Norton, 1991).

Arbuckle, *Selected Writings.*

B. D. Perry, R.A. Pollard, T.L. Blakeley, W. I. Baker, and D. Vigilante, "Childhood Trauma, the Neurobiology of Adaption, and 'Use-Dependent' Development of the Brain. How 'States' become "Traits,"" *Infant Mental Health Journal* 16.4.

B. Rothschild, *The Body Remembers.*

B. Rothschild, *The Body Remembers* (W.W, Norton, 1991).

Balaskas and Gordon, *Encyclopedia.*

Castellino and Takikawa, "Delivery Self-Attachment."

Dianne M. Connelly, *All Sickness Is Homesickness* (Traditional Acupuncture Institute, 1993).

Dr. A. G. Cathie, *Growth and Nutrition of the Body with Special Reference to the Head* (Academy of Applied Osteopathy Yearbook, 1962).

Dr. H. Magoun D.O., *Osteopathy in the Cranial Field* (3rd ed. Sutherland Cranial Teaching

Foundation, 1976).

Dr. John Upledger D.O. and Jon Vredevoogd, *Craniosacral Therapy* (Eastland Press, 1983).

Dr. John Upledger D.O., *The Brain Is Born* (North Atlantic Books, 1996).

Dr. Ken Dychtwald, *Bodymind* [after Dr. Frederick Leboyer] (Jeremy P. Tarcher, 1986).

Dr. Ray Castellino D.C., R.P.P. and Debby Takikawa D.C., "Delivery Self-Attachment and Bonding—Part 2," *The Fulcrum* (Autumn 1999).

Dr. Viola Frymann D.O., "Relation of Disturbance of Craniosacral Mechanism to Symptomatology of the Newborn: Study of 1,250 Infants," *The Collected Papers of Viola Frymann* (American Academy of Osteopathy, 1998).

Dr. William Emerson Ph.D., *Infant and Child Birth Re-facilitation,* transcription of presentation to Second International Congress on Pre- and Perinatal Psychology (San Diego, CA, 1985).

Dr. William Emerson Ph.D., personal lecture notes.

Elizabeth C. Hayden D.O., *Osteopathy for Children* (Churchdown Osteopaths, 1997).

Ella Wheeler Wilcox, in Beryl Arbuckle D.O., *The Dynamics of Cerebrospinal Fluid* (American Academy of Osteopathy Yearbook, 1950). Reprinted in Beryl Arbuckle D.O., *Selected Writings of Beryl Arbuckle* (National Osteopathic Institute and Cerebral Palsy Foundation, 1977).

Emerson, personal lecture notes.

Franklyn Sills M.A., R.C.S.T., personal lecture notes.

Frederick Leboyer, *Birth without Violence* (Mandarin Paperbacks, 1991).

Frymann, *Collected Papers.*

Fulford, *Touch of Life* [quoting studies by Dr. Bertil Jacobsen at the Karolensha Institute, Sweden].

Gerard Tortora and Nicholas Anognostakos, *Principles of Anatomy and Physiology* (4th ed. Harper and Row, 1984).

Gordon Bourne, *Pregnancy* (London: Pan Books, 1975).

Haven Trevino, *The Tao of Healing* (New World Library, 1999).

Hayden, *Osteopathy for Children.*

Janet Balaskas and Dr. Yehudi Gordon, *The Encyclopedia of Pregnancy and Birth* (Little, Brown and Company, 1998).

Janet Balaskas, *New Active Birth* (Thorsons, 1989).

John Rowan, paper entitled *Major Categories of Early Psychosomatic Traumas* (1978).

Jonathan Curtis Lake D.O., from an article and talk entitled "The Sum of the Parts" (unpublished).

Leboyer, *Birth Without Violence.*

Lennart Righard M.D. and Margaret Alade R.N., *Delivery Self-Attachment* (1990).

M. Lietaert Peerbolte, *Psychic Energy in Prenatal Dynamics* (The Netherlands: Service Publishers, 1975).

Maura Sills, lecture notes on "Core Process Psychotherapy."

Nandor Fodor, *In Search of the Beloved* (University Books, 1949).

Righard and Alade, *Delivery Self-Attachment.*

Robert Fulford D.O., *Dr. Fulford's Touch of Life* (Pocket Books, 1997).

Ronald Laing, *Facts of Life* (London: Penguin, 1976).

Steve Jones et al., *The Cambridge Encyclopedia of Human Evolution* (Cambridge University Press, 1944).

Upledger, *The Brain Is Born.*

읽어볼 필요가 있는 책들

〈두개천골요법과 두개정골의학에 관한 책〉

Beryl Arbuckle D.O., F.A.A.O., *The Selected Writings of Beryl Arbuckle* (National Osteopathic Institute and Cerebral Palsy Foundation, 1977)

Rollin Becker D.O., *Life in Motion: The Osteopathic Vision of Rollin E. Becker* (Stillness Press, 1997)

_____, *The Stillness of Life* (Stillness Press, 2000)

Dennis Brookes, *Lectures on Cranial Osteopathy* (Thorsons, 1981)

Theresa A, Cisler, ed., *Are We on the Path—The Collected Works of Robert Fulford* (Cranial Academy, 2003)

Zachary Comeaux, *Robert Fulford D.O. and the Philosopher Physician* (Eastland Press, 2002)

Viola Frymann D.O., *The Collected Papers of Viola Frymann* (American Academy of Osteopathy, 1998)

Robert Fulford D.O., *Dr. Fulford's Touch of Life* (Pocket Books, 1997)

Nick Handoll, *Anatomy of Potency* (Stillness Press, 2000)

Elizabeth Hayden D.O., *Osteopathy for Children* (Elizabeth Hayden, Churchdown Osteopaths, 1997)

H. I. Magoun D.O., *Osteopathy in the Cranial Field* (1st ed. 1951; 3rd ed. Sutherland Cranial Teaching Foundation, 1976)

Hugh Milne, *The heart of Listening,* vols. 1 and 2 (North Atlantic Books, 1998)

Michael Shea Ph.D., *Biodynamic Craniosacral Therapy: A Primer* (International School of Biodynamic Craniosacral Therapy, 2002)

_____, *Somatic Cranial Work* (Shea Educational Group Inc., 1997)

Franklyn Sills M.A., R.C.S.T., *Craniosacral Biodynamics,* vol. 1 (North Atlantic Books, 2001)

_____, *Craniosacral Biodynamics,* vol. 2 (North Atlantic Books, 2004)

A.T. Still, *Autobiography of A.T, Still* (A.T. Still, 1908; reprinted by the American Academy of Osteopathy, 1981)

W.G. Sutherland D.O., *Contributions of Thought* (2nd ed. Sutherland Cranial Teaching Foundation, 1998)

_____, *Teachings in the Science of Osteopathy, ed. Anne Wales* (Sutherland Cranial Teaching Foundation, 2000)

John Upledger, *Craniosacral Therapy II, Beyond the Dura* (Eastland Press, 1987)

_____, *Your Inner Physician and You* (North Atlantic Books, 1991)

_____, *Somato-Emotional Release and Beyond* (North Atlantic Books, 1992)

_____, *A Brain Is Born* (North Atlantic Books, 1996)

John Upledger and Jon Vredervoogd, *Craniosacral Therapy* (Eastland Press, 1983)

John Wilks, *Understanding Craniosacral Therapy* (First Stone Publishing, 2004)

〈관련 도서〉

Davis Abram, *The Spell of the Sensuous* (Vintage/Random House, 1997)

Erich Blechschmidt, *Ontogenetic Basis of Human Anatomy, The Biodynamic Approach to Development from Conception to Adulthood* (North Atlantic Books, 2004)

Erich Blechschmidt and R. Gasser, *Biodynamics and Biokinetics of Human Differentiation, Principles and Application* (Charles C. Thomas, 1978)

David Chamberlain, *The Mind of Your Newborn Baby* (North Atlantic Books, 1998)

Dianne M. Connelly, *All Sickness Is Homesickness* (Traditional Acupuncture Institute, 1993)

Tom Dummer D.O., *Tibetan Medicine* (Routledge, 1988)

Ken Dychtwald, *Bodymind* (Jeremy P. Tarcher, 1986)

Eugine Gendlin, *Focusing* (Rider, 2003)

Mae-Wan Ho, *The Rainbow and the Worm* (World Scientific Publishing, 1998)

Deane Juhan, *Job's Body, A Handbook for Bodyworkers* (Station Hill, 1995)

Stanley Keleman, *Emotional Anatomy* (Center Press, 1985)

Ron Kurtz and Hector Prestera, *The Body Reveals* (Harper and Row, 1976)

Frederic Leboyer, *Birth Without Violence* (Mandarin Paperbacks, 1991)

Peter A. Levine, *Waking the Tiger* (North Atlantic Books, 1997)

Henry Lindlahr, *Philosophy of Natural Therapeutics,* vol. 1 (Maidstone Osteopathic Clinic, 1975)

Keith Moore and T.V.N. Persaud, *Before We Are Born* (W.B. Saunders. 1998)

Robert Ornstein and David Sobel, *The Healing Brain* (Papermac/Macmillan, 1989)

James Oschman, *Energy Medicine: The Scientific Basis* (Harcourt Brace/Churchill Livingstone, 2000)

Sogyal Rinpoche, *The Tibetan Book of Living and Dying* (HarperSanfrancisco, 1993)

Gabrielle Roth, *Sweat Your Prayers* (Jeremy Tarcher/Putnam, 1998)

Babette Rothschild, *The Body Remembers: The Psychophysiology of Trauma and Trauma Treatment* (W.W. Norton, 2000)

_____, *The Body Remembers Casebook: Unifying Methods and Models in the Treatment of Trauma and PTSD* (W.W, Norton, 2003)

Theodor Schwenk, *Sensitve Chaos* (Rudolf Steiner Press, 1999)

Hans Selye, *The Stress of Life* (McGraw-Hill Book Co., 1956)

Franklyn Sills, *The Polarity Process* (Element Books, 1989)

Thomas Verny, *Secret Life of the Unborn Child* (Dell Publishing, 1988)

Ken Wilber, ed., *The Holographic Paradigm* (Shambhala Publications, 1982)

생체역동적 두개천골 치료사 찾기

〈치료사 등록과 공인교육코스〉

• 미국과 캐나다
Craniosacral Therapy Association of North America (CSTA/NA)
PO Box 2038
Big Pine Key
Florida 33043
Tel: 305-872-4766
email: info@craniosacraltherapy.org
website: www.craniosacraltherapy.org

• 영국
Craniosacral Therapy Association
Monomark House
Old Gloucester Street
London WCIN 3XX
Tel: 07000-784735
email: info@craniosacral.co.uk
website: www.craniosacral.co.uk

〈생체역동적 두개천골요법 교육코스〉

Craniosacral Therapy Educational Trust
78 York Street
London W1H 1DP
England
Tel/fax: 07000-785778
email: info@cranio.co.uk
website: www.cranio.co.uk

두개천골요법 I (Cranio Sacral Therapy I)

두개천골 시스템처럼 신체에 영향을 미치는 시스템은 별로 없다. 두개천골시스템은 뇌와 척수에 영양을 공급할 뿐 아니라 중추신경계의 '성능'에 거의 모든 차원에서 관여한다.

그렇기에 두개천골요법은 건강 관리 및 증진에 커다란 요소가 될 것이다. 대학에서의 오랜 연구와 임상을 통해 개발된 두개천골요법은 두개천골계가 영향을 미치는 모든 시스템에 연관된 근막적인 제한을 이완시킬 수 있는 수기요법이다.

두개천골요법 I 워크숍에서는 두개천골 시스템을 정상으로 돌려놓아 신체의 자가 치료 기능을 높여주고 통증과 기능장애의 근본적인 원인을 제거함으로써 스트레스를 없애주는 것은 물론이며, 질병에 대한 저항력을 높여주고 모든 차원에서 한 단계 높은 건강관리를 가능하게 한다.

수업 내용: 4일간의 집중적인 워크숍을 통해 여러분은 다음과 같은 것을 얻을 수 있다

- 두개천골의 과학적 기반과 원리를 이해하고 설명할 수 있으며, 왜 두개천골이 근원적인 통증과 기능장애를 해소할 수 있는지 이해하게 된다.
- 여러분이 임상적으로 믿고 사용할 수 있는 아주 민감하고 직관적인 건강관리 기능인 세밀한 촉진기술을 익힐 수 있다.
- 아주 작은 두개천골리듬을 분간할 수 있으며, 이를 통해 기능장애 패턴을 정확히 찾아내고 발전시킬 수 있는 능력을 배양할 수 있다.
- 거미줄처럼 복잡하게 얽혀 있어 신체구조와 시스템에 영향을 미치는 근막시스템을 검사하여 신체의 물리적인 문제의 근원을 찾아낼 수 있게 된다.
- 경막 제한을 풀어주어 중추신경계가 나머지 신체와 상호 작용할 수 있게 한다.
- 극적인 건강과 이완에 영향을 미칠 수 있는 에너지 전송기법과 스틸포인트 유도 기술 등을 사용하여 건강을 회복시킬 수 있다.
- 턱관절 장애, 두통 및 목의 통증, 중추신경계 장애 등 많은 질병에 사용하는 기법을 익히게 된다
- 임상적으로 증명된 10스텝 방식을 사용하여 즉각적으로 임상에 적용할 수 있다.

두개천골요법 II (Cranio Sacral Therapy II)

두개천골요법 II는 두개정골의학의 아버지인 Dr. William Sutherland의 두개저 기능장애의 평가와 치료방법에 대해 익히게 된다. 실습과 교재는 두개저의 기능장애와 저작계인 경구개, 하악과 턱관절 및 신체 전반에 걸친 내용을 다루며 에너지낭포와 국소적 풀림(unwinding)현상에 대해

심도 깊은 학습을 하게 된다. 또한 체성감성이완(Somato Emotional Release-SER)에 대해서도 일부 다루게 된다.

수업 내용: 4일간의 집중적인 워크숍을 통해 여러분은 다음과 같은 것을 얻을 수 있다.

- 장애부위를 찾는 Sutherland의 기술을 두개천골요법의 10스텝에 접목시키는 방법을 익히게 된다.
- 생리학적 현상의 발현에 따른 신체 전반에 거친 평가기법을 심도 높게 익히게 된다.
- 두개저 기능장애의 평가 및 임상적 치료방법을 연습한다.
- 체성감성이완(SER, SomatoEmotional Release)과 에너지 낭포의 개념에 대해 탐구한다.
- 데모와 실습을 통해 임상적인 기술을 습득한다.

체성감성이완 I (Somato Emotional Release I, SER I)

체성감성이완은 두개천골요법의 원리를 확대하여 치료적인 프로세스로 사용하는 기술로 외상에 의해 심신에 남아 있는 영향을 제거하는데 도움을 주는 기법이다. 체성감성이완 I은 CST와 다른 보조적인 치료방법의 효과를 증대하기 위해 고안된 고급 기술이다. 질병의 생리학적 기능과 임상적인 실습을 통해 어떻게 체성감성이완 프로세스가 진행되는지 정확하게 인지할 수 있다. 세미나 종료시점에는 과거 형성된 외상에 의한 영향과 고객 또는 환자가 겪은 심신의 부정적인 감정적 경험을 제거하는 방법을 사용할 수 있게 된다.

수업 내용: 4일간의 집중적인 워크숍을 통해 여러분은 다음과 같은 것을 얻을 수 있다.

- 흉곽출입구, 경구개 및 설골하근 조직 등 신체의 10군데 이상 요소를 통해 감정의 대로를 평가하고 가동성을 만들어 주는 방법을 익히게 된다.
- 에너지 낭포를 찾아내고 풀어주는 방법을 익히게 된다.
- 구조적인 풀림현상을 방해하는 억압된 감정을 푸는 방법을 익히게 된다.
- 리스닝 및 이해하는 기법을 더 정확히 익히게 된다.
- 신체 전반에 걸친 평가기법 및 촉진기법을 더 상세히 익히기 된다.

체성감성이완 II (Somato Emotional Release II, SER II)

체성감성이완 II 워크숍은 상담기법과 창조적인 이미지 기법들과 체성감성이완기법을 통합시키는 것을 학습하기 위해 만들어진 코스이다. 이 워크숍을 통해 SER기법을 완성하고 치료 상담적인 기술을 발전시킬 수 있다. 감정의 대로를 통한 이완기술을 확대하고 복습하게 되면 심신 전반에 걸친 치유를 통해 환자나 고객의 건강증진 및 삶의 질을 개선할 수 있다.

수업 내용: 4일간의 집중적인 워크숍을 통해 여러분은 다음과 같은 것을 얻을 수 있다.

- 감정의 대로를 여는 방법과 기술을 복습한다.
- 심신의 통합을 통한 융과 게슈탈트식 심리학적 접근을 SER 차원에서 시행하는 법을 익힌다.
- 의념과 상담기법을 통해 고객의 감정을 푸는 심층 치유방법을 익히게 된다.
- SER의 부드럽고 안전한 기법을 통해 손으로 대화하는 방법을 심도 깊게 익히게 된다.
- 생물학적 프로세스의 완성적인 경험을 연구할 수 있다.

고급두개천골요법(Advanced Craniosacral Therapy)

고급두개천골요법은 두개천골요법 전문가들을 위한 심도 깊은 연구과정이라 할 수 있으며 10명으로 수업 인원이 제한된다.

수업 내용: 5일간의 집중적인 워크숍을 통해 여러분은 다음과 같은 것을 얻을 수 있다.

- 다양한 수기요법 세션에 참가하게 된다.
- 참가자의 기술에 대해 1:1 평가가 이루어지게 된다.
- 촉진기술의 완벽함을 위한 능력배양이 이루어지게 된다.
- 두개천골시스템을 기본 축으로 한 심신 통합에 대한 연구에 참여하게 된다.

두개천골요법 임산부(Cranio Sacral Therapy Obstetric)

두개천골요법 임신과 출산에서는 임신과 출산과정에서 어떻게 CST를 적용하는지 학습함으로써 세상의 첫발을 내딛는 아이에게 변화되는 환경에서 겪는 충격을 완화시켜주고, 출생 이후 성장과정에서 도움이 되어 건강하게 성장할 수 있도록 도와주며, 출산과정의 엄마에게 도움이 되는 방법을 학습하게 된다.

수업 내용: 4일간의 집중적인 워크숍을 통해 여러분은 다음과 같은 것을 얻을 수 있다.

- 임신 3개월 이전과 이후에 CST를 적용하는 새로운 방법을 탐구하게 된다.
- 어머니와 아이의 CST 리듬을 촉진하는 방법을 학습한다.
- 산통과 분만과정에서의 적용 가능한 최상의 특별한 테크닉을 학습하게 된다.
- 다양한 임신 단계별 해부학과 생리학을 이해하며 촉진할 수 있는 방법을 얻게 된다.
- 어머니와 신생아에게 적용하는 새로운 CST의 프로토콜을 학습한다.

두개천골요법 소아(Cranio Sacral Therapy Pediatrics)

4살 이하의 어린이 치료를 위해서는 SER 1을 충분히 이해하고 수료하여야 한다. 수업은 4일간의 집중 프로그램으로 운영되며 두개천골요법 소아(Cranio Sacral Therapy Pediatrics) 과정은 1, 2, 3 과정으로 분류되어 있다.

수업 내용: 4일간의 집중적인 워크숍을 통해 여러분은 다음과 같은 것을 얻을 수 있다.

- 아이들과 부모와의 신뢰를 만들고 안전한 감정을 느끼게 만드는 방법을 학습한다.
- 헨드릭스의 커뮤니케이션 모델 – 대화 상호작용 훈련
- 자기 지향성 아이. 두 가지의 실용적인 연습
- 사람의 육체적, 심리적, 감정적 그리고 운동계통의 발달 단계를 학습
- 신생아 및 유아 프로토콜과 어린이의 평가(진단)방법 학습
- 신생아, 유아, 어린이의 발달 단계별 두개골 해부학을 이해하며 치료 테크닉을 학습한다.
- 유아 및 어린이 SER : 개인의 경험을 검증
- 출생의 생물학적 과정과 유전자 변이 및 염색체 결함을 학습한다.
- 감각통합장애를 가진 어린이들의 환경적응과 이를 위한 체험 실습을 학습한다.

그 외에

인지발달이 늦은 어린아이를 위한 전문적인 두개천골요법 감각통합(Cranio Sacral Therapy Sensory Integration) 과정, 두개천골요법 뇌의 기능(Cranio Sacral Therapy The Brain Speaks) 과정, 그리고 두개천골요법 항 노화(Cranio Sacral Therapy Anti Aging) 과정 등이 있다.

교육과정 상담 문의

UI (Upledger Institute International) 한국지사 / www.lifeisbalance.co.kr

두개천골요법의 교육과정 이수는 국제 어플레저 연구소(www.iahe.com)의 한국 국적으로 이수자 이름이 영문으로 등재.

두개천골 요법을 응용한 가누다 제품

• 두개기저 이완법(OCBR: occipital cranial base release)

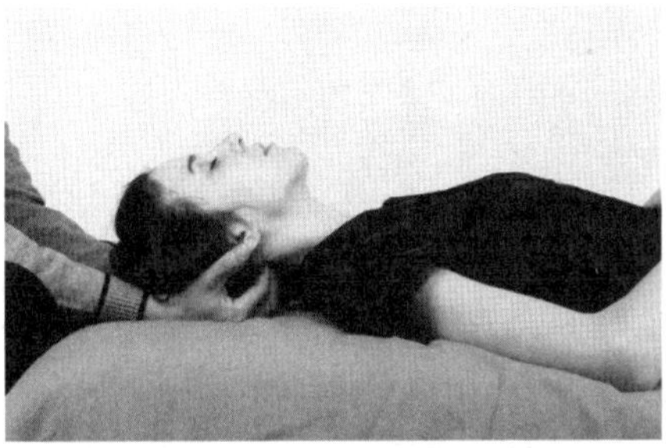

손으로 치료하는 사진

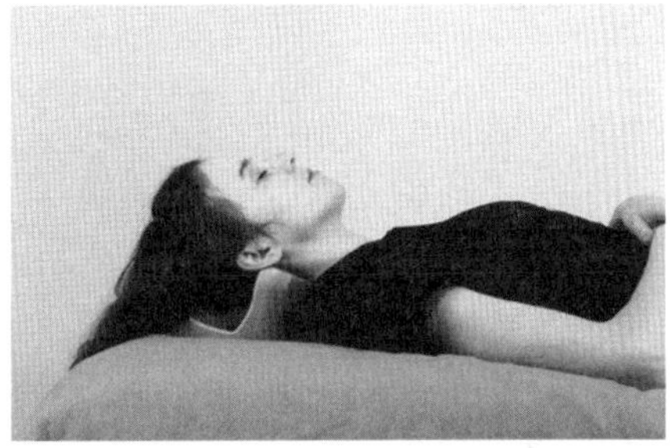

가누다 냅 사진

• 제4뇌실압박법(CV4: compression of 4th ventricle)

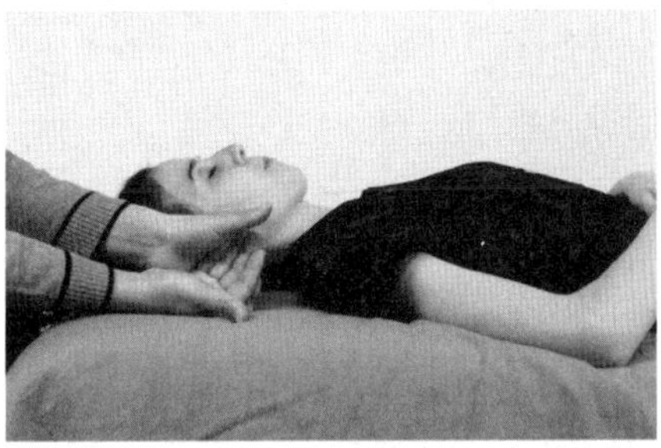

손으로 치료하는 사진

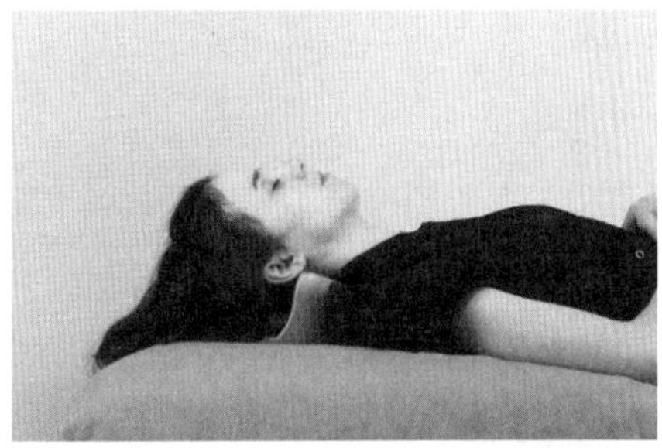

가누다 냅 사진

• 정형베개(정면)

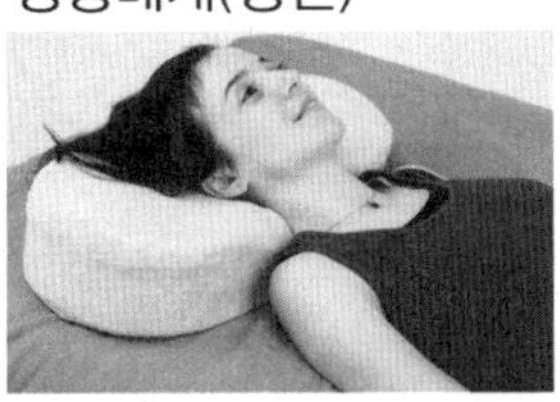

• 견인베개(정면)

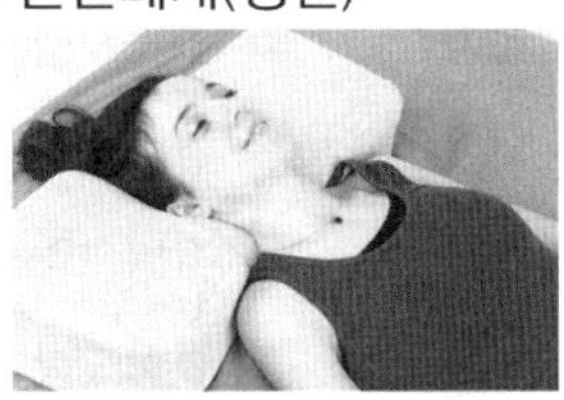

• 견인(측면)

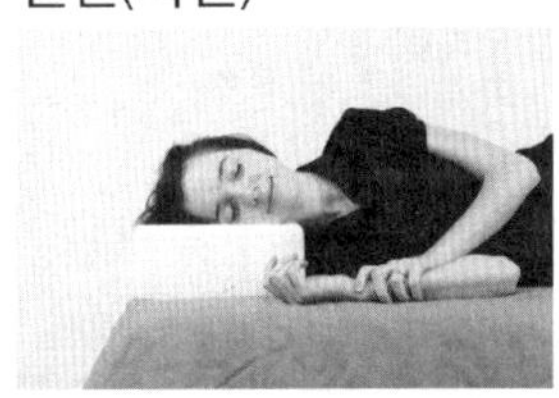

• 본 가누다 제품은 가정에서 건강을 관리할 목적으로 사용될 수 있도록 개발한 대한물리치료사협회 인증을 받은 제품입니다. 현재 국 • 내외 특허등록이 되어 있으며, 병의원, 물리치료실, 한의원, 명상센터, 요가원, 피부관리실, 재활운동센터, 산후조리원 등 건광관련 전문 업체와 전문가들의 오프라인 판매가 활발히 이루어지고 있습니다.

체험 및 구입 상담문의나 고객에게 직접 판매하실 분들은 이메일로 문의해 주시기 바랍니다.

e-mail : heesoo0204@hanmail.net

가누다 본사 정보 사이트 : www.kanudacare.com

가누다 쇼핑몰 : www.tnmall.net

찾아보기

〈ㄷ〉

〈ㅇ〉

〈ㅈ〉

〈기타〉